Igor AREPJEV

DIE TECHNOLOGIEN
IM LEBEN
DES MENSCHEN

2014

Jelezky Publishing, Hamburg 2015

Jelezky Publishing, Hamburg
www.jelezky-publishing.com
1. Auflage
Deutsche Erstausgabe, Juli 2015
© 2015 der deutschsprachigen Ausgabe
Jelezky Publishing UG, Hamburg
SVET UG, Hamburg (Herausgeber)
Auflage: 2015-1, 20.07.2015, 1000 Exemplare

Der Mensch ändert seinen Gesichtspunkt und seinen Standpunkt in der Regel dann, wenn er für sich selbst eine innere Reserve öffnet. Eine Reserve des Verstehens dessen, was rings um ihn herum geschieht. Dies passiert nicht oft. „Die Technologien im Leben des Menschen" erlauben es dem Menschen, das Geläufige als eine neue Findung zu sehen. Warum eine neue? Weil das Geläufige zu einem neuen Ergebnis führt, da es verständlich wird.

Die Technologiephilosophie ist der innere Blick des Menschen, ist seine innere Energie, dank deren der Mensch aus jedem beliebigen Labyrinth der Ereignisse einen Ausweg finden kann. Dabei hinterlässt der Mensch Spuren, damit andere Menschen aus dem Labyrinth auch ausgehen und eine Karte der Orientierungspunkte fertigen können. Die Technologien des Lebensforschens sind der äußere Blick aus dem Inneren des Menschen, seine äußere Energie, dank deren der Menschen nach dem neuen Wissen über die für ihn geläufigen Handlungen und das Weltbild – das durch die Entwicklung der gesamten Gesellschaft gebildet wird - sucht und diese systematisiert.

Die Philosophie des Erforschens des menschlichen Lebens sind seine Gedanken, seine Worte und Handlungen aus der Sicht seiner Schöpfung, seines Ursprungs, seines Schöpfers. Die Kooperation der inneren und äußeren Energie erlaubt es dem Menschen, sich selbst, seine Handlungen sehen zu können, sein Gespräch mit jedem Menschen hören zu können und endlich zu verstehen, warum und wofür er ein Mensch ist. Der Autor des Buches „Technologien im Leben des Menschen" setzt definitiv die Maßstäbe des Gesprächs eines Menschen mit einem anderen, bestimmt dadurch die positive Stimmung des Menschen in der Wahrnehmung der Welt und erschafft die Atmosphäre des Guten und der Dankbarkeit dem Gott für das Leben.

Weitere Informationen zu den Inhalten:
SVET Zentrum, Hamburg
www.svet-centre.com, info@svet-centre.com

ISBN: 978-3-945549-19-3

© И.В. Арепьев, 2014
© ООО Издательство „НАВИГАТОР", 2014

Haftungsauschluß

Die hier zuvor gegebenen Informationen dienen der Information über Methoden zur Selbsthilfe, die auch für andere Menschen anwendbar sind. Die Methoden haben sich seit vielen Jahren bewährt, doch eine Erfolgsgarantie kann nicht übernommen werden. Die vorgestellten Methoden von Grigori Grabovoi sind mentale Methoden der Ereignissteuerung. Sie basieren auf der individuellen geistigen Entwicklung.
Jeder, der diese Methoden für sich oder andere anwendet oder auch weitergibt, handelt in eigener Verantwortung.

Die Nutzung des hier vorgestellten Inhaltes ersetzt nicht den Arztbesuch und das ärztliche Tun in Form von Diagnose, Therapie und Verschreibungen. Auch die Absetzung verschriebener Medikamente darf aus dem Inhalt dieser Schrift nicht abgeleitet werden.

Wir möchten ausdrücklich darauf hinweisen, daß diese Steuerungen keine „Behandlung" im konventionellen Sinne darstellen und daher die Behandlung durch Ärzte nicht einschränken oder ersetzen sollen.

Im Zweifelsfall folgen Sie also den Anweisungen Ihres behandelnden Arztes, oder eines sonstigen Mediziners, oder Apothekers Ihres
Vertrauens!
(Und erzielen dementsprechend die konventionellen Ergebnisse.)

Jelezky Publishing UG

INHALTSVERZEICHNIS

TEIL ZWEI
DIE TECHNOLOGIEN DER FORSCHUNG DES LEBENS DES MENSCHEN

KAPITEL 3   DIE ZUKUNFT DES MENSCHEN

KAPITEL 4   DAS WORT DES MENSCHEN

KAPITEL 5   DER RAUM DES MENSCHEN

KAPITEL 6   DIE ENERGIE DES MENSCHEN

TEIL DREI
PHILOSOPHISCHE GESCHICHTEN

KAPITEL 8

KAPITEL 9

Vorwort

Das Wichtigste im Leben ist sein Sinn: Gott ist der Raum unserer Gedanken und die geistige Grundlage des Menschen, in der für jeden Menschen die Wahlfreiheit offen ist – in der Welt mit anderen Menschen zu leben. Wenn wir alle uns an dieses Gesetzt des Lebens halten und es verstehen werden, wenn es uns allen bekannt sein wird, ändert sich die Welt zum Besten auf Grund dessen, dass unsere Gedanken sich zum Besten geändert haben.

Es gibt ungewöhnliche Worte. Man kann diese als die Worte bezeichnen, die in sich den Geist des Menschen, die Liebe Gottes tragen, die Worte, die aus der Seele des Menschen ausgehen. Und derjenige, der eine Seele hat, hat in der Seele die Liebe Gottes. Das heißt, er hat die Energie, dank deren er seinen Weg erschafft, den Weg, auf dem er die Welt rings um ihn herum und die Welt in seinem Inneren durch die Energie seiner Seele widerspiegelt.

Die Texte eines Buches sind die Information, die in sich die Energie der Welt für jeden Menschen trägt. Der Sinn dieser Information ist durch das einfache und zugängliche Wissen für jeden Menschen offen. Die in den Texten eingelegte Information beinhaltet mein persönliches Bild dieser Welt und des Lebens des Menschen. Man kann nicht behaupten, dass sie alleineinzig und alleinrichtig ist, ich denke, es ist nicht so. Diese Information gehört zu dem Strom der Entdeckungen der Welt des Menschen durch Menschen. Und sie erreicht zum größten Teil diejenigen, die bereit sind, in ihrem Leben diese zu hören, ruhig und normal auf sie zu reagieren und diese im Leben anzuwenden.

Der Sinn der geistigen Entwicklung ist die Erschließung der Welt im Inneren des Menschen. Der innere Zustand spiegelt die wichtigste Bestimmung des Lebens des Menschen wider – seinen Willen. Ohne den Willen einen einzigen Menschen zu verletzen, erreichen wir das Wichtigste im Leben – das Verstehen des Willens. Man kann viel wissen ohne es zu verstehen, aber was bringt dann in diesem Fall das ganze Wissen? Ausgerechnet das Verstehen ist der Schlüssel zu der Welt des Lebens und den Ereignissen des Menschen.

Die Information ist die Widerspiegelung unserer inneren Welt. Denn durch die Information kommen wir an die Einheitlichkeit des Wortes und der Handlung näher. Und durch die Ganzheitlichkeit des Wortes nähern wir uns der Einheitlichkeit der Information, die im Grunde genommen nämlich die große Welt der menschlichen Beziehungen öffnet.

Die im Buch vorhandene Information hat nicht nur das Ziel, jemandem etwas beizubringen, sondern spiegelt zum größten Teil die übliche Aufgabe wider – dem Menschen einen Seitenblick einer der Richtungen der Interpretation des Lebens sowie der Ereignisse des Menschen zu geben. Sodass der Mensch selbst den Seelenzustand verstehen kann, nach Hause kommen kann – zu seiner Seele, die eine Möglichkeit hat, mit demjenigen, der alles erschaffen hat, direkt zu kommunizieren. Und ausgerechnet dies ist die Lebensaufgabe des Menschen.

Das Buch jedes Menschen ist der Zustand seiner Seele, die Widerspiegelung seines Lebens, seine Wahrnehmungen, das Verstehen anderer Menschen. Und derjenige, der das Leben des Menschen tief sieht und spürt und ohne Hektik verschiedene Ereignisse analysiert, kann das räumliche Bild der gesehenen Welt erkennen oder aufnehmen. Die Gedanken über das Buch als über eine Stufe des Lebens des Menschen füllen dieses Buch mit dem Leben des Menschen auf, deswegen braucht der Mensch es, und seine Füllung kann auch anderen Menschen vom Nutzen sein.

Die Technologien der Rettung des Lebens des Menschen sprechen für sich selbst – es sind die Technologien, die fähig sind, auf eine verständliche Weise dem Menschen den Sinn seiner persönlichen und gesellschaftlichen Rettung zugänglich zu machen. Worin liegt der Sinn dieser Technologien? Dieser liegt darin, dass der Mensch sein Leben und die Ereignisse anderer Menschen sowie sein Verhalten und seine Einstellung zu der Welt versteht. Die Rettungstechnologien beinhalten einen jeden und alle gleichzeitig. Die Rettungstechnologien stehen im Gegensatz zu keiner Richtung oder Religion, auf keinen Fall; sie erweitern die Horizonte des Sehens und Verstehens des Menschen selbst, des Lebens und der Welt.

Es gibt sehr viele interessante Richtungen, die für den Menschen im Bezug auf seine Aufklärung – mit anderen Worten auf seine innere Ausbildung - sehr nützlich sind. Die Letzte führt den Menschen unbedingt zum Verstehen der Welt der Menschen rings um ihn herum. Wenn der Mensch die Weltstruktur versteht, versteht er seine innere Zuneigung, dadurch wird der Mensch ganz genau wissen, wohin und in welche Richtung er gehen soll.

Die Aufgaben, die ich mir selbst stelle, sind ganz einfach und verständlich – es ist ein Dialog mit mir selbst, mit demjenigen, den es in meinem Inneren gibt, um mich selbst im Inneren nicht nur sehen sondern auch verstehen zu können; und das Wichtigste ist es, mich mit mir selbst vereinen zu können. Dies geschieht bei verschiedenen Menschen auf eine andere Weise, unter anderem auch durch Bücher. Man öffnet sich selbst im Leben anderer Menschen, indem man das Leben durch die innere Ausbildung öffnet. Meine Bücher sind kein kommerzielles Projekt, ich schreibe aus der Seele und für die Seele, dabei sehe ich jedes Wort und jeden Text in der ganzen Welt und ich freue mich darüber.

Das Wissen des Buches ist nur ein Bruchteil dessen, was der Mensch lernen kann, um sich selbst und andere Menschen rings um ihn herum sehen und verstehen zu können, um das Niveau der Kommunikation zu erreichen, auf dem alle Menschen die gleiche für alle verständliche Sprache sprechen, sprechen durch das Wissen der Seele. Wenn der Mensch sein Wissen durch das Öffnen des Verstehens der Welt, des Lebens und seines Wesens öffnet, bedeutet es gewissermaßen, dass dem Menschen geholfen wird, das Kommunikationsniveau zu erreichen, auf dem er fähig ist, sich selbst und anderen Menschen zu helfen, der Welt nicht zu schaden und ihre Harmonie nicht zu zerstören.

Der Sinn unserer Kommunikation durch das Buch, das Sie in den Händen halten, ist der Sinn des Nichtbrechens der Gesetzte des Universums. Einander richtig zu verstehen ist generell eine wichtige Sache. Wenn wir einander verstehen, verstehen wir das, was jeder von uns in seinem Leben macht. Deswegen steht bei uns an der ersten Stelle ein Herzenswunsch des Menschen, sich selbst im Lernbereich zu helfen. Dementsprechend wird jeder Kommunikationsprozess aufgebaut. Meiner Meinung nach ist das Wissen, das vorhanden ist und auf der Fläche und in der Tiefe unserer menschlichen Seele liegt, die Gleichwertigkeit der Menschen. Wenn wir mit einander kommunizieren, erreichen wir das von uns allen gewünschte Ergebnis – das Verstehen des Lebens und der Welt und das Können, die Prozesse in der Welt und im Menschen zu sehen, die es wirklich gibt, gab und geben wird.

Es wird ein Tag kommen, an dem Menschen klar sehen können, sie kommen wieder in Schwung, speichern Wissen und kommunizieren mit einander, mit anderen Menschen – wie reifes Getreide, und es ist Brot, die Nahrung des Menschen und der ganzen Welt, es ist seine Kraft, die ihm die Lebensenergie gibt. Die Fähigkeit des Menschen klar zu sehen ist das reife Getreide des Wissens, das das andere Wissen in anderen Bereichen des Lebens und der Welt der Menschen öffnet. Und der Mensch kann dieses Wissen nicht nur anwenden, sondern wirklich erfolgreich anwendet zum Wohl aller Menschen und sich selbst nutzen.

Die innere Welt und sein Frieden, eine gewisse Gemessenheit des Lebens stellen das Erfolgsergebnis der Entwicklung des Menschen sowie das dem Menschen selbst und seiner Umgebung verständliche Leben sicher. Die innere Welt stellt die Lebensgrundlage dar, das heißt, sie fordert eine besondere Beachtung und das Verstehen bestimmter Prinzipien. Der Prinzipien, die sich von Umständen und anderen Gründen nicht beeinflussen lassen, sondern ein wahres echtes Bild der ganzen Welt und aller Menschen entwickeln. Das Ausdrücken der Gedanken auf eine richtige und genaue Weise, ohne Lügen und Verdrehungen ist der erste Schritt zu der Geistigkeit, da der Mensch nur in seinem Inneren seine Welt betreten und dies realisieren kann.

Überall, wo der Gedanke das Wort des Menschen berührt hat, gibt es eine Energie, die das Motiv, die Aufgaben und Ziele jedes Werkes zeigt. Es gibt viele Wege im Leben, es gibt viele Menschen im Leben und jeder wählt den Weg seinem Bedarf, seiner geistigen Entwicklung und seinem Potential entsprechend. Es wird Zeit, die einfachsten Worte im Leben zu sagen. Wir gehen zusammen den gemeinsamen Weg, auf dem wir die Möglichkeit haben, uns aus der Sicht eines Außenbeobachters zu sehen. Gehen sie mit mir und ich gebe Ihnen einen einfachen Schlüssel, den Schlüssel zur Tür des Verstehens. Lassen Sie uns zusammmen diese Tür öffnen!

Igor Arepjev

I.V. Arepjev,2014

LESERKOMMENTARE

„Die Technologien im Leben des Menschen" ist das Buch der Reise im Raum, der jedem Menschen bekannt ist, aber mit einem ungewöhnlichen Gepäck am Rücken. Der Raum in dem Fall ist das Leben des Menschen, das Gepäck – das Wissen über das Leben, das der Mensch als seine Erfahrung und ein Lernpotential erlangt hat. So eine Reise kann einfach und gleichzeitig unverständlich sein, sie kann kompliziert aber sehr hell sein, sie kann nur so sein, wie Sie Ihr ganzes Leben sehen möchten.

Der Autor-Reiseführer zeigt die Lebensaspekte, die er selbst sehen möchte, da diese für ihn interessant sind, weil das Leben das geistige Vermögen aller Menschen ist, die Welt ist das Geschenk Gottes, Gott ist die einheitliche Sicht auf alles, was rings um uns herum geschieht. Aus diesem Grund öffnet das Weg-Buch vor dem Menschen ausgerechnet das, was er hier und jetzt sieht; das, was er sich als unendliche Auffüllung mit dem Verstehen des Lebens vorstellen möchte und kann.

Der Autor ist – wie ein anderer Mensch auch – sowohl ein Philosoph als auch ein Lebensforscher. Nur im Gegensatz zu vielen interessiert er sich nicht für Fragmentierung in Form der Fakten einzelner Ereignisse und Erscheinungen sondern für die Systematisierung der vom Menschen wahrgenommenen Gesetzmäßigkeiten der Schöpfung und Entwicklung des Lebens an sich. Deswegen ist hier Gott nicht als eine abstrakte Figur anwesend, sondern als eine Realität, durch die und in der jeder Mensch lebt. Der Glauben ist vom Autor als seine Entscheidung präsentiert, ausgerechnet in dieser und mit dieser Realität, ausgerechnet in dieser Welt und mit den Lebensansichten, die in Harmonie zum Wesen der göttlichen Schöpfung - des Menschen – stehen, zu leben.

Eine ungewöhnliche Betrachtungsweise der gewöhnlichen Alltagserscheinungen, das menschliche Benehmen, die menschliche Denkweise und seine Lebenseinstellung geben jedem Leser die Möglichkeit, die Last von seinen Schultern vorübergehend abzugeben und sich von der Hektik der wahrgenommenen Ereignisse zu erholen, die Möglichkeit, die Energie der Einigkeit mit der anderen Betrachtungsweise, die von der persönlichen abweicht, zu tanken oder im Gegenteil diese Betrachtungsweise als eine eigene zu erkennen und dieser erst recht zu zustimmen. Auf jeden Fall gibt das Haus-Buch die Möglichkeit, dort zu sein, wo es denjenigen gibt, dem dein Leben nicht gleichgültig ist, wo dein Haus sich mit den Worten der Freude und Dankbarkeit wegen dem Treffen mit dir auffüllt. Der Autor - wie dein Nächster – beantwortet dir aufrichtig die Fragen, die du niemandem stellen konntest oder nicht gewusst hast, mit wem du darüber sprechen darfst. Eine ungewohnte Betrachtungsweise ist deine Chance das zu sehen, was die Lebensreise von dem täglichen Weg zur Arbeit und zurück nach Hause unterscheidet, was jeden Menschen mit anderen Menschen verbindet, wenn er die Worte über die Rettung als eine Technologie hört, eine Technologie, die im Aufgabenbuch beschrieben ist und die Aufgabenlösungen beinhaltet.

Wie viel Kraft braucht der Mensch, um verstehen zu können, dass er soviel Kraft hat wie viel für ihn nötig ist, um mit Freude und in Frieden zu leben und dass es an Kraft mangelt, wenn der Mensch auf Grund des Kraftmangels traurig ist?! Der Autor-Weise hilft die Akzente der Wahrnehmung dessen, was jeder weiß, umzustellen sodass das Bild des Menschen selbst zum Bild seines Lebens wird und diese Verbindung wird zu der Entdeckung der Welt, in der das Leben ein natürlicher Zustand des Menschen ist, und der Mensch ist der Zustand des Lebens aller Menschen.

Nach einer Reise kommt der Mensch wieder nach Hause. Deswegen führt das Reiseführer-Buch den Menschen zum Haus, von dem der Mensch den Schlüssel hat – das Verstehen, wohin er gekommen ist. Das offene Portal - das Wissen des Menschen über das Leben – erlaubt es dem Menschen, das Haus zu sehen und zu verstehen, dass es zu ihm gehört.

Philosophie als das Forschen der Lebensweisheit und das Forschen als die Philosophie des Weltbildes des Menschen ist die einheitliche Ansicht auf das Leben. Auf das Leben, in dem alles, was zum Leben gehört, seinen Platz findet; auf das Leben, in dem die zwischenmenschlichen Beziehungen eine Grundlage für die Lösung jeder Aufgabe darstellen, jeder Aufgabe, die der Mensch lösen möchte und die jeder Mensch kennt. Die Einfachheit der Darlegung des Wissens der Seele im Offenbarungsbuch ist die Liebe zum Leben wie zu einem konkreten Menschen, in dem das Dasein von Gott die Realität des Daseins des Menschen im Leben ist.

Der Autor-Ausbilder bestimmt die Tonart der Beziehungen durch das Licht der Seele des Menschen, um die Liebe Gottes zum Menschen zum Objekt des Lebensforschens zu machen und somit das Bewusstsein und die Gefühle des Menschen in die Sicht Gottes auf seine Schöpfung zu verbinden. Die Technologien im gegebenen Kontext stellen ein Lehrvorbild für das bessere Verstehen der Vollkommenheit der Welt, in der wir leben, und der gesunden Einstellung dessen, was wir für uns selbst und andere Menschen tun, dar.

Dieses Orientier-Buch hilft dem Menschen, die Route der neuen Reisen, die der Mensch in seinem Leben jeden Tag unternimmt, zu bestimmen und den Weg zu einem konkreten Ziel zu bahnen. Deswegen darf man das Buch nicht bewerten – nicht so wie man es üblich bei einem Buch macht. Besser ist es, den Lebensstil, der von einem konkreten Menschen beschrieben worden ist, mit dem inneren Blick zu berühren und diesen Stil in seinem Leben als einen Delegierten zu akzeptieren. Einen Delegierten, der den Anfang einer neuen Epoche der menschlichen Fähigkeiten ankündigt – die Realität des Daseins Gottes im Leben der Menschen.

Leser

I.V. Arepjev, 2014

TEIL EINS

DIE PHILOSOPHIE DER TECHNOLOGIEN

KAPITEL 1

TECHNOLOGIEN

Der Weg des Menschen

In dieser Vorlesung werde ich Ihnen über meine Sichtweise des Aufbaus des Weges des Menschen erzählen. Ich möchte, dass Sie unser Treffen und alles Gesagte als eins der Beispiele des Aufbaus der Ereignisse im Leben wahrnehmen, sodass Sie andere Beispiele betrachten möchten und können. So eine Fragestellung und solche Antworten im Leben des Menschen geben ein räumliches Sehen und Verstehen dessen, was in den Ereignissen des Menschen geschieht und in welche Richtung er gehen soll oder mindestens verstehen soll, dass wenn er eine Richtung einschlägt, er ein Ziel erreichen wird, wenn eine andere Richtung – wird ein anderes Ziel erreicht, und dass diese Richtung nicht unbedingt der ersten gleich ist.

Lassen Sie uns vorstellen, dass es im Inneren des Menschen eine Wissenssphäre gibt, *in der die Seele des Menschen ihr Wissen widerspiegelt – nämlich die Gedanken des Menschen, seine Ideen, die eigentlich den Weg aufbauen.* Somit bahnen sie sich durch *reale physische Handlungen* im Lebensraum und in den Ereignissen des Menschen *eine bestimmte Richtung.*

Die Handlung des Menschen ist nicht nur seine innere Kraft sondern zum größten Teil *die Energie*, die nämlich *diese Kraft widerspiegelt.* Somit investiert der Mensch beim Betrachten der Idee des guten und erfolgreichen Lebens, der *Idee der Ereignisse seiner inneren Energie.* Sobald die Energie im Inneren die Form der Idee auffüllt, fängt die Idee an, in der Umwelt zu leben. Und der Mensch steuert durch seine verschiedenen Handlungen und Gedanken den Verlauf ihrer Realisation nach und erzielt dadurch Erfolg auf seinem geplanten Weg.

Auf diese Weise entsteht eine Aufgabe im Leben des Menschen, die er mit Freude löst und diese mit den Ereignissen, mit seiner Energie und seinen Gedanken darüber auffüllt, wie es weiter geht und wo er sich in Zukunft sieht. Da, wo der Mensch sich in den Ereignissen nicht sehen kann, wird sich bei ihm nichts ergeben. Und wenn doch, dann wird es dort den Menschen selbst nicht geben und die ausgegebene Energie bleibt in dem nicht realisierten Ereignis.

Sie sollen bloß Ihre Gedanken, Ihre inneren Prinzipien, die Gesetze in Ihrem Inneren, die Sie in Ihrem Leben für sich bestimmt haben, um normal ehrlich und offen leben zu können, aufmerksamer betrachten. In denen gibt es die Form, die Sie mit Ihrem Wesen, Ihrer Energie, Ihrer inneren Sicht auf das Ereignis selbst auffüllen. Es wäre sehr gut, wenn Sie sich in diesem Ereignis wieder finden könnten und das Ereignis selbst sich gut und erfolgreich entwickeln würde. Jeder von uns denkt daran und träumt davon, stellt sich in diesem Ereignis vor und sieht sich in dem gewünschten Ereignis. Wenn die Form existiert, dann gibt es auch im Inneren die Energie, die die gegebene Form und somit das Ereignis selbst öffnet. Das heißt, es gibt in der Energie die für den Menschen notwendige Information. Wenn Sie die Form haben, haben Sie somit die Auffüllung, das heißt, Sie können die für Sie und andere Menschen gewünschte Realität erschaffen.

Was ist eine Realität? Eine Realität ist die Form, die mit Gedanken, Energie und Information der Menschen aufgefüllt ist; sie ist die Umgebung, in der die Menschen ihr Leben und somit auch die Ereignisse entwickeln.

Die Wortform bestimmt einiges, noch mehr bestimmt der innere Sinn des Wortes, d.h. der Sinn der Form.

Das Wort - der Glauben des Menschen – bestimmt die Form, die allen Menschen passt, und außerdem *hat das Wort selbst den inneren Sinn,* der durch eine starke äußere Form widergespiegelt ist. Diese ist mit dem Guten, dem Licht, der Liebe, der Hilfe und der Rettung, mit der Ehrlichkeit, dem Gewissen, der Aufrichtigkeit und Anständigkeit aufgefüllt.

Der Glauben ist mit der Energie der Seele, mit dem Verstehen und der Wahrnehmung eines jeden und aller aufgefüllt. Wenn man sich vorstellt, dass der Glauben eine seiner Eigenschaften verliert, dann kann man merken, dass sich die Form wie auch die Energie innerlich und äußerlich ändern. Ja, das ist so. Es ändert sich nicht nur die Form sondern auch der innere Sinn, die innere Auffüllung sowie die äußere Richtung.

Manche Gläubigen akzeptieren nur klassische Richtungen, die es bereits gibt und die sich in allen Ländern entwickeln und somit akzeptieren sie die Menschen nicht, die an verschiedenen Bewegungen teilnehmen. Es ist klar, dass diese Bewegungen mit vielem in der zivilisierten Welt und Gesellschaft nicht korrespondieren; lassen Sie uns denken, dass sie im Unrecht sind, es gibt davon weniger als von den anderen, und sie haben die Prüfung durch Zeit, menschliche Kultur, durch ihr Verhalten und ihre Ideen nicht bestanden. Man kann so weiter machen, aber sie sind auch Menschen - so wie wir alle. Was soll man in seinem Glauben machen: sie aus der inneren Form ausschließen?

Und was ist damit, dass Menschen sich gegenseitig beleidigen? Was ist mit jungen Familien und erwachsenen Eltern, die scheinen, alles Materielle bereits zu haben, und die junge Familie hat nur Ihre reine Beziehung, die mit Liebe und Energie eines glücklichen Lebens gefüllt ist? Viele Vorwürfe: wir sagen ihnen, wie sie zu leben haben, viel Ungerechtigkeit. Und was ist mit den Beleidigungen, deren Form von Anfang an deformiert ist? Und dem Menschen fällt es manchmal schwer, diese Form mit ihrem inneren

Sinn und seiner Liebe aufzufüllen. All das wird mit äußeren Attributen aufgefüllt, die in den meisten Fällen den Sinn und das Wesen der Dinge nur verstellen. Woher kommt und warum existiert es? Es sind doch wir alle, es ist doch unser Weg, es sind doch unser inneres Nichtverstehen und Verleugnung von uns selbst sowie die in unserem Inneren ungelösten Probleme, die Antworten, nach denen wir in einigen Lebenssituationen gesucht und die wir nicht gefunden haben; es sind die gegenseitigen Ansprüche und die Situationen, in denen wir uns der einen oder anderen Streitpartei angeschlossen haben. Es sind doch alles Formen, die wir jeden Tag auffüllen. Und wer soll dieses innere Verhalten lernen? Wir alle. Der Sinn liegt darin, dass wir alle die einheitliche Welt des Lebens und der Ereignisse haben, und wenn wir denken, dass es uns nicht betrifft, dann irren wir uns. Diese Denkweise funktioniert in unserem Leben, in unseren Ereignissen nicht.

Wir haben in vielerlei Hinsicht verlernt, uns für uns selbst und andere Menschen zu freuen, und Freude ist auch eine Form, die mit unserer Energie und Information über die Stabilität der Welt aufgefüllt ist. Wenn ein Mädchen oder eine Frau beleidigt wird, haben diese später Probleme mit den weiblichen Geschlechtsorganen. Und warum? Offensichtlich weil die Geschlechtshormone in sich die Energie der Freude und des Glücks des Menschen tragen. Und wenn Probleme in den Beziehungen entstanden sind und Freude und Glück verschwinden, heißt es, dass es den Hormonen im Inneren des Menschen an der notwendigen Energie fehlt. Und ohne die Energie sind die Probleme mit der Gesundheit ausgebrochen.

Sorgen beeinflussen die Energie der Schilddrüse; Stress und ständiger Druck beeinflussen die Nieren; Betrug, Lügen und Verrat – die Funktion der Leber und des Herzens. All das zeigt deutlich die inneren Orientiere, die Menschen entwickeln, all das zeigt, womit der Weg des Menschen aufgefüllt ist und wie er in Zukunft sein wird, wie er sich entwickelt hat und wie er heute aussieht.

Der Verlust des Interesses am Leben beeinflusst in vieler Hinsicht die Gefäße im Körper des Menschen, Schuften und Last – seine Wirbelsäule.

Wenn der Mensch die Probleme anderer Menschen auf sich nimmt oder sich selbst Probleme erschafft und diese lange Zeit nicht löst, können Probleme mit Beinen entstehen.

Wenn der Mensch Probleme mit dem Nacken, mit der Brust- und Halswirbelsäule hat, dann – bildlich gesprochen – „sitzt" offensichtlich jemand an diesen Stellen, normalerweise sind es seine Nächsten: öfter seine Verwandten, die so tun, als ob sie es nicht sehen.

All das gibt es wirklich und es hängt von unserer Wahl des Weges im Leben ab. Es gibt dafür verschiedene Beispiele, aber der Sinn des Lebens bleibt – ihre glückliche Entwicklung. Aus diesem Grund nenne ich das Buch „Technologien im Leben des

Menschen" und fülle dieses mit verschiedenen Themen auf, in denen ich versuche, eine andere Ansicht des Weges und der Aufgaben des Menschen zu zeigen. Ich möchte darüber mit niemandem diskutieren, ich möchte es einfach zeigen, indem ich das Leben harmonisch entwickle. Und ich möchte es nicht nur, sondern versuche es so zu machen, dass ich bei Bedarf Ihnen helfen und mich darüber freuen kann, dass meine Aufrichtigkeit ebenso auch mir hilft, die glückliche und helle, die leuchtende und fröhliche Welt zu sehen, die Seele mit der Energie der hellen Welt aufzufüllen. Somit wünsche ich Ihnen, in jedem Thema Ihren Wissenskern zu finden, ihn zu nehmen und mir anderen Menschen zu teilen und in der Welt der Menschen glücklich und offen zu leben.

Ich bedanke mich bei Ihnen für Ihre Unterstützung, da ausgerechnet sie den inneren Anreiz für das Öffnen des Wissens der Seele und sehr interessanter Themen aus dem Leben und aus den Ereignissen geben.

Danke.   18.03.2009

Die Energien im Inneren des Menschen

Bei diesem Treffen werde ich Ihnen über meine Sicht der Energie im Körper des Menschen erzählen. So eine Energie hat jeder Mensch und sie ist bei jedem anders - individuell. Ihre Individualität hängt von vielen Besonderheiten und Ereignissen des Menschen ab, von seiner Einstellung zum Leben und anderen Menschen, zur Welt, zu sich selbst und zu dem Weg, den er selbst gewählt hat.

Es ist so geschehen, dass ich in meinem Leben sehr viele interessante Menschen getroffen habe. Viele von ihnen leben in der Natur gewissermaßen zurückgezogen und gleichzeitig in voller Harmonie mit der Welt der Menschen. Solche Menschen befinden sich immer neben anderen Menschen und sind nicht nur immer bereit, den anderen zu helfen, ihren Lebensweg zu finden, sonder tun es auch. Den stabilen, sicheren und richtigen Weg, den Weg, der dem Menschen am Herzen liegt. Wenn diese Menschen andere Menschen heilen, verbrauchen sie in den meisten Fällen viel Energie und ziehen sich danach zurück, um wieder Energie durch den Anblick der Natur und der Welt zu tanken. Solche Menschen beantworten sofort die Fragen, die Sie ihnen stellen möchten. Es scheint, dass Sie diesen Menschen Ihr ganzes Leben kennen und er wiederum Sie kennt und alles über Sie genauso wie über Ihre zukünftigen Ereignisse weiß. Er beantwortet Ihnen bei einem gewöhnlichen Treffen wie nebenbei sehr wichtige Fragen, auf die Sie seit Jahren Antworten suchen, die Fragen über das Leben, Menschen, die Welt und über Sie selbst. Solche Menschen kennen die Natur und siezen diese mit großem Respekt und achten die Meinung jedes Menschen. Ihre Heilungsmethoden beruhen sich auf ihrer inneren Energie. Sie glauben, dass die Krankheiten der Menschen auf

Grund schlechter Gedanken und falscher Handlungen des Menschen entstehen. Die Behandlung liegt darin, den Menschen dazu zu bringen, dass er bereit ist, sich mit der Natur zu vereinen, Hetze und Hektik von sich abzuschütteln, genauso wie Gehetze und Jagd nach dem, was man erreichen kann aber was kein Glück bringt, nur Probleme. Aber Menschen möchten darüber manchmal nichts hören, sie laufen dem nach, was es nicht gibt, aber es muss es unbedingt in den noch entfernten Ereignissen geben.

Die Behandlung ist einfach und gleichzeitig kompliziert, weil diejenigen, die krank geworden sind und wirklich Hilfe brauchen, zu den energievollen Kraftorten geführt werden. Der Mensch vereint sich mit der Natur und fühlt einen Energiezufluss, dadurch füllt sich sein Körper mit Energie auf und bereinigt sich, er transformiert negative Zellen, beeinflusst die informativen Verbindungen und beseitigt oder zerlegt dadurch das Zellengewebe bis dieses wieder zur Norm kommt.

Wenn wir mit so einem Menschen darüber gesprochen haben, wie der Regenerierungsprozess verläuft, haben wir festgestellt, dass wir das Einheitliche im Menschen und unserem Gespräch sehen und verstehen. Dieses Einheitliche hat wie eine Sphäre im Inneren des Menschen, die mit Energie aufgefüllt ist, ausgesehen. Die Sphäre im Inneren jedes Menschen – im Brustbereich – ähnelt einem Kinderball. Bei den Menschen, die ein geschwächtes Immunsystem haben, gestresst, überarbeitet und müde sind, immer in Hektik sind, fremde Probleme auf ihre Schultern genommen haben und tragen diese ohne Pause, bei denjenigen, die gierig sind und machen und machen, um mehr Geld zu verdienen, und können sich nicht stoppen, fängt die Sphäre an, sich in Richtung des Inneren zu verengen. Dabei bleibt die Größe der Sphäre dieselbe und hat vom Rand zum Rand eine rote Farbe – die Farbe der entleerten Energie. Solche Sphären oder Energiebälle sind bei jedem Menschen zu sehen – bei der Diagnostik seines ursprünglichen physischen, psychischen und emotionalen Zustandes. Bei den Menschen, deren physischer Zustand, Bewusstsein und Lebenseinsichten ausgeglichen sind, hat die Sphäre der Körperenergie immer eine gelbe Farbe und eine intensive Erfülltheit. Solche Menschen sind immer arbeitsfähig, machen alles ohne Hektik, machen viel und qualitativ, denken richtig und erfüllen immer die gestellte Aufgabe.

Die Energiebalance in der Sphäre ist eine Realität der Erfüllung der Wünsche und Gedanken des Menschen. Diese Energie kann aus dem Körper des Menschen rausgehen, kann sich auffüllen, kann den ganzen Körper und eine bestimmte Stelle beeinflussen, um eine Stauung, die ein Problem für den Körper des Menschen darstellt, zu beseitigen. Die Beseitigung der Stauung auf diese Weise ist sehr effektiv, da die Energiesphäre mit den Ereignissen des Menschen unmittelbar verbunden ist.

Wenn die Ereignisse harmonisch verlaufen, heißt es, dass es genug Energie im Körper des Menschen gibt; wenn die Ereignisse sich schlecht entwickeln, heißt es, dass die Energiesphäre ihre Helligkeit sowie ihre Fülle verliert. Wenn Sie immer vom Herzen handeln, verlieren Sie die Energie der Sphäre Ihres Körpers nicht und das heißt nicht nur, dass Sie nicht krank werden, sondern dass Sie nicht krank werden können. Die Energie der Sphäre im Inneren des Menschen geht meistens bei bestimmten Zuständen verloren, solche wie Wut, Aggression, dauerhafter Ärger, Lügen, ein Gespräch über etwas Negatives mit einem Menschen, dessen Auffassungsgabe sehr gering ist. All das beeinträchtigt den Menschen, seine Energie. Viele verstehen das, aber sagen den anderen und in Wirklichkeit sich selbst folgendes: es muss so sein, anders geht nicht, ich weiß nicht, was ich anders machen kann. Wie kann man Menschen die Wahrheit über sie selbst rüberbringen: ich wollte nicht zuhören, aber im Gesprächsverlauf habe ich die Führung übernommen und habe angefangen, über Menschen zu urteilen, die ich überhaupt nicht kenne.

Sie müssen verstehen können, wofür Sie Ihre Energie brauchen und für welche Zwecke in Ihrem Leben und Ihren Ereignissen Sie diese anwenden können und werden. Sie müssen verstehen können, wo und wie Sie die Energie nachfüllen werden, durch welche guten Taten, die Sie selbst erschaffen.

Sie müssen die Antworten auf Ihre Fragen in Ihrem Inneren und im Leben finden können, da die unbeantworteten Fragen Ihnen sehr viel innere Energie rauben und Sie manchmal nicht wissen, wie Sie diese nachfüllen sollen.

Die Energie spielt eine Schlüsselrolle und wenn man viele komplizierte Krankheiten des Menschen beobachtet, kann man den Grund ihrer Entstehung sehen – ein negatives Ereignis, ein Emotionsausbruch, Energieverlust, Verurteilung.

Ein Problem, das später in eine Krankheit übergeht, stellt einen Klumpen der negativen Energie dar, in deren Inneren es die Information gibt, die fähig ist, kurzzeitige sprunghafte Impulse bzw. Vibrationen zu produzieren. In der Zelle des Menschen verbinden sie sich durch bestimmte Vibrationssignale, dabei findet das Einlesen und die Realisation der Information statt.

Die Krankheit, die in Richtung Inneres geht und in vielen Fällen ihr Ziel erreicht, ist eine Energie; der Körper des Menschen ist auch eine Energie. Und im Inneren der Zelle – im Kern – befinden sich die Information und die gegebenen Vibrationen der Kommunikation und Realisation der Information. Ein Problem hat immer stärkere Energien, Informationen und Vibrationen, da das äußere Negativ immer mit einem emotionalen Schwung verläuft. Deswegen seien Sie immer ruhig und vernünftig, leben Sie in Frieden und seien Sie freundlich.

Ferner liegt der Prozess der Problementwicklung darin, dass das Negativ in den Raum des Körpers, der Organe, der Zelle, in ihr Energiefeld reinkommt, dann kontaktiert es mit der Information des Organes und der Zelle, es entsteht eine starke Vibration und danach wird sie ausgestoßen mit dem Ziel, die Information der Zelle umzukodieren.

Die ursprüngliche Instrumentaldiagnostik und Untersuchungsergebnisse sind in Ordnung, aber der Mensch spürt bereits etwas und macht sich Sorgen, es gibt Symptome, es gibt einen Verlust der inneren Energie. Das Problem wächst und ist auf die instrumentale Weise zu sehen, aber etwas dagegen zu unternehmen gelingt nicht immer. In der Phase der ursprünglichen Diagnostik zwecks Feststellung des negativen Ereignisses und der Auslösung des Problems im Körper des Menschen muss man die Vibrationsimpulse der Umkodierung der Zelle und ihrer inneren Information ruhig, ohne Hektik auflösen. Und dann kann der Prozess gestoppt werden. Der Prozess des Ausstoßes dieser Information ist nicht so arbeitsintensiv und energieaufwendig wie es scheinen mag, aber er ist unabdingbar.

Alles spricht dafür, dass man dem Leben, der Welt, den Menschen und sich selbst mehr Beachtung schenken soll; man soll mehr Beachtung ebenso dem Aufbau seiner Ereignisse und der Beziehungen mit anderen Menschen schenken. All das zeigt die innere Harmonie und die verständliche würdige und klare Aufgabe Ihres Lebens, zeigt Sie als eine positive und aufrichtige Person, zeigt Ihre Gefühle und Ihr Wissen der Seele.

Füllen Sie sich mit Energie auf, freuen Sie sich auf die Erfolge anderer Menschen wie auf Ihre eigenen, und auf Ihre eigenen - wie auf die anderer Menschen. Lächeln Sie die Welt der Menschen an und gehen Sie ihr entgegen, kennen Sie Ihr Ziel und erreichen Sie dieses und seien Sie dabei glücklich und selbstbewusst.

Ich bedanke mich bei Ihnen. Wissen Sie, vielleicht nicht gleich sondern nach und nach werden verschiedene Bilder und Angebote in Ihrem Leben und Ihren Ereignissen auftauchen. Und Sie werden nach und nach ein Thema nach dem anderen, ein Treffen nach dem anderen entziffern – nur keine Eile, lassen Sie den Dingen Ihren Lauf.

18.03.2009

Die Sphäre der Schöpfung, der Raum, die Zeit und der Weg des Menschen

Bei diesem Treffen werde ich Ihnen über ein sehr einfaches Verstehen der Sphäre der Schöpfung als eine Sphäre der Energie des Menschen erzählen. Als eine Sphäre des Lebensraums, in dem der Mensch seinen persönlichen Weg erschafft, den Weg, der ihm passt und ihn freut, der sein Leben mit Glück erfüllt.

Also, wie kann das Bewusstsein des Menschen aussehen? Auf diese Frage eine Antwort sofort zu finden ist schwer, und wenn es eine Antwort gibt, dann ist sie offensichtlich philosophischer Natur - wie eigentlich vieles in unserem Leben. Lassen Sie uns vorstellen, dass sich unser Bewusstsein in der Sphäre unseres Lebens und unseres physischen Körpers befindet – wie auch im Raum der Ereignisse des Menschen. Unser Bewusstsein kann sich ändern und somit ändert es den Umfang und die Größe der Sphäre selbst. Das Wachstum der Sphäre und die Vergrößerung ihres Umfangs werden den Weg des Menschen unmittelbar beeinflussen. Da der Weg die Zeit ist, werden sie somit die Zeit beeinflussen, indem sie sie mal länger mal kürzer werden lassen.

Es passiert manchmal im Leben, dass wenn man auf jemanden wartet, läuft die Zeit sehr langsam, wenn man mit Begeisterung etwas macht und es einem am Herzen liegt, läuft die Zeit sehr schnell. Das heißt, dass die Zeit sich sowohl verlangsamen als auch beschleunigen kann. Übrigens bei der Regenerierung des Gewebes im Körper des Menschen verlangsamt sich die Zeit zunächst, danach – beschleunigt sie sich. Zunächst - bei der Verlangsamung – gibt die Zeit dem Gewebe des Organes die Möglichkeit, sich zu involvieren und somit sich physisch im Körper des Menschen zu zeigen. Bei der Beschleunigung macht die Zeit das Gewebe nicht nur informativ sondern auch physisch als ein materielles Objekt sichtbar, das einem konkreten Körper, einer Zellenkultur und einem bestimmten Alter entspricht. In solchen Fällen spielt die Zeit eine wichtige Rolle bei dem Aufbau des Gewebes des Menschen, da auf deren Grundlage eine gefragte entsprechende Information, dann – Energie, und dann – das physische Gewebe entsteht; dabei wird die physische und physiologische Balance erreicht.

Wissen Sie, am Anfang kann es sehr schwer sein, alle diese Prozesse zu verstehen, sich vorzustellen und erst recht zu visualisieren. Aber sobald Sie den Sinn verstanden haben, sobald Sie eine Zelle, ein Objekt erschaffen haben, hat alles seine Ordnung gefunden, alles ist einfacher und verständlicher geworden, alles ist hautnah geworden. Wenn sie die Sphäre des Bewusstseins vergrößern und erweitern, beeinflussen Sie Ihren Weg und die Zeit im Raum, sodass die Weglinie und somit die Zeit sich zu einem Punkt schrumpfen. An diesem Punkt gibt es alles - auf der anderen Seite des Raums und der Realität, unter anderem auch eine Zelle Ihres konkretren Organes, die Zelle, die in ihrem Inneren das einheitliche Bild des Organes Ihres Körpers trägt; die Zelle, die fähig ist zu wachsen und andere Zellen des ganzen Organes zu regenerieren sowie sich in den Körper des Menschen problemlos zu integrieren.

Einmal hat mich ein Mensch gefragt: wie sehen Sie die Medizin der Zukunft? Offensichtlich kann ich jetzt verständlicher seine und Ihre Fragen beantworten und bildlich zeigen.

Wenn Sie die informative Zelle, die fähig ist, sich zu teilen und ein Organ zu erschaffen, gesehen und diese aus einem Bewusstseinsbereich in einen anderen übertragen haben, bilden Sie sich dadurch aus und somit bringen Sie Ihrem Körper und Ihrem Bewusstsein die reale praktische Übung der Regenerierung bei; die Übung, dank der Sie jedes beliebige Gewebe regenerieren können. Dabei müssen Sie wissen, dass auch Ihr Bewusstsein die Prozesse in der Welt, im Körper und im Leben des Menschen natürlich breiter sehen kann. Ihre Sichtweise verschiedener Prozesse der Welt wird stärker und wird sich der Welt des Menschen, der Welt aller Menschen entgegen öffnen. Dadurch werden Sie vieles im Leben anders sehen. All das wird das Öffnen der Welt des Menschen, seiner Seele und des Wissens der Seele fördern, genauso wie das Öffnen des Bewusstseins des Menschen, das eine wichtige Rolle bei der Wahl und dem Sehen des Weges und der zukünftigen Ereignisse spielt.

Der Übertrag der Zelle aus einem Bereich in einen anderen - in unsere Zeit – öffnet die Methode der Regenerierung sowohl des physischen Gewebes, der Gesundheit als auch des Ereignisses. Dabei werden zwei Phasen beeinflusst: die Vergangenheit – in der es ein Problem gab, das Organ entfernt oder kardinal geändert wurde – und die Gegenwart – in der das Organ vollständig regeneriert wurde, ordentlich funktioniert und ein bestimmtes Volumen und eine bestimmte Form besitzt. Somit beeinflusst der Prozess der Regenerierung unmittelbar und sogar kardinal die Vergangenheit und ändert von Grund auf die informative und physische Verbindung, das Gewebe und den Raum rings herum.

Welche Vergangenheit beeinflusst den Menschen? Deformierte Informationen, durchgepresster und geänderter Raum. In diesem Fall kann sich der Raum vollständig regenerieren und das ist ein Beweis dafür, dass diese Krankheit nie mehr eintreten wird. Die Energie am Ort der Regenerierung ist so stark, dass der Mensch dieselbe Krankheit oder die Begleitkrankheiten nicht mehr bekommen kann. Mit anderen Worten, wenn der Mensch auf diese Weise regeneriert wird – von Krebs geheilt – wird er nicht nur kein Krebs sondern auch keine andere Krankheit bekommen, außer vielleicht Schnupfen.

Dieses, vielleicht kein einfaches für den Menschenverstand, Beispiel zeigt, dass so eine Krankheit von Grund auf zum Scheitern führt und die Heilung auf diese Weise zum so einer lebens-energetischen Ressource führt, dass dem Menschen es schwer fallen wird – beim richtigen Verteilen der Kräfte in seinem Leben – alt zu werden und aus dem Leben auszuscheiden. Der Mechanismus, der sich auslöst, scheint dem Menschen zu zeigen, dass er in die Strömung ewiger Energie und somit des Lebens gelangt ist. Allerdings können nicht alle aus verschiedenen Gründen über die Grenze des Verstehens treten und somit zur gewünschten regenerierenden Energie gelangen.

All das ist kompliziert und gleichzeitig einfach, all das ist individuell wie eigentlich jede wichtige Angelegenheit. Das Öffnen des Bewusstseins des Menschen ist eine wichtige und notwendige Phase. Also sobald die Zelle aus einem Raumbereich in einen anderen übergegangen ist, fängt der Weg des Menschen an zusammen mit der Zeit und Energie des Raums und des Körpers zu wachsen und dabei die Zelle in die gefragte Stelle zu integrieren. Auf Grund des Wachstums des Organes wachsen alle notwendigen biologischen Verbindungen, wachsen die Energie und Zellenmasse, die durch die

Information im Inneren der ursprünglichen Zelle gebildet wird. So wächst das Organ und gleicht alle Stellen des ganzen Körpers aus – und somit die Ereignisse des Menschen selbst: die vergangenen, gegenwärtigen und zukünftigen.

Man kann es glauben und seinen Glauben mit der Energie der Offenheit und des Guten auffüllen oder man kann es nicht glauben und sich mit der Leere, die mit sich unbedingt Probleme bringt, auffüllen.

Man kann es als eine Fantasie sehen, die Menschen – meiner Meinung nach – unbedingt in Realität umwandeln. Oder man kann es praktisch im Leben umsetzen, indem man den anderen hilft.

Wie dem auch sei, durch die Hilfe, die ich Ihnen leiste, lerne ich Sie kennen und Sie lernen mich kennen – durch meine Worte, die mit dem Wissen der Seele gefüllt sind. Und ich freue mich, Ihnen dieses Wissen von Mensch zu Mensch öffnen zu können.

Danke.   20.03.2009

Die Sphäre des Bewusstseins

Bei dem heutigen Treffen werden wir die Sphäre des Bewusstseins des Menschen im physischen Körper und in der Umwelt betrachten, wobei die Umwelt den Lebensraum des Menschen darstellt, in dem das Bewusstsein die Energie des Menschen, seine Treibkraft darstellt.

Demnach befindet sich die Sphäre des Bewusstseins des Menschen in seinem Inneren in verschiedenen Zuständen, zum Beispiel im Zustand des Lichtes, des Wissens, der Energie, der Zeit, des Weges und der Aufgabe des Menschen, der Materie und des physischen Gewebes, der Form und des Volumens. Diese und andere Zustände des menschlichen Bewusstseins beweisen die mehrjährigen Verbindungen des Bewusstseins mit jedem Element des physischen Körpers, dabei wird die Form nicht nur gebildet, sondern auch mit dem inneren Sinn aufgefüllt.

Somit *spiegelt* das *Bewusstsein des Menschen den Geist wider,* indem es nach der Aufgabe der Seele den Körper und die Persönlichkeit widerspiegelt. Dabei stützt es sich in erster Linie auf das Geistige und dann – auf das logische Denken und folgende Handlungen.

Das Bewusstsein, das ein flexibles System der Verkörperung hat, *nimmt* sehr schnell - man kann sogar sagen schlagartig - *mit der Welt rings herum und mit jedem Menschen Kontakt auf.*

Dem *Bewusstsein steht das Licht der Seele* zur Verfügung und es *kann* vom Bewusstsein *in die richtige Richtung strukturiert werden,* dabei wird das Wissen der Seele als der gegenwärtige und zukünftige Weg entschlüsselt, der die uns umgebende Zeit enthält.

Das Bewusstsein erschafft einen Raum und füllt diesen mit seinem Wesen auf, steuert diesen, indem es Koordinaten ändert und das Volumen der gewonnenen und gemerkten Information vergrößert.

Das Bewusstsein gruppiert und bestimmt die Ursprünglichkeit des Wissens und kann jedes Objekt der Welt nach seiner Zugehörigkeit ordnen.

Das Bewusstsein im Körper des Menschen reagiert auf verschiedene Äußerungen jeder Art und Geschwindigkeit.

Das Bewusstsein unterscheidet Impulse und Vibrationen seines Körpers von fremden Informationen und Vibrationen.

Das Bewusstsein orientiert sich in der Welt und im Universum, öffnet in seinem Inneren riesige Zeitschichten der Vergangenheit und Zukunft und findet dort die gewünschte Information.

Das Bewusstsein ist fähig, nicht nur riesig große Strecken zu überwältigen sondern auch Informationsschichten verschiedener Volumen zu merken und zu öffnen, diese zu übertragen, zu verbinden, zu vergrößern und zu ergänzen.

Das Bewusstsein ist fähig, unendliche Quellen des Wissens und der Energie zu öffnen und mit der Energie den Raum rings herum aufzufüllen.

Das Bewusstsein ist fähig, die Gesetze der Welt zu öffnen, nach denen die Welt selbst lebt.

Das Bewusstsein ist fähig, den Körper des Menschen so mit Energie aus der Umwelt aufzufüllen, dass der Körper nicht altert und somit auch der Mensch.

Das Bewusstsein kann so eine *Energie in der Welt öffnen,* mit deren Hilfe der Mensch sich in den gemeinsamen unendlichen Strom des ewigen Lebens integrieren kann.

Das Bewusstsein ist fähig, die Quelle des Wissens, seiner Gedanken zu öffnen und dadurch solange wie gewünscht zu leben.

Wenn Sie Ihr Bewusstsein öffnen, können Sie die Sphäre der Lebensentwicklung jedes Menschen öffnen. In der Sphäre des Bewusstseins können Sie nötige und ungewöhnliche Energien finden, durch diese können Sie das Wissen der Seele und in der Seele Gott sehen. Derjenige, der Gott sieht, kann sich selbst sehen. Derjenige, der sich selbst sieht, kann alle Menschen und die Welt rings herum sehen – und er ist das, was man in seinem Leben und seiner Seele erreichen möchte.

Ich bedanke mich für das Treffen.   20.03.2009

Die Sphäre des Bewusstseins und seine Energie

Um das Thema „Die Sphäre des Bewusstseins" fortzusetzen, muss man über die Energie im Bewusstsein erzählen, die Energie, die in den Körper und die Zellen des Menschen übergeht, die Energie, die im Körper des Menschen entsteht, um seine Handlungen – das heißt Ereignisse – zu realisieren.

Die Energie des Bewusstseins zu verstehen ist sehr wichtig, da mit der Hilfe dieser Energie das geschieht, woran wir teilnehmen, mit der Hilfe dieser Energie sehen wir das, was es in uns und rings um uns herum gibt.

Die Energie des Bewusstseins fördert die Ausführung unserer Lebenspläne und die Lösung der gestellten Aufgaben; die Energie des Bewusstseins bildet den notwendigen Stutz, auf der Grundlage dessen das Leben die Materie erschafft.

Wissen Sie, man muss über dieses Thema lange und detailliert sprechen. *Die Energie des Bewusstseins* ist das Wichtigste, was der Mensch wissen muss, er muss einfache und gutbürgerliche Dinge verstehen.

Die Energie des Bewusstseins des Menschen beeinflusst die Persönlichkeit sowie ihre Richtpunkte im Leben.

Die Energie des Bewusstseins füllt den Körper auf und bildet den Lebenssinn, öffnet vor dem Menschen viele interessante und für andere Menschen nützliche Ideen der Verkörperung und der Realisation des Menschen der Welt und des Lichtes.

Die Energie des Bewusstseins ist fähig, nicht nur das Licht der Seele zu übertragen sondern dieses auch zu vergrößern und zu vermehren und in vielen Fällen – schwere Information in leichte zu transformieren und zu modifizieren, die Information, die für die Ereignisse des Menschen nützlich und angenehm ist.

Die Energie des Bewusstseins ist die Vibration, die fähig ist, die Form des Menschen ständig zu erschaffen und diese zu bewahren, die Form, die mit dem Licht der Seele aller Menschen in der Welt und mit der Energie gefüllt ist.

Die Energie des Bewusstseins des Menschen ist fähig, die Information von außerhalb – aus der Umwelt - wahrzunehmen und dadurch diese in seinem Inneren zu akzeptieren oder nicht zu akzeptieren. Auf diese Weise ändert der Mensch kardinal seinen Lebensweg.

Die Energie des Bewusstseins ist der Bereich, in dem sich die Welt dem Menschen öffnet, die Welt, in der er selbst und andere Menschen leben.

Die Energie des Bewusstseins ist die Struktur, die in sich das ganze Wissen der Seele trägt und dieses öffnet, um den Weg des Menschen aufzubauen.

Man kann über die Energie des Bewusstseins lange sprechen, wie ich bereits gesagt habe. Und alles, worüber gesprochen wird, wird ein Richtungspunkt für den Weg sein, den der Mensch selbst in seinem Leben durch seine Energie aufbauen wird.

Klare Gedanken sind räumliche und reine Energien; wenn Gedanken böse und aggressiv sind, wird die Energie des Menschen meistens schleimig, klebt sich an die Materie, die Stauung im Gewebe provoziert, was zu einem Problem führen kann. Von solchen Beispielen gibt es viele. Der Körper des Menschen – zum Beispiel die Leber – produziert Cholesterin, sie investiert in das Wesen seiner Produktion Bindemittel, die andere wichtige Prozesse fördern – es ist eine Richtung. Die andere Richtung kann sich in dem Menschen befinden, neben ihm, dort wo es Wut gibt. Der Körper muss so einen Prozess in seinem Inneren bekämpfen können, dafür braucht er viel Energie – frische und reine Energie. Woher soll er diese nehmen?

Man kann seine Ideen öffnen, es ist richtig und bildet die Grundlage des Lebens. Aber viele lügen, indem sie fremde Ideen für ihre eigenen ausgeben – es scheint niemanden stören zu können. Es ist aber anders. Es ist sehr schwer, fremde Ideen für eigene Erfolge zu nutzen; zum Wohl anderer – bitte schön, in diesem Fall wird jede Idee für einen jeden und alle in der Gesellschaft geöffnet. Wenn man eine fremde Idee für seine persönlichen eigennützigen Ziele ausnutzt, wird die Idee nicht aufgefüllt genauso wie der Körper und der Lebenssinn auch. In den meisten Fällen bezeichnet diese Handlung ausgerechnet den Sinn, den jeder Mensch in seinem Leben selbst öffnen und finden muss.

Also was ist mit Energie? Sie reicht nicht für so einen Ausbruch wie Wut im Inneren des Menschen. Viele greifen zum erprobten Verfahren – mehr Geld, mehr Essen. Geld - egal welches, in großer Menge - scheint auf den ersten Blick die äußere Energie zu löschen, ein aggressiver Ausbruch dieser Energie ändert den Verlauf der Ereignisse. Und Essen in großen Mengen füllt die Vorräte der inneren Energie nach – wie es auf den ersten Blick scheint. Aber nur auf den ersten Blick, alle diese Veränderungen können führen und führen nur zur Verkürzung des Lebens und der Ereignisse des Menschen. Eine große Menge Essen, sein Übermaß über längere Zeit führen zum Stress. Dabei kann es sein, dass sich der Mensch selbst physisch nicht ändert, aber die Ereignisse seines Lebens und seine Gesundheit sowie sein Körper, seine Worte und Handlungen werden gespannt sein – wie eine Saite, die bald reißt. In einem anderen Fall verteilt der Körper des Menschen das Essen der Form und Maße des Körpers entsprechend, und die innere Verspannung, Leere, die Abweichung von seinem Weg führen zur Produktion der negativen Energie – einer sehr schweren Energie.

Und jetzt kommen wir auf das Cholesterin des Menschen, auf die Funktion seiner Leber als des Hauptorganes der Körperreinigung zurück, des Organes des Aufbaus, der Zerlegung, mit anderen Worten des Organes, das in seinem Inneren das Wesen der Balance des Körpers und der inneren zwischenmenschlichen Beziehungen öffnet. Schwere Wahrnehmung, schwere Energie und dazu noch schwieriger Charakter und ein sturer Mensch führen zur Bildung von schwerem Cholesterin. Und an seinen am

Anfang weichen Teil, an seine positive Energie, die weiter in eine negative Energie übergeht, binden sich Calcium und Salze, die ebenso mit negativer Energie geladen sind. Solche Verbindungen fügen Schaden den Gefäßen und Hauptorganen zu und wie man offiziellen medizinischen Quellen entnehmen kann, ist so was unheilbar.

Worin liegen die Gründe von allen diesen Verbindungen und Bildungen? Vielleicht in etwas, was kompliziert ist, wenn es medizinisch nicht heilbar ist? Die Medizin ist eine Wissenschaft und die Wissenschaft besagt, dass solche Verbindungen aus dem Körper auszuscheiden fast unmöglich ist, diese aufzulösen geht nicht. Und die Gesundheit zur Norm wieder zu bringen ist sehr schwierig.

Wie soll eine Energie sein, welche Kapazität soll sie haben, um negative Energie im Inneren des Körpers des Menschen, in den Gefäßen und Organen, in den Zellen zu spalten, um die Daten der Verbindungen über den ganzem Körper zu verteilen und außerhalb des Körpers zu bringen? Die Daten der Verbindung sind sehr fest und der Mechanismus ihres Aufbaus im Inneren des Körpers ist sehr kompliziert. Man kann so weitererzählen, Sie können es sogar selbst in Erfahrung bringen, indem Sie die entsprechenden medizinischen Bücher und fachlichen Handbücher lesen – wenn Sie es möchten. Sie können aber Ihren Körper und Ihren Weg durch Ihr Bewusstsein beeinflussen lassen, das ausreichend mit Energie gefüllt ist, sodass es fähig ist, in erster Linie Ihren Weg zu ändern und somit – die innere Situation auf Ihre Gesundheit oder die des anderen Menschen bezogen.

Die Gesundheit des Menschen ist die Grundlage seines Weges, seiner Ideen und der Realisierung der Aufgaben jedes Menschen. Ohne Gesundheit, ohne Energie kann der Mensch zwar vieles sehen, aber er kann nicht etwas machen oder ändern. Er kann Vorhaben nicht in vollem Maße in seinem Leben in die Tat umsetzen, er kann nicht immer das Leben selbst, seine Idee und den Weg in vollem Maße öffnen. Alles spiegelt sich in der Lebensqualität des Menschen wider und beeinflusst unmittelbar die Entwicklung und Erschaffung der Energie. Es wäre hervorragend, wenn Sie selbst auf der Grundlage des Ihnen beigebrachten Wissens den für Sie bestimmten Weg sehen könnten. Es wäre hervorragend, wenn Sie auf Ihrem Weg die für Sie notwendige Energie im Inneren Ihres Körpers selbst regenerieren und diese dann *zum Wohl anderer Menschen* anwenden könnten. Eine *Energie* wäre *rings um Sie herum* und zu *Ihrem Wohl, die andere wäre in Ihrem Inneren.*

Der Mensch, der das Wohl erschafft, stellt das Wohl für sich selbst dar, für die anderen und für die Welt rings herum. Der Mensch mit der positiven Energie, mit guten Ideen, die nützlich sind und die er als erster in die Tat umgesetzt hat, ist eine Hilfe für andere Menschen, da er die Energie den anderen nicht wegnimmt genauso wie ihre Ideen und Aufgaben.

Der Körper des Menschen ist ein autonomes System – bis zu dem Zeitpunkt, an dem der Mensch abhängig geworden ist, an dem er seine innere Energie und somit seinen Willen und die Möglichkeit der Entwicklung seines Weges verloren hat, an dem er die Gedankenklarheit und das Sehen der Welt durch sein Bewusstsein verloren hat.

Also ich wünsche Ihnen, selbständig zu sein, sodass Sie Ihre innere Energie selbst regenerieren können. In dem Fall werden Sie und Ihr Körper mit Energie gefüllt sein, Sie werden die Energie ausstrahlen können und Sie werden fähig sein, diese mit anderen Menschen zu teilen und da wo es nötig ist, werden Sie Menschen retten können. Wenn es solche Energie nicht oder weinig gibt, wird es Ihnen schwer fallen, zu helfen. Und wenn Sie doch helfen werden, werden sie vom Menschen eine Gegenleistung erwarten – das was der Mensch Ihnen geben kann. Aber Sie müssen etwas sehr einfaches verstehen: Sie können Ihr inneres Wesen mit nichts Besserem als mit Ihrer inneren persönlichen Energie auffüllen. Äußere Attribute werden Sie als eine Persönlichkeit charakterisieren, sie werden ohne Worte zeigen, was und wie Sie in Ihrem Leben erreichen möchten; all das ist wichtig aber nicht das, was Sie brauchen. Der Mensch mit der innerlichen Leere erwartet Hilfe von anderen Menschen und wenn er selbst hilft, heißt es, dass er in der Hilfe für andere Menschen in Wirklichkeit Hilfe für sich sucht. So was geschieht oft, aber manchmal läuft es auch anders.

Ich bedanke mich bei Ihnen und möchte noch Mal sagen: regenerieren Sie in Ihrem Inneren Ihre Energie, die fähig wird, die Welt aller Menschen Ihnen zu öffnen, und nicht nur Ihnen sondern durch Sie – anderen Menschen. Haben Sie das, was Sie wirklich mit anderen Menschen teilen können, indem Sie diesen helfen und sie in ihrem Leben retten.

23.03.2009

Die Regeneration des Bewusstseins

In diesem Thema unseres Treffens werden wir uns dem Niveau des Verstehens annähern, das Ihnen hilft, zu sehen und zu verstehen, wie das Gewebe wächst. Man soll es nicht als einfach oder kompliziert sehen, offensichtlich soll man es so sehen, wie es in der Welt und im Leben des Menschen ist. Man soll meine Worte nicht als Angeben oder Elemente einer Art Werbung meines Namens sehen. Wie ich Ihnen bereits gesagt habe, brauche ich weder das Eine noch das Andere. Und diejenigen von Ihnen, die es schaffen werden zu lernen und zu verstehen, warum und wie das Gewebe wächst, werden zu diesem Verstehen selbst kommen. Aus diesem Grund sollen Sie die Worte und die beschriebenen Methoden ruhig, bewusst und bedacht aufnehmen.

In diesem Moment denkt jeder an das Seine, jeder sieht seine Aufgabe und sein Lebensziel, jemand trägt sie vor, jemand lässt es in seinem Inneren. Wenn es für Sie interessant ist, sage ich Ihnen, dass ich mich in diesem Moment auf einem Waldbild konzentriert habe, auf einem konkreten Platz, an dem es einen grünen Wald, eine große Wiese, einen reinen Bergbach gibt; den Blumenduft kann man nicht vergessen; Vogelzwitschern ist kaum zu hören und man riecht aus einer Entfernung die Tiere auf einer Weide. All das füllt das Bewusstsein auf und überfüllt die Seele mit Gefühlen. Der Wind fängt an mal zu wehen, mal verebbt er und hört auf. Er dämpft den Vogelgesang ab und fängt an, sein Lied der Blätter auf den Zweigen zu singen. Das Lied des Windes geht in Lärm über und es scheint, dass es irgendwo, ganz in der Nähe, hinter einem riesigen Hügel eine große belebte Stadt gibt, in der viele Menschen leben und deren Straßen Autos befahren. Aber wenn Sie ein Stück gehen, merken Sie, dass nur Schöpfe immergrüner Bäume auf dem Flachland zu sehen sind. Wenn Sie mit Gefühlen der Frische und mit Vorstellungen gefüllt sind, gehen wir zu unserem Thema über. Über das Bewusstsein des Menschen wurde in vielen Themen, in verschiedenen Büchern bereits gesprochen.

Das Bewusstsein ist räumlich, ist fähig, zu wählen, ist fähig, sich zu erweitern, auszulesen, auszubauen und zu erschaffen, zu verkleinern und auszunehmen.

Das Bewusstsein ist multivariabel und vielfältig.

Die Bewusstseinsgrenzen sind die Prinzipien und Gesetze der Entwicklung der Persönlichkeit selbst, der Persönlichkeit des Menschen.

Und je klarer und deutlicher bei dem Menschen der Sinn seines Lebens widergespiegelt ist, desto intensiver kommen die Seiten seiner Persönlichkeit zur Vorschau. Seite für Seite baut das Bewusstsein in seinem Inneren das Bild seiner Persönlichkeit auf, dabei spiegelt es die Gesetze, nach denen diese Persönlichkeit in der Welt aller Menschen, in ihrem Raum der Gedanken und Ideen lebt und sich entwickelt. Ausgerechnet die inneren Gesetze des Bewusstseins der Persönlichkeit zeigen den Entwicklungsweg, dabei lassen sie sich von den inneren Orientieren und äußeren Regeln leiten. Somit zeigt der Mensch den Sinn des Lebens und das Interesse an seinem Leben und an dem anderer Menschen – Schritt für Schritt, nicht nur im Laufe des Lebens sondern in vielen Ereignissen und Situationen, in seiner täglichen Arbeit.

All das führt zu der Regenerierung des Bewusstseins des Menschen, zu der Erhaltung und Vermehrung der gewonnenen und erschlossenen Erfahrung, zur Klarheit der Gedanken und des Sehens der äußeren Prozesse, zum Streben nach dem Leben und der Entwicklung. Haltungslosigkeit und Gleichgültigkeit schalten in jedem Alter den Mechanismus der Selbstzerstörung ein. Das Nichtvorhandensein der klaren Lebensaufgaben, Orientieren und Lebenseinstellung führen zur Spaltung der Persönlichkeit, zur Verzettelung des Menschen in verschiedene Richtungen, zum Verlust der Konzentration und der Energie des physischen Körpers und somit zum Verlust des Sinnes und der Energie des Lebens. In solchen Fällen stellen die medizinische Diagnostik und Laboruntersuchungen den Fakt der Norm des physischen Gewebes und innerer biologischer Prozesse fest. Sie stellen auch fest, dass die inneren Organe und das Herz ebenso normal funktionieren, aber der Mensch fängt an, Kräfte zu verlieren und in manchen Fällen auch das Gewicht. All das kann auf die Probleme mit dem Bewusstsein des Menschen, mit der Auswahl und Realisierung seines Weges und seiner Lebensorientiere hinweisen; all das kann auf die Probleme und Katastrophen in der Gesellschaft, im Team der menschlichen Community hinweisen. Der Negativstrom, der sich auf den Menschen stürzt und vom Menschen arrangiert ist, kann nicht nur die Pläne des konkreten Menschen zerstören, sondern auch den Sinn der Erschaffung der Lebensenergie des Menschen selbst unmittelbar beeinträchtigen.

Jeder Mensch regeneriert die Energie seines Bewusstseins da, wo seine Lebenspläne nicht zerstört werden.

Die Regenerierung des Bewusstseins ist der Bereich des Lichtes der Seele, in dem das Licht in die Lebensenergie des Menschen übergeht. Und der Mensch selbst spiegelt in dieser Energie seines Bewusstseins die Gedanken und Ideen wider, er erschafft das, was er zunächst in seinem Inneren und dann in der Umwelt als ein widergespiegeltes Objekt seiner Handlungen sieht.

Die Regenerierung der Energie des Bewusstseins des Menschen und die Regenerierung der Energie der Welt rings herum sind Prozesse, die nicht nur ähnlich sondern identisch sind. Derjenige, der es versteht und in sich diesen Energiestrom geöffnet hat, füllt sich selbst und die Welt rings um sich herum mit *der Energie des Lichtes und des Guten auf und ändert somit die äußere Realität und passt diese an die Prinzipien der Bildung der Gesetze der Welt an.* In so einem Raum leben Menschen gut und glücklich – ihr Glück liegt im Verstehen des Lebens jedes Menschen auf der Erde und in der Welt. Ihr Glück liegt in der Auswahl des Lebens jedes Menschen.

Die Regenerierung der Energie im Bewusstsein des Menschen ist in diesem Fall die *Entwicklung des Lebens nach den Aufgaben,* die der Mensch sich gestellt hat und angefangen hat, diese zu erfüllen - durch seine Gedanken und Handlungen.

Die Regenerierung der Energie des Bewusstseins des Menschen wird *das innere Bild darstellen, das aus Gedanken, Ideen und Aufgaben des Menschen besteht sowie aus Prinzipien und Gesetzen,* die die Persönlichkeit des Menschen erschaffen und widerspiegeln.

Die Regenerierung der Energie des Bewusstseins des Menschen wird *den Weg darstellen, den der Mensch in seinem Leben geht, läuft ununterbrochen und entwickelt diesen,* er unterbricht seinen Weg nie, unter keinen Umständen, egal was jemand sagt oder macht.

Die Regenerierung der Energie des Bewusstseins des Menschen ist der *Mensch selbst, die Entwicklung seines physischen Körpers und der Zellen, die Pflege seiner*

Gesundheit und die Aufrechterhaltung der guten physischen Form. Und das ist wiederum die Kompetenz und Maßregel des Menschen selbst.

In Bezug auf das Thema über die Regenerierung der Energie des Bewusstseins des Menschen möchte ich einfache Beispiele aufführen. Zum Beispiel – die Erschaffung des inneren und äußeren Bildes des Menschen durch sein Bewusstsein. Lassen Sie uns einen großen Tisch vorstellen, auf dem hunderte von verschiedenen Fotos verschiedener Menschen im verschiedenen Alter und vom verschiedenen Aussehen stehen. Versuchen Sie aus allen diesen Fotos etwas, was zu Ihnen passt, auszuwählen und zum Beispiel ein ähnliches physisches Abbild Ihres Äußeren zusammenzustellen. Und sobald Sie es geschafft haben, wird Ihnen klar, wie verschieden wir alle sind – wir haben verschiedene innere Aufgaben sowie verschiedenes Aussehen – und gleichzeitig wie wir alle uns ähneln – wir haben gleiche Lebensaufgaben, gut und glücklich zu leben, und sehen ähnlich aus. Während Sie zusammenstellen oder auswählen, werden Sie sich in der Umwelt vorstellen, sich in den Raum projizieren und sich dabei die inneren Fragen beantworten und auf Ihre lang gestrebten Wünsche räsonieren. Wenn jeder von uns sich aus anderen Menschen zusammenstellen kann, sein physisches Bild in seinem Bewusstsein durch seine innere Energie widerspiegeln kann, heißt es, dass jeder von uns durch sein inneres Bewusstsein das innere physische Gewebe im Körper des Menschen widerspiegeln kann. Diese Handlung ist verständlicher als die vorherige, da es im Inneren des Körpers des Menschen viele Zellen und wichtige Organe gibt und jeder in sich sein eigenes einzigartiges Foto trägt. Aber aus ihnen allen kann man das Bild des inneren physischen Gewebes zusammenstellen. Und dieses Bild kann unter bestimmter innerer Handlung zu dem physischen Gewebe werden, das seine Funktion wirklich erfüllt. Es ist noch gut, dass Menschen auf dem Niveau der Gesetze das Äußere und nicht das Innere verbieten. Und dieses Gewebe wird seine Funktion im Körper des Menschen vollständig erfüllen.

Man muss verstehen können, dass man das wiederherstellen kann, was da gewesen ist, aber aus verschiedenen Gründen entfernt oder geschädigt wurde. Wenn man diesen Prozess tiefer betrachtet, kann man wahrscheinlich feststellen, dass es möglich ist, sowohl jede einzelne Zelle und jedes Organ als auch den ganzen Menschen aufzubauen. Allerdings muss man dafür viel wissen und können. Allerdings braucht man dafür die Unterstützung und das Verstehen der Menschen, ihre Handlungen und Teilnahme. All das wird die Höchstform der Regenerierung der Energie des Bewusstseins des Menschen darstellen. Es gibt aber auch eine andere Beziehungsseite: sobald ein Mensch einem anderen böse wird, schließt sich sofort die Tür der Regenerierung; sobald ein Mensch einen anderen belogen oder angeschwärzt hat und dabei seine Aggression und Wut gezeigt hat, wird diese Tür abgeschlossen werden. Den Schlüssel - der Glaube des Menschen – hat der Mensch verloren. Sobald Menschen einen Krieg anfangen und andere Menschen vernichten, wird das Leben nicht nur kürzer sondern auch abgebrochen. Und die Tür, über die wir gesprochen haben, verschmelzt sich mit der Massivwand des Übels, Unglücks und Stress, mit der Wand, an der Menschen die sehnliche Tür suchen können, oder den Schlüssel, oder sich selbst oder die anderen. Dabei aber glauben sie an nichts und niemanden, unter anderem an sich selbst auch nicht. So was passiert auch und viele Menschen sehen diese Gegebenheit als selbstverständlich und versuchen gar nicht, etwas zu ändern. Und da, wo sich etwas geändert hat, bricht wieder ein Krieg aus, der die Energie des Bewusstseins und das Verstehen der Welt und des Menschen einsaugt.

Unsere Wahl, die Wahl der Menschen ist unser Glück und das der ganzen Welt, und das ist die Energie unseres Bewusstseins. Die Regenerierung der Energie findet dort statt, wo sich das Leben des Menschen harmonisch entwickeln kann.

Ich bedanke mich für das Treffen. 25.03.2009

Heilkunde

Offensichtlich wird es Zeit, kurz über die Heilkunde und meine Stellung dazu zu erzählen. Zunächst lassen Sie uns eine der Richtungen der Heilkunde betrachten – das Ziel. Das Ziel des Menschen, der Heilkunde praktiziert, ist die Hilfe für Menschen, die Heilung verschiedener, unter anderem sehr komplizierter Krankheiten des Körpers und der Persönlichkeit des Menschen. Es ergibt sich, dass der Mensch, der sein Leben sehen und verstehen kann und sich das Ziel gesetzt hat, Menschen zu helfen, somit auch seine Aufgabe bestimmt hat – immer allen dadurch zu helfen, was es in seiner Seele gibt. Dadurch füllt er seine Arbeit mit großem mehrere Hundertjahre altem Wissen über die Heilung der Seele und des Körpers auf. Dabei bleiben seine weiteren Gedanken und Handlungen absolut rein und ruhig genauso wie seine Vorhaben.

Nur die Ruhe, das innere Gleichgewicht und die innere Harmonie öffnen dem Menschen das reale Bild dessen, was mit einem Menschen, der Hilfe braucht, geschehen ist, geschieht oder geschehen wird. Ausgerechnet in diesem Moment fängt die Prüfung für den Menschen an, der in seinem Inneren den Weg der Heilkunde gewählt hat, da die Versuchungen der Menschen niemand abgeschafft hat. Diese sind die Macht und das Geld verschiedener Art und Menge, egal wie man es nennt, der Sinn wird immer derselbe bleiben. Um fort zu fahren, lassen Sie uns zunächst wieder zum Anfang des Gesprächs zurückgehen – zur Mäßigkeit und Auffassungskraft.

Das Ziel des Menschen ist es, Menschen zu helfen, die Aufgabe des Menschen ist es, das Wissen der Seele zu realisieren. Andere Lebensmomente geschehen von selbst, wenn der Mensch nur die Gesetze der Welt und des Lebens nicht bricht. Diese Gesetze sind wie immer sehr einfach: nimm das, was dir nicht gehört, nicht; tu in deinem Leben das, was du als das Ziel und die Aufgabe deines Lebens gewählt hast.

Das Ziel und die Aufgabe sind die Richtungen, die *den Weg eines jeden und aller bestimmen;* den Weg, auf dem der Mensch nicht nur das Licht seiner Seele verbreitet sondern es auch verstärkt und dadurch die Energie, die wirklich fähig ist, Menschen zu helfen, in seinem Bewusstsein speichert. Das ist eine der Richtungen und diese Richtung hat der Mensch in seinem Leben gewählt. Es gibt aber natürlich auch andere Richtungen, man kann diese kombinieren, das muss der Mensch selbst entscheiden - dementsprechend, wie er das sieht, versteht und kombiniert. Die Hilfe für Menschen ist eine Richtung, ihr Wesen ist klar und hell. Geld – viel Geld – zu verdienen ist eine andere Richtung, ihr Wesen ist eher energetischer Natur. Der Mensch pumpt sich selbst, seinen Weg und auch den Körper mit verschiedener, meist fremdartiger Energie auf. Ob und wie diese ihm helfen kann, zeigt die Zeit. Es geht nicht darum, ob es gut oder schlecht ist, es geht darum, dass der Weg des Menschen, auf dem er ein klares Ziel und eine klare Aufgabe hat, zu verdrängen anfängt und zum Stillstand kommt. Und das Licht des Weges des Menschen wird durch eine sehr kräftige teuere wenngleich eine fremdartige Energie ersetzt. Vielleicht wählen viele genau diesen Weg und das wird wieder die Wahl des Menschen sein, aber man kann darüber nicht schweigen. Wenn es Spaltung und Ersatz des Weges gibt, werden Ziele und Aufgaben oder das Ziel und die Aufgabe deklariert, das heißt, sie bleiben dieselben, aber die Ausführungsmethoden ändern sich bis zur Unkenntlichkeit. Auf den ersten Blick geschieht mit dem Menschen nichts Besonderes, außer dass der Mensch auf seinem Weg das Licht seiner Seele und somit das Licht seiner weiteren Entwicklung verliert. Das wiederum kann führen und führt sehr oft und schnell zu negativen Ergebnissen. Dies geschieht aus dem Grund, dass auf den dunklen und unklaren Weg des Menschen sich alles klebt, was man im Raum verschiedener Ereignisse und Handlungen der Menschen sehen kann und nicht kann. Kann der Mensch selber all das voneinander unterscheiden? Ja, er kann, allerdings nicht immer sofort und in dem gewünschten Umfang, wie es auf den ersten Blick für einen Außenbeobachter vorkommen mag. Es ist einfach zu urteilen, egal was man sagt, aber manche Richtungen im Privatleben zu ändern ist sehr kompliziert.

Derjenige, der seinen Weg der Hilfe für Menschen weiter geht, erreicht klare und rettende Ereignisse. Derjenige, der sich auf seinem Weg verführen lässt, fühlt sich nicht nur unbefindlich, sondern bleibt auch stehen, um vom Leben gelehrt zu werden; und diese Lehre dauert solange wie lange es für den Menschen nötig ist. Der Mensch kann sehr schnell gute Ergebnisse erzielen, aber genauso schnell kann der Mensch nach unten rutschen - in Bezug auf sein Bewusstsein – und sich um den Willen zum Hellsehen bringen und somit das Gewissen und den menschlichen Anstand verlieren. Deswegen haben die guten und bösen Versuchungen dasselbe Ziel – dem Menschen seine Aufgabe zu entziehen. Und dem, was als die Realisierung der Aufgabe unerfüllbar ist, wird das Ziel und im System der Transformationen das Licht der Seele des Menschen entzogen. Aus diesem Grund, wenn Sie ein Geschäft anfangen, versuchen Sie das Wichtigste für Sie zu verstehen: wo Sie sich befinden und wo das Licht Ihrer Seele ist; worin der Sinn liegt. Und wenn Sie den Sinn Ihrer harmonischen Entwicklung sehen können, dort sollen Ihre Aufgabe und Ihr Ziel sein, dort soll Ihre Lebenseinstellung sein und Sie selbst mit Ihrem Interesse sollen lang und glücklich leben und andere Menschen retten und ihnen helfen.

Die Heilkunde, wie auch viele andere Richtungen im Leben, ist nicht zu kombinieren und in die Bestandteile zu zerlegen.

Die Heilkunde ist der Zustand der Seele des Menschen, der den Menschen fähig macht, zu erschaffen und zu helfen. Und wenn der Mensch sich aus verschiedenen Gründen um diesen inneren Zustand gebracht hat, wird es ihm sehr schwer fallen, anderen Menschen zu helfen. Und wenn er doch helfen wird, wird er sich seine physische Lebensenergie entziehen. Und das wiederum wird seine Gesundheit beeinträchtigen.

Seien Sie anspruchsvoll bei der Wahl Ihres Weges, stellen Sie sich Ihre Ziele und Aufgaben deutlich vor und bilden Sie diese genauso deutlich und klar. Versuchen Sie Ihre Entwicklung durch die Realisierung der gestellten Aufgaben und nicht durch das Splitten der gewählten Richtung und ihren Ersatz durch die unnötige Energie, Geld oder angebliches Bild des Lebens und der Macht zu sehen. Ihre Auffassungsgabe, Ihre Fähigkeit anspruchsvoll zu sein, Ihre Prinzipientreue werden Ihnen helfen und Ihre Richtung wird Integrität erlangen genauso wie der Mensch, der Sie um Hilfe bittet. Viele Menschen haben das gleiche Problem – der Verlust der Integrität des Körpers, der mit dem Verlust des Lebensweges des Menschen verbunden ist. Es ist auch mit der Energie des Geldes verbunden, oder mit dem Verstehen, mit der Ansicht der Realität und in der Regel mit deren Ersatz durch die Macht, dabei ist es nicht wichtig, die Macht über etwas oder jemanden, Hauptsache – Macht. Alles ist nicht weit von einander und alles wiederholt sich. Es scheint nur verschieden und anders zu sein, alles ist dasselbe für alle Menschen, alle Versuchungen sind dieselben – überall.

Seien Sie ganzheitlich und kennen Sie genau Ihre Richtung der Entwicklung des Lebens des Menschen.

Kennen Sie Ihre Ziele und Aufgaben, folgen Sie diese und halten Sie sich an diese; entwickeln Sie sich selbst und andere Menschen und Ihre Entwicklung wird Ihre Lebenserfahrung darstellen, die Sie zum wohl der Menschen anwenden werden.

Das Wohl-Gute wird das Licht des Weges widerspiegeln, des Weges, den Sie nicht allein gehen werden; und Ihr Leben wird mit Licht und Sinn gefüllt sein, Sie werden sich nicht nur über sich selbst sondern über andere freuen. Sie werden die Liebe zum

Menschen und zur Welt finden können und mit der Liebe werden Sie nie und nimmer verloren gehen.

Die Liebe ist wohltuend, die Liebe rettet und öffnet den geplanten Weg, den jeder Mensch geht.

Ich bedanke mich bei Ihnen für das heilende Treffen, das mit Freude und Liebe gefüllt ist.   31.03.2009

Staaten

In diesem Thema werden wir bestimmtes Wissen nur ansprechen, das Wissen, das auf die gegenwärtigen, vergangenen und zukünftigen Ereignisse, die in der Welt und auf der Erde mit den Menschen und den Staaten geschehen, deutet. Lassen Sie uns zunächst die Beispiele aus der Vergangenheit sowie aus der Zukunft betrachten, um den Sinn unseres Treffens zu verstehen. Sie wissen, dass sich viele Themen technologisch und praktisch nicht einfach bilden – es ist eine umfangreiche, innere energetische Lichtarbeit. Sie liegt darin, dass Sie anfangen, in Ihrem Inneren das Licht Ihrer Seele im äußeren Raum für alle Menschen widerzuspiegeln. Und dort, wo Sie das Wissen der Seele auf eine offene Art widerspiegeln, fängt dieses an, sich zum Vorschein zu bringen und zwar sehr deutlich und auf eine für einen jeden und alle verständliche Weise. Der innere Mechanismus der Auffüllung jedes Wortes mit Lebensenergie des Menschen wird eingeschaltet.

Das Licht und die Energie des Menschen sind die Ewigkeit der Welt. Aus diesem Grund gelingt es niemandem, das meiste offene Wissen vor vielen Menschen zu verbergen oder zu verstecken und übrigens wird es nie und niemandem gelingen. Und dieser Fakt erfüllt uns mit Kraft. Also die mit Energie und Licht gefüllten Worte des Menschen werden nicht nur zu Worten sondern werden auch mit dem Sinn der Ewigkeit gefüllt, was wiederum den Menschen und seine Seele mit dem neuen für alle offenen Wissen der Welt in der Seele des Menschen auffüllt. Somit liegt der Sinn dieser Handlung im Bild des Lichtes der Seele des Menschen, im Bild, das mit der Kraft, dem Licht und der Energie der Sonne zu vergleichen ist.

In der jüngeren Vergangenheit haben Menschen den Gott der Sonne Ra geliebt und verehrt. Hier könnte man einen Vergleich ziehen. Es gibt ein großes Land in der Welt - Russland. Andere Länder und Kontinente sind nicht kleiner und dort leben aber auch andere Menschen. Diese Kontinente haben auch interessante und bedeutende Namen. Das gegebene Vergleichsmodel ist, wenn ich so sagen darf, relativ und verpflichtet niemanden zu etwas, dessen Ziel es nicht, jemanden hoch zu stellen oder zu erniedrigen – auf keinen Fall – es zieht nur eine private persönliche Linie bestimmter Ereignisse.

Also es ist das, was es gibt und wie es im Laufe der letzten Zeit aussieht. Amerika ist ein reiches Land. Afrika ist nicht so reich. Australien und Asien sind verschiedene Länder in Bezug auf ihre Lebensqualität, Einstellungen und religiösen Richtungen. Alle diese Länder haben in ihrem Namen als Anfangsbuchstabe den Buchstaben „A" und Russland fängt mit dem Buchstaben „R" an. Wie können sowohl die Beziehungen der Länder ausgeglichen als auch ihre nachhaltigen Handlungen ausbalanciert werden? Ob es überhaupt möglich ist und wie kann man die Entwicklung weiterer Ereignisse voraus sehen? Es ist natürlich sehr kompliziert, aber man kann es versuchen – unter Anwendung des Wissens über die gängigen Nachrichten und Information.

Russland wird sich erholen, es schafft es und dadurch wird die innere Balance der Energien auf der Erde unter den Menschen und Ländern wieder aufgebaut werden. Das Licht, das im Land zu jedem Menschen fließt, wird sich dann zum Vorschein bringen, es wird sowohl jedem Menschen als auch der ganzen Welt zugänglich sein. *Die Zugängigkeit liegt in der Freiheit der Gedanken des Menschen und seiner Seele. Die Freiheit in diesem Fall ist das Erlangen und die Findung der Energien, die für den Menschen nötig sind.* Die äußere Energie des Menschen ist unter anderem auch das Geld, das wünschenswert zum Wohl des ganzen Landes ausgegeben werden soll; darunter sind alle Menschen gemeint, besonders die, die es am meisten brauchen. Möge jeder so eine Hilfe bekommen, nicht weil er unter schweren Schicksalsschlägen leidet, sondern weil es für ihn erforderlich und nötig ist und vom Leben selbst vorgegeben ist.

In Bezug auf den finanziellen Bestandteil eines Staates muss man unbedingt über die Stabilität des energetischen Bestandteils erzählen. Dieser ist noch schärfer zum Beispiel in Europa ausgeprägt. Ihr Finanzmittel – Eurogeld – spiegelt das Interesse der Menschen wider. In den Staaten Europas wurde eine optimale Variante gefunden, die sowohl Einkünfte als auch Ausgaben im Leben optimiert.

Unser Staat steht nicht nur am Anfang dieses Weges sondern diskutiert auch darüber und versucht erste Schritte zu machen, was wiederum eine für unseren Staat außerordentliche Stabilität bringt. Diese ist für uns unabdingbar – für unsere innere geistige Ruhe, was unsere Menschen wiederum zum Weg der Entwicklung führt. Übrigens es ist das Unterscheidungsmerkmal unseres Volkes und unseres Menschen. Bei absoluter Ruhe fängt unser Mensch an, zu erschaffen, nämlich entwickelt sich in eine von seiner Seele gewünschten Richtung.

Europa mit ihren Finanzmitteln stellt eher eine erwachsene Wirtschaftsfrau als einen Mann dar. Und alle ihre Handlungen genauso wie die Innen- und Außenpolitik der europäischen Staaten werden dieser Entwicklungsrichtung entsprechen. Dieses Bild der jungen – wie soll ich mich besser ausdrücken – in die Jahre gekommenen Frau wird dem europäischen System der Entwicklung des Lebens mal helfen, mal widersprechen.

Die Ausbalancierung unseres Staates wird es ermöglichen, sich neue bis dahin vom ganzen Volk nicht erschlossene Abschnitte des Lebenswachstums und des Verstehens der Ereignisse anzueignen. Der finanzielle Teil wird so fest und stabil sein, dass man sowohl nötige Tagesaufgaben als auch Fragen, die seit langer Zeit im Staat und im Leben der Menschen ungelöst geblieben sind, lösen können wird.

Andere nahe liegende Staaten – unsere Nachbarn, und viele von denen stammen vom gleichen Volk ab – werden höchstwahrscheinlich nachhaltige unerlässliche Handlungen, die den Staat entwickeln, nicht unternehmen können – wegen Auswechselung des Sinns der Lebensfrage. Das Leben hat eine Quelle; wenn man eine Trinkflasche mit dem Heilwasser aus dieser Quelle mitgenommen hat, um nach einer anderen Quelle zu suchen, kann und muss man wissen, dass die Heil- und Lebenskraft und das Wasser, das Durst stillt, anfangen werden, nicht nur ihre Kräfte zu verlieren sondern ganz verschwinden werden. Und was mit dem Volk in dieser Situation geschieht, wird die Zeit zeigen.

Der finanzielle Teil von so einem Staat wie Amerika ist stark und künstlich. Diese Quelle, die aus dem Altertum und den alten Zeiten gekommen ist, fängt an auszutrocknen. Ihre eigene Quelle hat das Land nicht. Wenn jemand es schafft, die Quelle zu erreichen und ihr einen Namen zu geben, wird dieser Mensch wirklich zum Volksretter werden. Aber tatsächlich ist es schwer, daran sogar zu glauben, und noch schwieriger ist es, dies zu akzeptieren und in die Tat umzusetzen. Wie es in Wirklichkeit sein wird, wird die Zeit zeigen. Aber viele Momente in den Ereignissen wurden vor langer Zeit bekannt und verstanden, noch bevor diese geschehen sind. Auch jetzt ist es für einige Staaten die Blutzeit der Nation und des Staates, und für andere – auch die Blutzeit, aber erst nachdem das ganze Volk und mit ihm der ganze Staat eine kardinal andere Entscheidung getroffen haben. Wie dem auch sei müssen Menschen selbst Entscheidungen treffen, die Zeit wird alles zurechtstellen.

Ich habe in diesem Treffen nur einen für alle sichtbaren Schlussstrich des heutigen Tages gezogen. Vielleicht ist er für viele unverständlich und für viele war es schon immer verständlich, vor sehr langer Zeit. Es ist nur ein Folgeendergebnis und zwar ein kleines, kein erweitertes.

Ich bedanke mich für Ihr Verständnis und Ihre Aufmerksamkeit.

07.04.2009

Die Energie

Auf dem heutigen Treffen werden wir das Thema „Die Energie des Menschen" betrachten. In vielen vorherigen Themen haben wir über die Energie des Menschen gesprochen und ich komme wieder mal zu diesem Thema zurück, um die Energie aus verschiedenen Seiten zu betrachten. Es ist aus meiner Sicht nötig, um verstehen zu können, wie die Prozesse im Körper des Menschen verlaufen. Bevor wir das Gespräch anfangen, möchte ich nur ein Beispiel aus meiner Arbeit aufführen, allerdings ist es vor sehr langer Zeit geschehen. Aber obwohl es einige Zeit zurückliegt, ist diese Geschichte, meiner Meinung nach, auch heute aktuell. Ich schlage auch Ihnen vor, in meine Geschichte zu treten, natürlich aus Ihrer Sicht. Wie es für Sie persönlich am bequemsten ist.

Also schon seit langer Zeit kann ich die inneren Organe des Menschen sehen. Manchmal sehe ich Organe und die in diesen Organen laufenden Prozesse, manchmal sehe ich nur Zellen und die in den Zellen laufenden Prozesse. Dabei habe ich angefangen zu merken, dass es in manchen Organen, wie viele sagen, bestimmte Dunkelstellen gibt, die scheinen, die Organe des Menschen zu überlagern. Manche von denen wiederholen die Konture des Organes selbst, manche sehen wie eine unkorrekte oder korrekte geometrische Form aus, manche sind wie ein Klumpen und besitzen dabei ein sehr großes Rückstrahlvermögen, das nur auf das Objekt, Organ oder Gewebe des Körpers des Menschen gerichtet ist, das leidet, krank ist und sich meldet. Und der Mensch selbst hat sich über die Schmerzen an dieser Stelle des Köppers beschwert. Bei jedem ist es verschieden. Und obwohl ich bei vielen gefragt habe und versucht habe zu lesen, was das ist, niemand wusste etwas davon und konnte mir eine Antwort geben. Ganz zu schweigen davon, dass jemand es heilen konnte, da niemand es sehen und verstehen konnte. Es gab noch eine bestimmte Besonderheit.

Wenn ich mich mit einigen Menschen getroffen habe, habe ich versucht, meine Fähigkeit, den ganzen Körper und einzelne Organe gleichzeitig sehen zu können, anzuwenden. Dies wiederum hat für eine genaue Diagnostik des Körpers des Menschen gesorgt und zu der Feststellung der inneren Probleme, wenn es solche gegeben hat, geführt. Nachdem ich Probleme feststellen konnte, habe ich davon dem Menschen erzählt und ihm empfohlen, eine medizinische Bestätigung in Form einer Ultraschaluntersuchung, Röntgen, Tomographie oder Blutprobe zu holen. Derjenige, der eins davon bereits gemacht hat, hat mir bestätigt, dass meine Diagnose richtig ist; manche haben es nach meiner Diagnose gemacht und mir dann die Bestätigung vorgelegt. Einige Zeit lief es gut, bis ich einmal einem Menschen begegnet bin - einem ganz gewöhnlichen Menschen – und er hat mir erzählt, dass ihm hier und da etwas weh tut und hat mich um Hilfe gebeten. Die Anrufung des Menschen war offen und aufrichtig, was ein sehr wichtiger Faktor für die Hilfe ist, da die Energie des Menschen offen ist und auf die Aufnahme der Hilfe des anderen Menschen gerichtet ist. Also es war ihm bequem seitwärts zu sitzen. Ich habe ihn gebeten, sich gerade zu setzen, mit dem Gesicht zu mir. Ohne nachzudenken hat er gefragt, ob es einen Unterschied für die Diagnostik der inneren Organe macht, wenn er seitwärts oder gerade sitzt. Nicht etwa, dass die Frage mich in Verlegenheit gebracht hat, ganz und gar nicht. Ich habe auch früher versucht, um verschiedene Organe sehen zu können, im Raum den technologischen Teil aufzubauen, der mir ermöglichen konnte, im Inneren des Körpers des Menschen die Organe und Zellen mit maximaler Genauigkeit zu sehen. In den meisten Fällen ist es einfach unabdingbar, eine sehr genaue Arbeit zu leisten, bei der der Prozess der Korrektur sowohl eines Organes als auch des ganzen Körpers von der Regenerierung nur einer einzelnen Zelle abhängig ist. Ich habe den Menschen diagnostiziert, der seitwärts gesessen hat, und natürlich eine räumliche Differenz, zu der er mich quasi gezwungen hat, gesehen. Bis zu diesem Moment hatte ich sehr viele Fälle, bei denen ich die Energie gemanagt habe, dank deren Hilfe ich nicht nur den ganzen Körper diagnostiziert habe sondern auch dabei die Zellen des Knochengewebes und die dort laufenden Prozesse ganz deutlich sehen konnte. Es gefällt mir zu beobachten, wie sich das Knochengewebe aufbaut. Bei diesen Prozessen sehe ich immer bestimmte Farben, die aus dem Kopf auszugehen scheinen – rot, violett und weiß. Alle diese Farben ändern sich dem Bild der Diagnostik entsprechend. Ich habe mehrmals meine Hände in diese Farben platziert und die Grenzen des Spektrums gesehen, das sich immer dann erweitert hat, wenn es sich von mir entfernt hat. Es sah so aus, als ob ein sehr dünner Strahl - wie ein bestimmter Kegel - auseinander läuft, in die Ferne, und, nachdem er mit dem Körper des Menschen in Berührung gekommen ist, seine Gewebe und Organe entblößt und dadurch alle inneren Prozesse, die im Körper des Menschen verlaufen, zeigt.

Auf diese Weise habe ich die Diagnostik erweitert, die ich früher angewendet habe, indem ich dem Menschen ins Gesicht geguckt und das Problem in seinem Körper gesehen habe. Dabei habe ich die Technik des Sehens von jeder Seite angewendet, ich habe gleichzeitig von oben, von unten und von allen Seiten gesehen. Es hat mir die Möglichkeit gegeben, einen sehr interessanten Bereich im Körper des Menschen zu finden, der sich vom ganzen Körper durch die in ihm laufenden Prozesse unterschieden hat. In diesem Bereich habe ich Zellen gesehen, die in sich ein sehr klares Bild des ganzen Organes oder bestimmter Zellen hatten. Diese Zellen mit den Bildern des ganzen Körpers haben in allen Zeiten gelebt, man hatte sogar den Eindruck, dass es gar keine Zeit in diesem Bereich gibt. Der Unterschied zwischen dem Bereich und den Prozessen im Inneren der Zellen mit den Bildern hat einen neuen Raum und seine mächtige Energie geöffnet. Man konnte es sehen, dass alle Organe und Zellen mit diesen Bereichen im Inneren des Körpers des Menschen sehr feste Verbindungen haben; und die Bereiche selbst – mit dem einheitlichen Objekt, das alle Prozesse im Körper verwaltet hat. Der Einfluss auf diesen Bereich und diese Zellen, und nicht nur auf sie, hat den Zustand des Menschen kardinal zum Besten geändert und die Prozesse der Regenerierung des Gewebes sind blitzschnell abgelaufen.

All das hat nicht nur eine neue Richtung in der Diagnostik sondern eine neue innere Welt des Körpers und des Lebens des Menschen geöffnet. Ich habe Ihnen das alles erzählt, damit Sie den Sinn des Themas „Die Energie des Menschen" verstehen können. Die Energie kann nicht nur verschieden sondern auch einheitlich sein, die letzte stammt aus dem Inneren der Persönlichkeit des Menschen selbst. Dadurch beschützt sie den Körper, die Organe und ihre Systeme genauso wie auch die Zellen. Sobald der Mensch anfängt, sich Sorgen zu machen, sich aufzuregen, sobald er wütend, aggressiv und unausgeglichen wird, nimmt er sich zunächst seinen unsichtbaren Schutz weg und fühlt sich danach müde und zerschlagen. Der Prozess, der in Wirklichkeit stattfindet, verläuft stufenartig. Zunächst fließt die Energie des Körpers, dann der Organe und erst dann des bestimmten Bereichs physischer Zellen weg. Danach dringt das Problem ins Innere des Menschen ungehindert ein und beeinträchtigt die Funktion einer Zelle. Aus der Umwelt, aus den Ereignissen und Handlungen des Menschen tritt das Problem ins Innere des Körpers des Menschen ein und spiegelt sich dort als eine Krankheit wider.

Menschen sind verschieden und ihre Krankheiten auch. Sobald der Mensch alle Grenzen überschritten hat, sobald er böse geworden ist und angefangen hat, mit sich selbst und anderen zu schimpfen, sobald er dadurch mehr und mehr Energie verbraucht und dabei das Gleichgewicht und die Ruhe verloren hat, wenn er immer in Eile ist und schnell und nebenbei isst und gar nicht darüber nachdenkt, was er isst, bilden sich Kalzifikate im Urogenitalsystem, in der Leber und sogar im Herz und belasten dadurch den Körper des Menschen. Die Zelle im Inneren des Körpers des Menschen, die absolut offen - auf die Energie des Menschen bezogen - ist, wird schutzlos gegenüber dem Menschen selbst. Somit lässt sie das innere Problem des Körpers rein und projiziert dieses. Das Problem stellt in Wirklichkeit das Problem des Menschen mit sich selbst, mit der Welt und allen Menschen dar. Die innere Energie und der innere Raum des Menschen machen das Problem größer und es wächst. Jeder löst das Problem auf seine Weise – operativ, medikamentös, untraditionell und selbständig, indem er seine Einstellung in Bezug auf sich und andere Menschen sowie sein Verhalten ändert. Und jemand löst das Problem auf eine ganz andere Weise – er versucht sein Problem auf die Schulter anderer Menschen zu verlegen. Allerdings wird daraus in der Regel nichts, es wird in den meisten Fällen nur schlimmer. Aber es ist eine andere Geschichte und ich erzähle diese beim nächsten **Mal**!

Ich bedanke mich für das Treffen.   10.04.2009

Die Ereignisse und die Energie des Menschen

Im vorherigen Thema haben wir über die Diagnostik des Körpers des Menschen und über die Energie gesprochen. Wir haben darüber gesprochen, dass die Energie sich an einer einheitlichen Stelle im Inneren sowie außerhalb des Körpers sammelt und somit die Sphäre der inneren und äußeren Wahrnehmung der Welt und des Menschen bildet.

Die Energie, die den ganzen physischen Körper umhüllt, ist eine Art Energie; eine andere ist die, die Organe und ein konkretes Organ umhüllt, die dritte Energie ist die, die alle Zellen und eine einzelne Zelle umhüllt. Aber alle diese Energiearten sind fest verwebt, sind mit einander verbunden und keine kann ohne die anderen existieren. Die Energie des ganzen Körpers ist der Bestandteil der Energie der Organe und ist nicht nur in den Organen anwesend sondern hat auch eine sehr große reale Bedeutung für eine Zelle sowie für alle Zellen. Und die Energie der Zelle hängt mit der Energie der Organe und eines Organes, der verschiedenen Systeme des ganzen Körpers eng zusammen und hat dabei eine riesige regulatorische Bedeutung. So zum Beispiel wird sich die Handlung einer Zelle durch die gemeinsamen Verbindungen des ganzen Körpers und des Raums der Energie an einer Stelle eines Körperteils als Schmerz widerspiegeln. Und es wird nicht nur scheinen, dass eine Stelle schmerzt, sondern man wird es auch fühlen können, dass es an einer Stelle schmerzt und zwar sehr stark. Der Verlust der Energie des ganzen Körpers wird dem Organ und den Organen durch die gemeinsamen Verbindungen die Energie wegnehmen. Dies führt schließlich zum sehr großen Aufwand in Bezug sogar auf eine Zelle im Körper des Menschen. Dies wiederum führt die Zelle des Menschen zu verschiedenen unter anderem auch negativen Veränderungen. Deswegen sind die Empfehlungen in diesem Fall sehr einfach.

Seien Sie in Ihrem Leben nicht hektisch und verschwenden Sie Ihre Energie nicht. Leben Sie lange und glücklich, geben Sie Ihre Energie dann aus, wenn sie zu Ihnen als fröhliche Ereignisse und das Verständnis der Menschen zurückkehrt; dann, wenn die Liebe und das Gute verbreitet werden und wenn es für die Liebe genauso wie für den Geist keine Hindernisse im Leben und in der Welt des Menschen gibt. Aus diesem Grund ist die Energie eine der wichtigsten Richtungen der Entwicklung des Lebens des Menschen in der Welt.

Die Energie des Menschen ist mit der Umwelt durch die Ereignisse, die der Mensch selbst aufbaut, bildet und widerspiegelt, unmittelbar verbunden. Positive Ereignisse – wenn der Mensch sich Zeit für sich und andere Menschen, für das Gute und die Liebe, für die Hilfe und Freundschaft nimmt – äußern sich immer durch gegenseitige Verständigung und ausreichende Energie für das Erfüllen der geplanten Lebensereignisse. Negative Ereignisse, die der Mensch selbst nicht nur aufbaut sondern auch durch seine Gedanken zu sich heranzieht, bringen schwere Probleme, die sich um den Menschen herum sammeln und seine Energie ihm wegnehmen, um sich durch diese Energie widerzuspiegeln.

Alle Ereignisse um Sie herum sind Ihre Energie. Daraus ergibt sich Folgendes: wenn die Ereignisse in Ihrem Leben gut und erfolgreich sind, dann haben Sie immer Energie, die sich vermehrt; dabei sind Sie in Hochstimmung und haben gute Gesundheit. Wenn die Ereignisse nicht so gut sind, dann nimmt Ihre Energie ständig ab, mal langsam, mal sehr schnell und bringt Sie um die Schnelligkeit der Lösung Ihrer Lebensaufgaben, was wiederum das Interesse am Leben des Menschen beeinträchtigt. Der Verlust des Interesses bedeutet den Verlust des Weges, der Verlust des Weges bedeutet für den Menschen Halt, der zu verschiedenen Situationen und Folgen führen kann. Über Krankheiten zu sprechen ist immer nicht einfach, aber nicht zu sprechen bedeutet, die Probleme nicht zu lösen. Es wäre richtig, so zu sprechen, dass man die Aufgabe lösen kann ohne das Problem zu erschaffen. Also wenn man über Probleme mit der Gesundheit des Menschen spricht, kann man Folgendes sehen. Solange der Mensch sich selbst Probleme erschafft - in vielen Fällen ohne es zu verstehen - indem er über Menschen schlecht denkt, sich Feinde sucht, solange er versucht jemanden zu erziehen, solange er glaubt, dass er immer und absolut im Recht ist, wird die Energie seines Körpers für die von ihm festgelegten Aufgaben ausgegeben. Die Energie des Körpers zieht zunächst die Energie der Organe mit sich, dann die Energie der Zellen und dann öffnet – entblößt – sie die Zelle. In diesem Moment fängt das, womit der Mensch gekämpft hat, an, sich im Raum umzugruppieren und bereits im Inneren des Körpers des Menschen an nur eine offene Zelle zu klammern. Währenddessen klammert sich der Mansch an Beleidigung, Wut, Eifersucht und Aggression in Bezug auf andere Menschen und kann nicht aufhören. Der Mensch kränkt andere Menschen und die Ereignisse kränken ihn – durch die ständige Entnahme seiner Lebensenergie, dies wiederum beeinträchtigt die Zellen des Körpers. Auf diese Weise – unverständlich und unsichtbar, nur über eine durch negative Ereignisse des Menschen selbst durchgedrückte lahmgelegte Zelle, die unfähig ist, gegen unselige Ereignisse und Handlungen des Menschen zu kämpfen - findet die Projektion in das innere Umfeld dessen statt, was sich außerhalb des Menschen nach dem Brechungsgesetz ins Innere projiziert: in die Organe, Zellen, in den Körper, projiziert sich an die Stelle, über die der Mensch später sagen kann, dass die Krankheit dieser Stelle für ihn ein Problem ist. Sie wissen, dass ein Problem auch im Inneren des Menschen sein kann, aber er hat dieses Problem außerhalb von sich – in der Umwelt - wachsen lassen. Und wenn der Raum den ganzen Problemumfang nicht mehr aufnehmen konnte, stürzte sich das Problem dort hinein, woher es gekommen ist. Und der Mensch bleibt wieder allein mit seinen Gedanken.

Die Änderung des Bewusstseins, der Gedanken und Orientiere ist der Schlüssel- und Wendepunkt der Heilung des Menschen. Die inneren und äußeren Änderungen finden im Leben des Menschen statt, die Ereignisse ändern sich – der Mensch wird gesund; wenn es nichts geschieht, sucht der Mensch nach seinem Weg in seinem Inneren, rings um sich herum, in anderen Menschen, in der Welt – jeder nach seiner Art. Aber jeder sucht und denkt daran, wie er ihn finden kann.

Die Ruhe und Vernunft, Ihr Glauben werden für Sie die Grundlage Ihres Weges, Ihrer Gesundheit und Ihres Lebens darstellen. Deswegen erschaffen Sie Ihre Ereignisse und spiegeln Sie diese ohne Eile und Hektik wider. Sie sollen wissen, dass vieles in Ihrem Leben davon abhängig ist.

Ich wünsche Ihnen erfolgreiche Lebensereignisse und gute Gesundheit, das ist immer eine klare und gute Energie - die Energie des Guten, der Liebe, der Freude des Lebens und unserer Treffen, der Treffen eines Menschen mit einem anderen.
Ich bedanke mich bei Ihnen.   11.04.2009

Die Bestimmung des Weges des Menschen

Bei diesem Treffen werden wir mit Ihnen nicht eine Richtung sondern mehrere betrachten. Dies ist notwendig, um den Weg des Menschen im Aufbau des Lebens allmählich, mit der Zeit zu öffnen. Sodass jeder ihn sehen und in die für ihn notwendige Richtung gehen kann, in die Richtung, in der sich die Ereignisse des Lebens des Menschen positiv entwickeln. Über den Weg des Menschen sprechend möchte ich ein paar Beispiele aus meiner Tätigkeit bezüglich der Regenerierung und Diagnostik aufführen. Diese Beispiele sind – auf den Sinn und Verstand bezogen - sehr tief, deswegen versuchen Sie nicht, etwas sofort zu akzeptieren und so durchs Leben zu gehen und Ihre Ereignisse zu erschaffen; betrachten sie zunächst das, was Sie hören und denken Sie nach. Die Beispiele der Genesung sind für jeden Menschen sehr wichtig, man muss aber verstehen können, dass die Wahl des Weges des Menschen nicht nur wichtig sondern notwendig ist, da sich die Wahl aller Menschen, die inneren Wünsche und Bestreben auf diesem Weg realisieren.

Das Leben hat viele Ebenen und jeder Mensch wird mir der Zeit höher, gebildeter und kompetenter - es ist sein Ziel, das er zu erreichen versucht und kommt diesem Ziel immer näher, dabei realisiert der Mensch seine Lebenspläne. Die Ereignisse verlaufen dementsprechend, wie der Mensch selbst diese sieht und versteht. Der innere Wunsch realisiert die innere Handlung.

Also auf einer der Ebenen ist die Diagnostik des Körpers des Menschen auf eine bestimmte Weise bis zu dem Moment gelaufen, in dem man verstanden hat, dass man alles auf einmal von allen Seiten sehen kann. Danach wurde der Weg der Wiederherstellung des Körpers des Menschen durch die Regenerierung des Gewebes und der Organe geöffnet. Der Aufwandsteil – die Energie des Menschen – wurde in großen Mengen verbraucht, da der Prozess der Diagnostik und Regenerierung in einem Menschen erschlossen war – in dem Menschen, der geholfen hat. Und tatsächlich nahm der Energieabfluss zu und der Mensch wurde entleert. Wenn die Energie sich vermehrt, hat der Mensch positive Emotionen, gute Ergebnisse und erholt sich, außerdem kann der

Mensch von Handlung zu Handlung wechseln – von mentalen zu physischen. Das ist ein aufwändiger Prozess, aber dadurch wird doch der Effekt der Regenerierung des physischen Gewebes erreicht. Man kann natürlich Schutzmechanismen und -räume einsetzen, genauso kann man im Raum Objekte erschaffen, die die Gesundheit und Ereignisse anderer Menschen wiederaufbauen können. Aber das ist bereits eine andere Ebene des Verstehens eigener Handlungen sowie der anderer Menschen.

Alle diese Ebenen werden von der Schulung begleitet, in der der Mensch lernt, die Fragen nicht nur mit „ja" sondern auch mit „nein" zu beantworten. Für viele ist es gar nicht leicht, weil „ja" zu sagen und auf seine Schulter eine schwere unerträgliche Last in Form einer Lösung zu legen scheint auf den ersten Blick einfacher zu sein als „nein, ich werde es nicht machen". Dann fängt die Last an, die der Mensch gegen den Willen seiner Seele auf sich genommen hat, auf den Körper und die Gedanken zu drücken und zwingt den Menschen zu wertlosen Änderungen. Nicht alle wollen – aus verschiedenen Gründen – eine Situation im Leben ändern und lassen diese so, wie sie ist, bis es nicht mehr geht. Viele transformieren die schwere und wertlose Last in solchen Situationen nicht, sie beschweren sich über das Leben, die Ereignisse, die Welt und Menschen, über die Gesundheit und dabei – schwer zu glauben - ändern sie nichts. Und die Last drückt weiter – auf den Körper, auf die Gedanken – und hindert den Menschen zu leben und seine Pläne zu realisieren.

Ich habe kurz das Thema der Antworten der Menschen angesprochen, solche geläufige Antworten wie „ja" und „nein". Somit habe ich das System der Deformation gezeigt, das der Mensch aus seinen Schultern tragen kann. Das Verstehen der Realität des Wortes und des inneren und äußeren Raums öffnet das Licht des Weges oder schließt dieses fest und verdammt somit den Menschen auf Trampen durch die Leere. Und das ist die Wahl des Menschen, sein persönliches Verständnis.

Stellen Sie sich vor, dass Sie einem Menschen begegnet sind, dem Sie helfen müssen, aber überhaupt keine Lust darauf haben. Wie wird die Diagnostik seiner Gesundheit in diesem Fall aussehen? Sie werden es nicht glauben – hervorragend! Die Sache ist die: derjenige, der sich entschlossen hat zu helfen, sammelt seine ganze Energie und hellt den physischen Körper desjenigen auf, den er in seiner Seele gar nicht regenerieren möchte. Die Probleme des anderen Menschen projizieren sich auf denjenigen, der diagnostiziert und versucht zu sehen; und im eigenen Körper ist es leichter das zu sehen, was einem anderen weh tut. Was soll ich noch sagen oder hinzufügen? Auf diese Weise ziehen viele die Probleme und Krankheiten der anderen auf sich. Und was Ärzte betrifft, sie versuchen zu helfen, Menschen zu heilen. Aber nicht alle Menschen brauchen es, nicht alle sind dafür bereit, gesund zu werden - aus verschiedenen Gründen- und nicht alle werden gesund. Es ergibt sich, dass ein Arzt seine Energie und Gesundheit abgibt und auf sich in manchen Fällen die Krankheiten seiner Patienten zieht. Es ist offensichtlich, dass um dem Menschen helfen zu können, man den einheitlichen Menschen sehen können muss - auf einmal und den ganzen Menschen - dabei muss man das Problem im Körper des Menschen, das zur Krankheit geführt hat, und die Stauung im Leben und in den Ereignissen des Menschen sehen können. Warum Stauung? Die Antwort ist einfach: eine Krankheit ist ein Halt in der Entwicklung des Menschen. Er kann zu Arbeit gehen, aber es gelingt ihm nicht, etwas, was ihn wirklich entwickelt, zu tun. Das ist die Stauung, die zu einer Krankheit führt, dann ist die Aufgabe des Problems, das im Körper des Menschen sitzt, den Menschen zu stoppen und nicht zulassen, dass er sich weiter entwickelt. Da der Mensch seine Persönlichkeit, die Welt, die Beziehungen mit anderen Menschen, seinen Weg und sein Leben entwickeln kann und die Krankheit – nicht kann, hat die Krankheit die Aufgabe, den Menschen zu stoppen.

Wenn Sie den ganzen Körper des Menschen sehen, können Sie das Problem sehen und sich auf den Ausweg aus der Sackgasse, auf positive Ereignisse und Hilfe für den Menschen konzentrieren. Wenn der Mensch einen positiven Weg in seinem Leben geht, wird er nicht nur wieder gesund sondern verabschiedet sich für immer von seiner Krankheit. Das Sehen des Ganzen und das Verstehen des Problems sowie eine aktive Handlung in die Richtung der Entwicklung des Lebens des Menschen zeigen den Weg der vollständigen Genesung.

Analysieren Sie Folgendes: Sie investieren Ihre Lebensenergie in den Kampf mit der Krankheit des Menschen und die Krankheit dabei wächst oder Sie investieren Ihre Lebensenergie in positive Ereignisse, in denen der Mensch anfängt zu gehen und positive Ereignisse findet. Sie sprechen über die Diagnostik des Menschen und erzählen, was weh tut und wie schlecht alles ist oder Sie sprechen über die Diagnostik des Menschen und öffnen den Weg des Erlangens der Gesundheit des Menschen. Dabei erzählen Sie und weisen darauf hin, dass sich der Weg des Menschen in der Welt sehr positiv aufbauen kann, und öffnen somit die Realität der Genesung des Menschen in seinen Ereignissen und seinem Leben. Wissen Sie, man kann nicht immer die richtigen und genauen Worte finden, um den Sinn des Geschehens zu beschreiben.

Und im Anschluss möchte ich über die Energie des Menschen erzählen. Indem ich das Thema öffne, öffne ich Ihnen und mir selbst in Ihrem Beisein viele Richtungen. Dadurch wird meine Energie nicht nur aufrechterhalten sondern auch vermehrt sich im Körper um das Vielfache und bereinigt das Blut als ein Informationsträger. Wenn dieses Beispiel für Sie verständlich ist, freue ich mich, wenn nicht, freue ich mich trotzdem und werde das Beispiel beim nächsten Mal aufklären.

Ich bedanke mich für das Treffen.   15.04.2009

Der Weg

Während unseres Treffens versuche ich viele Momente, zu denen Sie Fragen haben, aufzuklären. Zunächst bedanke ich mich für die Treffen, weil ich dank diesen Treffen sehr viel verstehen kann und sehr viel für mich geöffnet habe. Ich übermittle nicht nur viel an Sie sondern – ich wiederhole mich – bekomme selbst sehr viel von Treffen mit jedem Menschen und öffne in meinem Inneren, in meiner Seele große Wissensschichten. Die von den Menschen ausgehenden Impulse ermöglichen es, das tiefe Wissen, das es in der Seele gibt, zu sehen, zu verstehen und zu lesen. Dafür danke ich unermüdlich, da es nichts Wichtigeres im Leben geben kann als das Erlangen von Wissen.

Es gibt sehr viele Fragen bezüglich Finanzen – darüber machen Menschen sich aus irgendwelchen Gründen immer Sorgen. Ich versuche auch diese nicht einfache Frage zu beantworten. Diese Frage ist nicht eindeutig und zwar aus einem einfachen Grund: Sie müssen verstehen, dass die innere Harmonie der Seele des Menschen offensichtlich die Grundlage jedes von ihm gewählten Weges ist. Die Harmonie wird durch den Ausgleich der inneren und äußeren Welt erreicht. Die Ursprünglichkeit des Geistigen ist offensichtlich, aber die Entwicklung des Äußeren zu missachten wäre auch unzulässig. Aber alles muss in Maßen getan werden und jeder hat sein – das heißet persönliches – Maß. Da wo das Maß des Materiellen oder Äußeren überwiegt, geht das Geistige zu Ende und entsteht ein großes Hindernis für die äußeren Ereignisse des Menschen. Und egal wo der Mensch ist, was er macht, egal für wen er sich hält, er muss davon wissen.

Der zweite Moment. Es ist kein Geheimnis, dass viele Menschen viel heilende Energie bekommen und diese für die Menschen verwenden, die es brauchen. Ein großes Dankeschön diesen Menschen für die Hilfe. Erlauben Sie mir, ein bisschen über diese Situation zu erzählen. Wahrscheinlich muss man verstehen, woher diese Situation kommt und wofür sie verwendet wird. Der Mensch ist nicht nur der Träger dieser Energie, er ist ein Mensch und das ist von Gott so gegeben. Und wenn der Mensch sich für sich keine Zeit nimmt – in Bezug auf seinen Forschungsgeist, seine weitere Entwicklung – geht die Energie durch den Körper durch und wird sehr schwer und klebrig, unter anderem auch für denjenigen, der diese Energie verbreitet. Man muss leben und nicht das Leben spielen. Wenn die Energie aus irgendwelchen Gründen alle wird und aufhört einzufließen, wird der Arzt weiter Menschen heilen können? Und wodurch? Es gibt doch keine heilende Energie mehr.

Es fällt dem Menschen schwer, sich umzustellen, es ist für ihn sehr schwer zu verstehen, was ihm geöffnet wurde. Und er gibt diese Energie allen, die ihn um Hilfe gebeten haben, oder einfach so aus Neugier, und denkt nicht dran, dass der Mensch ein Mensch ist und kein Opfer, obwohl er sich für dieses hält – aus dem Grund des Zeitmangels. Er hat keine Zeit darüber nachzudenken, warum es ausgerechnet so ist und nicht anders.

Warum wurde die Energie im Inneren geöffnet, woher kommt sie, warum und wie heilt sie und welche Rolle spielt dabei der Mensch? Und das Wichtigste: derjenige, der Ihnen diese Energie gegeben hat, könnte bestimmt alles selbst erledigen, aber aus den Ihnen unbekannten Gründen steuert er diese Energie durch Sie. Wodurch können Sie sich revanchieren? Dadurch, dass Sie die Energie nach links und nach rechts ausgeben? Alles im Leben ändert sich, auch die Situation und die Ereignisse. Man muss bereit dafür sein.

Der dritte Moment. Es gibt Menschen, die – wie soll ich mich richtig ausdrücken – Hilfe brauchen. In diesen Fällen kann Ihr Dankeschön – wenn man es so nennen darf - in Form eines Geldäquivalents für die Hilfe für andere Menschen verwendet werden, nicht mehr nicht weniger und nicht anders. Die Härte ihrer Handlungen kann nur durch die Hilfe anderer Menschen transformiert werden. Wenn Sie verstanden haben, was ich Ihnen kurz erzählt habe, lassen Sie uns fortfahren.

Es ist offensichtlich, dass wenn ich mir selbst etwas erzähle, erzähle ich es somit allen anderen. Dies versteht man, wenn seine Seele vollkommen offen ist. Meine Geschichte, meine Treffen, meine Vorlesungen propagiere und dränge ich auf keinen Fall auf, ich erzähle es einfach mir selbst und investiere in jedes Wort kolossale Energie, unter anderem auch die Heilungsenergie. Jeder Mensch, wenn er den Sinn des Gesagten sieht, hört und versteht, kann selbst in seinem Inneren die notwendigen Handlungen aktivieren, um in seiner Seele das nötige Wissen über den Menschen und die Welt zu öffnen. Ich führe nur eines der Beispiele auf. Man kann sogar sagen, dass ich auf diese Weise niemanden heile oder schule, sondern einfach das zeige, was es in der Seele gibt. Dabei weiß ich, dass das Wissen der Seele einem jedem und allen offen ist und dass es den Menschen lehren und heilen kann. Man muss nur in seiner Seele das Wissen öffnen und dafür ist es notwendig, seine Seele als die Grundlage seines Lebens zu akzeptieren. Unter anderem zeige ich ganz offen die Innere Regenerierung der Energie des Körpers und der Gedanken anhand vom Beispiel der vollkommenen Regenerierung des ganzen Körpers.

Die Freiheit der Wahl und der Handlungen öffnet weitere Horizonte und Tiefen des Erkennens der Seele des Menschen. Sie können auf die Weise handeln, auf die Sie sehen, wissen und können, und Ihre Energie bei den Menschen investieren, die Sie gar nicht darum gebeten haben, und sich dadurch zur Erschöpfung Ihrer Gedanken und Handlungen führen. Sie können aber eine ganz andere freie Art der Übermittlung und Erschließung des Wissens der Seele wählen. Sobald Sie diese Art wählen und in den Ereignissen und für den Aufbau Ihres Weges anwenden, gewinnen diese auch die anderen. Warum muss man sich wundern, wenn der Mensch das übermittelt, was er für sich nie anwenden wird? Wie soll man daran glauben können, woran der Übermittler selbst nicht glaubt? Wie soll man dem Wissen zuhören, das kein Wissen der Seele des Menschen, sondern die Wiedergabe des Wissens anderer Menschen ist? Deswegen sage ich Ihnen, dass ich Ihnen das erzähle, was ich in meiner Seele habe, und in erster Linie erzähle ich es mir selbst. Und ich höre immer mit Neugier den Geschichten über das Wissen der Seele anderer Menschen zu.

Das, was es in der Seele gibt, kommt auf die Fläche, und da, wo sich das Wissen der Seele öffnet, entsteht das Licht des Verstehens des weiteren Weges. Man darf niemanden an sich oder sich an jemanden binden. Da wo es notwendig ist, das Wissen der Seele zu öffnen, öffnen Sie es, sehen Sie und akzeptieren Sie die Welt so, wie sie in Wirklichkeit ist.

Ich bedanke mich bei Ihnen, ich habe versucht, Ihre Fragen maximal verständlich und einfach zu beantworten.

Danke für das Treffen.   18.04.2009

Bestimmung der Ereignisse

Bei der Erschließung vorheriger Themen habe ich Ihnen gesagt, dass ich über das Wissen der Seele mir selbst erzähle. Ich möchte den Sinn des Gesagten aufklären, damit jeder verstehen kann, was ich gemeint habe.

Wenn ich das Wissen meiner Seele öffne, erzähle ich es mir wirklich laut so, dass es sich nicht nur noch mal in meiner Seele widerspiegeln sondern in seinem Inneren das Licht der Welt jedes Menschen reflektieren kann. Dadurch kann das Wissen als Lichtwort wahrgenommen werden von jedem Menschen, der es sich wünscht. Das offene vom Menschen in seinem Leben ausgesprochene Wort wird in seiner Seele geboren. Damit das Wort weiter geleitet und von anderen gehört werden kann, muss der Mensch seine Energie investieren. Und je positiver, je räumlicher die Energie des Menschen ist, desto zugänglicher ist das Wort und desto schneller bewegt es sich in die Richtung anderer Menschen. Wenn Menschen auf die Hilfe warten, kann das Wort zur Rettung werden; wenn sich Menschen auf das Schlimme in Ihrem Leben eingestellt haben, öffnet das Wort den Sinn der positiven Energie des Menschen und Menschen machen Halt, um darüber nachzudenken, ob sie bestimmte Handlungen vornehmen sollen – vielleicht können sie durch diese Handlungen andere Menschen verletzen und sie werden sich in diesen Ereignissen unbehaglich fühlen.

Ich habe Ihnen dieses Beispiel aufgeführt um zu zeigen, dass ich so eine Vorgehensweise gewählt habe, die jedes Wort mit Sinn und Licht füllen kann. Das Licht ist die Priorität der Füllung jedes Wortes in der Hoffnung darauf, dass es bei der Berührung jedes Menschen das Öffnen seiner Seele, das Öffnen des Wissens, das ausgerechnet das Leben und die Ereignisse jedes Menschen in der Welt erschließt, fördern wird. Die Technologie der Füllung jedes Wortes mit Energie oder Information ist sehr stark und unerlässlich. Aber zurzeit ist für mich die Aufgabe der Füllung jedes Wortes mit dem Licht der Welt und der Seele des Menschen wichtig, weil ich selbst dank Zusammenarbeit mit Ihnen mehr verstehe und das genaue wie Luft benötigte Wissen der Seele des Menschen öffne.

Die Antwort auf diese Frage erläutert auch eine andere Situation, die mit den Ereignissen und der Gesundheit des Menschen zusammenhängt. Für manche ist die Wahrnehmung dieser Situation schmerzlich, manche haben es einfach nötig. Ich spreche gerade über die Ereignisse, die der Mensch selbst in seinem Inneren aufbaut. Ausgerechnet diese Ereignisse beeinflussen die Gesundheit und den Körper des Menschen und üben auf diese eine mächtige Wirkung aus. Ich werde darüber nicht sprechen, dass gute Ereignisse eine gute Wirkung ausüben und schlechte Ereignisse – eine schlechte. Ganz und gar nicht. Ich habe Ihnen ganz etwas anderes zu sagen.

Achten Sie bitte darauf, dass der Aufbau der inneren Ereignisse und die nachfolgende Linie der äußeren Ereignisse den Charakter des Menschen direkt beeinflussen und von diesem gesteuert werden – von dem Teil der Persönlichkeit, die gerade den Weg des Menschen erschafft und auf diesen Weg ihre Reaktion und somit auch ihre Laune projiziert. Das, was wir uns aus verschiedenen Gründen in unserem Inneren verbieten oder nicht realisieren können, wird in unserem Inneren zu einer Chinesischen Mauer unseres Bewusstseins und später – zu einer großen Mauer der Vorurteile in Bezug auf unsere Pläne und Handlungen. Deswegen bleiben viele Projekte von Menschen auf dem Papier, im Kopf, in den Träumen, da sie viele Pläne, zum Beispiel gut und würdig zu leben, für unrealistisch halten.

Wer erschafft die Realität des Lebens und des Raums? Sie wird von jedem Menschen erschaffen.

Worin liegt dann das Hindernis? Darin, dass der Mensch die für ihn benötigten Gedanken und Ereignisse in sein Inneres nicht zulassen kann. Dann kann er die ihm entgegen kommenden Ereignisse nicht akzeptieren. Dann kann er nur bedingt die Ereignisse akzeptieren, die sich ihm durch verschiedene Zeichen und Hinweise öffnen und darauf hinweisen, dass er auf dem richtigen Weg ist, und die, die ihm am Herzen liegen. Dann sieht er alles wieder als unrealistisch und ihm wird langweilig und öde. Dann verschwindet der Sinn des Lebens. Und wie kann er sich zum Vorschein bringen, wenn der Mensch alles in seinem Leben, alles was in der Welt geschieht, was gut für ihn ist, zurückweist: wahrscheinlich fürchtet er sich vor etwas, oder ist überlastet, oder es geschieht aus Unwissen und Unlust? Obwohl es merkwürdig ist, dass viele den Wunsch haben und sprechen sogar darüber, aber sie glauben an ihre Gedanken, Handlungen und weitere Ereignisse – und zwar an ihre persönlichen – nicht. Dieser Massenunglauben öffnet den Raum für Menschen, den sie in ihr Inneres, rings um sie herum und auf andere Menschen projizieren.

So leben Menschen weiter meistens monoton, und nicht weil sie etwas nicht haben, sondern weil sie an sich und an bessere Ereignisse nicht glauben, aus diesem Grund können sie ihren Raum des Lebens und der Ereignisse und den anderer Menschen zum Besseren nicht ändern. Wahrscheinlich haben sie Angst vor diesem Besseren, in Wirklichkeit haben sie Angst vor sich selbst. Vielleicht kriegen sie es nicht auf die Reihe und lassen sich verführen? Es ist geradeso verständlich. Deswegen laufen die Ereignisse der Menschen immer wieder auf derselben Spur, wenn Sie es gemerkt haben. Und die Freude, die das Geschehene bringt, wird monoton und farblos - es ist auch nicht zu übersehen. Als ob es die Freude und gleichzeitig Müdigkeit von Lebensereignissen, von der Spannung ist, unter der der Mensch ständig steht.

Lösen Sie im Leben die Aufgaben und Probleme, die Ihnen und anderen Menschen positive Ereignisse, gute Emotionen, Freude und die Verlängerung des gesunden Lebens bringen – dort, wo Ihr Glück ist, dort, wo es in Ihrer Seele Frieden gibt. Ich bedanke mich bei Ihnen.   20.04.2009

Die Zelle im Körper des Menschen, in der sich die ganze Welt widerspiegelt. Teil 1

Beim heutigen Treffen werden wir das Thema ansprechen, in dem wir versuchen, den Sinn unserer Ereignisse, des Lebens rings um uns herum und in unserem Inneren zu verstehen. Der Sinn des oben Gesagten ist kompliziert und einfach gleichzeitig. Der Sinn liegt darin, dass alles von Gott erschaffen ist und Gott wartet auf uns bei ihm zu Hause; Gott hilft uns immer, indem er uns in unserem Leben die gesuchten Wörter vorsagt, die in sich die Antworten auf unsere Fragen tragen, die Fragen, die in unserer Seele klingen. Kompliziert ist es, weil viele von uns aus verschiedenen Gründen die Stimme Gottes nicht hören, hören ihre eigene Stimme und sich selbst nicht. Egal was es für Gründe dafür gibt, der Sinn bleibt gleich: diese Position – der Wunsch des Menschen, mindestens sich selbst hören zu können – befindet sich nicht nur im Inneren des Menschen sondern hängt ganz und gar von Wünschen des Menschen ab. Genauso hängen von diesen Wünschen der Weg und die Ereignisse im Leben des Menschen ab, die er erschafft, früher erschaffen hat und erschaffen wird.

Der Wunsch, andere hören zu können, führt zur Fähigkeit zu hören und zu verstehen und öffnet die sehnliche Tür in die ewige Welt, in der der Mensch das, was er in seinem Leben sowie in dem anderer Menschen verstanden hat, sehen kann. Derjenige, der zu sehen und zu hören anfängt, fängt ebenso an, in seinem Inneren zu verstehen, was die Seele ist, was und wen es in der Seele gibt, welche Stimme aus der Seele kommt und wer Gott ist. Dann, wenn man sehen und hören kann, versteht man, dass die Gespräche und Vorstellungen der Menschen bloß Fetzen der einheitlichen Welt sind und jeder sein eigenes Blatt hat. Wenn man das alles unter einen Hut bringt, weil er sehen und hören kann, wird es ihm klar, dass es ein einheitliches Bild des Menschen und der Welt ist. Und die Aufgabe eines jeden und aller ist es, im Inneren alles unter einen Hut zu bringen. Sie fragen, warum im Inneren? Alles ist wieder sehr einfach. Weil das Innere des Menschen – seine Seele – den wahren Schlüssel darstellt, der nicht nur zu der Seele passt, sondern alle Bilder der Welt sowie die Ereignisse des Menschen zu einem einheitlichen und ganzen Wesen des Geschehens, das man nicht teilen kann, bringt.

Daraus ergibt sich die Frage, ob es in der Welt oder im Körper des Menschen etwas gibt, was ewig ist? Natürlich gibt es das, die Seele des Menschen ist ewig.

Wer weiß davon? Derjenige weiß davon, der es in seinem Leben erlebt hat. Von der Welt ganz zu schweigen: die Welt existiert solange, solange der Mensch existiert und den Mensch gibt es solange, solange es die Welt gibt.

Die Welt und der Mensch sind einheitlich in der Seele des Menschen und die Seele des Menschen ist ewig.

Die ewige Seele nimmt die ewigen Strukturen, die Objekte rings um sie herum und in ihrem Inneren wahr. Daraus folgt, dass es im Körper des Menschen unter vielen Zellen die Zellen gibt, in denen sich die Welt rings um den Menschen herum und in seinem Inneren wirklich widerspiegelt. Die Besonderheit dieser Zellen liegt darin, dass sie keine Zeit haben, wenn man so sagen kann. Wenn Sie sich fragen würden, was es in diesen Zellen gibt, haben Sie bereits die Antwort: die Welt des Menschen, die von Gott erschaffen wurde. In dieser Zelle spiegelt sich die Welt rings um uns herum durch das Leben im Inneren des Menschen, durch das Leben der Zellen des Menschen und des ganzen Körpers wider. Die Ewigkeit von so einer Zelle öffnet und zeigt das Leben des Menschen im vergrößerten Maß, die Seele des Menschen befindet sich im Inneren der Zelle und rings um sie herum.

Die Seele eines jeden ist die Ewigkeit, zu der alle gehen und die alle an verschiedenen Orten der Welt suchen. Die Welt befindet sich im Inneren des Menschen und die Zelle des physischen Körpers ist immer bereit, diese Welt zu zeigen. Wahrscheinlich könnte jemand behaupten, dass bei verschiedenen Laboruntersuchungen solche Zellen nicht entdeckt werden konnten. Es ist zu bemerken, dass der Mensch, der auf der Erde lebt, ganz zu schweigen – in der Welt und zwar in der ewigen Welt – nicht alles über die Erde sowie über Wunder und geheimnisvolle Orte weiß. Aber das macht nichts, die Erde und diese geheimnisvollen Orte gibt es wirklich, manche Menschen – Sie aber auch – kennen sie und leben normal und ruhig. Diese Menschen sich immer freundlich, gut zu allen, sind immer bereit zu helfen, egal wer derjenige ist und was er in seinem Leben macht. Man kann daran schwer glauben, weil es einfach ist und aus diesem

Grund für viele nicht interessant oder vielleicht weil man wegen dieser Schlichtheit nichts sehen kann.

Die Zelle, in der die ganze Welt konzentriert ist – und der Mensch ist der Träger der Welt aller Menschen – muss sich natürlich im Körper des Menschen befinden und – natürlich – zu sehen sein, da sich in dieser Zelle – ich wiederhole mich - die ganze Welt widergespiegelt hat. Die Offenheit und der Schutz dieser Zelle ist die Zeit, die bei den meisten Menschen mit großer Geschwindigkeit läuft. Vielleicht gerade aus dem Grund haben viele Menschen die Fähigkeit, sich selbst und andere Menschen zu sehen und zu hören, Gott zu sehen verloren; Gott, der alles erschaffen hat, unter anderem auch die Welt, die es in unserem Inneren und rings um uns herum gibt.

In diesem Sinne beenden wir unser Treffen heute, nächstes Mal fahren wir fort, um ein einheitliches Bild des Verstehens aufzubauen.

Ich bedanke mich für das Treffen. 26.04.2009

Die Zelle im Körper des Menschen, in der sich die ganze Welt widerspiegelt. Teil 2

Ich habe absichtlich dieses Thema in zwei Teile geteilt, damit Sie die diesem Thema passenden inneren Fragen stellen und die entsprechenden Antworten darauf bekommen können. Sie haben sich auf keinen Fall verhört – nicht äußere, physisch gestellte Fragen, sondern die inneren Fragen, die für Sie in Ihrem Leben und Ihren Ereignissen Ihre persönlichen Aufgaben der Ausbildung sind. Ich bin bereit, Ihnen alle Fragen zu beantworten. Ich erzähle Ihnen über verschiedene Technologien und Begriffe, um Sie dazu zu bringen, nachzudenken, zu analysieren und zu sich, zu Ihrer Seele zurückzukehren. In Ihrer Seele können Sie selbst die für Sie in Ihrem Leben notwendigen, offenen und klaren Antworten finden, die es Ihnen ermöglichen, Ihre inneren Aufgaben zu lösen.

Die Aufgaben im Inneren des Menschen sind die Aufgaben der Seele, die Aufgaben der Seele sind die Welt und die Rettung sowie das Öffnen des für alle Menschen notwendigen Wissens. Es wäre sehr gut, wenn Sie es sofort als die Aufgaben Ihrer Seele betrachten würden, aber unter der Bedingung, dass Sie diese Aufgaben des Sehens, Verstehens und Hörens eines jeden und aller in der Welt selbst in der Seele nachvollziehen können. Dabei werden Sie eine persönliche Situation in Ihrem Leben sowie in dem anderer Menschen sehen und verstehen können, die Situation, in der der Mensch selbst die Aufgabe – die Welt in seiner Seele durch seine Seele zu erkennen – öffnet.

Mit anderen Worten *ist die Seele des Menschen nämlich das Werkzeug für das Erkennen und das Objekt, in das die ganze einheitliche Welt hineinpasst.*

In der Seele des Menschen gibt es jeden Menschen, das heißt auch *die ganze Welt.*

Die Seele bildet die Persönlichkeit des Menschen, indem sie den physischen Körper widerspiegelt und aufbaut, den Körper, in dem die Seele die physische und Informationszelle erschafft, in der sich die Welt widerspiegelt, die Welt, die sich in dem Menschen und rings um ihn herum befindet.

Vielleicht soll man die Welt rings um alle Menschen herum nicht für riesig halten, die Welt im Inneren des Menschen ist klein. Man muss verstehen können, dass die Seele des Menschen die ganze Welt ist und jeder einzelne Mensch dazu noch ein Mensch ist – sein physischer Körper, die physische und geistige Verbindung zu der ganzen Welt und zu jedem Menschen, die Beziehung zu sich selbst, zu anderen Menschen und das Wichtigste – zu Gott, das Verstehen der Welt im Inneren und rings um sich herum. Die Seele, die im Körper des Menschen Zellen erschafft, die in sich das wahre Bild der Welt widerspiegeln.

Warum erzähle ich über diese Zellen im Körper des Menschen?
Alles ist in Wirklichkeit sehr einfach und auch die Zeit. Stellen Sie sich so eine Zelle in Ihrem Körper vor.

Der Träger dieser Zelle ist die Zeit, sie ist in Bezug auf Richtungen und Quellen verschieden aber es ist Zeit. Und sie kann nur in einer Quelle entstehen – im Leben des Menschen. So eine Zeit ist noch keine Zeit sondern einfach der Hauptträger des Wissens über die Welt und den Menschen. In dieser Zeit fließt und ändert sich alles mit der Geschwindigkeit, für die die Harmonie des Lebens des Menschen und der Welt das Wichtigste ist. Die Parameter dieser Zeit sind die Ewigkeit des Lebens eines jeden und aller. In dieser Zeit sind der Mensch und die Welt durch den Blick Gottes widergespiegelt. Diese Zeit unterscheidet sich sehr, wenn Sie es verstanden haben, von der Zeit, die wir alle – Menschen – haben; wir haben uns daran gewöhnt, sie zu nutzen zu unserer Bequemlichkeit oder Unbequemlichkeit gleichzeitig. Warum ist es bequem? Weil man weiß, wie viel, wovon, wie und wann man braucht. Und wie viel Zeit braucht man in seinem Leben? Soviel wie viel der Mensch in seinem Leben braucht. Wenn es dem Menschen nicht reicht, beschleunigt er die Zeit und schaltet die zusätzliche Reserve ein. Und vielen hilft es. Allerdings nicht alle wissen, was danach geschieht. Warum erzähle ich das alles. Wenn es im Inneren des Körpers des Menschen eine Art Zeit gibt, ist es ein Bild des Lebens und der Ereignisse, ein Bild der Wahrnehmung und der Entwicklung. Gibt es eine andere Art Zeit, gibt es ein anderes Leben.

Was meine ich damit? Stellen Sie sich vor, dass Sie die Zeit beeinflussen können, zum Beispiel durch negative Ereignisse erschweren, beschleunigen und hetzen. Dehnen Sie die Zeit? Eher ja als nein. Das heißt, Sie beeinflussen den Raum um Sie herum sowie den Raum in Ihrem Inneren. Ihr Einfluss ist verschiedener Natur: dort, wo Sie den Raum dehnen ohne zu verstehen, was mit ihm zu machen ist, ohne Ihre eigenen

Ereignisse zu verstehen, kann ein Problem entstehen; es muss nicht sein, aber es kann sein. Warum ein Problem, warum nicht etwas Gutes? Vielleicht auch etwas Gutes.

Menschen können verstehen, dass es in der Welt das Gute und das Böse gibt. Das Gute wird von Menschen erschaffen; das Böse kommt auch von Menschen, aber es ist gleichzeitig frei im Raum des Verstehens, das heißt auch im Leben des Menschen. Das Gute ist die Freiheit des Menschen. Das Gute und das Warmherzige können nicht aus dem Nichts kommen oder sich ohne Grund ergeben - auf keinen Fall – genauso wie das Böse. Das ist ein System, das zu Grunde der zwischenmenschlichen Beziehungen liegt. Allerdings ändert sich das System in letzter Zeit kardinal durch das Verstehen der Menschen. Und dadurch meldet sich das Gute als ein Ereignis.

Also dort, wo die Zeit sich beschleunigt und verliert die Energie und Information, genau dort können alle möglichen Störungen entstehen. Als ein Beispiel dafür kann man ein Land, das unter Konflikt steht, betrachten.

Möchten etwa die Menschen in diesem Land nicht gut leben? Doch, natürlich. Warum also gelingt es ihnen nicht? Offensichtlich weil in ihrer Zeit, in ihrem Raum die Quelle sowie ihr Träger überladen sind.

Ob jeder Mensch, dem alle Vorteile des guten und normalen Lebens erklärt wurden, so leben möchte? Die Antwort ist eher ja als nein.

Warum gelingt es denn nicht? Man kann auch anders sagen: es gelingt, aber es spiegelt sich in der Zeit und zeitlich nicht wieder. Und warum? Offensichtlich weil das eine andere Geschwindigkeit ist, ein anderes Tempo der Zeit und somit des Menschen. Ich habe gedacht, wir machen an der Stelle eine Pause, damit Sie selbst alles verstehen und einprägen können. Die Aufgabe ist sehr einfach. Formulieren Sie in Ihrem Inneren den Prozess der Bestimmung der Funktionen und Grundlagen der Zeit. Der Träger, den Sie in Ihrem Inneren als Zeit haben, kann vervollständigt, überschrieben, verlängert und neu begonnen werden. Stellen Sie sich eine Frage: wie soll ich das machen? Da die Zeit alles im Leben des Menschen ist, sie ist ein sehr wichtiges, aber trotzdem nur ein Element. Erinnern Sie sich, dass ich in den ersten Themen der Bücher „Die Rettungstechnologien" über verschiedene Zeiten der Zellen, einer Zelle, der Organe und des ganzen Körpers, über die Zeit in der Umwelt des Menschen erzählt habe? Und wo kann ich es sehen? Und warum kann man die Zeit, die es in der Welt des Menschen gibt, steuern, indem man alle diese Parameter in eine Zeitlinie aufeinander legt?

Die aufgeführten Beispiele der Regenerierung des Gewebes sind einfach die Wahl des Menschen. In diesem Fall ist die Richtung dieser Wahl für mich sehr wichtig und interessant wie offensichtlich auch für andere Menschen. Und es gibt unendlich viel von solchen Richtungen.

Die Zeit ist sehr einfach und sehr kompliziert für die Wahrnehmung des Menschen, der die Zeit zur Verfügung hat aber oft nicht weiß, wie diese zu steuern ist. Die Zeit unseres Treffens ist zu Ende, obwohl wir uneingeschränkt Zeit zur Verfügung haben. Wie kann man all das Verstehen und dabei seine Horizonte des Verstehens erweitern? Es ist eine Aufgabe, die zu lösen ist.

Jeder von uns lernt während seinem Leben, er lernt, sich selbst in der Welt wahrzunehmen und dabei alle anderen zu verstehen. Ich lerne auch zusammen mit ihnen und bin ihnen dafür sehr dankbar.

Ich bedanke mich für alles bei Ihnen. Ich fange auch an, die Zeit von einer anderen Seite – von einer ganz neuen Seite des Lebens – wahrzunehmen.
Ich bedanke mich noch Mal bei Ihnen für dieses Treffen.   26.04.2009

Unerlässliche Änderungen

Unser Treffen ist keine Erschließung eines konkreten Themas, obwohl die Richtung des Öffnens der Zeit noch nicht zu Ende ist sondern gar nicht gekommen ist. Dieses Thema über die Zeit hat mich bewegt, die Änderungen zu besprechen, da bei der gegebenen Form der Wissensvermittlung, der Wissensdarlegung war es unmöglich, das Wichtigste, das es in jedem Treffen gibt, zu öffnen. Jetzt ist die Zeit gekommen und das freut mich. In meinem Inneren habe ich immer gewusst, dass es geschehen wird, ich habe es gespürt und darauf gewartet, aber die gewünschten Änderungen waren nicht eingetroffen, die Zeit war nicht gekommen. Und jetzt öffnen neue Ansichten das Wissen unserer Treffen.

Ich habe schon mal erwähnt, dass das, was der Mensch in seinem Inneren, in seiner Seele öffnet, jedem zugänglich wird. Und das ist sehr gut, dass es genauso geschieht und nicht anders. Müdigkeit und Spannung gehen weg und wie aus dem Nichts, aus der Tiefe kommt frisches, neues, offenes Wissen, das die ganze Welt öffnet, das Wissen über die Welt und den Menschen, das Wissen, das der Mensch bisher nicht gesehen hat. Die Technologien haben eine große Bedeutung für das Leben des Menschen, aber am Wichtigsten ist es zu verstehen, dass es das Leben des Menschen ist, und es egal ist, was für eine Technologie der Mensch gewählt hat, sie soll ihn zum Leben des Menschen führen. Man soll ebenso verstehen, dass Technologien demjenigen gegeben werden, wer Hilfe braucht, da das Leben selbst alles beinhaltet und nichts Überflüssiges hat, weil es einfach im Leben des Menschen nichts Überflüssiges gibt.

Leben ist Leben und der Mensch lebt in seinem Leben und entwickelt es und somit das anderer Menschen. Wie gut wird es auf dem Herzen, wenn man die Wichtigkeit seiner Seele und ihrer Aufgaben versteht; wie schön ist es, wenn man versteht, dass seine Seele er selbst ist. Und das, was seine Seele wünscht, wünscht er selbst. Das, was man sich wünscht, gibt es in seiner Seele.

Also das Thema unseres Treffens ist „Die Zeit", obwohl wir über die Änderungen im Leben des Menschen sprechen. Dann ist es nicht nur Thema, nicht nur ein Treffen mit ein paar Menschen, sondern meine Geschichte für diejenigen, die sie hören möchten. Ich dränge meine Meinung nie und niemandem auf – unter keinen Umständen. Es ist ausgeschlossen, genauer zu sagen, es ist in den Aufgaben meines Lebens nicht eingeschlossen. Das heißt, dass es in meinen Geschichten darüber, was meine Seele alles sieht und weiß und somit sehe und weiß ich, nicht gibt. Bis zum Verstehen und Erlangen der Seele – in Wirklichkeit Verstehen und Erlangen von sich selbst, ihrer Position und des Lebens des Menschen an sich – gehen viele Menschen in ihrem Leben sehr lang, manche aber relativ schnell. Deswegen ist die Seele des Menschen er selbst und in der Seele gibt es unendliches Wissen darüber, wie der Mensch lebt und was er in der Welt, in seinem Inneren und in anderen Menschen sieht. Und jetzt erzähle ich Ihnen eine kurze Geschichte über die Zeit – so wie ich es selbst verstehe. Man kann darüber streiten oder damit einverstanden sein, man kann darüber sprechen und der Mensch wählt selbst eine dieser Positionen.

Die Zeit im Inneren des Menschen ist unter anderem auch die Zelle, in die die ganze Welt hineinpasst, die Zelle, die fähig ist, Signale mit dem realen Bild der ganzen Welt anderen Zellen zu übermitteln. Die Zeit in dieser Zelle des Körpers des Menschen wird gerade durch dieses Signal präsentiert, das aus der Zelle rausgeht und in sich das einheitliche Bild der Welt im Inneren des Menschen und rings um ihn herum trägt und übermittelt. Wenn der Mensch sich selbst und die Welt sehen möchte, ruft er in sein Leben die Zeit auf und organisiert diese so, dass die Welt zu sehen ist, und ordnet mit der Zeit sein Verhalten zu sich selbst.

Die Zeit als der Übermittler der Realität der Welt in der Zelle des Menschen öffnet die Einheitlichkeit und Persönlichkeit des Menschen in den Richtungen, in denen der Mensch sieht und anfängt, sich in der Welt zu verstehen und zu finden, in der Welt, in der er lebt und allem vollkommen offen ist, allem, was er sieht und woran er glaubt.

Warum spreche ich über die Welt des Menschen und Gottes als über eine einheitliche Welt? Weil die Welt Gottes und des Menschen alle vereint und auf eine bestimmte Zeit zeigt, die durch ihre Ankunft diese Welt öffnet; die Welt Gottes und des Menschen in der Seele eines jeden, die Welt, in der die Seele das System der Zeitspannen der Wahrnehmung des Menschen ordnet; die Welt, in der Menschen leben und ihre Aufgaben erfüllen. Manchmal verstehen sie das, manchmal nicht und dann stemmen sie sich gegen die Wand anderer Ereignisse in ihrem Leben. Dieselbe Zeit ist für den Menschen sehr wichtig und unerlässlich.

Wenn es die Zelle im Körper des Menschen gibt, in der es die ganze Welt gibt, dann gibt es in dieser Zelle jeden Menschen. Somit ist die Verbindung dieser Zelle mit Hauptzellen, die die Organe des ganzen Körpers und das Zellengewebe zusammenhalten, offensichtlich und unerlässlich. Die Realität der Welt ist nicht nur präsent im Körper des Menschen sondern im Grunde genommen stellt den Sinn des Lebens des Menschen in der Welt dar und füllt die Welt mit dem Leben jedes Menschen auf. In diesem Prozess spielt die Zeit - und wird spielen - eine wichtige Rolle, da im Grunde genommen die Zeit die Funktion der Aufgaben der Seele des Menschen übernimmt – die Realität der Welt des Inneren des Menschen zu tragen und zu öffnen.

Die Zeit ist der Bestandteil, der das Innere mit dem Äußeren, den Menschen mit der Welt verbindet. Es ist vielleicht sehr schwierig, sie zu steuern, zu erschaffen und all das zu verstehen solange bis das Wichtigste nicht verstanden worden ist: die Zeit ist die äußere Struktur, die von dem Stand der Dinge der Welt im Inneren des Menschen und des Menschen im Inneren der Welt abhängig ist. Jede Änderung dieser Positionen führt zu den Änderungen der Zeitparameter. Die Änderungen des Menschen in Richtung des Verstehens des Wissens darüber, dass der Mensch die Seele ist, führen zu äußeren kardinalen Änderungen jedes Zeitparameters. Offensichtlich deswegen ist die Zeit so unerreichbar für den Menschen. Wenn der Mensch nichts über sich selbst, über seine Seele weiß, bringt sich der Mensch um den Zugang zum Außenraum und schließt dadurch den Weg zu der Steuerung, genauer gesagt, zu dem Verstehen der Grundlagen des Zeitaufbaus. Dort, wo der Mensch genau sehen und wissen kann, dass er die Seele ist, ist die Zeit ihm untergeben. Das heißt wiederum, dass der Zugang zu der Hilfe für alle Menschen offen ist, dass durch den Zugang zu der Zeit und zu dem Körper des Menschen das Sehen offen ist.

Warum denkt man, dass es für den Menschen sehr schwierig ist, mit seinem physischen Blick das physische Gewebe im Inneren des Menschen zu sehen? Das Gewebe ist durch das Bild der Realität zugedeckt, die durch die Zeit projiziert wird. Wenn der Mensch seine Zeit nicht kennt und nicht versteht, bringt sich der Mensch um den Zugang durch sein Bewusstsein zu seinen physischen Zellen. Deswegen greift er zu verschiedenen Diagnostikarten, die darauf gerichtet sind, dem Bewusstsein zu helfen, das zu sehen, was der Menschenblick nicht sehen kann, weil der Mensch den Glauben an sich und seine Fähigkeiten verloren hat.

Ich bedanke mich bei Ihnen. 26.04.2009

Die inneren Änderungen, die zu der äußeren Umstrukturierung der Ereignisse führen.

Bei unserem Treffen werden wir nicht über Themen und Vorlesungen sprechen, wir werden über das Leben und die Ereignisse des Menschen, darüber, was es im Inneren eines jeden und allen gab, gibt und geben wird, sprechen. Wissen Sie, sehr viele Menschen sind mit ihrer sehr wichtigen Sache beschäftigt. Und manche erreichen dabei bestimmte Ergebnisse und sammeln die Lebenserfahrung, die ihnen weiter hilft in Frieden mit sich selbst und anderen Menschen zu leben. Und es ist sehr gut, dass es so geschieht und nicht anders. Aber auf diesem Weg der Erfahrung und der Norm gibt es auch eine andere Seite der Lebensereignisse. Und an dieser Seite darf man viele Sachen nicht beachten, die in seinem Leben sowie in dem anderer Menschen geschehen, aus dem Grund, dass diese einfach auf seinem Weg, für seine Erfahrung und für sein Streben zu leben und zu arbeiten überflüssig sind. Somit sind diese überflüssig für sein Streben, durchs Leben so zu gehen, wie andere Menschen gegangen sind oder gehen. Und so gehen Menschen und erfüllen in ihrem Leben ihre Aufgaben oder die anderer Menschen, und finden im Leben oder auf ihrem Weg Antworten auf ihre Fragen.

Es kann alles im Leben sein. Aber wie dem auch sei, lassen Sie uns noch Mal das Leben des Menschen und seine Schritte zu seinem Ziel betrachten. Aber zunächst muss bestimmt werden, ob der Mensch in seinem Leben nur ein Ziel hat oder können es mehrere Ziele sein? Lassen Sie uns die Antwort auf diese Frage jetzt noch nicht laut sagen, lassen wir die Antworten später betrachten. Auf dem gegebenen Weg gibt es zum Beispiel zehn Fragen über das Leben und zehn Antworten, der Rest ist die Realität, in die der Mensch eintritt und diese aufbaut, oder er beachtet sie gar nicht, egal wie diese ist. Wenn der Mensch seine Fragen gestellt und die Antworten darauf in seinem Leben und auf seinem Weg bekommen hat, wohin geht er weiter, wessen Fragen stellt er im Leben und auf wessen Antworten wartet er und wessen Antworten bekommt er in seinem Inneren und im Inneren seines Lebens? Das, worüber wir jetzt sprechen, ist sehr wichtig. Wenn es Fragen und Antworten anderer Menschen gibt, braucht sie der Mensch in seinem Leben? Wenn es Freude gibt, dann Freude, wenn es Kummer gibt, dann Kummer – sowohl für denjenigen, wer es verdient hat, als auch für denjenigen, der die Antworten für andere Menschen in seinem Leben gehört und bekommen hat. Wie dem auch sei, Leben ist Leben, und Sie sollen mich richtig verstehen, sonst arbeiten die Gedanken mancher Menschen in Richtung der Durchsicht ihrer persönlichen Ereignisse und der Ereignisse ihrer Nächsten. Seien Sie mit dem Schlüsse-Ziehen nicht so voreilig, da wir zu dem Sinn der Sache noch nicht gekommen sind. Es ergibt sich in Wirklichkeit nicht das, was sich ergeben sollte. Man sollte irgendwohin laufen, irgendwas ändern, viele Beziehungen überarbeiten. Es gibt noch andere interessanten Gedanken der Menschen – es ist eine harte Position, und wir werden diese nicht ändern. Es ist sehr gut, dass Sie in Ihrem Inneren Fragen stellen und darauf Antworten suchen. Wissen Sie, ich sage es, weil von Ihnen jetzt ein Strom gedanklicher Fragen und Antworten ausgeht und Sie sehen können, welche Kraft dieser besitzt. All das ist die Energie des Bewusstseins des Menschen.

Ich stelle dieselben Fragen wie Sie und warte genauso wie Sie auf die Antworten im Leben, deswegen sollen wir auf alles ruhig reagieren. Also ist der Bereich im Leben des Menschen, in dem er eine bestimmte Anzahl der Fragen stellt und die Antworten darauf bekommt, in den meisten Fällen nicht so groß. Was muss man machen, um zum Beispiel hundert Fragen über das Leben stellen und hundert Antworten bekommen zu können? Offensichtlich sind dafür ab und zu kardinale Änderungen im Leben des Menschen nötig, die mit den inneren Transformationen in der Seele und im Leben und als Folge in dem Menschen verbunden sind. Wenn die Seele des Menschen bestimmte Aufgaben stellt, dann findet und zeigt unbedingt das Leben, das aus der Seele des Menschen kommt, die dem Menschen zugänglichen Antworten und zwar durch verschiedene Ereignisse im Leben.

Noch Mal über die Ereignisse und den Weg. Viele Menschen sind auf ihre Arbeit fixiert und sehen nichts anderes, wollen nichts anderes sehen, können nicht anders sehen; genauer gesagt, wissen nicht, wie sie sich im Leben erholen können. Die Erholung und Umschaltung sind, wie Sie wissen, sehr wichtig – sie helfen Menschen, sich zu entlasten. Der Mensch bringt sich und sein Interesse am Leben manchmal zum Sinken durch seine Arbeit. Es entstehen Instabilität und Unsicherheit im Inneren des Menschen und rings um ihn herum. Man muss verstehen, dass es viele Varianten gibt. Zum Beispiel, der Mensch arbeitet, es läuft alles gut bei seiner Arbeit, ohne Änderungen und Erschütterungen, aber mit der Gesundheit gibt es Probleme. Die Energie des Lebens und Körpers reicht, um die Aufträge zu erfüllen, aber um die Gesundheit aufrecht zu erhalten, reicht diese Energie nicht. Was ist in diesem Fall die Grundlage der Gesundheit des Menschen – das Interesse am Leben? Sie werden sagen, dass es die Arbeit des Menschen ist, ich werde sagen, dass das die Gewohnheit ist. Außerdem werde ich meine Aussage noch Mal begründen; ich behaupte nicht, das ist Ihre Wahl, das ist Ihr persönliches Leben und Ihre Gesundheit. Die Richtung im Leben, die der Mensch bestimmt hat, sind die zehn Fragen und zehn Antworten. Der weitere Weg des Menschen sind die Fragen und Antworten im Leben der Menschen, aber nicht mehr Ihre, an einem anderen Ort und offensichtlich bei einer anderen Arbeit und in anderen Räumen, bereits mit anderen Menschen und anderen Ereignissen. Natürlich kann man auch ohne Interesse am Leben leben, einfach leben und das Interesse einfach vergessen. Man kann Fragen und Antworten anderer Menschen an seiner Adresse – nennen wir es so – empfangen, man kann sie an andere weiterleiten; man kann lernen, neue Grundlagen und Gesetze des Aufbaus der Welt und des Lebens des Menschen zu verstehen; man kann diese Arbeit Schritt für Schritt machen, da das Leben sowieso weiter geht. Man kann nichts in seinem Leben ändern. Der Mensch möchte nicht, er will nicht sich heilen lassen, sagt, dass es ihm nicht hilft. Es macht aber nichts, dass es nicht hilft, man muss sich zwingen und überzeugen; andere Menschen, die es öfter machen, behaupten, dass ihnen bereits viel besser geht. Vielleicht stimmt es. Es ist wirklich schwierig, nicht einfach, sich selbst und sein Bewusstsein darauf umzustellen, harmonische Änderungen zu bemerken, nicht irgendwelche Erschütterungen, sondern harmonische fortbewegende Änderungen, die im Leben sehr wichtig sind. Aus diesem Grund lege ich Themen aus unseren Treffen nicht fortlaufend dar. Wieso? Sie laufen auf diese Weise in meiner Seele. Jeder wird das finden, was für ihn persönlich wichtig und nötig ist. Ich habe die Richtung des Öffnens des Wissens meiner Seele geändert, genauer gesagt, versuche zu ändern.

Man muss nicht in einer Spur bleiben und etwas erfinden, es gibt doch die Seele und viele Richtungen, die bereits jetzt offen sind und auf Sie warten, dafür muss man sich gar nicht anstrengen. Es ist wirklich so, wie im Leben vieler Menschen. Es gibt jemanden, der Wissen von Ihnen bekommen möchte und seine Seele offen ist, er ist bereit, aber es ergibt sich, dass er zurückgeschoben wird und gezwungen ist zu warten. Es gibt jemanden, der in seinem Leben keine Wünsche hat, nichts macht und an nichts glaubt, diesen Menschen versuchen viele, die ihm begegnen, ihn in etwas zu überzeugen. Derjenige möchte es gar nicht hören, sagt: nein, das kann gar nicht sein, ich glaube es nicht, ich werde nicht, ich brauche es nicht. Daraufhin versuchen Menschen noch mehr, ihn zu überzeugen: du weißt es einfach nicht, du brauchst es, es kann dich retten. Im Endeffekt vergeht die Zeit. Denjenigen, der es hören möchte, hat man nicht erreicht; denjenigen, der es nicht hören möchte – und das war zu sehen und zu verstehen - hat man trotz allem die ganze Zeit versucht zu überzeugen. Und das Wichtigste ist es, dass demjenigen der versucht hat, zu überzeugen, es aus irgendwelchen Gründen von Nutzen war, sonst hätte er das nicht gemacht. In dieser Situation braucht jeder Zeit und bestimmtes Verstehen.

Welche Schlüsse Menschen ziehen werden, zeigt die Zeit, aber klar ist eins: derjenige, der Kräfte in sich findet, mehr zu verstehen und sich zu ändern, findet das Interesse am Leben wieder und darin – neues Wissen seiner Seele. So auch mit Büchern: sie können einander ähnlich sein, es ist nicht interessant, diese zu lesen; wenn alle gut sind, wird das Lesen immer mehr interessant. Man möchte zuhören, lesen und sich selbst und sein Leben verstehen. Ich wünsche Ihnen, Fragen in Ihrem Leben zu stellen und immer darauf Ihre Antworten zu finden, die Antworten auf das Leben selbst.

Man muss verstehen können, dass es egal ist, was für Arbeit der Mensch hat, dass nicht die Arbeit ein Hindernis für den Menschen darstellt, man muss nicht kündigen und eine neue Arbeit aufnehmen und dort sich quälen, da man diese Arbeit nicht kennt. Offensichtlich muss man seinen inneren Zustand ändern, der es dem Menschen möglich macht, die Antworten auf seine Fragen im Leben zu finden: ob man diese Arbeit behalten soll oder ob man sie wechseln soll; was muss man überhaupt machen und wie handeln? Eins ist klar: wenn der Mensch das Interesse am Leben verliert, beendet man den Dialog mit dem Leben, dabei ist es egal, was für Arbeit Sie haben, es wird immer wieder schwieriger und schwieriger. Der Last der Arbeit geht auf den Körper über, auf die persönlichen Ereignisse und zwischenmenschlichen Beziehungen. Unter der Last solcher Ereignisse ändern sich Menschen ohne es zu merken und beachten die Worte anderer Menschen gar nicht. Wie ich vorher bereits erwähnt habe, brauchen sie es gar nicht in ihrem Leben, ihrer Arbeit und auf ihrer Fahrspur. Als Folge verschwindet das Interesse am Leben – vollständig oder teilweise.

Beenden Sie nicht den Dialog mit Ihrem Leben, dann werden Sie sowohl das Interesse an Ihrem Leben als auch das Interesse am Leben anderer Menschen nicht verlieren. Wenn Sie diese Situation verstehen, dann sollen Sie auch andere Fragen und andere Antworten auf Ihre Lebensereignisse haben. Und der Dialog muss fortgesetzt werden. Es ist nicht leicht, sich selbst oder die meisten Ereignisse im Leben zu ändern, wenn man es nicht will oder nicht braucht. Wenn Sie es aber brauchen, läuft alles leicht und ungezwungen.

Ich bedanke mich für das Treffen und für den inneren, ungewöhnlichen Dialog.

04.05.2009

Das innere Bild, das sich in den Ereignissen, im Körper des Menschen und in den Zellen widerspiegeln kann.

Auf diesem Treffen versuchen wir das Thema über die Ereignisse im Leben des Menschen zu öffnen, die vielleicht nicht zu sehen sind – auf jeden Fall nicht immer mit bloßem Auge zu sehen sind – aber einen kardinalen Schlüsselmechanismus im Leben eines jeden darstellen. Was ist damit gemeint? Sie haben bestimmt in den Gesprächen mit anderen Menschen – mit Bekannten und Unbekannten – gemerkt, dass viele sehr ruhig und viele wiederum sehr emotional ihre Gefühle zum Ausdruck bringen, mithilfe deren sie versuchen, ihre Gedanken offen zu legen.

Wenn der Mensch über etwas aus seinem Leben spricht, öffnet er oft dadurch sein Wissen darüber, dass er gesehen und verstanden hat und zeigt somit meistens demjenigen, mit dem er spricht, die Richtung der Hilfe, der ganz gewöhnlichen menschlichen Hilfe. Aber nicht jeder kann diese Hilfe aus verschiedenen Gründen verstehen und annehmen, deswegen machen sie nicht viel daraus und denken dabei an ihren eigenen Kram. Aber es passiert oft, dass das, worüber gesprochen wird, wirklich geschieht, in der Tat geschieht. Es ergibt sich, dass der Mechanismus selbst hinter den Emotionen und einem – vielleicht sogar unbeendeten - Dialog unter zwei Menschen versteckt ist; unter dem Dialog, in dem Menschen darüber sprechen, was sie im Moment gar nicht hören und dem sie nicht zuhören wollen; sie brauchen ihren Weg nicht zu kennen und nicht zu akzeptieren – aus dem Grund, dass sie noch nicht bereit sind, die Antworten auf ihre Fragen über andere Menschen – völlig unbekannte Menschen in ihrem Leben - zu hören.

Der Mechanismus des Verstehens steckt offensichtlich hinter der ruhigen Akzeptanz der Information, die jeder Mensch im Laufe des Tages empfängt, und deren richtigen Auswertung, um den Sinn des Geschehens zu verstehen. Der Mensch hat konkrete Menschen getroffen, die ihm über etwas Persönliches erzählt haben – wie es auf den ersten Blick erscheint – aber sie haben es Ihnen persönlich erzählt. Manchmal geschehen auch interessante Sachen: die meisten unbekannten Menschen erzählen Ihnen das Gleiche. Wie sollen Sie es verstehen und auswerten? Aber vielleicht muss es gar nicht gemacht werden, das Leben geht sein Gang und mit dem Leben geht auch der Mensch. Und auf unserem Treffen, in unserem Thema gibt es entsprechende Wörter und Ereignisse, die sich im Körper und in der Zelle des Menschen widergespiegelt haben. Wie ist es möglich, dass die Ereignisse rings um den Menschen herum den Körper und die Zellen des Menschen unmittelbar beeinflussen? Ganz einfach: wenn es im Leben des Menschen negative Ereignisse gibt, verschwindet auch die Laune, es gibt keine Stimmung und Harmonie im Inneren des Körpers des Menschen. Und dort, wo es keine Stimmung im Inneren gibt, baut sich nichts rings um den Menschen herum auf. Es ergibt sich, dass der Mensch selbst und seine Wahrnehmung ihre innere Energie auf die Ereignisse rings um den Menschen herum übertragen. Es kann anders einfach nicht sein. Wenn es anders wäre, wären manche Ereignisse im Leben des Menschen nicht nur nicht geschehen sondern hätten sich an den Menschen gar nicht genährt und erst recht wären sie nicht ständig bei dem Menschen. Warum sollen sie mit dem Menschen sein? Offensichtlich, weil es diese Ereignisse im Inneren des Menschen, in seinen Zellen gibt. Und es ist manchmal nicht einfach, sie zu sehen und zu transformieren, indem man diese aus der Zellenstruktur ausscheidet. Der Mensch fühlt sich beleidigt, er explodiert fast von dem Wunsch, darüber zu erzählen und das Leben anderer Menschen zu verbessern. Dabei macht er für sich selbst nichts und denkt sogar gar nicht daran, das, worüber er erzählen möchte, praktisch anzuwenden und für seine persönlichen Zwecke einzusetzen. Er isst fast nichts und nimmt dabei zu. Es ist nicht immer so, aber oft. Warum? Das aggressive und eher falsche Bild, das der Mensch in seinem Inneren aufgebaut hat, kann in den Außenraum nicht rausgehen, es gibt dort für das Bild keinen Platz. Der Mensch versteht etwas im Leben und in den Ereignissen nicht, und das wiederum sprengt ihn noch mehr und beeinträchtigt seinen physischern Körper, seine Gesundheit. Es beeinträchtigt den Menschen auf physischer Ebene und sprengt in den meisten Fällen das Zellengewebe und zerstört somit die Form und die Verbindungen im Inneren des Körpers des Menschen.

Es ist interessant, dass vielen Krankheiten sowohl das Nichtverstehen von sich selbst und anderer Menschen als auch die äußeren und inneren Sorgen – ohne dass die gesammelte Energie raus kann - zugrunde liegen. Sorgen sind auch Energie. Und wenn der Mensch sich in seinem Inneren Sorgen wegen eines äußeren Ereignisses macht, sammelt er an einer Stelle negative Energie ein. Diese Energie beeinträchtigt das Zellengewebe, das später krank wird und diese Krankheit zum Vorschein kommt. Wenn man nichts dagegen macht, wenn man sich nicht ändert in Bezug auf das ein oder andere wahrgenommene Ereignis, entwickelt sich eine Krankheit. Demzufolge wird der Mensch andere Menschen um Hilfe bitten mit den Worten: „Helfen Sie mir bitte, es tut weh." Viele versuchen die Stelle zu heilen, auf die der Mensch gezeigt hat. Und der Mensch wartet, bis ihm geholfen wird. Es gelingt nicht immer, alles richtig und genau zu machen – dafür gibt es verschiedene Gründe. Es gelingt ebenso nicht immer, den Prozess der Energieänderung und der Regenerierung des Zellengewebes durch die Folgen kardinal zu beeinflussen – die Ressourcen reichen nicht, unter anderem die Energie- und Begriffressourcen. Der Mensch selbst hat ein bestimmtes Ereignis rein gelassen, indem er in seinem Inneren deformierte und aggressive Energie regeneriert hat. Wer außer Menschen kann diese Energie wegräumen und auflösen? Dem Menschen kann und muss geholfen werden, den Sinn – den Grund - der gegebenen Deformation zu öffnen, aber der Mensch muss selbst diese Deformation in seinem Inneren und im Außenraum transformieren. Er muss in seinem Leben viel Erfahrung sammeln und Transformation praktizieren, um sich selbst und anderen Menschen helfen zu können. Sich selbst helfen nicht krank zu werden, Menschen helfen keine schwere Last eines anderen Menschen zu tragen. Jeder trägt die Last, die er tragen kann.

Dort, wo der Mensch von seinem weg abweicht, sammelt er in seinem Leben und seinen Ereignissen so viel Last, dass sie unzumutbar wird, und der Mensch ist gezwungen, andere zu bitten, die Last für ihn zu tragen. Wenn man gezwungen ist zu bitten, das ist noch nicht schlimm, man kann es im Rahmen eines offenen Dialoges machen. Der andere kann immer absagen, dadurch kann der Mensch seine Einstellung zum Leben, zu den Ereignissen und Menschen überarbeiten und somit seine Last verändern. Viele greifen zur Lüge, um andere Menschen zu zwingen, ihre für sie unzumutbare und überflüssige Last zu tragen. Es ist sehr schlecht, weil es eine Lüge ist. Es reicht nicht, dass es niemandem vom Nutzen ist, die Situation wird durch die Lüge verschlechtert. Aus diesem Grund ist die Gesundheit des Menschen ein Geschenk Gottes und ein Maßstab des Menschen in Bezug auf die Last in seinem Leben, die er hat und für andere Menschen und für sich selbst trägt. Die Last des Menschen spiegelt sich in der Persönlichkeit, im Charakter des Menschen wider und spiegelt wiederum die Handlungen eines jeden im Alltag wider.

Wenn der Mensch in seinem INNEREN eine Note des Guten hat, hat der Mensch gute innere Energie und somit auch die Gesundheit. Wenn der Mensch etwas anderes hat, kann er sich unwohl fühlen und alles rings um sich herum nicht so bunt sehen, wie es im Leben wirklich ist. Und das aus einem einfachen Grund: er hat irgendwann etwas Überflüssiges in Form einer unzumutbaren Last in sein Leben rein gebracht und trägt sie immer noch. Denken Sie über diese Worte und Ihre Last nach. Eine Krankheit ist auch eine Last, es gab oder gibt in Ihrem Leben bestimmte Menschen, mit denen Sie gekämpft haben oder immer noch kämpfen. Sie sind eigentlich Ihre Feinde und Ihre innere Energie wird für den Kampf mit ihnen verbraucht. Sie müssen wählen, wie Sie Ihr Leben aufbauen: entweder werden Sie mit anderen für ihre Last kämpfen und dabei krank werden oder Sie werden glücklich leben und anderen helfen, sogar den Menschen, mit denen Sie früher kämpfen wollten. Im letzten Fall wird Ihre innere Energie zunehmen. Warum wird es so geschehen und nicht anders? Offensichtlich weil derjenige, der die Welt aller Menschen erschaffen hat, in diese Welt das Gute und die Liebe gebracht hat und nicht etwas anderes.

Ich bedanke mich bei Ihnen für das Treffen. 07.05.2009

KAPITEL 2

DIE PHILISOPHIE DER TECHNOLOGIEN

DIE PHILOSOPHIE DER TECHNOLOGIEN. TEIL 1

Auf unserem heutigen Treffen, das ungewöhnlich ist, werde ich Sie mit der Philosophie der Technologien bekannt machen. Ich tue es, damit Sie in einer einfachen Form mehr über die Technologien im Leben des Menschen erfahren können. Wir werden uns nicht weit von unseren Themen entfernen, aber ein paar Änderungen werden doch auftreten. Akzeptieren Sie diese so wie sie sind.

Das Thema unseres heutigen Treffens ist „Die Technologien im Leben des Menschen. Die Philosophie der Technologien". Die Philosophie macht den Menschen durch die Technologie des Verstehens des Lebens mit sich selbst bekannt. Philosophische Themen sind das Wort über das Leben des Menschen, über seine technologischen Fähigkeiten, über seine vielseitige Struktur.

Auf dem heutigen Treffen werden wir das Thema „Die Technologien im Leben des Menschen" erschließen. Dieses Thema ist dadurch aktuell und interessant, dass es – wie auch viele andere Themen – den Sinn des Lebens des Menschen unter Betracht der verschiedenen Blickwinkel öffnet, von einer höheren bis zur niedrigsten Ebene des Lebens eines jeden. In den gegebenen Themen werden verschiedene Richtungen nicht nur als technologischer Teil, nicht nur als Ereignisse des Menschen, sondern zum größten Teil als das Leben des Menschen an sich erschlossen. Man muss verstehen können, dass die von uns besprochenen Fragen nicht für den breiten Menschenkreis da sind – man muss es akzeptieren. Aber das in diesen Fragen eingelegte Wissen betrifft mehr oder weniger das Leben eines jeden und aller. Deswegen bestimmt der Sinn des Öffnens der gegebenen Themen den Personenkreis, dem dieses Wissen interessant und von Nutzen ist. In den Vorlesungen gibt es keine Aufforderung zu einer Revolution. So eine Idee und so ein Ziel gibt es nicht und gab es nie. Der Sinn der Vorlesungen beinhaltet die Richtung und praktische Tätigkeit auf dem Niveau, auf dem der Mensch selbst sein Wesen verstehen und akzeptieren kann. Das Wesen des Guten, das zu ihm von einem anderen Menschen, der Welt und das Wichtigste – von Gott übergangen ist. Alles im Leben sowie das Leben selbst ist uns von Gott gegeben und von Gott erschaffen worden. Wie jeder von uns sein Leben managen und aufbauen wird ist seine Wahl, seine Arbeit, sein Verstehen. Bevor wir uns miteinander bekannt machen, sage ich einfache Wörter, die unseren Dialog und unseren Weg bestimmen. Danach wird jeder bestimmen, ob es eine richtige Entscheidung war, diesen Worten zuzuhören und in seinem Inneren diese zu akzeptieren und widerzuspiegeln.

Wenn man den Sinn des Gesagten tiefer betrachtet, kann man ein sehr klares Bild sehen. Die Akzeptanz des Wissens vom Menschen öffnet ihm einen Weg. Die Widerspiegelung des Wissens führt meistens den Menschen zu den Überlegungen und Gedanken darüber, wie zu leben und zu handeln ist. Viele Menschen denken über ihre Worte nicht nach, in denen ein sehr tiefer Sinn von Augen der Menschen versteckt ist. Der Sinn ist nicht dafür sondern deswegen versteckt, dass der Mensch die ihm gestellten Aufgaben manchmal ohne das Anwenden vom Wort und seines tieferen Sinns selbst löst, wie er denkt.

Vielleicht haben Sie es bemerkt, dass es manchen Menschen schwer fällt, Dankesworte sowohl sich selbst als auch anderen Menschen zu sagen. Das innere Hindernis, die Menschen selbst tief in ihrem Inneren in Form der Nichtwahrnehmung und Unakzeptanz ihres Wissens aufbauen, bringt Menschen um den Dialog mit ihrem Umfeld.

Wir alle werden erwachsen, aber viele von uns sind immer noch zum Dialog mit ihren Eltern nicht bereit. Warum? Auf diese Frage werden Sie in Ihrem Leben die Antwort selbst finden. Aber Sie sollen wissen, dass solange Sie darüber mit Ihren Eltern nicht gesprochen haben, werden Ihre Aufgaben nicht gelöst, viele Ereignisse werden nicht geschehen; Sie werden die für Sie notwendige Erfahrung und Verstehen ohne dieses Gespräch nicht erlangen können.

Warum lieben viele Menschen Ihr Zuhause? Es ist einfach: das ist ihr Zuhause.

Warum vergessen viele Menschen beim Erwerben eines Hauses, einer eigenen Immobilie manchmal alle anderen? Sie haben Hoffnung bekommen, mithilfe deren sie eine materielle Sicherheit und Wertigkeit ihrer Handlungen erlangt haben. Mit alldem haben sie Hektik und Unachtsamkeit zu ihren Nächsten, Jammern, Aggression, Einsamkeit und Aussichtslosigkeit zu sich gezogen. Im Endeffekt haben viele auf dem Weg zu ihrem Glück die Elemente der Einsamkeit in ihr Leben hineingezogen.

Seien Sie vorsichtig mit Ihren Träumen und wenn Ihre Träume Wahr werden, seien Sie nicht einsam; beachten Sie Wörter, Bedürfnisse und Bitten anderer Menschen, der Menschen, deren Träume, so wie Ihre früher, noch nicht Wahr geworden sind.

Was ist eine Familie? Eine Familie ist ein Vorbild und eine Stütze für den Menschen. Aber viele Menschen, sobald sie eine Familie haben, denken, dass sie nach nichts mehr streben sollen. Sie sind im Unrecht. Eine Familie sind Menschen, die genauso wie Sie, eine Freiheit besitzen. Wenn die Freiheit zu Ende ist, verschwindet Verantwortung, die Liebe geht weg, die Familie fällt auseinander. Eine Familie stellt Verpflichtungen in Bezug auf einander dar, ein Mensch zu sein und einander im Leben zu helfen.

Man kann dann helfen, wenn man sehen kann, dass derjenige Hilfe braucht, der in seinem Inneren das Gute und die Liebe trägt.

Wie leben Menschen? Menschen leben verschieden. Aber die Welt rings um uns herum wird von den Menschen gebaut, die in ihrem Leben sowie in dem anderer Menschen nur das Positive sehen. Auf ihren Schultern liegt alles, mit ihnen läuft im Leben alles gut.

Das Gute und die Liebe der Menschen machen sie innerlich und äußerlich einander ähnlich. Und im Leben kann man es sehr gut sehen und verstehen.

Wer kann die stärksten Flüche von einem nehmen? Menschen, die auf materieller Ebene an nichts im Leben gebunden sind. Die Natürlichkeit Ihrer Kommunikation und Ihres Blicks, Ihre Wortkraft sind sehr rein, genauso wie sie selbst.

Wer befindet sich bei den Menschen? Tiere. Wofür werden sie Menschen im Leben gegeben und wofür beschaffen sie Menschen sich in ihrem Leben? Manche Tiere beschützen Menschen, manche ziehen Krankheiten und das Negative an, andere zeigen den Sinn im Inneren des Menschen, noch andere lassen uns immer daran denken, dass wir alle Menschen sind.

An dieser Stelle beende ich den Kennenlernteil und bedanke mich für Ihre Aufmerksamkeit.

07.05.2009

Die Philosophie der Technologien. Teil 2

Auf dem heutigen Treffen werden wir über das persönliche ICH des Menschen sprechen. Es ist die Grundlage des Lebens eines jeden und aller, man kann sogar sagen, es ist besonders. Die Besonderheit des menschlichen ICH liegt darin, dass man mit ihm und durch ihn seinen Weg und das Wissen auf diesem Weg finden kann, genauso kann man aber von seinem Weg abweichen und den Faden des Wissens verlieren. All das wird zur Erfahrung des Menschen und jeder sammelt seine Erfahrung auf die Weise, auf die er sein Leben versteht und akzeptiert. Der Sinn des Gesagten öffnet sich in Bezug auf die gegebenen Themen dadurch, dass der Klang den Weg und die Schritte im Leben jedes Menschen beeinflusst. Hier ist das Beispiel: ICH und das Wissen, das Wissen und ICH. Im ersten Fall erlangt der Mensch seinen Namen, sein ICH durch das Wissen, indem er das Wissen öffnet und anderen übermittelt. Im zweiten Fall trifft der Mensch seine Wahl in Bezug auf Wissen und sieht nur sein ICH. Und der Mensch - ohne etwas zu sehen und zu verstehen, vielleicht aber sieht er doch etwas und versteht - geht zu seinem ICH. Sein ICH wird größer als das erlangte Wissen und der Mensch kommt in seinem Leben zu einer Kreuzung. Der Mensch soll jetzt entscheiden, ob er weiter geradeaus geht oder in eine oder andere Richtung abbiegen soll. Es ist einfach, wenn man die Antwort kennt, und gar nicht so einfach, wenn man sich verlaufen hat.

Wann ist der Weg schwer? Wenn der Mensch etwas nicht weiß. Wann ist der Weg leicht? Wenn der Mensch versteht, wohin er in seinem Leben geht.

Was gefällt Menschen am besten – das Wissen oder die Gedanken des Menschen? Manchmal die Gedanken, da sie am nächsten zu jedem Menschen sind. Das Wissen gefällt auch, aber man muss über dieses nachdenken, man muss seine Mühe in das Verstehen und die Auswertung dieses Wissens investieren.

Was bewegt den Menschen und öffnet ihm seinen Weg? Das Wissen, da es in dem Wissen Kraft gibt.

Und was ist mit den Gedanken, bewegen sie den Menschen nicht? Doch, natürlich, aber in die Richtung, in der der Mensch auf sich selbst konzentriert ist.

Worin liegt die Priorität des Menschen? Die Priorität liegt in der Entwicklung des Wissens, in dem der Mensch seiner Seele und anderen Menschen durch seine Gedanken offen ist; durch die Gedanken, die auf dem Öffnen des Wissens konzentriert sind.

Was ist nützlich für den Menschen zu lesen und zu hören? Natürlich alles. Besonders das, was den Menschen durch sein Wissen oder das anderer Menschen entwickelt.

Was hält den Menschen im Leben an – die Gedanken über sich selbst, wie gut und schön er ist. Der Mensch ist gut und schön durch sein Leben, das ihm Gott gegeben hat. Gott ist durch das Leben des Menschen widergespiegelt, in dem es das Wissen der Menschen gibt. Das Wissen ist in der Seele eines jeden konzentriert und stellt die Luft, die wir alle stets einatmen, dar. Die Luft ist für uns alle das Wissen, das es in unserer Seele gibt.

Wie viel Wissen gibt es in der Seele des Menschen, wie groß ist der Wissensumfang rings um uns herum und in unserem Inneren? Brauchen wir die Luft? Die Frage ist offensichtlich, genauso wie die Antwort: wir brauchen das Wissen der Seele. Der Körper des Menschen braucht Luft, um atmen zu können, die Luft, in der die Seele durch das Wissen atmet. Das Wissen und die Luft sind ein Ganzes für einen jeden und alle.

Ob derjenige, der nicht nach dem Wissen seiner Seele strebt, mit Luft atmet? Offensichtlich ersetzt er die Luft und das Wissen durch etwas anderes und somit verändert er seinen Körper bis zur Unkenntlichkeit.

Warum ist Luft wichtig für den Körper und warum ist das Wissen wichtig für den Menschen? Kann ein Mensch ohne das Wissen der Seele leben? Kann der Mensch auf das Wissen verzichten und an nichts glauben? Kann er das oder nicht? Natürlich kann er. Aber dabei muss man verstehen, dass die Seele der Mensch an sich ist, es gibt keinen Menschen ohne Seele genauso wie es ohne Luft kein Leben gibt. Man kann nicht, sich selbst etwas abnehmen oder aus sich selbst etwas ausscheiden und dabei vergessen, denjenigen zu fragen, der uns alle erschaffen hat. Auf diese Weise – ohne ihre Seele zu fragen – haben es viele geschafft, die Luftqualität so zu beeinflussen, dass in ihrem Inneren Aggression entstanden ist und Zerstörungen äußerlich zum Vorschein gekommen sind. In erster Linie die Zerstörungen, die sich zunächst in ihrem Bewusstsein gebildet haben. Luftmangel beeinflusst unmittelbar die Entwicklung des Bewusstseins des Menschen.

Beeinflusst der Mensch durch die Entwicklung seines Bewusstseins das, was ihm Gott gegeben hat? Nicht der Mensch hat Luft und Wasser, die Sonne und die Erde erschaffen, sondern Gott hat es ihm gegeben, dessen muss man sich bewusst sein. Wie geht mit alldem der Mensch um? Richtig – der Mensch geht mit alldem so um, wie er mit sich selbst umgeht. Und wie geht er mit sich selbst um? Insoweit sein Wissen reicht. Was ist das Schicksal des Menschen? Das Schicksal sind die Wörter und Satzzeichen im Leben des Menschen. Manche nehmen einen etwas anderen weg und denken über ihr Schicksal nach, sie raten, was für ein Schicksal sie erwartet. Ohne Zweifel – so wie sie sich ihr Schicksal vorstellen. Manche nehmen ohne zu geben. Andere setzen bestimmte Satzzeichen oder denken darüber nach, wohin sie diese Zeichen setzen sollen. „Hinrichten, nein begnadigen" oder sollen die Satzeichen und Wortordnung geändert werden: „begnadigen, nein hinrichten".

Was stellt für Sie dieses Zeichen dar? Sie sollen wissen, das ist Ihr Schicksal und Sie treffen die Wahl selbst, die davon abhängig ist, wohin Sie dieses Zeichen setzen. Wenn Sie manche Menschen aus Ihrem Leben aus verschiedenen Gründen ausschließen, sollen Sie wissen, dass Ihr Schicksal in der Nähe von Ihnen ist und es alles sieht und weiß. Wer wird der Nächste sein? Die Antwort ist offensichtlich.

Wie dem auch sei, lassen Sie uns nicht eilig sein und weiter Richtung unseres Wissens gehen – wir brauchen es offensichtlich wie Luft.
Danke für das Treffen   07.05.2009

Die Philosophie der Technologien. Teil 3

Auf dem heutigen Treffen werden wir mit Ihnen über die Zelle des Menschen und ihre Struktur sprechen. Aber unser Gespräch wird ungewöhnlich sein. Seine Besonderheit liegt in den Vorgehens- und Betrachtungsweisen in Bezug auf dieselben Objekte, aber aus verschiedenen Seiten.

Wenn Sie fragen, wer die Seite wählt, aus der das Objekt betrachtet wird, ist die Antwort offensichtlich: Sie selbst.

Noch eine Frage: wie soll man die Zelle im Körper des Menschen betrachten, um diese wirklich sehen zu können? Man muss so gucken, dass man alles sehen kann, unter anderem auch in seinem Inneren, ohne sich dabei bei etwas einzugrenzen.

Warum können Menschen das Innere ihres Körpers nicht sehen? Die Antwort ist kompliziert und einfach gleichzeitig. Menschen können nicht sehen, weil sie in ihrem Inneren eine Sperre aufbauen, sie sperren das, was ihnen am Herzen liegt, sie denken oder sagen laut: so geht es nicht, so kann es nicht gehen. Liebe Freunde, ich werde Ihnen nicht erzählen, was gehen kann und was nicht – ich weiß noch vieles selbst nicht, ich lerne erst, ich öffne das Wissen meiner Seele in meinem Leben, in der Welt. Somit öffne ich das heutige Thema, über das ich gerade spreche und somit – über die Seele des Menschen und das Wissen in der Seele. Und jetzt über die Zelle des Menschen und die Rolle des Kerns dieser Zelle.

Der Kern der Zelle, in dem die ganze Information über die Zelle, ihr Leben und die Teilung konzentriert ist, ist mit dem Mittelpunkt des Menschen – so nennen wir ihn – unmittelbar verbunden. In diesem Mittelpunkt ist das Licht der Seele des Menschen konzentriert, das Licht, in dem es das Wissen der Seele des Menschen gibt. Das Wissen, das sich ausgerechnet im Kern jeder Zelle befindet und konzentriert.

Wie viele Zellen gibt es im Körper des Menschen? Es gibt so viele Zellen, wie viele es Zellenelemente in der Seele des Menschen gibt.

Wie viele Zellenelemente in der Seele jedes Menschen gibt es? In der Seele des Menschen gibt es so viele Zellenelemente, wie viele es physische Zellen im Körper des Menschen gibt, wie viele es Menschen in der Welt gibt, wie viele es Verbindungen des Menschen mit anderen Menschen und der ganzen Welt gibt. Der Umfang der Zellenelemente der Seele ist so groß, dass er den ganzen Raum der ganzen Welt umfasst. So ist die Seele des Menschen und ihre Verbindung mit jeder Zelle des physischen Körpers die Verbindung des Menschen mit der Welt, in der der Mensch seinen Weg aufbaut.

Wie ist der Weg des Menschen im Leben – lang oder kurz, wie kann man es wissen? Und die Verbindungen der Seele des Menschen mir den physischen Zellen – sind kurz oder lang? Und wie viele davon gibt es? Es gibt so viele davon, wie viele es Zellen im Körper des Menschen gibt. Demzufolge ist der Weg im Leben des Menschen sehr lang und gerade, er ist dazu noch hell und mit dem Wissen der Seele gefüllt.

Kann der Weg des Menschen vergrößert werden? Natürlich kann er. Man kann ihn sogar erneuern. Dieses Verfahren ist sehr einfach, man muss es nur kennen und sehen; es gibt viele Wahlvarianten für jeden Menschen. Zum Beispiel: jede Teilung der Zelle im Körper des Menschen stellt die Möglichkeit eines neuen Weges, neuer Treffen und Bekanntschaften mit neuen Menschen dar. Es ist die Möglichkeit, alles im Leben zu ändern, alles von vorne anzufangen. Haben Sie daran schon gedacht? Bestimmt nicht.

Stellen Sie sich vor, dass die Teilung jeder Zelle in Ihrem Körper neue Menschen, Treffen und Beziehungen sind; es ist die Richtung, in der Ihre Aufgabe und der Sinn des Lebens realisiert werden. Verlieren Sie nicht den Mut, verstehen und akzeptieren Sie das, was Ihnen am Herzen liegt. Dadurch bekommen Sie dank der Teilung der Zellen neue Energie, Licht, Wissen und einen neuen Weg. Wählen, akzeptieren und gehen Sie weiter. Wenn Sie es sich aber schwer machen wollen, zum Beispiel sich bei etwas eingrenzen – bitte schön, es ist auch Ihre Wahl und Ihre Wahrnehmung. Wenn Sie nicht wollen, in Ihrem Inneren sehen und verstehen können – bitte schön. Es gelingt Ihnen etwas in Ihrem Leben nicht und Sie versuchen gar nicht, es oder Ihre Wahrnehmung zu ändern – bitte schön, vergeuden Sie weiter Ihre Zeit, indem Sie alles so lassen wie es ist. Sie grenzen sich bei etwas ein, belasten Ihre Seele und Ihren Körper und verschwenden Ihre Energie – es ist Ihr Wille. Sie haben immer die Wahl. Allerdings möchte ich Sie fragen: woher haben Sie so eine breite Auswahl – ich will das, ich will jenes und alles wird wahr? Haben Sie sich gefragt, woher? Also gut, möge es so seien, wie Sie es wollen. Möge es so sein, wie es in Ihrem Inneren ist, aber dafür gucken Sie mindestens ein Mal das, was es in Ihrem Inneren gibt, an.

Sie sind innerlich unbeschreiblich reich, aber kämpfen öfter für das Äußerliche, das Materielle. Meistens erschaffen Sie es selbst. Wozu gehen Sie nach dem Äußerlichen ohne das Innere gefunden zu haben, wozu kämpfen Sie für das Äußerliche, wenn Sie das Innere gefunden haben? Erschaffen Sie so viel vom Materiellen, wie viel es davon in Ihrem Inneren gibt, ohne sich dabei einzugrenzen. Es gibt unendlich viele Zellenelemente in Ihrer Seele, die Ihnen die Freiheit der Wahl und der Richtung geben. Es bleibt Ihnen nur die für Sie notwendige Richtung zu wählen. Hören Sie zu und lesen Sie zwischen den Zeilen und Vieles wird sich Ihnen öffnen.

Danke für das Treffen. 15.05.2009

Die Philosophie der Technologien. Teil 4

Auf dem heutigen Treffen werden wir unsere Unterhaltung fortsetzen und wenn es Ihnen gefällt, werden wir uns wieder treffen, damit ich Ihnen über das Leben und die Zelle des Menschen erzählen kann. Auf unseren vorherigen Treffen habe ich Ihnen über die Zelle und den Kern im Körper des Menschen erzählt. Durch meine Erzählungen habe ich Sie dazu geführt, dass das Bewusstsein des Menschen und der Kern der Zelle im physischen Körper dieselbe Struktur der Widerspiegelung haben. Diese erlaubt es, die nützliche und standfeste Verbindung zwischen dem Leben im Körper und dem Fahrweg aufrechtzuerhalten. Dem Fahrweg, auf den der Mensch sein Augenmerk richtet, indem er positive Ereignisse erschafft. Angenommen, der Mensch hat in seinem Inneren, in seinem Bewusstsein entschieden, nicht seinen Entwicklungsweg zu gehen, eher umgekehrt, wird es wieder die Wahl des Menschen sein. Aber die inneren Orientierungspunkte bleiben dieselben, die äußeren dagegen fangen an, sich zu verändern. Die Verbindungen zwischen dem Kern der Zelle und den Grundlagen des Bewusstseins des Menschen fangen an, sich auseinander zu ziehen, und von Zeit zu Zeit ganz zu verschwinden, was den Menschen zum Verlust des Interesses am Leben und zur Unzufriedenheit, zur Abweichung von seinem Weg und dem Verlust der direkten Verbindung führt: das Bewusstsein – die Zelle – der Kern im Körper des Menschen. Indem der Mensch sich die innere Verbindung zwischen seinem Bewusstsein und dem Kern der Zelle wegnimmt, setzt er sich der Gefahr krank zu werden aus und bildet in seinen Ereignissen und Handlungen viele verschiedene Probleme.

Die Verbindung mir dem Kern der Zelle hält die Gedanken des Menschen im Bewusstsein fest. Das heißt, die Gedanken des Menschen verbinden, im guten Sinne des Wortes, den Kern der Zelle, das Bewusstsein, den Weg und die Handlungen des Menschen. Wenn die Gedanken sich ändern, löst sich die Verbindung auf; ändern sich die inneren oder äußerlichen Orientierungspunkte, kann es wiederum zur Unterbrechung und zu den Problemen mit dem Zufuhr der Energie führen. Wenn der Mensch eine harte Entscheidung getroffen hat, dass es nur so sein wird und nicht anders, entsteht ein Problem, das zum Verlust eines Organes führen kann. Mit anderen Worten, der Mensch hat einen Strich gezogen, was ihn nach seiner eigenen Entscheidung um sein Organ gebracht hat.

Ein Organ des Körpers des Menschen ist nicht nur eine wichtige Energie sondern eine bestimmte Richtung des Weges der Lebensentwicklung. Der Mensch hat diesen Weg in seinem Leben nicht gefunden, vielleicht sogar wollte er nach dem Weg gar nicht suchen. Oder der Mensch wusste sogar, dass er ein Organ verlieren kann und trotzdem weiter gemacht hat und sich sogar gefreut. Er sagte sich selbst: „ Na und, das Organ wird entfernt, danach gehe ich wieder zur Arbeit und werde weiter machen wie gewohnt." Vielleicht haben die Arbeit oder die Ereignisse des Menschen - logisch gesehen – ihn angeblich dazu geführt, dass man ihm ein Organ entfernen soll. Genauer gesagt, waren es die Wahrnehmung des Menschen und seine Einstellung in Bezug auf seine Arbeitspflichten oder seine Ereignisse, die ihn zu diesem Zustand geführt haben. Sobald der Mensch seine Entscheidung geändert hat, verschwindet das Problem oder baut sich aus verschiedenen Gründen ab.

Die Wahl des inneren oder äußeren Weges und ihre Verwirklichung bleibt immer die Sache des Menschen. Also der Verlust der inneren Energie, die für den Menschen so wichtig ist, ist im Grunde genommen der Verzicht auf die Energie. Im Leben und in den Ereignissen sieht es wie ein Verbot für sich selbst aus. Ich kann es nicht machen, ich werde für andere das machen, was ich als wichtig für sie empfinde, obwohl sie mich darum nicht gebeten haben. Ja, sie sind wie wir alle, wie ich, aber es kann doch sein, dass sie nicht wissen oder nicht ahnen, dass das, was ich tue, nur zu ihrem Wohl ist.

Das Wohl des Menschen ist das, was der Mensch selbst erschafft.

Das Wohl ist die Sache aller und jeder muss es tun.

Das Wohl ist das, was jeder besprechen kann und muss: wie ist es, wer wird es mögen und was es jetzt in der Seele des Menschen gibt. Wir leben so wie wir denken; wir denken so wie wir leben; und so müssen wir uns auch fühlen und so fühlen wir uns in unserem Leben, unter anderem auch gesundheitlich. Wenn wir uns in unserem Inneren eingestellt haben, im Leben und in den Ereignissen das Gute zu sehen, wird das Gute in uns sowie rings um uns herum sein. Wenn wir uns auf das Schlechte eingestellt haben, wird es in unserem Inneren sein und uns durch die bösen Handlungen anderer Menschen reinhauen. Und es wird mehr und mehr von solchen Menschen, die sich schlecht benehmen, geben. Auf diese Weise kann sich die Welt von Ihnen entfernen und Sie werden zu einem einsamen Menschen unter vielen Menschen. Sie können aber die

Welt näher bringen, indem Sie Ihre Seele mit Lebensfreude auffüllen, dann treffen Sie in Ihrem Leben und Ihren Ereignissen viele gute und glückliche Menschen.

Ihre Gedanken sind Ihr Weg und unmittelbare Verbindung mit den Zellen und dem Kern, in dem es einen harmonischen Weg gibt. Wenn Sie diesen Weg akzeptieren, indem Sie sich selbst akzeptieren, ist das ein Leben. Wenn Sie ihn nicht akzeptieren, sind das ein anderes Leben und andere Ereignisse.

Ich möchte Sie zu keiner Wahl zwingen, ich versuche Ihnen den Sinn der laufenden Prozesse zu erklären, wählen müssen Sie selbst. In diesem Sinne beende ich dieses Treffen, um noch einen freien Platz für das Thema über den Kern der Zelle im Körper des Menschen zu haben.

Ich bedanke mich für das Treffen.

Darf ich eine Frage stellen? Ja, natürlich.

Was macht der Heilpraktiker, Ihrer Meinung nach, wenn er sich mit einem Menschen trifft?

Antwort. Meiner Meinung nach, handelt der Heilpraktiker oder derjenige, der hilft, Schlag für Schlag einfach aber standfest – er ist in seinem Inneren auf die Heilung des Menschen eingestellt. Die Menschen, die in ihrem Inneren genauso auf ihre Heilung eingestellt sind, erlangen das gewünschte Ergebnis beim Treffen mit dem Heilpraktiker, da ihre Vibrationen und Berührungspunkte übereinstimmen. Diese stimmen unter anderem auch in ihren Ereignissen überein: Menschen treffen sich und sprechen darüber, sie glauben und vertrauen. Und der Glauben ist die Grundlage des Lebens und solcher Treffen, bei denen Menschen ihre Fähigkeiten und Eigenschaften der Seele zum Vorschein bringen.

Danke für das Treffen und Fragen. 19.05.2009

Die Philosophie der Technologien. Teil 5

Auf dem heutigen Treffen werden wir über den Kern der Zelle, Auswirkungen und Änderungen sprechen. Aber zunächst möchte ich ein paar Beispiele aufführen. Diese Beispiele kommen aus der Tätigkeit im Bereich der Regenerierung, sie sind nicht ausgedacht. Sie wissen, dass ich es nie tue, ich spreche über die Regenerierung. Natürlich muss ich zugeben, dass es manchmal schwierig ist, eine bestimmte spezifische Technologie anzuwenden und zwar aus einem einfachen Grund: es gibt keine notwendige Erfahrung. Und sich von einer alltäglichen Situation zu einer fachlichen sofort umzuschalten, funktioniert nicht immer – es gibt im Leben sehr viele Ablenkungsmomente, die den Menschen hindern, seine Gedanken auf eine Sache zu konzentrieren. Der Mensch will das und jenes machen, es sind aber alles verschiedene Sachen, die mit einander nichts zu tun haben. Wie dem auch sei, derjenige der hartnäckig und eifrig bleibt, wird Erfolg haben, wird verstehen, worin der Sinn und das Wesen liegen. Der Sinn ist nicht so kompliziert, kompliziert wir er, wenn man ihn nicht versteht.

Bei bösartigen Tumorprozessen gibt es in der Regel immer Schwellungen im Körper des Menschen, sie sind verschieden in Bezug auf die Form und den Umfang, aber es gibt sie. Die Bedeutung so einer Schwellung liegt darin, dass sie gesunde Zellen zusammensammelt und heraufzieht, unter anderem auch mechanisch. Die Schwellung selbst spielt dabei eine sehr wichtige Rolle – sie agiert als Thermogenerator. Da wo es Schwellung gibt, ist es immer warm.

Hohes Fieber einer der Stellen des Körpers des Menschen erlaubt es der Krankheit, ihren Raum aufzubauen, in den immer wieder neue Zellen hineingezogen oder die Verbindungen des ganzen Körpers benutzt werden. Offensichtlich deswegen verbreiten sich solche Krankheiten sehr schnell. Man könnte diese Themen nicht besprechen, sie sind sehr einfach und eindeutig für den menschlichen Verstand, aber wenn man darüber nicht spricht und es nicht beachtet, wie soll er diese Krankheiten bekämpfen und verstehen, was geschieht und wie es weiter laufen wird.

Sie sollen ebenso verstehen, dass ich kein Arzt sondern ein Philosoph bin; ich spreche über dieses Thema und finde Wörter, die ich normalerweise beim Betrachten konkreter Fälle gebrauche. Deswegen sollen Sie versuchen, den Sinn zu verstehen und nicht die Ausdrucke oder die für Sie vielleicht geläufige Diagnose. Ausgerechnet Fieber, genauer gesagt ihre Erhöhung, ist das Hauptkriterium des Wachstums und der Verbreitung solcher Krankheiten. Wenn Sie aus dem Körper des Menschen die sich an einem lokalen Ort gebildete Wärme ausscheiden, können Sie das gewünschte Ergebnis erzielen – die Krankheit anzuhalten oder sie vollständig zu beseitigen.

Die Gedanken der Menschen sind auch eine Energie. Wenn man diese Energie des Menschen aufmerksam betrachtet, öffnet sie sich dem Menschen wie bestimmte Wärme. Sie können diese Wärme abnehmen oder zunehmen lassen, sie können diese in die Energie des Körpers wieder umwandeln und dann in die Gedanken der Menschen einpacken. Dadurch öffnet sich die Technologie der Wärmeumwandlung im Körper des Menschen. In diesem Beispiel ist das Wesen der Krankheit im Inneren des Körpers des Menschen die Bildung der vom Menschen nicht steuerbaren spezifischen Wärme, die an einer bestimmten Stelle des Körpers des Menschen Fieber erhöht. Wenn Sie Fieber in eine andere Form oder einen Bestandteil des Körpers oder des Raums rings um Sie herum oder in Ihrem Inneren umwandeln, können Sie sich zu dem gewünschten Ergebnis näher bringen. Somit werden die Zellen das überflüssige Wasser und der Körper die überflüssige Last los. Die zweite Phase ist ein bisschen komplizierter als die erste. Da es in der Phase die äußeren Ereignisse gibt, sie werden in der Regel von Menschen aufgebaut und gehen aus dem Inneren des Menschen aus, daraus, wo sie gebildet werden. Und der Impuls, der aus dem Körper des Menschen in Richtung des gegebenen Ereignisses ausgeht, ist in die Umwelt gerichtet. Wenn man dieses Ereignis als schädlich und zerstörerisch empfindet, bildet sich im Inneren des Ereignisses, im Inneren des äußeren Impulses ein innerer Gegenimpuls, der aus der Umwelt kommt. Er geht in das Innere des Körpers des Menschen und bildet dort das Bild des Ereignisses so, wie wir das Ereignis wahrgenommen haben. Was kommt danach? Wird der Impuls und das zukünftige Ereignis, der sich gerade bildet, die Zelle des Körpers des Menschen – besonders den Kern der Zelle – beeinflussen und dadurch den Energie-Output blockieren? Wird dadurch – als Beispiel – leichtes Fieber entstehen, das in manchen Fällen im Inneren der Zelle eingesperrt, in manchen – stagniert ist. Wenn wir uns ein Ziel setzen, die Zelle zu studieren, können wir diese offensichtlich auf physischer Ebene studieren und vieles verstehen. Werden wir die oben beschriebene Handlung beobachten können? Vielleicht nicht. Und wenn nicht, wie können wir verstehen, warum sich die Zellenstruktur ändert, unter welchem Einfluss und wie der Mechanismus ist, wo der Output ist und ob es ihn wirklich gibt? Wie kann man die Änderungen im Inneren des Kerns, in Chromosomen und in der Zelle sehen, in der Zelle, die sich bald bildet aber die es noch nicht gibt? Warum ändern sich die Gene, wer gibt die Chiffre der Gene ein und was geschieht nachher? Es gibt viele Fragen aber wenig Antworten. Vielleicht müssen die Methoden geändert werden – von typischen in die untypischen. Obwohl man es nicht unbedingt machen muss – die Zeit wird es zeigen, was der Mensch braucht; das Wichtigste ist, dass der Mensch selbst es will und darüber weiß, und dass er sich zu gegebener Zeit am gegebenen Ort befindet.

Einmal hat mir ein Zuhörer eine Frage über einen Bandscheibenvorfall gestellt. Es hat sich ergeben, dass am Ende des Bandscheibenvorfalls ein Bild der Überbelastung des Menschen zu sehen war. Er hat sich mit verschiedenen Problemen so belastet, dass er sich selbst und seine Gesundheit vollkommen vergessen hat. Sobald ich es ihm verständlich erklärt und das Bild der inneren und äußeren Überbelastung aufgelöst habe, wurde der Bandscheibenvorfall geheilt. Der Mensch ist glücklich und hat es endlich gelernt, sich zu erholen, was viele immer noch nicht machen können genauso wie sie es nicht können, sich zu pflegen.

Danke für das Treffen. Auf den nächsten Treffen werden wir fortfahren.
Noch mal vielen Dank, bis zu neuen Treffen.   30.05.2009

Die Philosophie der Technologien. Teil 6

Auf dem heutigen Treffen werden wir das Gespräch über den Kern der Zelle und ihre Kooperation mit der Umwelt sowie über den Einfluss der Umwelt auf den Kern der Zelle fortfahren. Wie Sie bestimmt gemerkt haben, sind diese Prozesse typengleich. Also die gebildeten Impulse gehen aus dem Kern der Zelle aus, verbreiten sich auf den ganzen Körper und zeigen darauf, dass die Zelle bereit ist, sich zu teilen. Die aus den realen Handlungen, Ereignissen und Bildern der Welt in der Umwelt gebildeten Impulse kommen in den inneren Raum und gehen durch diesen durch. Sie erreichen die Zellenränder im Körper des Menschen sowie den Kern der Zelle. Und nicht nur das: sie beeinflussen die inneren Prozesse der Zelle und des Kerns. Die Grundlage der Zelle ist die Teilung. Ohne diesen Prozess fängt der Körper des Menschern sowie der Mensch selbst an, sich kardinal zu verändern – zu altern, dies wiederum beeinflusst nicht ganz positiv alle Prozesse im eigenen Körper. Die Zellen fangen an, die äußere Energiequelle für ihre Funktionsfähigkeit zu nutzen. Sie wird aber sehr schnell an vielen Stellen und in vielen Organen verbraucht und den Zellen fehlt es wieder an dieser mächtigen und notwendigen innere Energie.

Alle diese Prozesse sind kompliziert, besonders wenn man diese nicht kennt, aber wenn man sie versteht, nimmt alles wieder seine Ordnung. Ich werde jetzt ein kleines aber interessantes Beispiel aufführen. Einerseits gibt es nichts Besonderes in diesen Treffen, andererseits öffnen sie die Seelenräume des Menschen, die bis zum heutigen Tag nicht aktiv waren oder nicht mit voller Kraft eingesetzt wurden. Sobald aber Menschen diese Themen besprochen haben, wurden diese Seelenräume aktiviert und Menschen haben angefangen, das zu hören, was viele von Ihnen bereits gehört und worüber viele von Ihnen gewusst haben. Sie haben das gesehen, was sie in Ihrem Leben bereist beobachtet haben, aber aus verschiedenen und ganz verständlichen Gründen darüber nicht nachgedacht haben, wollten es nicht hören und dem nicht zuhören, wollten es nicht sehen und überhaupt sich entschlossen haben, dass es nicht wichtig sei. Sie haben bereits einen anderen Weg gewählt, der viel wichtiger und ernsthafter ist. So was geschieht immer bei vielen Menschen.

Aber es kann auch anders laufen, so wie wir oben besprochen haben. Es sind nur einige Beispiele aus dem Leben, es kann Tausende davon geben, vielleicht auch mehr, und sie können viele Menschen betreffen. Sie müssen nur hören können, worüber gesprochen wird, sie müssen nur sehen können, was gezeigt wird, und das, was es in der Welt gibt und was Ihnen in Ihrem Leben und in dem anderer Menschen sowie in Ihren Ereignissen und in denen anderer Menschen geöffnet wird.

Der Kern der Zelle sendet ebenso viele Impulse mit der Information über den für den ganzen Körper wichtigen Hauptprozess der Teilung der Zelle. Und der Körper – aber in erster Linie der Mensch selbst und dann sein Körper – muss diesen Prozess sehen, verstehen und akzeptieren können, um seinen Wohlstand sowie den anderer Menschen im Leben erschaffen zu können.

Worin liegt der Wohlstand? Er ist im Leben des Menschen durch sein Leben erschlossen. Wenn der Mensch es sieht und versteht, entwickelt er sein Leben und somit beeinflusst er sehr positiv das Leben anderer Menschen. Dieser Einfluss wird durch das

Erkennen seiner Position im Leben und in der Gesellschaft sowie das Erkennen seiner realen Gedanken und Handlungen verbreitet. Auf diese Art beeinflussen die Gedanken des Menschen den Raum des Lebens des Menschen; ebenso beeinflussen diese sehr stark seinen physischen Körper, egal ob durch die Energie oder Information - manchmal für den Menschen ganz unbemerkbar. All das erzähle ich Ihnen dafür, dass Sie es wissen und dadurch richtige Entscheidungen in Ihrem Leben und Ihren Ereignissen treffen können. So eine Lebenseinstellung, meiner Meinung nach, gibt dem Menschen die Möglichkeit, die Welt, andere Menschen, sich selbst sowie seine Handlungen, weiter zu sehen, nicht nur die Handlungen, die Sie jetzt leisten sondern die, die Sie früher geleistet haben, sowie die, die Sie noch leisten werden.

Ich bedanke mich für das Treffen. Wenn Sie mich wieder einladen, werde ich kommen. Wenn es nicht der Fall sein sollte, bin ich auch für diese Variante bereit.

Danke und bis zu neuen Treffen.

Ich sage es, nicht weil ich müde bin und keine Lust habe, mich mit Ihnen zu treffen. Sondern weil Sie lernen sollen, solche Entscheidungen zu treffen, die Ihnen gefallen. Wir treffen uns doch im Rahmen eines Dialoges und nicht weil es so sein soll.

Vielleicht soll es auch so sein aber wir treffen uns nicht deswegen, wir benehmen uns nicht so und nennen auch **so** unsere Treffen nicht. Man muss in seinem Leben seinen Weg mit Wissen sättigen und nicht von dem weg abweichen. Darin sehe ich den Sinn der Treffen, des Öffnens und der Übermittlung des Wissens von Mensch zu Mensch. Generell stellt dieser Prozess die Vorbereitung dessen dar, wie es ursprünglich beim Erschaffen der Welt und des Menschen war.

Gott hat das Wissen über das Leben dem ersten Menschen in so einer Sprache und mit so einer Intonation übermittelt, dass der erste Mensch dieses so verstanden hat, insoweit es ihm zugänglich war – der Sinn des Lebens und dessen Entwicklung.

Gott hat immer mit dem Menschen gesprochen und spricht. Wenn Menschen es schaffen, auf so ein Prozess des Erlangens und der Anwendung des offenen Wissens umzusteigen, werden sie offensichtlich ein inneres Impuls-Singnal-System erschaffen können, das es erlaubt, mit Gott zu kommunizieren und seine Stimme zu hören. Es ist unmöglich, das auf dem technischen Niveau zu erschaffen oder wiederzugeben, da der Sinn des Impulses im Inneren des Menschen liegt – es ist das umstrukturierte Licht der Seele des Menschen. Ausgerechnet das stellt einen perfekten Schutz vor allen und alles dar. So haben Sie einen direkten Lichtkanal, der offensichtlich viele erreichen will, aber ihre verschiedenen Gedanken lassen es nicht zu und etwas in sich selbst oder in ihrem Leben zu ändern, wollen sie nicht.

Noch Mal vielen Dank für die Einladung. Unbedingt komme ich noch Mal, um Sie wieder zu treffen.

01.06.09

Die Philosophie der Technologien. Teil 7

Auf diesem Treffen fahre ich mit dem Thema über den Kern der Zelle und über die Welt des Menschen fort. Aber bevor das Gespräch über diese Themen angefangen werden kann, möchte ich Ihre Aufmerksamkeit darauf lenken, dass ich den Themen keinen Namen gebe, ich versuche gar nicht, den Hauptzug der Ereignisse und des Wissens zu bestimmen, die in Form eines Dialogs - logisch gesehen - weiter zu besprechen sind. Ich spreche nicht darüber, obwohl ich ständig ICH sage.

Aber wer ist ICH? ICH ist ein Mensch und Philosoph, ich bin nicht größer oder geringer als jeder andere Mensch, ich bin nur derjenige, der ich bin; derjenige, den Gott erschaffen hat, genauso wie jeden von uns. Vielleicht denkt jemand anders und als ein Mensch hat er ein volles Recht darauf. Mir selbst ist es ein bisschen innerlich peinlich, immer ICH zu sagen, aber offensichtlich muss ich diesen Weg gehen, um mein wahres inneres ICH zu finden und zu verstehen.

Worin liegt hier die Besonderheit? Die Besonderheit liegt im Wissen. Dem ICH liegt pures Wissen zugrunde und es ist in der Regel im Menschen selbst und rings um ihn herum. Dem „wir" liegt das andere Wissen zugrunde, es ist ebenso rings um den Menschen herum aber es wird nicht von innen sondern von außerhalb betrachtet.

Wissen Sie, ich weiche von dem Thema nicht ab, sondern umgekehrt komme dem Thema näher – auf die auf den ersten Blick vielleicht ungewöhnliche Art und Weise.

Das Wort *Gott* hat eine ganz andere Bedeutung, anderen Sinn und anderes Wissen. Aber um es verstehen zu können, muss ein richtiger Weg gewählt werden. Jeder hat seinen besonderen Weg. Aber im Leben gibt es einen für alle gemeinsamen Weg und er ist meistens vorhersehbar und gleich. Welchen Weg betrachten wir? Kann es sein, dass wir von dem Weg abgewichen sind?

Wir betrachten den Weg, auf dem alle Objekte sich in ein gewissermaßen verständliches Bild des Lebens des Menschen sammeln. Muss man das Bild kennen und sehen? Bestimmt muss man. Um zu wissen, dass es hinter dem Bild – und es ist bunt und dick - die Welt Gottes gibt.

In der Welt Gottes gibt es Raumzellen, in denen wir unsere, wie wir denken glückliche, Welt bauen. Die Welt, durch die und in der wir die Welt Gottes vielleicht übersehen können. Die Welt Gottes, aus der wir alle mal ausgegangen sind und in die wir bald wieder reingehen. Und wir werden ihre Gesetze und Regeln des Lebens akzeptieren. Die Welt, in der wir nicht nur uns selbst sondern auch andere Menschen sehen werden. Es macht nichts, dass wir unsere Welt sehen und betrachten und dabei denken, dass es nur unsere Welt ist. Natürlich ist es unsere Welt, natürlich ist es die Welt aller, natürlich ist sie ewig und sie kommt vielen nicht unendlich vor. Offensichtlich sind unsere im Leben gesagten Worte dieser lebenswichtige Weg, es gibt keinen anderen. Was der

Mensch sagt, das baut er auch, das wird auch in seinem Leben geschehen. Und wenn der Mensch nicht sieht und nicht hört, dass es das in seinem Leben bereits gibt, gab und geben wird, wird auch nichts geschehen - bis es im Inneren des Menschen geschehen ist. Man muss es richtig verstehen können: es gibt alles im Leben des Menschen – Rettung und Nichtrettung. Was der Mensch wählen wird, bleibt seine Entscheidung. Sobald der Mensch eine Entscheidung getroffen hat, wird sie wahr. Und wenn der Mensch sich nicht entscheiden möchte, wird es neben ihm bleiben aber es wird nicht wahr.

Ich kann darüber nicht schweigen. Vielleicht ist es eine Abweichung vom Thema, vielleicht aber auch nicht, die Entscheidung liegt bei Ihnen. Deswegen haben bei mir Themen keine Namen. Wir sprechen nicht über das Gleiche, wir sprechen über verschiedene Sachen in einem Zimmer von so einem großen Gebäude der Welt. Vielleicht ist es dumm, aber wir sprechen darüber. Und in der Welt der Menschen gibt es etwas, was den Kern der Zelle beeinflussen kann. Und wenn man nicht erschafft sondern nur die Spannfeder der sozialen, moralischen, ethischen und ideologischen Richtungen des Menschen festdreht, kann dies den Kern sowie den Chromosomensatz im Kern der Zelle, wie Sie bestimmt verstanden haben, sowohl positiv als auch nicht ganz positiv beeinflussen.

Wir studieren unser ganzes Leben wie eine innere Matrix, in der es alles, was wir brauchen, gibt. Und diejenigen, die lange leben, haben nicht nur eine sondern mehrere Matrizen, es fällt Ihnen viel einfacher zu kommunizieren als uns, sie haben Wissen und übermitteln es uns. Was wissen sie? Worüber erzählen sie? Es ist unser Leben mit allen möglichen Varianten, die wir wählen können. Es ergibt sich, dass in unserem Inneren durch unsere verschiedenen Gedanken die Licht- und Energiestrukturverbindungen entstehen, die unseren Körper zusammenhalten und ihn mit allem auffüllen, dank dessen er leben kann. Wenn die Gedanken aber schwer sind, wird die Verbindung abgebrochen oder in die Länge gezogen, und der Körper, so wie wir selbst, wird alt und krank.

Wenn man seinen Körper umstrukturiert oder zum inneren Wesen – die Quelle des Lebens des Menschen - näher bringt, kann man den Mechanismus der Verjüngung sehen. Und wie funktioniert der Mechanismus? Wenn wir die Skala des Maßstocks zurückschieben, wird unser Körper jünger, da er von innen, wie früher, eine natürliche Energiequelle bekommt. Unser Bewusstsein und unser Wissen vergrößern sich um das Vielfache, das heißt, sie verschieben sich nach vorne. Wir können äußerlich sehr jung werden und innen – weise. Wie früher erwähnt, werden wir die Matrix, die wir an Ende des Anfangs des neuen Lebens sehen können, früher und sofort sehen und vielleicht, wenn wir Glück haben, nicht nur eine sondern mehrere. Denken Sie darüber nach, da der Mensch, genauer gesagt sein Körper dem Altern sowie der Ablagerung der innerlich-gedanklichen Last der Ereignisse ausgesetzt ist. Wenn man es aber richtig versteht, kann man diese Last in seinem Inneren umstrukturieren, da es eine Karkasse aus Gedanken und Verbindungen gibt, eine beständige Karkasse, die den Körper des Menschen zusammenhält und bindet – in einem bestimmten Zustand seinen Ereignissen entsprechend. Wir heilen das Äußere, das Innere ist vielen aus verschiedenen Gründen unbekannt.

Wie kann man das Äußere heilen, dessen Wesen und Gewebe aus dem Inneren stammen? Ein Kind wird im Geheimen gezeugt, wächst im Inneren des Menschen und geht nach draußen in so einem Zustand, dass es bereits das Äußere sehen kann; das Äußere, das es rings um alle Menschen herum gibt, das Äußere, das allen zugänglich ist. Im Inneren des Menschen, in seinem Kern, in den Chromosomen gibt es alles, was ihn äußerlich umgibt. Und wir suchen im Kern der Zelle nur das, was unser Äußeres heilen kann. Es ist egal, wer sucht – ein Arzt oder Heilpraktiker; es sind alles äußerliche Attribute – wer, womit und auf welche Art und Weise etwas macht.

Stellen Sie sich den Weg und das Leben aller Menschen vor, alle gehen diesen Weg. Wer was sagt und wie jeder sich wahrnimmt ist natürlich sehr wichtig und interessant. Aber alle gehen denselben Weg. Das, was jeder sagt und macht, wird sich auf alle, die diesen Weg gehen, verbreiten, und auf diesem Weg sind alle Menschen. Wenn es für Sie interessant ist, werde ich fortfahren. Ich habe allerdings nur zwei Treffen mit Ihnen, also wenn sie Fragen haben, fragen Sie.

Kann man eine Frage stellen? Ja, natürlich.

Sie bauen Ihre Themen nach einem gebräuchlichen Struktursystem der Vorlesungen, Fragen und Antworten und in der Regel des Öffnens der Themen?

Antwort. Ja, es kann wirklich sein. Natürlich ist es eine humorvolle Antwort, ohne Humor kann man nicht leben, sonst sieht man alles zu ernst und kompliziert. In Wirklichkeit liegt die Spezifik des Aufbaus darin, dass man neue Objekte öffnen muss, die viele als nicht lebendige Gegenstände wahrnehmen. Wir alle leben in der einheitlichen Welt aller Menschen. Wenn man darüber fragen möchte, wer mit wem im Leben des Menschen kämpft, wird die Antwort offensichtlich sein: meistens kämpfen Menschen mit sich selbst und anderen Menschen. Deswegen sagen viele Menschen, dass die Welt und ihr Leben in dieser Welt ein Kampf ist. Und es gibt viele Menschen, die es sagen. Wenn man den Fakt in Betracht zieht, dass ein Mensch im Leben anderer Menschen vieles ändern kann, gibt es sehr viel, worüber man nachdenken soll.

Unsere Zellen und besonders ihr Kern spielen in Wirklichkeit keine einfache Rolle. Sie verstärken die Energie in unserem Inneren, durch die und mithilfe deren wir das erschaffen, was wir in unserem Leben haben. Damit ist alles gesagt.
Danke für das Treffen.   03.06.2009

Die Philosophie der Technologien. Teil 8

Auf dem heutigen Treffen fahren wir fort, über den Kern und die Zelle des Menschen zu sprechen. Aber zunächst möchte ich das Thema und die vorherigen Themen erläutern. Wie Sie bemerkt haben, öffne ich diese Themen ohne diesen Namen zu geben. Es kann Ihnen vorkommen, dass ich mich auf mich konzentriere, da ich ein Philosoph bin. In Wirklichkeit ist alles sehr einfach, ich könnte diesen Themen Namen geben, aber, wir ich früher bereits erzählt habe, viele Menschen modellieren verschiedene Programme des Benehmens und des Einflusses und ich möchte nicht, dass diese Themen auf irgendeine Weise gegen den Menschen gerichtet werden könnten.

Unser Gespräch, alle unsere Treffen sind auf die Hilfe für Menschen gerichtet, und diese Linie soll nicht nur verständlich und klar sondern durch die Wörter und Handlungen der Rettung geschützt sein. Deswegen haben alle Themen den Namen „Philosophie". Es steht in Harmonie zu dem Namen dessen, wen Sie eingeladen haben - des Philosophen, mit anderen Worten – ich, derjenige, der seine Meinung nicht aufdrängt, sondern das sagt, was er genau weiß. Jeder hat das Recht, das Gesagte auf seine Weise zu interpretieren – mit Humor, mit Witz, da er es nicht gelernt hat, oder ernsthaft. Ich setze mir kein Ziel, jemandem zu befehlen, einen bestimmten Weg zu gehen, ich öffne nur den Weg. Jeder kann selbst wählen, was ihm am besten gefällt, da der Mensch seine Wahl in seiner Seele macht, dort, wo er bestimmte Aufgaben sich selbst, seiner Persönlichkeit, seiner Welt stellt; die Aufgaben, die er in seinem Leben realisiert. Deswegen bitte ich Sie, mich richtig zu verstehen: jeder hat seine Aufgabe, ich habe diese Aufgabe und bin sehr froh darüber. Ich fordere Sie ebenso dazu auf – sich auf das Leben zu freuen, statt immer traurig und verbittert zu sein.

Ausgerechnet Freude öffnet die Tür des Lebens und der Welt aller und eines jeden. Trauer und Verbitterung versuchen, den Menschen zu einer bestimmten Tür zu führen, hinter der es Finsternis und lautlose Stille gibt.

In Freude werden Sie geboren und in Freude leben Sie, Sie werden immer wieder geboren. In Trauer verblühen Sie, Sie vergessen Sonne und Lebenswasser.

In Freude wachsen Sie und haben Interesse an allem und allen. In Trauer verlieren Sie das Interesse und vergessen sich selbst und andere Menschen.

In Freude öffnen Sie die Welt rings um Sie herum, in Ihrem Inneren sowie andere Menschen. In Trauer sperren sie sich vor sich selbst und somit vor anderen Menschen ab.

In Freude erkenne Sie alles. In Trauer hören Sie kein Wort, das mit Leben und Hoffnung, mit Hilfe und Aufrichtigkeit, mit Liebe und Licht gefüllt ist.

In Freude leben Sie. Wenn Sie sich in Trauer versetzen, können Sie sich vom Leben so weit entfernen, dass die Worte über das Leben des Menschen unverständlich und undeutlich werden.

Freude öffnet uns die Welt und begleitet uns in dieser Welt. Lassen Sie uns das Leben so nehmen wie es in Wirklichkeit ist!

Wenn wir über die Zelle und den Kern sprechen, muss man erwähnen, dass sich die Matrix mit dem Aufgabenset im Inneren der Zelle befindet. Genauso befinden sich im Inneren der Zelle das Licht und die Energie – mit geringer Entfernung voneinander. Die aktive Phase oder Reaktion tritt mit der Verbindung der Matrix mit den Lebensaufgaben des Menschen auf – mithilfe des Lichts und der Energie. Dabei findet nicht nur die Teilung der Zelle statt – und es ist die Grundlage des Lebens des Körpers des Menschen – sondern werden eine bestimmte Aufgabe und Handlung in die Zelle des Körpers des Menschen eingefügt. Und der Körper selbst bekommt einen mächtigen lebenswichtigen Impuls, der die Aufgaben des Körpers und die Handlungen des Menschen bildet und diese sehr deutlich zeigt. Alle diese Impulse bringen den Menschen zu der gemeinsamen Lebensquelle näher und lassen den Menschen sich von dieser Quelle ernähren. Diese Quelle ist vor menschlichen Augen versteckt und es wird diesbezüglich nicht spekuliert.

Wir leben weiter und alles scheint so zu sein, wie es sein soll. Und in Wirklichkeit muss man weiter leben und es ist gut, dass es uns allen gelingt. Jedem auf seine Art, aber das macht nichts, wir leben alle verschieden, aber wir leben.

Die Antriebskraft im Inneren des Kerns ist allerdings die Liebe Gottes, die alle wichtigen Komponenten verbindet. Die Liebe Gottes verbindet alles und bringt es in Gang, die Liebe Gottes verbindet alles bis zu dem Moment, ab dem es selbständig existieren kann. Unsere Teilnahme ist ebenso sehr wichtig, da wir, indem wir unsere Liebe zu Gott und Menschen widerspiegeln, uns in diesen Prozess unmittelbar einschalten, nachdem wir es gelernt haben, diesen zu steuern. Wenn wir wissen, wie man in einer Zelle, im Kern die mit dem Leben verbundenen Prozesse erschafft, werden wir uns ändern können, indem wir in erster Linie unser Leben und unsere Ereignisse zum Besten geändert haben.

In diesem Sinne beende ich das Treffen, ich bedanke mich bei Ihnen und verabschiede mich bis zum nächsten Mal.

Natürlich sind diese Themen und Überlegungen in einer kurzen Form aufgeführt. Ich möchte Ihnen zunächst eine kurze Fassung vorstellen, um zuerst Ihre Aufmerksamkeit darauf zu lenken und erst danach vieles Ihrer Seele, Ihrem Blick, Ihrem Gehör und Verständnis öffnen. Wie dem auch sei, halte ich mich an diesen Plan und möchte diesen nicht ändern. Offensichtlich muss man vieles aus dem Gesagten durch sich durchlaufen lassen und am besten soll es in einem ruhigen und nicht in einem anderen Zustand gemacht werden. Dabei soll man einen klaren Verstand und ein deutliches Ziel vor sich haben: was möchte ich hören und wozu brauche ich es? Diese Frage stellt man sich eher innerlich als äußerlich und sie ist an das Innere des Menschen adressiert. Wenn Sie sich selbst diese Frage beantworten können, können Sie sich weiter bewegen und werden es gut machen können. Sie sollen niemanden für die verlorene Zeit beschuldigen, Sie sollen keine Ereignisse vorwegnehmen, Sie sollen einfach ruhig und besonnen den Sinn des Gesagten, seine Tiefe und Bedeutung verstehen.

Noch Mal Danke schön. 21.06.2009

Die Philosophie der Technologien. Teil 9

Auf dem heutigen Treffen – es wird hoffentlich sehr einfach in Bezug auf die Verständlichkeit sein – werden wir über verschiedene Richtungen im Leben des Menschen sprechen. Alle diese Richtungen laufen auf eine Richtung hinaus – das Leben und Ereignisse des Menschen. Wenn Sie den Namen des Themas betrachten, der sich unter keinen Umständen ändert, sehen Sie unbedingt, dass der Name „Die Technologien im Leben des Menschen" durch verschiedene Themen aus dem Leben selbst hervorgeht. Um das Leben zu beschreiben, wenden verschiedene Menschen dieselben Wörter an, aber sie sammeln diese und führen sie in einen Satz jeder auf seine Weise, sie sehen jeder auf seine Weise die Bedeutung und den Sinn, und diese Wörter erzählen über das Leben vieler und vieler Menschen.

Die Geschichten der Menschen, die lebensecht, aufrichtig sind und das Wahre Lebensbild öffnen, sind sehr interessant und als Beispiele der inneren Bildung der Menschen anwendbar. Sie ziehen Menschen an, da sie einen bestimmten Sinn menschlicher Beziehungen und der Zeit der Herkunft öffnen.

Jeder, der solche Texte schreibt, stellt sich offensichtlich in seinem Inneren die Aufgabe des Erkennens der menschlichen Seele, unter anderem auch des größten Teils der zwischenmenschlichen Dialoge sowie Dialoge mit sich selbst. Sie fügen sogar in den Text andere Figuren ein, in denen man trotzdem den Menschen und seine inneren Überlegungen wieder erkennen kann, sein Selbstvertrauen und Nichtselbstvertrauen, seine innere Stimme und das Gespräch mit sich selbst, das der Mensch nach seiner Entscheidung offen gelegt hat.

Natürlich sind auch die Büchernamen nicht zufällig, natürlich könnte man vieles sich auch anders abspielen lassen. Natürlich könnte man das Buch auch anders nennen, allerdings passt dieser Name dem Buch nicht, aber gewissermaßen scheint alles mindestens äußerlich ruhig auszusehen. Vielleicht soll man viele Dinge und Ereignisse im Leben nicht so ernst nehmen. Vielleicht könnte vieles anders laufen. Aber es gibt ein „aber", das allem seine Ordnung gibt – die Seele des Menschen; die Seele, die Ihnen die Namen der Bücher sowie deren Fabel öffnet; Ihre Seele, die Ihnen Freude und Zufriedenheit davon, was Sie gelesen und verstanden haben, gibt; davon, dass Sie Ihre Seele vom großen Wissen befreien, indem Sie es aufs Papier übertragen, und somit immer wieder neues Wissen öffnen, das interessanter und ungewöhnlicher ist als das vorherige.

Sie hören die Stimme Ihrer Seele und das Atmen des Lebens, Sie hören den Pulsschlag als eine Richtung der Hauptereignisse Ihres Lebens. Sie können diese kennen, da Sie an ihnen teilnehmen. Wenn es Ihnen klar wird, fühlen Sie in Ihrem Inneren eine helle erfrischende Freude. Muss man im Leben auf seine menschliche Freude verzichten? Dafür gibt es sie doch, um dem Menschen zu helfen und ihm das Leben zu öffnen.

Das Leben beinhaltet Grundlagen des Menschen solche wie Freude, Glück und Liebe.

Das Leben öffnet den Sinn und die Bedeutung der Handlungsgrundlagen und Gedanken des Menschen.

Das Leben öffnet den Menschen aus verschiedenen Seiten, unter anderem aus der inneren und äußeren Seite.

Ausgerechnet das Leben gibt dem Menschen die Freiheit, die jeder von uns an verschiedenen Orten durch verschiedene Ereignisse und auf verschiedene Art und Weise sucht und manchmal sogar versucht zu kaufen oder zu besorgen oder vielleicht sogar zu erjagen. Warum geschieht es? Offensichtlich ist es die Angewohnheit des Menschen etwas, was er haben möchte, zu erkämpfen: Liebe, Glück, Freude, dabei zwingt er sich in den meisten Fällen, sich für andere zu freuen. Es ist aber immer schwierig, wenn man sich für sich nicht freuen kann, kann man die Freude anderer Menschen manchmal einfach nicht verstehen. Und das Funktionsschema ist in Wirklichkeit sehr einfach.

Wenn man Liebe hat, soll man diese bewahren und vermehren. Dann wird man immer Liebe haben und immer mit anderen nach seinem Ermessen seine Liebe teilen.

Wenn man Glück und Teilnahme besitzt, wird man in Wirklichkeit in das Leben anderer Menschen Einsicht nehmen können. Somit wird man anderen Menschen helfen können. *Glück ist das Licht des Lebens, derjenige, der das Licht hat, hat auch den Weg.* Derjenige, der den Weg hat, hat immer gute und klare Beziehungen mit anderen Menschen, gegenseitiges Verstehen, Pflicht- und Verantwortungsbewusstsein. Er hat Pflichtbewusstsein in Bezug auf allgemein-menschliche Werte, solche wie Wahrhaftigkeit, Ehrlichkeit und Aufrichtigkeit. Auf diese einfache Weise wird der Mensch nie einsam sein, wenn er durchs Leben geht und seinen Weg kennt. Er wird nie allein sein, wenn er am Leben anderer Menschen teilnimmt. Und es ist eine Freude, dass es im Leben noch die Menschen gibt, die Ihnen durch ihre Liebe zum Leben, zu den Menschen und der Welt helfen können. Es ist die wichtigste und Hauptarzneimittel im Leben jedes Menschen. Deswegen kann der Mensch seinen hellen und klaren Weg mit anderen Menschen zusammen gehen ohne etwas zu verlieren, indem er etwas hat und das entwickelt, was ihm Gott gegeben und geschenkt hat.

Es ist ein großes Glück, mit allen Menschen zusammen gehen, sie lieben und einem einzelnen helfen zu können. Wir danken Gott unendlich dafür.

Es kann nichts perfekter als die Liebe des Menschen zur Welt, Menschen, Gott und zu allem, was Gott erschaffen hat und erschafft, sein. Und wenn doch, dann ist es die Liebe anderer Menschen zur Welt, zum Mensch und zu Gott. Deswegen wenn Menschen mit Liebe, Glück und Freude leben, ist Ihr Leben somit richtig, sicher und erfolgreich.

Was muss man erfinden, wenn der Mensch seine Liebe verliert, und ob man es machen soll. Ohne Liebe weicht er von seinem Weg ab, verliert Licht, Freude und Glück, die Teilnahme anderer Menschen an seinem Leben, verliert das Interesse am Leben. Was spiegelt der Mensch wider? Ärger, Aggression und Zerstörung. Wer braucht es: die Welt, Menschen, der Mensch oder vielleicht Gott? Nein, niemand braucht es, aber aus irgendwelchen Gründen existiert das alles. Das alles existiert, weil wir selbst es in unser Leben reinlassen und durch uns – wir alle sind doch Menschen – geht es weiter zu anderen Menschen. Dadurch verlieren wir die Bedeutung und den Sinn vieler Wörter. Somit verlieren wir uns selbst. Dann versuchen wir unsere Liebe, Glück und Freude wieder zu finden, in vielen Fällen zu kaufen und manchmal sogar durch Schwindel zu erlangen. Aber es gelingt uns nicht. Auf diese Weise kommt es zu uns nicht zurück. Man kann es nur mit seiner Seele sehen und entwickeln. Aber das ist für viele Menschen absolut unverständlich. Es ergibt sich, dass der Mensch dementsprechend lebt, was er hat. Und viele haben so viel von materiellen Werten, aber diese helfen in solchen Fällen nicht, sie stören sogar. Sie stören nicht, weil sie materieller Natur sind oder weil davon zu viel da ist. Wir, als Menschen, sind zum Materiellen näher gekommen, das heißt, wir brauchen es, genauso wie man es braucht, das Materielle in seinem Leben zu entwickeln, es zu haben und zu besitzen. Sie stören den Menschen, weil er sich dabei an seinen Weg nicht halten kann. Dafür fehlt es ihm an geistiger Entwicklung, da man sich immer an bestimmte Verhältnisse zwischen dem Menschen und der Welt halten muss. Je mehr vom Materiellen da ist, desto mehr von der geistigen und inneren Entwicklung ist da. Die geistige Entwicklung muss höher als alles andere sein, dann ist der Weg heller und verständlicher. Wofür und für wen das alles, nur für den Menschen selbst oder zum Wohl aller Menschen, für ihre Arbeit und Prosperität?
In diesem Sinne möchte ich das heutige Treffen beenden, bis zum nächsten Mal.
Danke.   29.06.2009

Die Philosophie der Technologien. Teil 10

Auf dem heutigen Treffen fahren wir mit dem Gespräch über das Glück, die Liebe, die Freude und das Leben des Menschen fort. Alle diese Wörter, wie auch ihr Sinn, haben für den Menschen eine große Bedeutung und sind in dem Kreis der besonderen Richtungen eingeschlossen, die der Mensch selbst erweitert und sich dafür seine grundsätzliche Zeit nimmt oder die Zeit, die von den anderen Richtungen und Beschäftigungen übrig geblieben ist. Daraus folgt alles und fängt an zu existieren. Wenn der Mensch sich wenig Zeit für das Verstehen der Wörter *Liebe, Freude und Glück* nimmt, bewegt er sich durchs Leben nicht einfach, sogar schwierig, da ausgerechnet der Sinn und die Bedeutung dieser Wörter und Handlungen dem Leben des Menschen zugrunde liegen.

Wann wird der Mensch mit großer Freude aufgefüllt? Wenn der Mensch sich für andere freut. Besonders für ihre Erfolge im Leben, in der Arbeit, für die Handlungen, die auf eine besondere Weise den Menschen auf der inneren Ebene eine Stufe höher heraufheben. Es ist dafür notwendig, um es dem Menschen möglich zu machen, sein Leben sowie das anderer Menschen besser und weiter sehen zu können sowie das verstehen zu können, wie er in seinem Leben handelt und welche Absichten er dabei hat, wie, wohin und mit wem er geht, was er dabei denkt und wie er sich dabei benimmt. Und das Wichtigste ist es, ob alles was er tut und worüber er denkt, in seiner Seele im Einklang oder im Gegensatz zu einander steht. Wenn etwas dem Menschen nicht gefällt, dann ist es logisch gesehen nicht zu seinem Nutzen. Was nicht zum Nutzen ist, ist zum Schaden. Braucht der Mensch Schaden? Offensichtlich nicht. Dann muss der Mensch im Einklang mit seiner Seele handeln, egal was und wie es im Leben passiert.

Die Grundlage des Lebens des Menschen ist die Seele.

In der Seele finden die Entwicklung und der Aufbau des Lebens statt.

In der Seele des Menschen hat Gott das Leben erschaffen.

Dann ist die Grundlage der Seele das Leben, das Leben stellt im Menschen die Eigenschaften und das Dasein der Seele dar. Und wenn Sie sich die Frage stellen, wo die Seele ist, ist die Antwort offensichtlich – in unserem Leben.

Das Leben ist die Seele, die Seele ist das Leben. Wenn wir an unsere Seele nicht glauben, glauben wir uns selbst nicht, genauso wie wir an unser Leben nicht glauben.

Das Leben und die Seele sind ein Ganzes. Man darf das Leben ohne Seele und die Seele ohne Leben nicht betrachten, man kann auch nicht sagen, dass der Mensch für sich allein lebt. So was kann keinem der Menschen geschehen.

Der Mensch ist immer neben Gott, sogar derjenige, der an Gott nicht glaubt, da Gott immer neben dem Menschen ist. Gott glaubt an alle und einen jeden – im Gegensatz zu Menschen. Deswegen sind Gott und der Mensch im Grunde genommen einheitlich; Gott ist nicht einsam, er ist immer mit allen und einem jeden. Der Glauben des Menschen ist natürlich individuell, aber die Wahl Gottes aller Menschen sowie die Wahl der Menschen ist die Rettung, die Wahl und der Wille Gottes. Wer kann den Willen beeinflussen? Niemand außer Gott.

Kann die Seele und das Leben, die Gott dem Menschen gegeben hat, ihm weggenommen werden? Natürlich nicht. Menschen nehmen dem Menschen aus Unwissenheit und Barbarei seinen Körper weg und denken dabei, dass sie ihm das Leben und die Seele weggenommen haben. Das kann nicht sein. Die Seele ist das Leben, das Leben des Menschen ist seine Seele, man kann nichts anderen wegnehmen. Diejenigen, die anders denken, die Kriege anstiften und den Körper des Menschen vernichten, verkomplizieren in erster Linie ihr Leben, da sie durch diese Handlung die Welt zerstören und vernichten, die Welt, in der sie leben, und somit vernichten sie sich selbst. Sie vernichten sich selbst – die Menschen, die genauso wie alle anderen sind, die genau so einen Körper haben, der sich von den anderen nicht unterscheidet. Durch diese aggressiven Handlungen beeinträchtigen sie ihren Körper und ihren Weg und bringen sich um Liebe, Freude und Glück. Deswegen ist die größte Sünde der Menschenmord. Die Sünde kann zunächst in den Gedanken und erst dann in den Handlungen des Menschen zum Vorschein kommen. Diese Sünde wächst aus dem Inneren des Menschen, deswegen zerstört sie den Menschen. Nichts kann den Menschen so ruinieren und verändern wie die Gedanken des Menschen, als das, was der Mensch durch sein Herz durchlaufen lassen und nach draußen gelassen hat. Somit hat der Mensch das Schlimmste, was Menschen überhaupt haben können, widergespiegelt. Das ganze Äußere besitzt so eine mächtige Zerstörungskraft nicht - egal wie mächtig es selbst ist - wie das Innere, das durch den Menschen deformiert worden war.

Derjenige, der sein Inneres als glücklich und freundlich aufbaut, findet die Liebe der Welt als seinen Lebensraum, den Raum der Seele und deren Handlungen; den Raum, in dem jeder seinen Körper aufbaut und ihn mit Freude, Glück und dem Licht der Liebe auffüllt. Das Ganze kann nur unter einer Bedingung geschehen: unter der Teilnahme Gottes und aller Menschen. Genauso geschieht es auch und wird geschehen. Deswegen folgen Sie der Stimme Ihrer Seele – lieben Sie, freuen Sie sich und seien Sie dabei glücklich.

Danke für das Treffen.   29.06.2009

Die Philosophie der Technologien. Teil 11

Auf dem heutigen Treffen werden wir über die Energie des Menschen im Leben sprechen. Über die Energie selbst wurde bereits viel gesprochen, es wurden viele Beispiele und Erklärungen aufgeführt. Aber um fortfahren zu können, müssen wir dieses Thema auch betrachten.

Lassen Sie uns zuerst feststellen, dass die Energie des Menschen verschieden ist. Im Inneren gibt es eine Energie, sie dient für den Aufbau der Außenereignisse des Menschen. Und die äußere Energie dient dafür, den Menschen damit aufzufüllen, was sie bringt – mit ihrem Sinn. Im Körper des Menschen gibt es ebenso so ein System. Es ist, meiner Meinung nach, das Hauptsystem, das viele Prozesse steuert. Dieses System ist hormonaler Natur, es verkörpert durch sein Wesen das Bild und Ereignisse des Menschen, seine Gedanken und Energie, es scheint den Menschen an der Hand zu einer bestimmten Grenze zu führen. Sobald der Mensch diese Grenze überschritten hat, fängt an das vom Menschen geplante sich zu ereignen.

Das Steuersystem selbst funktioniert im Inneren des Menschen ganz einfach. Es baut seine Funktionsweise auf, indem es sich im wahren Sinne des Wortes auf die Schritte des Menschen orientiert. Der Mensch macht Schritt für Schritt, er überlegt sich gut seine Schritte und investiert in diese sein Bild und sein Streben, das Ziel zu erreichen. Das Hormonsystem, das Prozesse im Inneren des Menschen bildet und steuert, macht dementsprechend Schritt für Schritt, wie bei Frauen so bei Männern. Ein Schritt – Männerhormon, zweiter Schritt – Frauenhormon. Wenn sich die Ereignisse aus verschiedenen Gründen unterbrechen, werden die Schritte des Menschen im Leben unterbrochen und das Hormonsystem gerät ins Stocken. Es entsteht eine Lücke oder ein Zwischenraum in der Verhaltensweise im Inneren des Menschen. Hormone entfernen sich von einander, somit entsteht in der Leere – genauer gesagt kann entstehen – das, was da nicht sein soll und früher dort nicht war. Der Grund liegt im Körper des Menschen, er führt zu einem Gesundheitsproblem – zu einem kleinen oder großen.

Wenn der Mensch sich selbst, seinen Ereignissen, seiner inneren Welt, seiner Laune und seinen Gedanken keine Aufmerksamkeit schenkt, wächst das Problem. Und es kann dazu führen, dass das Problem und nicht die Gesundheit des Menschen dominieren wird. In diesem Fall ist der Mensch verpflichtet, etwas zu unternehmen, ob er es möchte oder nicht. Die äußeren Ereignisse bilden sich nicht, die äußere Energie der Welt nimmt ab. Unter solchen Umständen kann sich der Mensch zum Beispiel der Welt und den Menschen gegenüber beleidigt fühlen. Die Beleidigung fängt an, die äußere Energie an der Grenze des Körpers des Menschen ihm wegzunehmen, die Energie, die auf die Erweiterung der inneren Welt des Menschen selbst gerichtet wurde – durch das Wesen der Außenobjekte, deren Notwendigkeit und Nutzen.

Der Bruch des Hormonsystems führt zu den Problemen mit der Energie des Menschen, zum ihren Verlust und zum Auftreten von Diskomfort im Urogenitalsystem: bei Männern – mit Nieren und Prostata, bei Frauen – mit Nieren und weiblichen Geschlechtsorganen. Wenn man keine richtigen Maßnahmen ergreift, kann der Mechanismus des Drucks auf die Gefäße des gesamten Körpers eingeschaltet werden, unter anderem auf den Kernpunkt des Systems – auf das Herz-Kreislaufsystem. Natürlich spürt der Mensch in vielen Fällen innere körperliche Schwäche sowie Schwäche und Diskomfort in den Beinen. Auf Tumorprozesse bezogen sieht es so aus: je länger und größer der Unterschied im Hormonsystem ist, je größer die Laufweite zwischen den Schritten des Menschen ist, je unterschiedlicher die Proportion der männlichen und weiblichen Hormone ist, desto schneller entsteht im Körper des Menschen ein Problem, das schwer zu lösen ist. Die innere Energie kann sich nicht nachfüllen auf Grund des Abbruchs der äußeren Schritte des Menschen. Man muss aber die Verstärkung der Schritte richtig verstehen, wer welche Schritte machen soll. Wenn eine Frau in ihrem Inneren die Wirkung männlicher Hormone verstärkt – es sind die äußeren Schritte – wird die Reaktion des Körpers entsprechend sein; wenn die Wirkung weiblicher Hormone verstärkt wird, ändert sich das Aussehen, zum Beispiel kann die Frau zunehmen. Das, was ich erzähle, ist nicht kompliziert. Man muss nur den Sinn verstehen.

Die innere Energie des Menschen sind seine äußeren Ereignisse, eines der Hormone ist für diesen Prozess zuständig und beeinflusst diesen: bei Männern ist es ein männliches Hormon, bei Frauen – ein weibliches. Die äußeren Ereignisse sind entsprechend die Energie, die den Menschen auffüllt – der zweite Schritt in der Realisierung der Aufgaben des Menschen. Der zweite Schritt bei Männern ist ein männliches Hormon, bei Frauen – ein weibliches. Es sind Harmonie oder Vorwärtsbewegungen des Menschen nötig. Wenn der Mensch sich in seinen Ereignissen bewegt hat und dann runter gefallen ist, muss man wissen, wo genau und wie es geschehen ist: im Inneren des Menschen oder rings um ihn herum. Dies hilft zu verstehen, wie es mit der Energie des Menschen und seinem Hormonsystem in seinem Inneren aussieht. Dank solcher Diagnostik kann man Ursache und Wirkung erkennen und verstehen genauso wie den Ausweg des Menschen aus der Situation.

Natürlich sichert die vollständige Harmonie Glück und Erfolg, Freude und die Lösung der der Aufgaben des Menschen.

Natürlich bestimmt das Verhalten zu der Welt, zu sich selbst, zu Menschen die Schritte im Leben des Menschen.

Natürlich sind die Liebe, das Glück und die Freude in der Seele des Menschen die Orientierungspunkte der Entwicklung seines Lebens und somit des hormonellen Weges und der begleitenden Ereignisse.

Natürlich ist das Verstehen des Menschen der Orientierungspunkt dessen, zu dem der Mensch geht und seine Schritte macht.

Natürlich sind die innere und äußere Energie miteinander verbunden, aber es gibt auch bestimmte Unterschiede.

Danke für das Treffen, beim nächsten Mal werden wir das Gespräch über die Energie des Menschen fortsetzen.

03.07.2009

Die Philosophie der Technologien. Teil 12

Auf dem heutigen Treffen setzen wir unser Gespräch über die Energie des Menschen fort. Es kann natürlich viele Richtungen und Vorgehensweisen geben, und sie alle sind verschieden. Wir werden sehr sorgfältig so ein Thema wie Beziehungen zwischen Frauen und Männern analysieren.

Die Schlüsselfrage des Themas wird die Energie der Menschen und deren gegenseitiger Energietausch – die Männer- und Frauenenergie - sein. Im vorherigen Thema habe ich bereits darüber gesprochen, dass die inneren und äußeren Hormone, wenn man diese so nennen darf, eine bestimmte Rolle sowohl bei Frauen als auch bei Männern spielen. Der Energietausch ist notwendig, damit der männliche und weibliche Körper ausgeglichen funktionieren können, unter anderem - damit diese Hormone aufgefüllt werden können: bei Frauen – weibliche Hormone, bei Männern – männliche. Ausgerechnet der Mangel an dieser Energie führt zu einem unstabilen inneren Zustand, der das Leben, die Gesundheit und die Ereignisse des Menschen unmittelbar beeinflusst. Wenn der Mensch keine Möglichkeit in seinem Leben finden kann, um sich mit dem Glück der Beziehung aufzufüllen – der Beziehung eines Mannes mit einer Frau, einer Frau mir einem Mann – oder ein Kompromiss, warum muss man sich wundern, dass im Urogenitalsystem eine Stauung entsteht. Dies beeinträchtigt die Stoffwechselvorgänge des Gehirns, unter anderem auch die Entwicklung, die Fortbewegung und die Ereignisse des Menschen. Man kann sogar behaupten, dass es genauso die Eigenheit beeinträchtigt, das heißt, der Mensch versucht, ein Problem zu lösen aber es gelingt ihm nicht. Und man kommt nicht sofort darauf, dass es an dem Energiemangel liegt, der Energie der zwischenmenschlichen Beziehungen. Man sagt nicht um sonst: man soll in seinem Leben ein Haus gebaut, ein Baum gepflanzt und ein Kind erzogen haben. Es geht dabei um ständiges Streben nach der Schöpfung, nach etwas Besserem. Und was ist etwas Besseres wenn nicht die Schöpfung?

Derjenige, der erschafft, lebt mit Liebe. Und die Liebe des Menschen, wie es bekannt ist, beschützt und behütet. Die Beziehungen zwischen einem Mann und einer Frau bauen sich auf der Grundlage der Liebe und des gegenseitigen Verständnisses auf. Nur unter diesen Bedingungen entwickelt sich das Leben mit einem anderen Menschen harmonisch. Die Fürsorge um einen anderen Menschen spiegelt immer und überall das Licht der Wärme und der Beziehungen wider. Wenn die Zeit gekommen ist, muss man seine Seele der Liebe eines anderen Menschen entgegen öffnen, der Liebe, die aufwärmt, die allen hilft, der Liebe, die die ganze Welt und alle Länder dem Menschen entgegen öffnet.

Die Aufbewahrung und Vermehrung der Liebe ist in Wirklichkeit die Entwicklung des Menschen. Derjenige, der sich ständig in Liebe entwickelt, lebt in einem hellen

Licht, das heißt, er sieht durch sein Bewusstsein die Welt, das heißt wiederum, er kann die täglichen Lebensaufgaben erfüllen. In der Liebe des Menschen gibt es Energie, sie ist in allem. Sie ist so umfangreich und kolossal, dass ihre Ressourcen unbegrenzt sind.

Die Anwendung der Energie der Liebe für Zwecke der Schöpfung öffnet Welten. Und der Mensch selbst öffnet in sich die Energie der Liebe und kann dadurch seinen Weg so deutlich sehen, wie deutlich er es in seinem Leben braucht. Mit anderen Worten, er kann die zukünftigen Ereignisse öffnen, da die Liebe in Wirklichkeit eine unendliche Größe ist. Das Verstehen allein dessen öffnet im Inneren des Menschen die Türe des Hauses, zu dem jeder geht und um das sich jeder bemüht, des Hauses, dessen Name die Seele und die Welt des Menschen ist.

Die Liebe des Menschen zu seinem Nächsten bringt ihn sowohl der Welt und dem Leben als auch dem Verstehen der Gesetze der Entwicklung des Menschen näher, der Gesetze, in denen die Liebe Gottes die Grundlage aller und von allem ist. Die Liebe Gottes, die wir verstehen, dieses Verstehen hilft uns zu leben und zu versuchen, unsere Wahrheit zu bestimmen.

Die Wahrheit des Menschen ist einfach: derjenige, der Menschen und Gott, die Welt seiner Seele, die Welt aller Menschen liebt, befindet sich nah zum Verstehen des Lebens aller Menschen. Sogar die Wörter über die Liebe des Menschen zu Gott sind mit hellem Licht sowie dem Leben erfüllt; mit dem Leben, im dem der Mensch mit dem Licht des Wissens seiner Seele gefüllt ist; mit dem Leben, in dem diese Wörter und deren Sinn widergespiegelt sind.

Ich bedanke mich bei Ihnen für das Treffen.

Ich mache den zweiten Schritt vor dem ersten und möchte sagen, dass unsere Treffen sich nicht beenden, sondern werden durch die Themen fortgesetzt werden, in denen wir die Forschung des menschlichen Lebens und seiner Ereignisse kennenlernen werden. Wir werden diese akzeptieren und sie treten in unserem Leben auf. Und wenn wir diese nicht akzeptieren, werden sie natürlich auch auftreten, aber im Leben anderer Menschen. Ein Forscher ist derjenige, der über die Forschung seines Lebens sowie des anderer Menschen detailliert und interessant erzählen kann. Aber lassen Sie uns die Ereignisse nicht drängen, lassen Sie uns einfach leben und es wird sich finden.
Noch Mal vielen Dank Ihnen für das Treffen.
06.07.2009

Die Philosophie der Technologien. Teil 13

Auf dem heutigen Treffen werden wir darüber sprechen, wie es geschieht, dass wir in unserem Leben etwas wünschen und es sich in unserem Leben erfüllt. In unserem Leben planen wir viele gute Ereignisse, damit sie geschehen können. Allerdings fühlen wir manchmal dabei, dass unsere Gedanken gegen eine Wand stoßen. Oder wir fühlen auf eine unverständliche Weise eine Leere. Als ob wir voraussehen können, dass das, was wir geplant haben, sich nicht erfüllen kann.

Es ist wirklich interessant zu wissen, wie es geschieht. Und was muss man machen, um das, was man geplant hat, in Erfüllung gehen lassen zu können? Offensichtlich muss man zu den Quellen der Seele zurückgehen. Alles, was sich rings um uns herum befindet, entsteht und existiert in unserer Seele. Daher hat alles, was wir in unserem Inneren, in unserer Seele erschaffen, einen Anfang sowie eine äußere Fortsetzung. Mit anderen Worten wird das in der Seele des Menschen Gebildete unbedingt irgendwo im Raum weit vom Menschen entfernt durch die Weltverbindungen zum Vorschein kommen. Und das, was der Mensch in seinem Inneren als ein Ereignis erschaffen hat, ist nicht nur für ihn sondern für andere Menschen von Nutzen. Dabei soll man verstehen, dass das Ereignis, das nicht nur für einen Menschen sondern für viele günstig ist, sich schneller als sonst realisiert. Dadurch verstärken die inneren Vibrationen des Menschen die Materialisation des äußeren Ereignisses sowie das Nahekommen dieses Ereignisses an den Menschen – in Form eines gebildeten realen Ereignisses, einer Handlung, die damit aufgefüllt ist, womit der Mensch vorher seine inneren und äußeren Aufgaben und deren Lösungen aufgefüllt hat. Dadurch realisiert sich das Innere, das mit sich auch die äußere Welt des Menschen auffüllt, viel schneller - aus einem einfachen Grund: es ist realer. Das Äußere, das zum größten Teil auf Grund der Emotionen des Menschen erschaffen wurde, beruht nicht auf dem Boden, auf dem die Realität des Menschen zum Vorschein kommen kann.

Häufig kann man ein gemeinsames Bild sehen, wo Menschen arbeiten und somit ihren Lebensunterhalt verdienen. Modern ausgedrückt, ist die Arbeit Business. Es ergibt sich, dass viele nicht verstehen, wie sie ihr Business führen sollen und somit ihr Arbeitsprodukt und seinen Preis nicht kennen – wegen dem Mangel an Anreiz, unter anderem am Geld. Eine richtige Businessführung ist eine genaue, qualitative, zu der geplanten Frist erbrachte Leistung, für die der Mensch eine von ihm bestimmte Entlohnung bekommen soll. Und wenn es nicht geschieht? Dann ist es so, dass im Endeffekt der Organisationsbestandteil, der Anreger der Handlungen und der Energie ganz fehlt oder in sehr kleinen Mengen, genauer gesagt in unzureichender Menge, da ist. Der Mensch ist gezwungen, den fehlenden Aufwand durch seine persönliche im Bewusstsein und im Körper konzentrierte Energie auszugleichen. Eine Versetzung ist in diesem Fall offensichtlich. Und das Ergebnis lässt nicht lange auf sich warten. Der Mensch kündigt seine Arbeit oder die Arbeit wird zu Ende sein, oder seine Gesundheit lässt nach.

Allerdings gibt es auch andere Momente, über die der Mensch wissen soll. Man soll es nicht zulassen, von der Energie, für die das Geld als Reizmittel dient, abhängig zu werden, man soll andere Interessen, andere stabile innere Einstellungen haben.

Und noch ein Moment, über den der Mensch wissen sollte: der Anteil der Energie des Geldes soll im Vergleich zum Interesse des Menschen, sein Leben zu entwickeln, gering sein. Dieses Verstehen ist das Reizmittel für die Bildung der Ereignisse, die die Wegrichtung ausmachen. Die Zugkraft ist die Lebensquelle, die stabile Seele des Menschen. Die Ernährung für den Körper sowie die Fortbewegung auf dem Weg sind der Finanzbestandteil. Dabei kann Hunger sowie Übersättigung zu schlechten, in manchen Fällen sogar zu tödlichen Folgen führen. So eine Einstellung in Bezug auf den materiellen Wohlstand, meiner Meinung nach, stellt alles auf seinen Platz im Lebensbereich des Menschen, in dem der Mensch selbst ein bestimmtes normales Lebensgefühl hat. Schwächung oder Verstärkung dieses Gefühls – ich wiederhole mich – kann zu Problemen in der schöpferischen Tätigkeit führen – in der Arbeit, Gesundheit, in den Ereignissen und im Leben selbst.

Eine Richtige, ruhige und sachliche Betrachtungsweise des materiellen Wohlstandes stellt den Erfolg in Bezug auf das normale und harmonische Leben sicher. Es soll das Überflüssige im Leben des Menschen offensichtlich nicht geben, da es bestimmt auf den Menschen von außen drücken würde. Ebenso soll es keinen inneren Hunger bei der Erfüllung seiner Aufgaben und Realisierung seiner Gedanken geben, da so eine Sachlage dem Menschen seine innere Lebensenergie wegnehmen würde. Dies wiederum wird nicht nur den Menschen beeinflussen, sondern auch die Menschen, die sich rings um den Menschen herum befinden. So zum Beispiel kann ein Problem des Kindes seine Eltern schwer beeinträchtigen.

Menschen müssen zueinander und zu denen, die sich in ihrer Nähe und rings um sie herum befinden, aufmerksamer sein. Deswegen spielen die innere Erziehung des Menschen, seine geistige Ausbildung, das Verstehen der Prinzipien der Entwicklung der Welt und des Menschen und das Verstehen der Natur Gottes eine wichtige oder sogar eine Hauptrolle, haben gespielt und werden spielen. Eine Hauptrolle in dem Aufbau des Weltbildes und des Weges des Menschen in der Entwicklung des Lebens. Des Lebens, in dem alle Fragen nicht weggelassen oder ohne genauen und konkretren Antworten bleiben können, sondern alle erörtert und bekannt gegeben werden müssen. Auf jeden Fall müssen Menschen wissen, wo sie die richtigen Antworten auf ihre Fragen finden können, die im Grunde genommen eine innere Einigung in sich tragen.

Ich bedanke mich für dieses Treffen, bis zum nächsten Mal.

23.07.2009

Die Philosophie der Technologien. Teil 14

Auf dem heutigen Treffen möchte ich über die Technologien und ihre Philosophie im Leben des Menschen sprechen. Damit meine ich jeden Menschen, der den gegebenen Weg geht oder versucht zu gehen, den Weg, den er selbst gewählt hat. Warum fokussiere ich die Aufmerksamkeit auf diese Punkte? Weil diese, meiner Meinung nach, sind es Wert, jeder auf seinen Platz teilweise oder vollständig eingeordnet zu werden.

Sie wissen, dass in den vorherigen Büchern die Themen der Richtung „Die Rettungstechnologien" nach ihrer inneren Struktur und Betrachtungsweise erläutert wurden. In dieser Richtung – „Die Technologien im Leben des Menschen" – machen wir uns mit dem Menschen-Philosophen bekannt. Es sind interessante Treffen und Geschichten, es ist eine interessante Erzählungsweise des Öffnens des Wissens der Seele. Hinter der ursprünglichen Unordnung der Themen schält sich das Bild des Lebens und der Ereignisse vieler Menschen heraus. Lassen Sie uns annehmen, dass wir nicht nur die Quelle gefunden haben sondern auch daraus trinken und dadurch unseren Durst nach geistigem Wissen stillen können.

Die Philosophie der Technologien führt einen jeden und viele zu einer einfachen und freien Kommunikationsart, die Kommunikationsart, die die meisten von uns in ihrem Inneren verstehen und akzeptieren. Viele streben nach ihr und es scheint keine offensichtlichen Hindernisse zu geben, aber das, was dabei im Inneren geschehen sollte, geschieht nicht. Einerseits - logisch gesehen – wenn man einen weiteren Schritt machen muss – und zwar so einen – ist es für den Menschen Anstrengung und Arbeit. Andererseits ist so ein Schritt die Handlung der Seele, die Erlangung der persönlichen Freiheit im Bewusstsein des Menschen, der Freiheit der Gedanken und der Wahrnehmung der Welt. Aber viele Menschen können diesen Schritt nicht machen und nicht, weil sie es von Natur aus nicht können, nein, jeder kann es, sondern aus einem einfachen Grund: sie warten immer darauf, dass etwas Schlechtes passiert und bereiten sich innerlich darauf vor. Viele können sagen, dass man die innere Bremse nicht loslassen darf und sich immer an bestimmte Regeln halten soll, wahrscheinlich haben sie auf ihre Weise Recht. Ich stimme zu, aber ich möchte dazu meine Meinung äußern.

Wie viel von dem, was für Sie bestimmt war und Ihnen entgegen als Hilfe kam, an Ihnen vorbei gegangen ist? Was alles in Ihrem Leben einfacher und richtiger laufen könnte und sie haben sich davon überzeugen können. Und so eine Chance gibt es immer, sie ist immer nebenan: sie ist in Ihnen, in den Menschen, in den Beziehungen, in der Welt. Es hat sich aber ergeben, dass Sie selbst auf diese Hilfe verzichtet haben, indem Sie an ihr vorbei gegangen sind. Die Last sowie das Gespräch, das Sie nur mit sich selbst und mit keinem anderen in Ihrem Inneren führen, können sehr schwer sein. Sie haben bestimmt bereits selbst festgestellt, dass Sie an den anderen Menschen so vorbei gehen als ob Sie von ihnen erwarten, dass sie selbst Ihnen Hilfe bei der Lösung Ihrer Aufgaben anbieten sollen, wenn Sie diese brauchen werden.

Liebe Freunde, es geht anderen auch öfter nicht gut, aber sehen Sie sich an: Sie gehen auch an ihnen vorbei ohne sie, ihre Aufgaben und ihre Last zu merken. Es scheint

Sie gar nicht zu kümmern. Und woran denken Sie dabei? Warum sind Sie dann der Meinung, dass andere Menschen in diesen Momenten an etwas anderes denken können und nicht daran, woran Sie in solchen Momenten gedacht haben?

Das Leben ist schön, wenn man es so erschaffen hat. Wenn man aber das Leben grau und langweilig sieht, bleibt es trotzdem schön und ändert sich nicht. Aber in Ihrem Inneren tauschen Sie bewusst, wenn man so sagen darf, ein Wahrnehmungsglas – weißes, klares und reines - gegen ein anderes – graues, schmutziges, ekliges und mit den Deformationen der Wahrnehmung der Welt und jedes Menschen. Es gibt viele verschiedene Gläser in Ihrem Inneren, die fröhlich und nicht so fröhlich sind – je nach Ihrer Wahrnehmung des Lebens. Wenn Sie diese Gläser tauschen, ändern Sie Ihre persönlichen Ereignisse und somit die Einstellung in Bezug auf Ihr Leben sowie das anderer Menschen.

Versuchen Sie es, alles anders zu sehen – aus philosophischer Sicht, aber nicht aus der Sicht der Endlichkeit des Lebens des Menschen, sondern aus der Sicht der Unendlichkeit des Wissens, das Gott dem Menschen gibt und öffnet. Und Sie werden Ihre ewige Seele sehen können, und von hier ist es nicht mehr weit zu seiner offensichtlich auch ewigen Persönlichkeit. Zu der Persönlichkeit, die in sich das Leben trägt und entwickelt. Derjenige, der das Leben entwickelt, ist begabt und besitzt vieles in seinem Leben. Unter anderem besitzt er die Fähigkeit, das Leben anderer Menschen zu beeinflussen – zum Beispiel durch verschiedene Erscheinungen solche wie Technologien des Lebens des Menschen, die Technologien der Rettung und Hilfe.

Eigentlich gibt es im Leben viele Richtungen, und sie alle sind wichtig. Der Mensch soll diese bloß richtig verstehen und in seinem Inneren akzeptieren, dann werden sie sich durch die Freude am Leben öffnen – im Menschen selbst und in der Welt rings um andere Menschen herum. Wahrscheinlich haben viele von Ihnen Angst vor dem, was es gar nicht gibt, haben Angst um ihre Nächsten und Verwandten. Vielleicht aber müssen Sie sie von Ihren Angstgedanken befreien und als Folge wird Ihnen nichts geschehen?! Im Gegenteil, es wird alles gut und schön sein, da es anders nicht sein kann. Und wenn es doch nicht so laufen wird, wie Sie sich vorgestellt haben, ist es auch nicht tragisch. Es wird so laufen, wie Menschen es gewollt haben. Ist es nicht eine große Freude für alle, unter anderem auch für Sie?!

Menschen verhalten sich dementsprechend, wie sie es wünschen und verstehen. Sie streben danach in ihrem Leben und gehen in die Richtung. Und egal welche Hindernisse es in den Ereignissen auf ihrem Weg geben wird, sie kommen trotzdem zu ihrem Ziel, da es in ihrem Inneren bereits gibt. Und die Ruhe kommt in ihr Leben dann, wenn sie selbst die Ruhe in ihr Leben bringen. Es ist so. Warum muss man dann alles verkomplizieren, vielleicht soll man versuchen, loszulassen? Dann wird das Leben einfacher, interessanter sein, die Last, die Sie für Ihre gehalten haben, wird verschwinden. Das, was der Seele des Menschen widerspricht, wird immer von allen als Druck der Gedanken und Handlungen gesehen. Und alles wird dann seine Ordnung haben. Die Welt und Ihre Wahrnehmung von der Welt werden breiter, die Luft – reiner, der Raum – größer. Aber man wird Sie nicht überzeugen, Sie müssen selbst dazu darauf kommen.

Danke für das Treffen, bis zum nächsten Mal.

Diese einfachen Wörter „bis zum nächsten Mal" **wecken** in meinem Inneren die Hoffnung, deswegen verstehe ich Ihre Hinsicht. Es ist alles bereits gut, es war schon immer so, wir haben es einfach jetzt alle zusammen verstanden. Und viele – zu meiner großen Freude – haben es in ihrem Inneren und somit in ihrem **Leben** akzeptiert. Das heißt, dass die Aufgabe verständlich ist und man in diese Richtung ohne Anstrengung gehen muss. Im Leben kann es alles sein, niemand hat etwas abgesetzt. Aber es wird so sein wie Sie es empfinden: empfinden Sie es als gut, wird es gut sein, empfinden Sie es anders, wird es anders sein. Wenn es notwendig wird, dass das Andere verschwindet, wird es verschwinden, da Ihre Auffassung die Wahrnehmung der ganzen Welt des Menschen beeinflusst.

Noch Mal vielen Dank, bis zum nächsten Mal.

26.07.2009

Die Philosophie der Technologien. Teil 15

Auf dem heutigen Treffen werden wir über den Vortragsteil sprechen, wir klären auf, wie das Wissen über die Technologien des Lebens im wesentlichen geöffnet wird; wir werden den Geist desjenigen öffnen, der das Wissen übermittelt, darunter meine ich den inneren Zustand des Menschen. Er stellt, meine Lieben, das wichtigste Kriterium des Treffens eines Menschen mit einem anderen dar. Es kann sogar mit Liebe verglichen werden. Die Liebe ist im Grunde genommen stärker als alles und alle, sie ist die Einstellung des Menschen in Bezug auf andere Menschen, auf die Welt, auf sich selbst und Gott. Lieben Sie Ihre **Feinde**, wenn Sie solche noch haben, und Sie werden dadurch alle Ihre Probleme los. Was meine ich darunter? Zum Beispiel Wut und Aggression in Ihrem **Inneren** nehmen Ihnen nicht nur Ihre Lebensenergie weg, sondern machen es auch der negativen Energie möglich, sich an Sie zu **kleben**; diese wiederum kann an Ihren Körper und Ihre Ereignisse verschiedene Probleme kleben, unter anderem die, die mit Ihrer Gesundheit zu tun haben. Die Aggression im Inneren des Menschen ist eine bestimmte Vibration. Probleme im Raum rings um den Menschen herum sind auch bestimmte Vibrationen. Sobald die Distanz zwischen dem Menschen und Problemen eine bestimmte Größe im Raum erreicht hat, aktivieren sich die Probleme und fangen an, sich aneinander zu ziehen. Sie hindert nur die Persönlichkeit und Gesundheit des Menschen. Die äußeren Probleme und die innere Vibration - Aggression - fangen an, nach einem Fluchtweg im Körper des Menschen zu suchen. Und wissen Sie, es gelingt Ihnen meistens. Dadurch zerrütteln sie den Körper des Menschen, ändern die Ereignisse und somit das Schicksal und den Charakter des Menschen - manchmal bis zur Unkenntlichkeit. Dabei wird auch die Persönlichkeit des Menschen beeinträchtigt, das heißt die Beziehung zu sich selbst, zu der Gesellschaft, zu den Menschen, zur Welt und Gott. Manchmal geschieht es so blitzschnell, dass der Mensch es gar nicht merkt.

Die innere Liebe, die durch äußere Gefühle, Handlungen und Verständnis verstärkt ist, hat ihre eigene Bildungs- und Übertragungsstruktur, deswegen reagiert das Licht des Menschen auf alles und alle auf die gleiche Weise - ruhig – und erschafft harmonische Beziehungen, die Beziehungen, die sich auf dem Verstand und der Hilfe für alle beruhen.

Die Liebe zu allen und zu allem umhüllt, wahrt den Menschen und passt auf ihn auf. Die Liebe schützt den Menschen vor dem Schlechten, was ihm passieren könnte, somit zieht die Liebe im Inneren des Menschen das statische Licht der Gedanken auf, der Gedanken, die die Sichtweite und das Weltbild des Menschen erweitern. Sie erweitern und öffnen einen lückenlosen Blick auf die Welt und alle Menschen. Deswegen wird unser Anfangsgespräch ausgerechnet darüber sein.

Der innere Zustand des Menschen öffnet bestimmte Richtungen des Lebensaufbaus aller Menschen, wobei der Mensch selbst nicht nur viel Energie anderen Menschen abgibt sondern sich mit dem Verständnis seiner Liebe zu jedem Menschen auffüllt. Im Leben gibt es viel Unausgesprochenes, viel Beleidigungen, viel leere Diskussionen und Skandale. Worüber streiten sich Menschen? Die Antwort ist sehr kompliziert. Menschen streiten über sich selbst, obwohl es manchmal anders scheint. Menschen zerteilen sich in kleine Stücke, werden krank, leiden und schimpfen mit einander. Der Mensch reißt mit Wut und Bedauern von sich das ab, was scheint zu ihm zu gehören, ohne es zu begreifen, und somit bringt er sich um die Möglichkeit, in seinem Leben etwas Neues zu erlangen. Dadurch entsteht in vielen Fällen eine Stauung der Energie und Handlungen des Menschen. Es ändert sich nichts, der Mensch gewöhnt sich an das, was er hat, und wird langsam davon müde. Aber er macht keinen Schritt sich entgegen. Und wenn der Moment der Änderungen gekommen ist, fängt der Mensch an, sich aus aller Kraft zu wehren, er will das nicht, was ihm als Hilfe gegeben wird, verstehen und akzeptieren. In diesem Zusammenhang möchte ich eine kleine Geschichte aus meinem Leben erzählen. Diese ist für mich belehrend in Bezug darauf, dass ich vieles im Voraus gewusst habe.

Einmal wurde die Batterie von meinem Auto kaputt. Sie war nicht richtig kaputt sondern das Ereignis selbst hat mich dazu geführt. Mein Auto ist nicht angesprungen und ich habe versucht, die Batterie aus dem Auto auszuziehen. Eine junge Frau – meine Verwandte – hat mir dabei geholfen und folgende einfache Wörter gesagt: „Wissen

Sie, ich habe gesehen, dass eine solche Batterie aus dem Auto nicht ausgezogen wird, sie wird einfach aufgeladen und man kann dann weiter fahren." Ihre Worte haben aber nicht gewirkt. Gewirkt hat die Anschrift auf dem Deckel der Batterie, die ich gesehen habe, nach dem ich den Batteriedeckel abgenommen habe. Die Anschrift war folgende: „wartungsfrei". In meinem Telefon war die Nummer von meinem Freund gespeichert, der sich mit Autos beschäftigt und selbst ein Berufsfahrer mit vierzig Jahren Dienstzeit ist.

Es war kein Ende der Geschichte, sie geht weiter. Dieser Freund ist zu mit gekommen und hat gesagt, dass er die Batterie wieder instand setzen kann. Aber ich habe ihn nicht zurückgerufen. Morgen früh bin ich zu dem Laden gegangen, der Autozubehör verkauft hat, dort gab es ebenso Batterien. Kaum war ich aus dem Haus (wollte zum Laden gehen, zum dem ich fünfzehn Minuten Fußweg hatte), bin ich meiner jungen Nachbarin begegnet, sie war mit dem Auto unterwegs. Sie hat angehalten und gefragt: „Wo möchten Sie hin? Brauchen Sie vielleicht Hilfe?" „Eigentlich nicht – habe ich geantwortet, schwankend. – Ich gehe zum Laden auf dem Hügel. Ich brauch eine Batterie, meine ist kaputt." Ich habe gelächelt.

Der Laden war wirklich auf dem Hügel, der Weg dahin lag über den reinen Fluss und an der weißen Kirche oben vorbei. Auf dem Weg habe ich mir das Wasser im Fluss angeguckt, es war kristallklar und kalt. Ich habe gedacht: „Es wäre schön, hier zu stehen und das Wasser zu bewundern, es ist schön und faszinierend". Wenn ich auf dem Hügel war, wollte ich beten, aber bin weiter gegangen. Es hat alles geklappt: ich habe das gekauft, was ich gebraucht habe, und bin nach Hause gegangen. Bergab zu gehen ist immer leichter als bergauf und der Gedanke, dass ich gekauft habe, was ich brauchte, gab mir zusätzliche Kraft. Aber es hat sich als nicht so einfach ergeben. Die Batterie war schwer, außerdem hatte die Verpackung dünne Träger und es war unbequem, sie zu tragen. Ich habe gedacht, mit dem Bus zu fahren, die Haltestelle war in der Nähe, aber ich bin vorbeigegangen. Auf dem Fußweg ging ein junger Mann neben mir (es sah so aus, als ob ihn jemand geschickt hätte, um mich zu beobachten). Offensichtlich war er nicht in Eile und hat gewartet, bis ich ihn um Hilfe bitte. Aber ich habe es nicht getan. Nach einer Weile ist er gegangen. Als ich bei der Kirche war, habe ich angefangen, Gott für alles, was mir in meinem Leben gelingt, zu danken. Der Fußweg war verwinkelt und ging in einen Pfad über, weiter – in einen unbebauten Platz und einen Rasen. Plötzlich – sobald ich um Hilfe gebeten habe – sind auf dem Hügel zwei Männer erschienen, die in gemächlichem Tempo gelaufen sind. Sie haben kleine Karren gefahren, in denen sie je eine Tüte voll mit Pfand hatten. Ich hatte noch Geld und konnte sie bitten, mir gegen Geld zu helfen. Sie wären bestimmt einverstanden, aber ich habe es nicht getan. So bin ich weiter mit Beten gegangen und habe eine Holzbrücke erreicht. Ich stand auf der Brücke und habe das kristallklare Wasser bewundert. Dort habe ich viel Fisch gesehen und konnte mich seelisch und physisch erholen. Dann bin ich nach Hause gegangen, es war nur ein Katzensprung. Auf dem Weg bin ich wieder einem Mann begegnet, er war in mittleren Jahren, und ich habe ebenso gemerkt, dass er bereit war, mir zu helfen. So habe ich mein Zuhause erreicht.

Es ist viel an diesem Morgen geschehen. Ich habe eins verstanden: Gott hilft uns immer, aber wir merken es nicht, oder wir wollen es nicht merken; oder wir wissen nicht, wie wir eine aufrichtige einfache Hilfe annehmen sollen. Genauso sieht es auch mit dem Wissen aus – es fließt aus uns wie reines Wasser und füllt in unserem Inneren die Geisteskraft und die Klarheit des Weges auf. Wir akzeptieren es oder gehen weiter ohne es zu merken und denken auf dem Weg, dass es schön wäre, wenn jemand uns helfen könnte. Dabei bitten wir nicht um Hilfe und wenn doch, akzeptieren wir diese nicht. Offensichtlich wird es Zeit, sich zu ändern, indem man in seinem Inneren leere Vorurteile transformiert.

Es gibt alles in unserem Leben und es befindet sich immer in unserer Nähe – der Mensch soll sich nur umdrehen und er kann sehen, dass seine Hilfe in seiner Nähe ist. Ich bedaure nicht, dass ich die Hilfe nicht angenommen habe, ich habe mehr bekommen: ich habe die Kirche, ihre Kuppen und Kreuze in der hellen Sonne gesehen, die in den Himmel gehen; ich habe die helle Sonne und den blauen Himmel gesehen. Ich habe in meinem Inneren mit Gott gesprochen und habe mich seelisch erholt. Ich habe mich bei allen, die mir Gott auf meinem Weg geschickt hat, bedankt. Ich habe gedacht: „Wie kann ich anderen Menschen helfen?" Woran haben Sie gedacht?

Danke für das Treffen.

Das Ergebnis dieses Treffens liegt darin, dass wenn Sie das Wissen öffnen, füllen Sie es mit Ihrer Energie auf. Sie soll es bei Ihnen geben, sie kommt aus Ihren erfolgreichen Ereignissen. Wenn Sie keine erfolgreichen Ereignisse haben oder diese bilden sich nicht, wird es Ihnen schwer fallen, mit Menschen zu kommunizieren, außerdem wird es Ihnen ebenso schwer fallen, sich selbst mit der Energie der Geselligkeit und der Freude für die Erfolge anderer Menschen aufzufüllen. Sie sollen es nicht nur wissen, sondern Sie sollen in Ihrem Inneren sowie rings um andere Menschen herum erfolgreiche Lebensereignisse aufbauen, die mit unendlicher Freude und heller Liebe gefüllt sind. Noch Mal vielen Dank und bis zum nächsten Mal.

26.07.2009

Die Philosophie der Technologien. Teil 16

Auf dem Heutigen Treffen werden wir über die inneren Impulse des Menschen sprechen. Dieses Thema ist sehr umfangreich und faszinierend und aus praktischer Sicht ist es einfach unersetzbar. Aber zunächst möchte ich erklären, warum ich den Namen der Themen nicht zeige, genauer gesagt nicht bestimme. Ich denke, die Zeit ist reif, um darüber zu erzählen, warum es so ist und nicht anders.

Am Anfang jedes Themas und unserer Treffen wird gleich klar, worum es gehen wird, aber jeder von euch, indem er den Vorlesungen zuhört und den Stoff der Treffen liest, wird die Priorität dessen, was er persönlich braucht, bestimmen. Genauso wird er bestimmen, was ihm bereits bekannt ist; er wird die Fragen über das Leben des Menschen selbständig beantworten können. Ich denke, dass auf diese Weise viele die Dinge so nennen werden, wie diese in Wirklichkeit sind, ohne sich etwas auszudenken.

Am Anfang jedes Themas und unserer Treffen wird gleich klar, worum es gehen wird, aber jeder von euch, indem er den Vorlesungen zuhört und den Stoff der Treffen liest, wird die Priorität dessen, was er persönlich braucht, bestimmen. Genauso wird er bestimmen, was ihm bereits bekannt ist; er wird können, die Fragen über das Leben des Menschen selbständig zu beantworten. Ich denke, dass auf diese Weise viele die Dinge so nennen werden, wie diese in Wirklichkeit sind, ohne sich etwas auszudenken und sich in den engen Raum der Illusionen und Übertreibungen zu treiben. Manchmal fällt es Menschen schwer, stehen zu bleiben, um etwas Ungewöhnliches nicht zu zufügen oder einfach gesagt um nicht zu lügen. Die Lüge ist wie eine Infektion, wie ein Unkraut, man muss es nicht gießen, es wird trotzdem unter allen Umständen wachsen. Aber man muss es erkennen können.

Somit sende ich Ihnen - als die Fortsetzung des Themas- den inneren Impuls für das Öffnen Ihres Wissens, mit anderen Worten erschaffe ich die inneren Impulse, die ich in physischer Wortform zum Vorschein bringe.

Das Wort des Menschen besitzt eine große Kraft und trägt in sich einen großen Raum, in dem es die Energien des Menschen und das Licht seiner Seele gibt.

Das Wort hat in sich ein Impulssystem, das der Gedanke im Inneren des Menschen direkte Lichtimpulse der Seele darstellt, die eine Einheit sind. Somit zeigt die Seele des Menschen ein stabiles Beispiel der Verbundenheit verschiedener Gedanken des Menschen, die in einem Wort zum Vorschein kommen und an sich selbst oder andere Menschen gerichtet sind. Dies wiederum vereint die Menschen in ihrer gemeinsamen Idee, gut und glücklich in einem oder anderem Staat zu leben und eine Gesellschaft freier Menschen aufzubauen.

Die Freiheit des Menschen liegt ausgerechnet in der Fähigkeit zu hören, zu sehen und Impulse im Raum der Welt und des Menschen zu empfangen. Die Menschheit, indem sie zu einem perfekteren System der Sicherheit der Welt und des Menschen näher kommt, wird unbedingt und vielleicht sogar zwangsläufig zu der Entwicklung der Systeme der öffentlichen Kontrolle kommen. In diesen Systemen wird die Entwicklung des Ablesesystems der positiven und negativen Raumimpulse durchgeführt, was wiederum die wahre Sachlage und wirkliche Situation an einem oder anderem Ort oder in einem Staat offen legen wird. Dies kann zu einem großen Sprung in der Entwicklung des Bewusstseins des Menschen und somit in der Sicherheit der Menschen, in der Entwicklung wahrer Werte der Menschheit und der Welt als solche führen.

Menschen werden das sich in ihrer Region bildende Bild sehen können. Sobald sie ihre Gedanken in die positiven umgewandelt und an diese den praktischen Teil ihrer Tätigkeit angeschlossen haben, wird das reale Bild der Welt und der zwischenmenschlichen Beziehungen anfangen, sich real und sehr schnell an vielen Stellen zu ändern. Zurzeit spielen diese Rolle in geringerem Ausmaß Bücher und Zeitschriften und in höherem Maß – Zeitungen, Rundfunk und Fernsehen. Ebenso ist Mobilfunk in unser Leben eingetreten – eine sehr schnelle und auf eine bestimmte Weise bequeme Verbindung. Ein persönlicher Kontakt geht verloren, dadurch wird der Mensch gezwungen, sein Bewusstsein anzustrengen, um den Raum zu scannen mit dem Zweck, den Menschen nicht nur hören sondern den Sinn seines Lebens und Verhaltens verstehen zu können; den Sinn, dank dessen man eine bestimmte Kommunikation mit einander herstellen kann.

Somit können die inneren Impulse wieder in unser Leben treten, obwohl sie, ehrlich gesagt, nie weggegangen sind. Wir denken und sprechen gleichzeitig manchmal über dasselbe, wir drücken uns gleich aus, wir denken an einander zur selben Zeit. Wir möchten die Dankwörter aussprechen, obwohl wir uns auf einer großen Entfernung von einander befinden. Und wenn wir mit einander telefonieren, meinen wir, dass wir einander angerufen haben, um für die Kommunikation zu danken. Dies geschieht uns ständig. Wenn unsere inneren Impulse übereinstimmen, werden wir zu dicken Freunden. Wenn deren Frequenz übereinstimmt, hängen wir wie die Kletten zusammen.

Wir fehlen einander, wir vermissen einander, uns gelingt das, was wir von Natur aus verstehen, nicht. Wenn wir zusammen sind, fühlen wir uns sicher und schaffen viel; wenn wir auseinander sind, könnten wir auch vieles schaffen, haben aber irgendwie keine Lust darauf. Manchmal wissen wir, wer zu uns kommt und wofür und es ist die Zukunft, die noch nicht geschehen ist.

Wenn wir dieses Buch betrachten, sehen wir, dass ich die Impulse im Buch absichtlich an verschiedenen Stellen platziert und in verschiedene Richtungen gerichtet habe, aber deren Quelle ist dieselbe und einheitlich geblieben. Wenn Sie die Treffen zu einer Einheit bringen, werden Sie Ihre Quelle des menschlichen Wissens nicht nur verstehen sondern auch sehen können. Es gibt die Quelle der Welt, der zwischenmenschlichen Beziehungen, die Quelle Gottes und der Rettung des Menschen; es gibt das, was es in uns als ein Impulssystem der Übermittlung des Wissens, des Öffnens des Lebens und der Richtungen des Menschen gibt.

Vielleicht habe ich es nicht geschafft, alles zu erläutern, aber ich denke, ich konnte die Richtung zeigen.

Ich wünsche Ihnen viel Glück und bedanke mich für das Treffen.
27.07.2009

Die Philosophie der Technologien. Teil 17

Zur Fortsetzung des Themas „Die inneren Impulse des Menschen" kann und muss man sagen, dass auf diese Weise der Mensch die Impulse aller Klimaänderungen der Umwelt in seinem Inneren zu fühlen und zu empfangen fähig ist. Der Mensch kann lernen, diese zu entschlüsseln und kommt dadurch zum Aufbauen des globalen Diagnostiksystems. Dieses ist sehr notwendig unter modernen Umständen und ist fähig, im Voraus eine genaue Prognose zu erstellen, was und wo geschehen wird. So ein System ist dafür da, um ein System der Information und Sicherheit der Menschen, der Ausbildung und der Entwicklung des Bewusstseins des Menschen aufbauen zu können. Das heißt, dass das Begreifen menschlicher Fähigkeiten besser wird. da diese studiert und auf eine neue wissenschaftliche Weise betrachtet werden. Dies wird den Menschen zu einer neuen Sichtweise der Welt der Menschen, des Lebens und der Umwelt führen.

Alle technischen Hilfsmittel werden vom Menschen an einem entsprechenden Moment gebraucht. Sie erscheinen immer zur richtigen Zeit, da der Mensch diese in seinem Inneren zwanglos akzeptiert hat. Die Realität fängt an, in den Gedanken, Handlungen sowie technischen Mitteln zum Vorschein zu kommen, da der Mensch es in seinem Inneren gesehen und somit in sein reales Leben gelassen hat.

Auf diese Weise suchen viele Menschen andere Menschen, die wir als aus verschiedenen Gründen verloren bezeichnen. Ihre inneren Impulse scannen den Raum, um dort den verlorenen oder verschwundenen Menschen zu finden, und wecken dadurch im Menschen eine Reaktion und entsprechende Impulse seiner Seele. Somit fangen die kritischen negativen Ereignisse an, sich unter Wirkung von diesen Impulsen zum Positiven zu ändern. Die inneren Rückimpulse ändern die Einstellung des Menschen in Bezug auf das eine oder andere Ereignis. Menschen sind doch aus verschiedenen Gründen weggegangen und haben durch diese Entscheidung die Beziehung zu ihren Nächsten und Verwandten abgebrochen. Für die Menschen selbst war diese Entscheidung in manchen Fällen spontan, in manchen – ziemlich durchgedacht. Wenn der Mensch innerlich eine Bedrohung für sein Leben oder für das anderer ihm nah stehenden Menschen gespürt und seine Unzufriedenheit mit einer oder anderer sich entwickelnden Situation zum Ausdruck gebracht hat – und somit entsprechende Impulse in den Raum gesendet hat – transformiert er die Wand, die er physisch aufgebaut hat – zum Beispiel der Abbruch der Beziehung zu seinen Nächsten. Und wenn seine Situation sich ändert, hat der Mensch den Wunsch, sich bei seinen Verwandten zu melden, ihnen zu sagen, dass bei ihm alles gut ist, natürlich mit einer Fortsetzung und darauf folgenden persönlichen Treffen. Während dieser Zeit geht vieles bei vielen Menschen verloren und wird aus dem Gedächtnis verwischt, vieles wird unbemerkbar für die Menschen selbst transformiert – alles, was den Menschen an einem anderen konkreten Menschen gestört und um die Kommunikation mit allen anderen Menschen gebracht hat. Deswegen wenn ein Mensch einen anderen ruft und auf ihn wartet, erreicht dieser Impuls früher oder später seinen Empfänger und eine erfreuliche Rückantwort wird folgen. Vielleicht sagt jemand, dass es alles Unsinn ist und überhaupt nicht sein kann. Wissen Sie, im Leben kann nicht nur das, sondern viel anderes passieren. Und in diesem anderem gibt es immer Platz für die inneren Rettungsimpulse.

Vielleicht muss man darauf nicht verzichten, was man aus verschiedenen Gründen vergessen hat, und jetzt erinnert er sich daran und wundert sich sehr darüber, oder akzeptiert es gar nicht. Vielleicht ist es so. Vielleicht aber können wir uns so, wie wir sind, nicht akzeptieren, vielleicht haben wir deswegen Angst und lachen uns selbst aus? Und wenn das, was oben beschrieben ist, geschieht, wissen wir nicht, wie es zu betrachten ist, da wir die Tiefe unserer Seele nicht kennen, wir kennen nicht, wie man um Verzeihung bittet und den Menschen wieder ins Haus einlädt. Darunter leiden in erster Linie wir selbst. Aus diesem Grund ist diese Angelegenheit, meiner Meinung nach, sehr ernsthaft und fordert Rücksicht.

Wenn es die Möglichkeit gibt, die Menschen in der Welt abzusichern, soll man darüber sprechen und das System der Information aufbauen! Dies wird von der Welt und den Menschen gebraucht. Dieses Thema ist sehr tief und umfangreich, und wir werden wieder und wieder zu diesem Thema zurückkommen. Wenn man die Gesundheit des Menschen und den Genesungsprozess betrachtet, sieht man, dass die entstehenden negativen Reibungen in den zwischenmenschlichen Beziehungen auch Impulse projizieren, die von einem Menschen zu einem anderen gehen. Kann dieser andere dem widerstehen, was der erste denkt? Das ist eine Frage. Dabei wir der Zustand schlechter und wird durch Medikamente nicht besser. Wie kann in dem Fall dem Menschen geholfen werden und wie wird das Ergebnis sein, was denken Sie? Wenn man die äußeren Impulse transformiert und diese auf Null reduziert hat, kann es zur Genesung führen. Probleme entstehen nicht immer im Inneren des Menschen und nicht immer kann der Mensch die Probleme innerlich selbständig lösen.

Ich bedanke mich bei Ihnen für das Treffen, bis zum nächsten Mal.

27.07.2009

Die Philosophie der Technologien. Teil 18

Auf dem heutigen Treffen werden wir über die Impulse des Menschen sprechen und werden die Situationen im Leben und in den Ereignissen des Menschen aus verschiedener Sicht betrachten. Wir werden noch Mal über die inneren Impulse sprechen, die sich im Inneren des Gedankens des Menschen bilden und durch Energie in die weiteren Handlungen – das heißt Aufgaben – übergehen.

Die Aufgaben jedes Menschen sind die inneren Impulse seiner Seele; die Impulse, die die Handlungen und Ereignisse des Menschen bilden, indem sie sich vereinen. Es ergibt sich Folgendes: wenn der Mensch sich gewünscht hat, etwas in seinem Leben zu tun, bilden sich in seinem Inneren die entsprechenden Impulse, die den Menschen zu dem Schritt bringen, mit dem er anfängt, seine Aufgabe zu erfüllen. Und in der Regel macht der Mensch diesen Schritt. Die Impulse in der Umwelt befreien sich und machen dadurch den Weg den anderen neuen Impulsen der Seele des Menschen frei. Und so läuft es bis zu dem Moment, in dem die Aufgabe des Menschen erfüllt ist. Nach dieser Aufgabe wird es andere neue, komplizierte und einfache Aufgaben geben. Diesen Aufgaben entsprechend werden sich Impulse bilden und sich durch die Ereignisse, Freude und das Leben selbst öffnen. Somit wird der Mensch täglich die für ihn selbst und andere Menschen notwendigen Schritte im Leben machen.

Man soll verstehen, dass die Impulse im Inneren des Menschen lang – die Perspektive der Entwicklung – und kurz – das, was momentan gemacht werden muss - sein können, und alle Impulse füllt der Mensch mir seinem Wesen auf. Wenn der Impuls durch die Umwelt durch geht und sich darin öffnet, macht er sich auf, indem er das Wesen des Menschen öffnet und zeigt. Das Wesen der Wünsche, des Strebens, das Wesen dessen, was der Menschen erreichen wollte und erreicht hat, dessen, was der Mensch akzeptiert oder nicht akzeptiert hat, dessen was in sein Leben und seine Ereignisse eingetreten ist. Es wäre alles gut, wenn man nicht betrachten würde, dass der Mensch nicht allein lebt sondern in Harmonie mir anderen Menschen und der Welt.

Die Harmonie der Beziehungen setzt den Frieden unter den Menschen voraus. Disharmonie setzt nichts voraus, es wird so sein wie es sein wird. Und es kann verschieden sein. Die Aufgaben eines Menschen stimmen mit den Aufgaben und Streben eines anderen Menschen nicht überein. Und dieser andere Mensch fängt an, die Impulse in seinem Inneren zu aktivieren, um seine Aufgabe, die er vor sich sieht, zu erfüllen – den anderen Menschen zu hindern, seine Aufgaben zu erfüllen, egal was für welche es sind. Die Aktivierung der Impulse fordert vom Menschen sehr viel Kraft und Energie in diese Aufgabe zu investieren, dies wiederum beeinflusst den Raum des Menschen, er schrumpft. Die Situation desjenigen, der entgegenarbeitet, verschlechtert sich. Obwohl für viele Menschen es gar nicht bewusst ist, sie denken nur daran, dass sie es heimlich von anderen machen und niemand wird was davon erfahren. Aber es stimmt nicht, da alle in die Außenwelt der Menschen gesendeten Impulse, den anderen Menschen zugänglich und frei werden.

Deswegen ist es manchmal sehr dumm, dass Menschen Technologien geheim halten, darüber niemandem erzählen und ihre eigenen Pläne machen. Sobald die Impulse in die Außenwelt gesendet wurden, werden diese anderen Menschen zugänglich und frei. Ich denke, Ihnen ist bestimmt auch so was passiert: Sie haben in Ihrem Inneren an etwas gedacht und eureka! - eine Entdeckung. Und nach einiger Zeit spricht darüber so nebenbei ein Fremder und es scheint, für ihn selbstverständlich zu sein, und sieht so aus, als ob er den Sinn des Gesagten gar nicht versteht. Alles ist aber nicht so kompliziert, wie es aussieht: er hat das, worüber er gedacht hat und was ihm geöffnet wurde, akzeptiert und zum Vorschein gebracht. Wenn Sie etwas in Ihrem Inneren akzeptiert haben, können Sie es benutzen. Ihre Entdeckung sowie Ihre Gedanken werden Ihnen zugänglich sein. Und Sie werden in Ihrem Inneren wissen, wie diese sich bilden, das heißt, Sie werden den Prozess der Bildung der Impulse positiv beeinflussen können. Verschiedene Maßnahmen, die der Erfüllung Ihrer Aufgaben gegen wirken, können ganz leicht neutralisiert werden, da diese auf den Körper des Menschen drücken, dabei fühlt der Mensch selbst nicht immer den Diskomfort. Es kann aber auch sein, dass der Mensch für längere Zeit krank wird, sein Lebensprogramm kann gestört werden und zwar auch für längere Zeit, da dieses Programm aus verschlüsselten inneren Impulsen besteht. Im Körper des Menschen und seinen Zellenstrukturen ist dieses Programm als ein inneres Kristallgitter dargestellt. Sobald man eins der Segmente gelockert oder gelöscht hat, entstehen Störungen im Inneren des Menschen, in den Zellenverbindungen des Körpers und der Organe, was wiederum die Persönlichkeit und das Verhalten des Menschen unmittelbar beeinflusst.

Der absolut gesunde Mensch hat eine Aufgabe, der schwer kranke Mensch hat eine andere Aufgabe, die meistens geschrumpft ist und keinerlei der Energie des Menschen besitzt. Ohne Energie ist es aber sehr schwer, die Ereignisse - mit anderen Worten den Weg - zu erschaffen und zu öffnen. Wenn der Weg unter so einem Einfluss steht, werden die Impulse im Inneren des Menschen blockiert; die Aufgabe, die als die Priorität der Entwicklung gedacht ist, geht in den Hintergrund und mit ihr auch das Interesse am Leben. Die Ereignisse sind Änderungen ausgesetzt und zwar manchmal den kardinalen Änderungen. Sobald Ihnen die Einflussquelle bekannt wird, können die Impulse zurückgehen und den Einfluss transformieren und neutralisieren. Auf diese Weise können viele negative Wirkungen neutralisiert werden, besonders energetische Anknüpfungen und Saugfüße, die manche Menschen anderen verpassen. Obwohl, meiner Meinung nach, der Mensch, der im Zustand der Liebe lebt, so einem Einfluss im Grunde genommen nicht anfällig sein kann, ausgenommen des Einsflusses des geliebten Menschen. Großer Einfluss ist die verschlüsselte Information, die am Anfang und Ende geschlossen ist. Sobald das informative verschlüsselte Schloss abgenommen wird, wird die Wirkung zu Ende sein und der Mensch wird wieder gesund. So was passiert in unserem

Leben, und je erwachsener der Mensch wird, desto mehr gibt es Visionen. Obwohl es bei allen verschieden ist.

Wenn Sie das Thema verstanden haben, ist es gut, wenn nicht alles verständlich war, werde ich zu dem Thema noch Mal zurückkommen.

Danke für das Treffen.

31.07.2009

Die Philosophie der Technologien. Teil 19

Auf dem heutigen Treffen werden wir das Gespräch über das innere Impulssystem fortsetzen. Wir werden noch Mal das Geschehene betrachten, aber jetzt - von einer anderen Seite, um den vor menschlichen Augen verborgenen Sinn zu verstehen.

Also die Impulse im Inneren des Menschen befinden sich in den Gedanken des Menschen. Sobald die Impulse in die Außenwelt gesendet werden, gehen sie fließend in die Handlungen des Menschen über. Das heißt, der Mensch hat gedacht, etwas zu machen und bereits am nächsten Tag hat er angefangen zu erschaffen, nach einer Weile wurde das, worüber er gedacht hat, für andere Menschen sichtbar. Es ist manchmal nach den Ereignissen und dem Leben zu erkennen, wer worüber denkt. Die Art zu sprechen, etwas zu machen, eine Arbeit zu erledigen, Pflichtbewusstsein, Lebensstil, Kleidung, Kultur der Kommunikation und des Benehmens – all das und nicht nur das kennzeichnet den Menschen aus der Sicht seiner inneren Seite, es zeigt und öffnet das Streben des Menschen nach der einen oder anderen Handlung.

Dabei spielen die inneren Impulse eine wichtige Rolle, da diese sich im Inneren bilden und anfangen zu handeln, sie können sich aber gleichzeitig draußen – in der Außenwelt – widerspiegeln.

Somit haben die inneren Impulse des Menschen eine innerlich-äußerliche Handlungsart, besitzen ihre eigene Zeit und bewegen sich im Raum mit einer sehr schnellen Geschwindigkeit. Das, worüber der Mensch denkt, besonders wenn erschafft, überholt manchmal seine Zeit und umfasst sehr große Schichten des Lebens und der Ereignisse des Menschen, des Alltags und der Welt rings herum. Somit ergibt sich, dass die Impulse im Inneren des Menschen und die Gedanken außerhalb des Menschen bereits existieren und auf ihrem Weg auf keine Hindernisse stoßen. Somit ist dieses System der Kommunikation und Informationsübermittlung in der Umwelt und im Außenraum perfekt, da es von der inneren Energie genug gibt, damit die Impulse des Menschen nicht nur eine bestimmte Stelle erreichen sondern das Geplante ausführen können – der Mensch bekommt die erwartete Antwort. Dadurch öffnet sich noch eine Ebene der Entwicklung des Bewusstseins des Menschen: geistige innere Impulse können sich in jede Richtung und auf eine beliebige Distanz bewegen, können sich frei in einem Raum und

Zeitraum bewegen. Und die Energie, die der Mensch in diese Impulse investiert hat, ist für die Rückmeldung, Diagnostik jedes zeitlichen Ereignisses und für das Öffnen von diesem als einem physischen Objekt genug.

Es wird ebenso klar, dass die Impulse des Menschen wie ein Leuchtturm funktionieren: sie senden Signale in den Weltraum, offensichtlich an den Ort, an dem sich das Kristallgitter – ein Bauelement – befindet, das die Basis der Zusammensetzung – des Erschaffens des Körpers des Menschen - darstellt. Ein ähnliches Empfangs- und Übertragungssystem gibt es im Weltraum, es stellt die Garantie des Lebens des Menschen dar - die Garantie der unendlichen Lebensenergiequelle und der Balance der Harmonie der Persönlichkeit und des Körpers. Die Persönlichkeit des Menschen befindet sich im Körper des Menschen, der Körper kann ohne Persönlichkeit, ohne seine Individualität, nicht existieren. Deswegen bereiten wir, Menschen, im Leben einander keine Schwierigkeiten, da unser Übertragungssystem auf eine bestimmte Weise, wenn man so sagen kann, funktioniert.

Wenn wir die Aufgaben des Lebens entwickeln, vereinen wir uns, um ein Kollektivsignal der Entwicklung empfangen zu können, der Entwicklung zum Beispiel der Gesellschaft und des Staates, der Persönlichkeit des Menschen und seiner Position im Leben, dabei wird eine Position nach der anderen erarbeitet und geöffnet. Diese Grundlagen werden in der Verfassung des Landes als die Priorität der Entwicklung der Persönlichkeit jedes Menschen festgelegt. Deswegen vereinen ausgerechnet die Impulse in unseren Gedanken die Energie, Information und Projektion der vom Menschen modellierten Ereignisse, die sich als Muster der Handlungen und des Benehmens bilden. Der Geist liegt allen inneren Impulsen des Menschen als eine Kraft zugrunde, die Kraft, die fähig ist, die Welt und den Geist des Menschen zu erschaffen und aufzubauen; der Geist, der eine unmittelbare Verbindung zu der Kommunikation und den Signalen darstellt. Zu den Signalen, die wir alle empfangen können, den Signalen, die von Gott kommen, der uns seine Liebe, Rettung und Verständnis in Form des offenen Wissens unserer Seele schenkt.

In diesem Sinne möchte ich unser Treffen beenden.

Danke für Ihre Aufmerksamkeit.

01.08.2009

Die Philosophie der Technologien. Teil 20

Auf dem heutigen Treffen werden wir über das Bewusstsein des Menschen sprechen, über den Stoff, der das Wesen bildet, mit dem der Mensch sein Leben aufbaut und projiziert. Aber zunächst werden wir das Thema der Impulse des Menschen noch Mal ansprechen.

Lassen Sie uns vorstellen, dass das Leben des Menschen wie ein Film aussieht, auf dem alle Ereignisse und Fabeln eines konkreten Menschen aufgenommen sind. Auf diesem Film ist ein Mensch, das heißt auch alles, was mit diesem Menschen, seiner inneren Welt und seinen äußerlichen Ereignissen zu tun hat, aufgenommen. Dort ist ebenso jeder einzelne Einfluss auf den Menschen aufgenommen worden, egal ob dieser positiv oder negativ ist. Es kann aber Fälle geben, wenn ein Einfluss so eine schwache Wirkungsenergie hat, dass er außerhalb der Gedanken und des Körpers desjenigen, der versucht zu beeinflussen, nicht rausgeht. Dann wird es keine Spuren auf dem Ereignisfilm des anderen Menschen geben und es wird nichts abgedrückt sein, da sowohl die Energie des Einflussausübenden – ich werde ihn so nennen - als auch seine Gedankenkraft nicht gereicht hat, um die Energie des Ereignisfilms des Menschen zu überwinden und die Spuren seines Daseins in Form von Handlungen oder Gedanken zu hinterlassen. Wenn es ihm aber doch gelungen ist, hat der Mensch aus verschiedenen Gründen ihn um Hilfe gebeten, dadurch wurde ein positiver Einfluss ausgeübt und - als Folge - wurde der Mensch gerettet und von dem Schlechtesten, was ihm passieren könnte, aufbewahrt.

Es gibt aber auch andere Beispiele, wenn ein Mensch einen anderen dadurch zerquetscht, dass er ihn beneidet oder ihm böse ist. Und dieser andere merkt es gar nicht und öffnet seine Seele und sich selbst für das Gespräch über sein Leben, um dem Ersten zu helfen, wenn diese Hilfe nötig ist. Dabei kommt das kleine Signal durch den Film des Menschen nicht durch und fängt mit der Zeit an, sich zu verstärken, sodass derjenige, der offen ist, sofort anfängt – manchmal in einigen Zeiten – Diskomfort zu fühlen und zwar auf seinen physischen Körper bezogen. Vielleicht gab es bereits Probleme mit der Gesundheit des Menschen, aber sie waren bedeutungslos. Damit sie aus dem Inneren des Körpers außerhalb des Körpers austreten können, wird sehr viel Zeit gebraucht, vielleicht sogar ein ganzes Leben. Manchmal geschieht es gar nicht, weil manche Änderungen im Leben und in den Ereignissen des Menschen zum Auflösen eines Problems im Körper des Menschen führen. Das heißt, sobald Sie sich in Ihrem Inneren geändert haben, sobald Sie Ihr Aussehen, Ihre Aufgabe, Ihr Ziel, Ihre Einstellung zu sich selbst, zu anderen Menschen, zu der Welt geändert haben, ändern Sie unverzüglich die Parameter Ihrer Lage und Ihrer Sichtweise. Dann fängt das Problem an, das sich durch seinen inneren Impuls an eine Zelle oder ein Organ im Körper angeklammert hat - egal was das für ein Problem ist - sich auf Grund der Änderung des Lebensweges aufzulösen. Dadurch erlebt der Mensch einen riesigen Energieschwung und Steigerung der Widerstandskraft des Körpers und das Problem – egal wie groß es ist – baut sich ab und verschwindet; es löst sich solange auf, bis es gar nicht mehr da ist.

Was denken Sie: wie werden Krankheiten geheilt und was sind Krankheiten? Es sind deformierte innere Impulse im Körper des Menschen: wenn Sie sich selbst nicht lieben, sind Ihre Gedanken schwer und Handlungen falsch, es bilden sich komplexe Situationen, deren Lehre ist folgende: der Mensch macht alles allein für alle anderen Menschen, da er der Meinung ist, dass es so sein soll. Das Wort „sollen" klingt für viele sehr schwer und hat ein schweres nicht tragbares Gewicht. „Man soll" – und der Mensch zwingt sich wieder mal etwas zu tun, er verbringt seine Zeit, indem er denjenigen hilft - wie er denkt, dabei haben sie ihn nicht darum gebeten. Außerdem verletzen solche Handlungen des Menschen die Interessen anderer Menschen an ihrer Entwicklung. Ein Mensch möchte alles selbst machen, da er seine Individualität zum Vorschein bringen möchte, es ist das Hauptziel seiner Aufgabe. Und ein anderer Mensch schiebt unter einem Vorwand den ersten Menschen zur Seite und hilft ihm – wie er denkt – indem er die Angelegenheit dieses Menschen auf seine Weise erledigt. So einem Menschen zu sagen, dass er lieber nichts machen soll, heißt ihn zu beleidigen, da er denkt, dass er Hilfe leistet. Dabei fällt es ihm sehr schwer und er erzählt allen, dass diese Aufgabe sehr schwer ist, aber er es machen muss. Somit zwingt der Menschen sich schweigend zu etwas und erlangt eine untragbare Last. Warum sagt man, dass diese untragbar und schwer ist? Sie werden es nicht glauben: weil diese Last leer ist. Ja, ja, Sie haben sich nicht verhört, sie ist leer, es gibt nichts drin. Und je größer die Leere ist, desto schwieriger wird die Last auf den Schultern des Menschen. Es ist aber dem Menschen meistens nicht bewusst, und in den meisten Fällen möchte er gar nicht darüber nachdenken und sich ändern; er möchte gar nicht den Menschen zuhören, sein Leben und seine Ereignisse und Handlungen aus einer anderen Sicht betrachten; er möchte gar nicht versuchen, sich selbst und andere zu hören und richtige Schlüsse für sein Leben ziehen. Er hat dafür keine Zeit und keine Lust.

Allerdings ist es nicht immer klar, was geschieht und warum. Es treibt ihn einfach irgendwohin, und es gelingt ihm nicht – er will es nicht - einen Halt zu machen.

Also der Film unseres Bewusstseins ist die Substanz des Aufbaus der ganzen Welt. Es gibt in dieser Substanz alles, wie auch in unserem Bewusstsein. Diese Substanz kann in der ganzen Welt verbreitet werden und unser Bewusstsein ist in allem, immer und überall anwesend.

Die Welt öffnet sich uns durch ihre Schönheit und das Bewusstsein des Menschen öffnet sich durch das Wissen und erweitert sich bis zu der Ebene des Erkennens der Welt und sich selbst.

Die Welt kommt uns entgegen und wir kommen ihr entgegen.

Die Welt bereitet uns Freude und wir freuen die Welt, indem wir glücklich sind.

Die Welt ist in uns drin und wir sind im Inneren der Welt.

Die Welt besteht aus uns – Menschen und wir - Menschen - bestehen aus der Welt rings herum. Außerdem öffnen wir uns selbst und andere durch die Welt in unserem Inneren und durch die rings um uns herum.

Die Welt ist wir alle, wir alle sind die Welt, in der wir leben. Die Welt und wir alle bilden das Leben auf, wenn wir uns vereinen werden die Persönlichkeit und der Körper gebildet, und in der Welt rings herum – das was es gibt, gab und geben wird.

Die Welt und der Mensch sind das Eine, die Widerspiegelung des Menschen und der Welt findet in der Substanz der Welt statt. Diese Substanz ist der Film unseres Bewusstseins, der Film, der über die materielle Quelle der ganzen Welt, die durch das Bewusstsein des Menschen widergespiegelt ist, verfügt.

Es sind einfache Wörter, die in sich eine große Bedeutung tragen. Wenn Sie diese verstehen, finden Sie in Ihrem Inneren, in der inneren Welt und in Ihrer Lebensposition eine mächtige Quelle der Steigerung der Lebensvibrationen und Lebenspositionen, die fähig ist, neue Horizonte Ihres Bewusstseins des Lebens zu öffnen.

In diesem Sinne möchte ich unser Treffen beenden, Danke.

Dass ich das Thema zu Ende nicht führe, ist nicht kompliziert, genauso wie der Fakt, dass es keine aus Ihrer Sicht konkreten Themenbezeichnungen mehr gibt. Wir haben darüber bereits gesprochen, in den Themen gibt es alles und beim richtigen Verstehen stimmen Ihre Vibrationen mit dem Sinn und der Grundlage des Wissens der Welt und des Menschen überein. Ihr Bewusstsein erweitert sich und Sie werden fähig, selbständig zu helfen und zu erschaffen. Aber Sie müssen verstehen, dass Sie selbst es können, Sie selbst konnten diesen Schritt machen und er hat sich als nicht sehr schwierig erwiesen, nicht wahr? So auch das Ende des Themas, schreiben Sie es so weiter, wie Sie es in Ihrem Leben brauchen. Und Sie werden das gewünschte Ergebnis bekommen, das Ihnen und den anderen von Nutzen sein wird. Lernen Sie in die Richtung zu denken, in der Sie erschaffen.

Ich bedanke mich bei Ihnen, ich freue mich aufrichtig für Sie und Ihren Fleiß und Ihre Eifrigkeit in Bezug auf das Verstehen dieser Themen.
08.08.2009

Die Philosophie der Technologien. Teil 21.
Die Lebensenergie

Auf dem heutigen Treffen werden wir wieder über die Energie des Menschen sprechen. Aber zunächst möchte ich die Frage beantworten, die sich viele Menschen in ihrem Inneren stellen. Diese lautet wie folgt. Die Themen sind sehr interessant und man möchte, dass sie fortgesetzt werden; besonders wünschenswert ist es, dass sie miteinander verbunden wären. So wäre es richtig und verständlich. Ich stimme zu, die Themen sind wirklich interessant, aber auf den Außenblick widersprüchlich. Diese Besonderheit scheint auf den ersten Blick keine Verbindungen zu haben. In Wirklichkeit hat sie eine sehr einfache feste Verbindung: eine menschlich-geistige. Jedes Thema ist eine Antwort, eine innere Stimme, die einem jeden und allen seine persönlichen sowie allgemeinen Fragen beantwortet. Die Fragen, die jeder in seinem Inneren trägt und darauf eine Antwort sucht und, wie er denkt, keine richtige Antwort findet. Deswegen sind sowohl die inneren als auch die äußeren Themen durch Fragen und Antworten, durch Menschen und Leben miteinander verbunden. Sie sind ebenso dadurch verbunden, dass der Mensch anfängt, seinen Lebensraum zu sehen und zu verstehen, ihn zu erweitern und darin zu erschaffen. Und Ihre persönliche Teilnahme an den Treffen ist eine unbestrittene Tatsache, ein Beweis dafür, dass sie – Menschen – fähig sind, das ungesagte zu hören, das unsichtbare zu sehen, zu helfen und zu retten, indem sie den Weg des Menschen durchdenken, um ihn sicher und harmonisch aufbauen zu können. Und vieles gelingt ihnen bereits, sie können bereits vieles und sie müssen noch vieles lernen.

Das Wichtigste ist, dass Sie den Wunsch haben, zu erkennen und zu erschaffen, sowie das Leben zu leben, das Gott Ihnen gegeben hat. Sie haben eine Seele und können sie hören oder fangen erst an, diese und sich selbst hören zu können. Sie sollen ein ganz einfaches Funktionsschema verstehen: bevor jemand etwas über jemanden sagt, können Sie es verstehen. Und diese Fähigkeit entwickelt in Ihnen die Eigenschaft der Seele, dank dessen Sie Menschen und die Welt rings herum sehen können. Sie fangen an, solche Beziehungen aufzubauen, in denen Sie

das Leben, das durch und mit allen Menschen zusammen läuft,

das Leben als die Hand und Hilfe Gottes,

das Leben als der Atem dessen, womit Sie atmen und dank dessen Ihnen das zu erschaffen gelingt, was Sie erschaffen.

das Leben als die Grundlage jedes Menschen verstehen.

Somit können Sie, indem Sie die Themen der Treffen erschließen, in diesen die Fragen und Antworten finden; die Antworten, die Sie versuchen zu verstehen, zu sehen und von anderen Menschen, Ereignissen, von der Welt und von sich selbst zu bekommen, die Antworten auf Ihre Lebensfragen, des Lebens eines jeden und aller.

Und jetzt, wenn wir uns unserem Thema nähern, kann man das Wichtigste sagen: die Grundlage einer Zelle ist die Teilung. Dies geschieht dadurch, dass eine Zelle die Energie besitzt, welche sie bekommt und erzeugt. Wenn wir über eine Zelle sprechen, die so klein und für das menschliche Auge unsichtbar ist, sprechen wir im Grunde genommen über die Prinzipien und Gesetze des Lebens, die für uns und unseren Körper unverändert geblieben sind. Wenn die Grundlage einer physischen Zelle die Teilung ist, was ist dann die Grundlage des Menschen? Die Grundlage einer Zelle ist die Energie, welche sie gewinnt, erzeugt und ausgibt. Was ist dann die Grundlage des Menschen, kann der Mensch etwas gewinnen, selbst etwas erschaffen und es ausgeben? Braucht der Mensch dabei Gleichgewicht und Balance der Kräfte und Energie? Braucht der Mensch Verständnis und wie soll es ausgedrückt werden? Ob es in unserem materiellen

Leben einen Gegenwert dessen, worüber wir jetzt sprechen, gibt? Wie viel Energie darf man ausgeben: soviel wie viel er gerade hat oder ein bisschen mehr, oder gar nichts? Wer weiß es und wer managt es? Wenn der Mensch krankt ist, ist es schlecht oder nicht? Ist es schlecht, weil der Mensch krank ist, oder ist es einigermaßen erträglich, weil der Mensch dadurch einen neuen Weg erlangt? Der Mensch möchte nicht krank sein, er möchte Veränderungen, aber weiß nicht, wie er es erreichen kann. Und wie und wodurch ändert derjenige, der es weiß, seine Ereignisse?

Das Leben ist wirklich schön, man muss aber wissen, wo sein Platz in diesem Leben ist. Es muss soviel Energie ausgegeben werden, wie viel es für die Erfüllung unserer Lebensaufgabe nötig ist – nicht mehr und nicht weniger. Wenn Sie mehr Energie ausgeben, werden Sie von dem, was für Sie wichtig ist, abgelenkt und es ist nicht gut. Somit werden Sie Ihre Energie umsonst und nutzlos ausgeben. Das Wichtigste ist es dabei, dass es für Sie und alle anderen keinen Nutzen hat. Wenn Sie weniger Energie ausgeben, wird sich Ihre Lebenseinstellung ändern, die Realität wird sich von Ihnen - nicht weit aber trotzdem - entfernen. Sie müssen entscheiden, ob Sie all das brauchen. Unser Körper hat genug Energie für alles, was uns unser Leben bietet. Wenn der Mensch nur wüsste, was er oder ein anderer konkrete Mensch braucht. Deswegen füllt uns die Energie in unserem Inneren auf und hilft uns; was wir damit machen und womit wir diese auffüllen, hängt nur von uns ab:

wenn mit dem Guten, wird es davon so viel geben, wie viel es Licht der Seele gibt – es reicht für alle;

wenn mit dem Interesse am Leben, wird sich das Leben durch seinen Sinn öffnen und den Menschen mitreißen;

wenn mit der Liebe, werden sich die Seelen eines jeden und aller sich und der Welt rings herum entgegen öffnen;

wenn mit der Hilfe, wird diese Energie für alle reichen;

wenn mit der Rettung, wird jeder seinen für ihn passenden Sinn finden.

Womit wir unsere Energie auffüllen werden, zeigt die Zeit, die im Lebensraum des Menschen einbegriffen ist – genauso wie die Welt und alle Menschen. Wenn es wirklich so sein wird, dann sind wir in unserer Seele gerettet und somit in unserem Leben auf der Erde.

Ich bedanke mich bei Ihnen für die Energie Ihrer guten Gedanken und unserer Treffen. Für die Energie, die den Raum aufbaut, in dem jeder sich selbst heilen kann. Wir heilen nicht, wir bauen einen bestimmten Raum auf, in dem der Mensch sich selbst heilen kann, indem er Lebenserfahrung sammelt oder auf sich selbst und seine bereits gesammelte Erfahrung zurückgreift. Sie sollen nicht böse werden, es nützt Ihnen nichts. Wenn Sie die Welt und sich selbst in Acht nehmen, können Sie sehen, dass es so zu sein scheint, dass die Welt aus zwei Teilen besteht: diejenigen, die positiv denken, und diejenigen, die dem Leben böse sind, als ob das Leben sie persönlich benachteiligt hat; das Leben, das es im Inneren eines jeden und aller gibt. Man muss es bloß weiter entwickeln, indem man sich durch die Hilfe für alle anderen öffnet. Und die Energie im Inneren des Menschen wird zunehmen. Um diese Energie öffnen zu können, muss man immer und überall positiv denken und handeln. Fangen Sie mit sich selbst an und Sie werden sehen, dass die Welt, Menschen und Beziehungen sich zum Besten ändern werden, Sie sehen, dass das Lächeln und somit das Glück mehr wird. Und ein glücklicher Mensch lebt einfacher, ausgelassener und richtiger.

Noch Mal vielen Dank für die positive Energie, die eine positive Einstellung in Bezug auf das Öffnen des Wissens der Seele bildet.

Bis zum nächsten Mal.

09.08.2009

Die Philosophie der Technologien. Teil 22. Das Gute

Auf dem heutigen Treffen werden wir über das Gute sprechen. Im Leben sprechen wir nicht nur über das Gute sondern erschaffen dieses auch in seinen verschiedenen Erscheinungsformen: in unserem Inneren und in dem anderer Menschen, in den Ereignissen und in der Welt, in dem, was wir tun. Und das Wichtigste ist es, dass wir das Gute ursprünglich in unseren Gedanken erschaffen.

Der Fakt, dass das Gute in den Gedanken erschaffen und widergespiegelt ist, kommt zum Vorschein in unserem Leben und in der Welt. Dadurch gibt es sehr viel von dem Guten und Menschen teilen es mit einander, sie öffnen das Wissen der Seele - das ursprüngliche Gute. Das Gute, das anderen hilft und sie rettet, das ehrlich und offen handelt, das keine Verdrehungen akzeptiert, genauso wie das, was in den Verstand und Handlungen der Menschen als das Gute nicht reinpasst.

Somit ist das Gute in der Mehrheit – im Leben, in der Welt, im Menschen sowie in seinen Gedanken und Handlungen. Und das, was zu dem Guten nicht gehört, ist in der Minderheit, da es auf Grund des äußerlichen Nichtwissens und Nichtakzeptanz einer oder anderer Situation in seinem Leben oder in dem anderer Menschen entstanden ist. Das Wesen des Guten an sich kann als ein mächtiger Hebel der Veränderungen in der Gesellschaft sowie in der Welt betrachtet werden. Da das, was zu dem Guten nicht gehört, ist das Äußere, das der Mensch meistens aus Unwissen erschaffen hat.

Lassen Sie uns Massenvernichtungswaffen als Beispiel betrachten. In der Bezeichnung selbst hat der Mensch bereits seine Gedanken und Handlungen geäußert; die Handlungen, die den Menschen und seine Gedanken über die weitere erfolgreiche Entwicklung zögern und das Gute des Menschen und anderer Menschen verbreiten sollen.

Kann der Mensch dadurch zurückgehalten werden, denn das Gute in ihm ist wie reines Wasser, das von Tag zu Tag den Stein schleift?

Das Gute ist wie ein Werkzeug in den Händen von einem Meister, mithilfe dessen man dem, was er hat, eine Form geben kann. Aber man darf es auf keinen Fall zu nicht friedlichen Zwecken nutzen. Waffen und deren Erschaffung gehören ebenfalls zu der Sicherheit des Menschen auf dem vom Menschen gewählten Weg. Offensichtlich kam der Mensch an dem Zeitpunkt der Widerspiegelung seiner Gedanken über seine Sicherheit zu der Erfindung der Waffen als einem hinhaltenden Fakt, da Wörter und Überzeugungen nicht mehr helfen konnten. Somit hat der Mensch versucht, seine Erfindung mit seinem Guten aufzufüllen, in Wirklichkeit hat er diese nur mit seinen Gedanken aufgefüllt.

Das Gute erscheint dort nicht, wo es kein Licht und keine unendliche Entwicklung der Persönlichkeit des Menschen gibt. Versuchen Sie in die Ferne, in die Zukunft zu gucken. Sehen Sie persönlich dort Waffen als das Schutzmittel des Menschen? Nein, ich sehe sie auch nicht. Somit baut sich die Zukunft, vielleicht sogar die nähere Zukunft, mit Rücksicht auf unsere Meinung und unsere Sicht auf. Was kann wichtiger als der Blick des Menschen in die Zukunft sein? Nur der Mensch selbst, sein Seelenzustand, die Welt rings herum und die Sicht des Menschen in Bezug auf das, was er selbst und andere Menschen erschaffen.

Eigentlich gibt es im aufgeführten Beispiel eine mächtige Grundlage des Aufbaus zukünftiger Ereignisse, die der Mensch selbst technisch steuern kann. Er muss nur seine Zukunft und die anderer Menschen sehen können und das innere geistige Gute in der Zukunft platzieren. Dann werden er, alle anderen Menschen rings um ihn herum und das Licht des Guten, das aus der Zukunft ihnen entgegen kommt, nicht nur positive und für alle Menschen erfolgreiche Ereignisse erschaffen, sondern auch das Negative ändern, das aus verschiedenen Gründen in den Ereignissen des Menschen hängt, manchmal ins Innere des Menschen eindringt und die innere Welt des Menschen ändert und manchmal sogar zerstört. Deswegen läuft der Mensch durch sein Leben und in der Welt der Menschen wie ein Gespenst. Sobald er wieder in seinen Gedanken und Handlungen das wahre Gute sieht und findet und es als Hilfe und Rettung, die zu Menschen geht, betrachtet, fällt ihm ein Schleier von den Augen und die Welt blüht wieder mit dem Licht des Guten auf. Mit dem Licht, das vom anderen Menschen zu ihm fließt — wie es sich gezeigt hat — zu ihm und seinen Lebensereignissen. Die Wörter der Liebe und Dankbarkeit werden aus der Seele des Menschen wie ein unendlicher Strom fließen, und der Mensch selbst fängt an, das innere Gute zu verstehen und zu fühlen, das Gute, das mit Licht und den verständlichen beständig-erfolgreichen Lebensereignissen aufgefüllt ist.

Es gibt wirklich sehr viel des Guten in unserem Leben, so viel wie viel es Früchte an einem Baum gibt. Wir müssen sie nur pflegen und wissen, wie und wann wir diese uns von Gott gegebenen Früchte vom Baum des Guten genießen dürfen. Wir müssen wissen, ob wir zu einem anderen ähnlichen Baum gehen sollen, zu dem Baum mit den gleichen Früchten, und dabei nach unseren Gedanken und Lebenseinstellungen suchen; wir müssen wissen, ob wir andere dabei überzeugen sollen, dass es der Baum des Bösen und nicht des Guten ist.

Vielleicht müssen wir wissen, wem dieser Garten gehört. Wir müssen wissen, dass es im Garten Gottes nichts gibt, was uns schaden könnte, es gibt nur das, was uns helfen und uns retten kann. Indem wir die Früchte vom Baum des Guten nehmen, akzeptieren wir das Wesen desjenigen, der diesen Baum gepflanzt und jede Frucht mit seinem Bild gefüllt hat. Wenn wir einen kleinen Kern nehmen und ihn mit Wasser gießen, mit dem Wasser, das den Stein auf dem Weg des Menschen schleift, können wir einen ähnlichen Baum mit den Früchten des Guten bekommen. Mit den Früchten, in denen das Bild dessen, der ursprünglich die Erde, den Himmel, Bäume, das Gute und den Menschen selbst erschaffen hat, steckt.

Tragen Sie Ihr inneres Gutes und öffnen Sie es zur Freude und für die Rettung anderer Menschen.

Helfen Sie den anderen nicht nur ihr inneres Gutes zu finden sondern auch es durch das Wissen der Welt und des Lebens, durch das Wissen der Entwicklung jedes Menschen zu öffnen.

Ich bedanke mich bei Ihnen für das Treffen und für Ihr Gutes, das durch die Aufmerksamkeit zu dem, was ich Ihnen erzähle, zum Vorschein kommt. Wir lernen alle miteinander zusammen und unser Gutes hilft uns, uns innerlich und somit im Leben als Menschen zu öffnen.

Noch Mal vielen Dank und bis zum nächsten Mal.

11.08.2009

Die Philosophie der Technologien. Teil 23. Das Gute

Um das Thema über das Gute fort zu fahren, über das Gute, das in unserem Inneren ursprünglich als das Licht unserer Seele widergespiegelt ist, können wir mit Sicherheit sagen, dass das Gute unser Inneres sowie Äußeres mit positiver Energie auffüllt. Mit der Energie, die wir mit jedem Menschen teilen können, mit der Energie, die rettet und hilft, dadurch werden sich unsere Ereignisse und Geschäfte sehr gut und ohne Hindernisse bilden. Wenn der Mensch in seinem Inneren keine positiven Gedanken erschafft und das innere Gute mit diesen Gedanken nicht auffüllt – was wiederum das Gute an sich widerspricht – bleibt das Gute im Inneren des Menschen ohne verwendet zu werden. Und das Negative, das sich im Inneren des Menschen als seine Auffassung einer der Lebenssituationen widergespiegelt – wir werden die Situation gar nicht präzisieren – wird hinausgehen. Somit wird es mit sich die Ereignisse rings um den Menschen herum auffüllen und andere Menschen, ihre Einstellung in Bezug auf die Ereignisse und dadurch das Leben und den Weg des Menschen beeinflussen. Im Raum, auf den so ein Einfluss und so ein Druck durch die Deformation ausgeübt wurde, finden verschiedene Veränderungen statt. Und nicht nur rings um den Menschen herum sondern auch im Inneren seiner Persönlichkeit, diese kommen in seinem Benehmen und in seiner Lebenseinstellung zum Vorschein, in der Einstellung zu seinem Leben – wir lassen alles durch uns durch und probieren verschiedene Situationen an.

Nicht alle haben es gelernt, den Sinn des Geschehens zu verstehen ohne etwas auszuprobieren oder mit Druck durchzuziehen. Viele reagieren immer noch emotional auf das Geschehene und die meisten betrachten das Gesagte, das gar nicht an sie adressiert ist, als eine persönliche Beleidigung. Es ist ebenso ein Problem der Wahrnehmung des Menschen, das zeigt, dass etwas im Leben nicht in Ordnung ist, deswegen sieht der Mensch vieles, was ihn überhaupt nicht betrifft, als eine persönliche Beleidigung. Es gibt viele Beispiele, die es bestätigen, all das geschieht im Alltagsleben. Ob wir es sehen und wahrnehmen wollen, ob wir etwas ändern wollen oder nicht – ist unsere Entscheidung. Wenn alles gut läuft, wollen wir nichts ändern, wenn etwas schief läuft, hört der Mensch anderen Menschen zu, was sie darüber denken, und dann entweder ändert er etwas in seinem Leben oder auch nicht. Wenn der Mensch keinen Wunsch hat, etwas zu ändern, ist es sein gutes Recht.

Man muss aber auch den Begrifft „das Recht des Menschen" definieren: wenn der Mensch das Wahlrecht hat, ist es eine Sache, wenn nicht – eine andere. Der Mensch hat dann das Recht, wenn es den Menschen selbst gibt; der Mensch hat das Recht, wenn er selbst das Recht aus seinem Inneren holt und erschafft - zur Äußerung der Güte für alle Menschen. Und wann hat der Mensch kein Recht? Vielleicht dann, wenn der Mensch die innere Güte nicht hat, obwohl es äußere Handlungen im Leben geben kann und in der Regel gibt.

Wozu wird in vielen Themen über Ereignisse aus verschiedener Sicht gesprochen und wozu werden manche Fakten - man kann sogar sagen, bestimmte Handlungen der Menschen - geöffnet? Damit der Mensch versuchen kann, hinter alldem die innere Güte des Menschen zu sehen. Viele versuchen diese vor anderen zu verstecken, zum Beispiel damit die anderen diese nicht berufen können, d.h. nicht stehlen können. Aber das, was der Mensch in seinem Inneren hat – seine Güte – kann man nicht stehlen und nicht wegnehmen, sie gehört dem Menschen allein, niemandem sonst; und wird nur vom Menschen gebraucht, von einem konkreten Menschen. Wenn man die Güte entwickelt und im Leben das Gute erschafft, wird sie dadurch von allen gebraucht. Ohne

Menschen funktioniert es nicht. Je mehr es gütige Menschen gibt, desto mehr gibt es verschiedene und nützliche Güte in allen Lebensaspekten.

Es kann zu viel vom Guten nicht sein, davon gibt es so viel, wie viel der Mensch braucht; es kann nicht übersättigen, da jeder sein inneres Maß hat.

Das Gute wird erschaffen, es klebt sich nicht an den Menschen und schon gar nicht übt es Druck auf den Menschen aus.

Das Gute ist das, was der Mensch in seinem Inneren erschaffen hat, was er mit seinen Gedanken aufgefüllt hat, was er als das Licht der Welt und des Lebens aller Menschen widergespiegelt hat.

Das Gute ist das Licht, das den Weg des Menschen und seine Ereignisse beleuchtet. Da, wo es keine Güte gibt, schrumpfen immer auch die Ereignisse, meiner Meinung nach. Wer soll dem Menschen seinen Weg beleuchten, wenn nicht seine inneren Güte, die sich in den warmen, gütigen und aufrichtigen Beziehungen zwischen allen Menschen in der ganzen Welt widerspiegelt? Unsere Güte öffnet uns die Tür in die Welt, die von Gott erschaffen wurde.

Warum vergessen wir es manchmal? Das müssen wir uns selbst fragen - für unseren eigenen Nutzen. Vielleicht erinnern sich viele daran, dass sie in erster Linie Menschen sind, erst dann – alles andere. Die menschliche Natur spiegelt sich in der Güte wider, in der Güte, die jeder nicht nur in seinem Inneren sondern auch nach Außen widerspiegeln kann – wenn er gut zu den anderen Menschen ist und keine Angst davor hat, es zu zeigen.

Die Güte ist all das, was wir haben, unter anderem auch das Äußere. Und das – wie soll ich mich am besten ausdrücken – was in unserem Leben überflüssig ist, ist keine Güte, da es unseren Weg erschwert. Es entsteht Übermaß von dem, was wir haben, das wiederum ist auch eine Lebenslehre, von dem es genug in unserem Leben gibt. Anders kann es gar nicht sein.

Somit lernen viele Menschen, durch äußere Attribute, Handlungen und Aktivitäten, durch die Äußerung ihrer Gedanken und Wahrnehmung der Gedanken anderer Menschen die Güte nach Außen zu zeigen, wenn sie diese in ihrem Inneren haben.

Somit können viele Menschen die menschliche Güte als die Seelenwärme und Aufgeschlossenheit, als aufrichtige Handlungen, die zwischenmenschlichen Beziehungen ihre Ordnung verleihen, erkennen.

Die Güte öffnet jedem Menschen den *Mechanismus der Beziehungssteuerung,* mithilfe dessen Menschen die Welt aller Menschen aufbauen und erschaffen.

Was kann ich im Anschluss unseres Treffens Ihnen wünschen? Nur alles Gute, in dem Sie sich als Menschen wieder finden können, hoffe ich.

Danke Ihnen, gütige Menschen, bis zum nächsten Mal.

Durch mein Verständnis und meinen Ausdruck *gütige Menschen* habe ich bereits meine Einstellung Ihnen gegenüber geöffnet und gezeigt. Sie sollen wiederum Ihre Ausdrucksweise in Bezug auf die Menschen, die Sie aus verschiedenen Gründen so zu sagen aus Ihrem Leben ausgeschlossen haben, festlegen; ausgeschlossen wegen ihrem unmöglichen Verhalten Ihnen und anderen Menschen gegenüber. Sie selbst sind zu Ihnen und anderen Menschen gut, wie zeigt sich das? Möchten Sie Ihre Güte ausdrücken und wenn ja - wie? Wie soll man sich denen gegenüber verhalten, die, Ihrer Meinung nach, Ihnen nichts Gutes getan haben und sich im Leben total daneben benehmen? Antworten Sie auf Ihre inneren Fragen und Ihre innere Güte wird sich sowohl in Ihrem Inneren als auch im äußeren Leben widerspiegeln.

Sie werden zu anderen Menschen gut sein, so wie Sie in Ihrem Inneren und zu Ihnen gut sind, wenn Sie aufrichtig gütig handeln.

Die Güte kommt ebenso *zu Ihnen* durch andere Menschen, *wenn Sie diese in Ihrem Inneren akzeptieren.*

Die Güte ist in Wirklichkeit *das Vorbild Ihres Lebens, wenn sie dieses akzeptieren, akzeptieren Sie dadurch Ihr Leben.*

Die von Gott erschaffene Tür öffnet sich vor jedem Menschen mit guten Absichten. Ich bedanke mich bei Ihnen noch Mal für die offene Tür Ihrer klaren Seele. 28.08.2009

Die Philosophie der Technologien. Teil 24. Vorstellung der Technologien der Lebensforschung

Auf dem heutigen Treffen möchte ich Ihnen, wie früher bereits erwähnt, die Technologien der Lebensforschung vorstellen. Sie werden dort gebraucht, wo eine technologisch-geistige innere Diagnose des Körpers des Menschen notwendig ist. Solche Technologien beherrscht derjenige, der ein normaler ruhiger Mensch im Alltag ist und eine Fähigkeit und Möglichkeit hat, die Gründe der Krankheiten der Menschen zu finden. Genauso kann er die Gründe verschiedener Probleme in den Räumen im Inneren des Menschen und rings um ihn herum finden. Außerdem sind die Technologien der Lebensforschung ein sehr interessantes, meiner Meinung nach, Gesprächsthema. Um offen, aufrichtig und ehrlich zu sprechen, sage ich Ihnen, dass ich aus eigener Erfahrung weiß, dass ein Mensch über viele sehr interessante Fälle, ich würde sogar sagen exklusive Fälle aus seinem Leben, erzählen könnte.

Warum erzähle ich es Ihnen? Damit Sie wissen, wie Sie sich in der ein oder anderen Situation verhalten sollen, damit Sie wissen, dass Aufrichtigkeit keine Lüge zum Wohl des Menschen, sondern die Ehrlichkeit, Aufrichtigkeit und Wahrhaftigkeit seines Lebens und seiner Worte ist. Diese Eigenschaften können, oder besser gesagt, sie sind fähig, dem Menschen den von ihm gewählten inneren Weg zu führen ohne in eine oder andere Richtung abzuweichen, egal wie verlockend es sein kann. Und das allein ist viel Wert – zum Beispiel, es kostet den Menschen seine erfolgreichen und harmonischen Ereignisse.

Ich denke, dass das Kennerlernen der Technologien der Lebensforschung sehr interessant ist und den Prozess des Verstehens und Erkennens beschleunigen kann. Diese Bücher, diese Treffen werden erst in der Zukunft, denke ich, voll geöffnet und geschätzt – so wie ich diese sehe und wahrnehme. Somit werden die Menschen, für die es geöffnet werden wird, das bestimmte Wissen außerhalb der herkömmlichen Wahrnehmung berühren können – dort, wo es wahrhaftes Wissen der Seele des Menschen gibt, das Gott allen Menschen gegeben hat. Ich spreche gerade nicht über auserwählte Menschen, wie vielleicht manche von Ihnen gedacht haben. Ich spreche über alle Menschen, über einfache Menschen, über die Menschen, die es brauchen. Über die Menschen, die Kraft gefunden haben, sich vom Alltagsrot des Lebens durch ihr Bewusstsein und ihre Gedanken, wenn man so sagen kann freizumachen – nicht von dem Leben, über das wir sprechen – dem richtigen Leben, sondern von dem anderen Leben, in dem jeder Tag dem gestrigen, und dem morgigen, und allen zukünftigen ähnelt, es gibt gar keinen Unterschied, alles ist gleich.

Das Leben an sich ist schön, interessant und wundervoll. Über das Leben werden wir sprechen, indem wir die Technologien der Lebensforschung öffnen.

Ich bin der Forscher des Lebens. Ich forsche tatsächlich das Leben. Ich mache nichts anderes, da es im Leben alles gibt, deswegen versuche ich, mich mit dem zu beschäftigen, was für meine Seele interessant ist. Ich denke, ich bin sogar sicher, dass es für mich richtig ist. Nach diesen Regeln der Lebenseinstellung meiner Seele lebe ich und kommuniziere mit jedem Menschen. Ich baue gütige und dadurch verständliche ohne Verdrehungen und Versprechungen zwischenmenschliche Beziehungen auf. Wir werden noch in unseren Treffen Zeit haben, darüber zu sprechen, denke ich, natürlich wenn es Ihnen gefällt – das ist aber Ihre Entscheidung.

Ich habe eine Entscheidung getroffen, auch in meinem Inneren: ich werde Ihnen darüber erzählen, was ich aus meiner Tätigkeit kenne und darüber, was ich bereits kann. Ich möchte mich gleich korrigieren: das, was ich kann – und ich kann gar nicht so viel – das, was mir gelingt und das, wobei ich immer ein gutes Ergebnis erzielen kann – all das sind die Handlungen Gottes. Ja, Sie haben es richtig gehört, es sind Handlungen Gottes im Inneren des Menschen, in seiner Seele und in der Welt. Es ist mein Standpunkt, und nicht nur auf meinen persönlichen Fall bezogen. Das ist meine Sichtweise in Bezug auf alle Menschen, die manchmal oder immer in ihrem Leben gute Ergebnisse erzielen können. Ich werde darüber nicht sprechen, dass bei denen, die keine guten Ergebnisse erzielen können, im Leben alles schlecht läuft und es kein Gott in ihrer Seele gibt. Gott gibt es in der Seele jedes Menschen, aber nicht jeder macht einen Schritt in seinem Leben sich selbst entgegen, nicht jeder macht einen Schritt in seiner Seele Gott entgegen. Ich möchte Sie gar nicht überzeugen, ich habe es nie gemacht und werde es nie machen, da ich es nicht brauche.

Also, Gott ist der Schöpfer von allem, was es in der Welt und im Menschen gibt, Gott gibt es in allem und somit in jedem, Gott ist immer anwesend und weiß alles über alle. Allerdings können es viele Menschen nicht verstehen, es passt in ihre Köpfe, in ihr Bewusstsein nicht rein. Aber das bedeutet nicht – glauben Sie mir – dass es Gott irgendwo aus irgendeinem Grund nicht gibt. Egal was es für ein Mensch ist, er ist trotzdem ein Mensch, und es gibt Gott in seiner Seele. Ob der Mensch Gott sieht, ob er mit ihm oder über ihn mit anderen Menschen spricht – das ist eine andere Sache. Egal, was der Mensch in seinem Leben macht, womit er beschäftigt ist, wie er lebt, egal welche Einstellung in Bezug auf sein Leben und auf das anderer Menschen er hat, es gibt trotzdem Gott in der Seele jedes Menschen. Und es geht nicht darum, was Menschen sagen, obwohl man Menschen zuhören sollte, da in ihren Worten der Sinn liegt. Ob ein Mensch gut oder schlecht ist – es gibt aber keine schlechten Menschen, es gibt einfach Menschen und jeder hat seine Aufgabe; es gibt trotzdem Gott, aus einem einfachen Grund: es ist seine Wahl und in erster Linie seine Handlungen, und erst dann – unsere. Natürlich soll man auch darüber erzählen, dass wenn wir im Leben gut denken und handeln, gehen wir logischer Weise zusammen mit Gott. Wenn wir schlecht handeln und davon wissen – jeder von uns weiß es in seinem Inneren – verlässt uns Gott nicht, wir verlassen Gott. Wenn man das alles versteht, hat das Leben seine Ordnung und kriecht nicht uns hinterher wie eine Schnecke.

Das Leben ist ein Mensch und kein Gegenstand, den man gefunden hat und weil er nicht wusste wohin damit, hat er ihn uns geschenkt.

Das Leben sind die Schritte Gottes, nach denen wir unsere Uhr einstellen – die Ereignisse, die wir selbst im Alltag durch unsere Gedanken und Handlungen aufbauen.

Das Leben ist das Hauptlebensbeispiel, das Gott jedem Menschen anhand der Realität seiner Existenz aufführt.

Das Leben ist der Mensch selbst, da jeder zusammen mit Gott gehen und sein Leben würdig, aufrichtig und offen leben kann.

Das Leben sind die Stufen, die jeder von uns hochgeht in Richtung *des gemeinsamen Hauses Gottes und des Menschen.*

Das Leben ist das, wer und was wir selbst sind.

In diesem Zusammenhang möchte ich ein kleines aber sehr lebensechtes Beispiel aufführen. Stellen Sie sich vor, dass der Mensch aus zahlreichen Wassertropfen besteht. Sie alle sind wie die Zellen des Körpers, die Zellen, die tatsächlich mit Wasser gefüllt sind und sich im Wasser im Inneren des Menschen befinden. Sie sind lebendig und reagieren auf alle Änderungen im Inneren des Menschen und in dem anderer Menschen sowie außerhalb. Das Wasser in diesen Zellen ist so einzigartig, dass wenn alle Tropfen gesammelt sind, stellen sie eine Einheit dar, die im Raum des Menschen in einer intelligenten und handelnden Persönlichkeit projiziert ist. Um es alles geschehen zu lassen, muss eine Persönlichkeit vorhanden sein, die durch ihr inneres Wesen die Räume erschaffen kann, in denen sie solche Voraussetzungen schafft, dass das Wasser im Inneren jeder Zelle und rings um sie herum sich zusammensammeln, leben und funktionieren kann. Lassen Sie uns vorstellen, dass dieses Wasser auf alles, was sich im Inneren sowie außerhalb befindet, reagiert. Zum Beispiel auf das Lachen des Menschen – aber nur positiv, da eine Übereinstimmung der inneren und äußeren Vibrationen des Körpers und der Räume, die fähig sind, die Vibrationen und Signale, sagen wir, verschiedener komplizierter Krankheiten zu transformieren, vorhanden ist.

Es gibt in der Welt viele und viele Wege, eine Krankheit zu heilen, diese von denen, die vom Herzen des Menschen kommen, sind am interessantesten, nützlichsten und wirkungsvollsten. Deswegen sind gesundes Lachen und eine positive gute Laune eine Pille – wenn Sie es wollen – gegen viele Krankheiten und komplizierte Situationen, die sich übrigens nur deswegen gebildet haben, weil der Mensch diese in seinem Inneren – ob bewusst oder unbewusst – modelliert. Aus diesem Grund findet sich der Mensch wieder mal in derselben Situation wieder – weil er nicht aus der einfachen Situation lernt und keine richtigen Schlüsse zieht. Es wird Zeit zu lernen das eigene Leben zu verstehen.

Also, das Wasser ist das lebendige Gestell, das Werkzeug, der Stoff, die klingen, und derjenige, der sie hören kann, weiß, was es im Inneren des Menschen und rings um ihn herum gibt. Unsere Reaktion im Leben ist nicht nur ein Problem sondern auch unsere Lebensaufgaben, die wir üblicherweise – mindestens viele davon - verstehen, unterscheiden und erfüllen sollen. Wir treffen unsere Wahl selbst und die Zeit stellt alles auf seinen Platz – wo es hingehört. Und es muss da sein, wo die Schritte des Menschen und Gottes übereinstimmen, besonders bei dem Menschen, da Gott bei allem primär ist. In diesem Sinne beende ich unser Treffen, wenn Sie erlauben, ich werde es später fortfahren, wenn das, was ich Ihnen heute erzählt habe, für Sie von Interesse ist.
Danke für das Treffen.
05.09.2009

Die Philosophie der Technologien. Teil 25.
Die Technologien der Forschungen des Lebens
des Menschen

Auf dem heutigen Treffen werden wir das interessante Gespräch über Eigenschaften des Wassers fortsetzen. Wir werden über den zweiten Schritt in dem Wissen der Schöpfung und des Aufbaus sprechen, da der erste Schritt bereits gemacht wurde – in der Technologie der Rettung im Bereich der Regeneration des Gewebes durch den Geist des Menschen – mit anderen Worten durch das Licht.

Ich glaube, wir erreichen die Technologie des Aufbaus der Materie durch das innere Licht des Menschen. Aber zunächst müssen wir die Eigenschaften des Wassers aus verschiedenen Sichtweisen betrachten, um diese verstehen zu können. Nach dem Wasser im Körper des Menschen werden wir über Feuer und Verbrennungsprozesse im Körper des Menschen sprechen. Aber es wird danach sein.

Jetzt betrachten wir das Wasser als eine Quelle des Lebens des Menschen. Das Wasser, das im Körper des Menschen ein festes Gerüst bildet, das das Gewebe des Menschen in einer bestimmten Balance aufrechterhält, die es erlaubt, die Prozesse im Inneren sowie in der Außenwelt zu steuern. Dabei nimmt der Mensch täglich bestimmtes und zusätzliches Wasser mit verschiedenen Elementen ein. Auf diese Weise geschieht die Umspülung der Hauptorgane, die wiederum zu der Regenerierung und Verjüngung des Menschen führt. Wenn es dazu nicht kommt, bedeutet es, dass der Mensch zu wenig oder zu viel Wasser trinkt, was in einigen Fällen den gleichen Effekt hat, oder dass die Wasserzusammensetzung mit den inneren Eigenschaften, die den Körper des Menschen füllen, in keinem Einklang steht.

Somit erlaubt das Wasser im Körper des Menschen seine riesigen funktionellen Bedürfnisse zu stillen, unter anderem auch die Elektrizität, Akustik, Vibration, Signale und Impulse zu verstärken. Wenn man es annimmt, dass im Wasser Verbrennungsprozesse verlaufen können, würden diese in den meisten Fällen zur Abnahme und Zerstörung des Gewebes des Menschen führen. Viele Krankheiten verlaufen sehr kompliziert und schnell und bringen kolossalen Schaden der Gesundheit des Menschen. Wenn man die Möglichkeit hat, im Inneren des Menschen - im Wasser - Feuer und Fieber zu löschen, setzen viele komplizierte Krankheiten ab und verschwinden aus dem Körper des Menschen.

Andere Prozesse sind nicht weniger interessant, solche wie Entwicklung im Wasser des hellen inneren Lichts, das meistens das physische Gewebe im Körper des Menschen zusammensammelt.

Wasser fördert das schnelle Wachstum des Gewebes oder eines Organes im Körper des Menschen, da es in sich das Gedächtnis und das Bild des Organes trägt.

Wasser trägt in sich viel Information über den Menschen und seine Gesundheit.

Wenn ich gefragt würde, wo sich die Datenbank des Menschen befindet, würde ich antworten: im Wasser im Inneren des Menschen – so eine auf den ersten Blick einfache und gleichzeitig komplizierte Konstruktion der Informationsaufbewahrung.

Wenn in diesem Zusammenhang eine zweite Frage entstehe – warum fließt das Wasser, das ein Gedächtnis besitzt, nicht weg, warum verlässt es nicht den Körper – würde ich ebenso folgendermaßen antworten: dieses Wasser spielt eine besondere Rolle im Körper des Menschen – es ist mithilfe der Information an das Gewebe des Menschen durch die innere Lichtverbindung so zu sagen befestigt, verknüpft. Deswegen ist Wasser für den Körper des Menschen, für seine Gesundheit und für die Steuerung vieler Prozesse sehr wichtig. Wasserüberschuss oder -mangel im Körper des Menschen führt zur energetischen Störung, in manchen Fällen – zu einer sehr starken Störung. Und nicht jeder Mensch kann diesen Zustand überwinden.

Deswegen denken Sie nach bevor Sie etwas tun, da der informative Teil sich sehr stark widerspiegelt und das Wasser im Inneren des Körpers des Menschen beeinflusst. Das Wasser beeinflusst wiederum den Menschen, unter anderem auch seine Laune. Allerdings kann nicht alles dieses Wasser plötzlich beeinflussen, da es durch den Körper und die Materie des Menschen geschützt ist. Der Mensch selbst besteht zum größten Teil aus diesem gewöhnlich ungewöhnlichen Wasser. Also unsere Gedanken projizieren sich in der Realität wirklich auf den Menschen und andere Menschen. Die Projektion stellt die Projektion auf der Leinwand in einem Kino dar, wobei das Wasser eine Leinwand darstellt, die Fabel und Bilder – die Information im Inneren des Menschen und rings um ihn herum und der Lichtbildwerfer – das Licht, die Gedanken und Handlungen des Menschen. Es ergibt sich also, dass unser Film die Fibel des Lebens ist, wobei die Filmszenen mal ähnlich mal unterschiedlich sind. Wenn Sie über Ihre Lebenseinstellung nachdenken, sehen Sie sich in dem Film der Lebensereignisse – mal als Hauptdarsteller, mal in einer Nebenrolle. Das ist das Leben und wir müssen es so akzeptieren, wie wir dieses sehen, mit anderen Worten – so wie wir es erschaffen. Aus diesem Grund sehen manche in ihrem Inneren Hologramme oder Wiederholungen mancher Bilder – Bilder dessen, was der Mensch in seinem Leben nicht verstanden hat oder nicht hören, verstehen und akzeptieren wollte. Deswegen entsteht eine Wiederholung sowohl im Inneren des Menschen als auch außerhalb und projiziert ins Leben des Menschen die sich wiederholende Filmszene über den Menschen und sein Leben in der Welt. Natürlich muss es im Leben Humor geben, aber es muss auch immer eine menschliche Einstellung in Bezug auf alle und alles, was den Menschen umgibt, geben.

Das Thema über das Wasser im Inneren des Menschen ist nicht einfach, deswegen werden wir uns noch öfter treffen müssen bevor wir uns verstehen und die innere Vibration erschaffen, die den Impulsen im Inneren des Wassers entsprechen. Dann wird sich das Bild des Lebens des Menschen im vollen Umfang öffnen.

In diesem Sinne möchte ich das Treffen beenden, bis zum nächsten Mal.

Danke.

Unsere Gespräche während der Treffen werden uns Geduld und bestimmtes Verstehen dessen übermitteln, was sich uns geöffnet hat, was sich uns öffnen soll. Aber alles zu seiner Zeit, lassen Sie uns die Ereignisse des Lebens des Menschen nicht drängen. Noch Mal Danke.

06.09.2009

Die Philosophie der Technologien. Teil 26. Die Technologien der Forschung des Lebens des Menschen

Auf diesem Treffen werde ich Ihnen über meine Wahrnehmung und mein Verstehen der Probleme und Aufgaben des Menschen bei der Beratung und Diagnostik erzählen. Ich erzähle Ihnen darüber, was in Wirklichkeit passiert, wie es in meinem Leben so läuft.

Natürlich muss man verstehen, dass jeder Mensch seine innere Aufgabe und sein Programm der Handlungen im Leben hat. Für die Erfüllung dieser Aufgabe gibt der Mensch seine innere Energie aus, die seine Grundlage darstellt. In der Aufgabe des Menschen gibt es einen Punkt, wenn der Mensch einen anderen Menschen um Hilfe bittet, da es im Leben Situationen gibt, wo der Mensch allein nicht klar kommt. Vielleicht soll diese Aufgabe für uns als eine Hausaufgabe oder sogar eine Hauptaufgabe unseres Lebens sein. Es ergibt sich, dass der Prozess der Kommunikation und der Erzielung des Ergebnisses ohne Anrufung des Menschen, ohne Verstehen des Sinns der zwischenmenschlichen Beziehungen, unmöglich ist. Weil ein Mensch mit der gegebenen Teilname am Leben des anderen Menschen nicht einverstanden ist; der Mensch, der es im Grunde genommen braucht, der Mensch, der diese Hilfe nötig hat.

Egal wie sich die Situation entwickelt, muss man verstehen, dass all das unsere Lebensaufgabe ist. Wie wir diese erfüllen, wird eine andere Lehrer des Lebens zeigen, er ist immer bei uns. Allerdings ist er nicht immer, unserer Meinung nach, gerecht zu uns: mal ist er uns böse und wir spüren es, mal läuft er schneller, beschleunigt sein Schritttempo, mal geht es. Ich meine die Zeit, die jeder von uns hat. Aber manchmal verlieren wir den Faden der Zeit, weil wir nervös sind, manchmal läuft die Zeit, die wir benötigen, uns davon. Das heißt aber, dass es so sein sollte. Es wird uns aber erst später bekannt, nach einiger Zeit, aber jetzt – bedingt gesehen – gibt es nur Aufregung und Verwirrung.

Also es gibt eine Botschaft des Menschen, aber hier ist es auch nicht alles so einfach. Die Lebenslektion wird fortgesetzt und wenn die Botschaft aufrichtig ist, dann gibt es auch ein Ergebnis; wenn die Botschaft sinnlos ist, sollte der Mensch darin auch eine Lehre sehen. Die Handlungen des Menschen, der die Botschaft geschickt hat, sind nicht einfach. Sie sind kompliziert und schwer wie seine Lebensphase in dieser Periode. Die Antwort ist nicht kompliziert, man muss sich nur richtig ausdrücken können. Offensichtlich soll der Mensch ausgerechnet durch Verzicht entweder für ihn richtige Schlüsse ziehen oder sich beleidigt fühlen. Übrigens stellt in solchen Fällen ausgerechnet die Beleidigung ein Hindernis für die Ablehnung des anderen Menschen dar. Ich sage noch Mal – es ist genau das gewünschte Ergebnis und zwar ein sehr schnelles Ergebnis. Man muss es verstehen können, um sich in seinem Inneren ändern zu können, wenn er es braucht. Diese Änderungen werden zu den äußeren Änderungen führen. Wenn es keine Änderungen im Inneren des Menschen geben würde, wie sollte man das äußere Ergebnis, unter anderem auch das physische, erzielen und sichern? Und für den Menschen ist dieses Ergebnis ursprünglich, das genau es dem Menschen große Sorgen macht.

Die Aufrichtigkeit und Offenheit geben dem Menschen, der diese Eigenschaften in seiner Seele hat, die Möglichkeit, die Gründe der gegebenen schwierigen Situation und den Ausweg daraus zu finden. Glaubenschwankungen können nur zum Verlust des Ergebnisses führen, zu einem unwiderruflichen Verlust. Und alle weiteren Gespräche haben in der Regel keinen Sinn. Obwohl man an der Stelle sagen soll, dass es manchmal anders sein kann - es gibt Beispiele und Beweise dafür, aber bis jetzt sehr wenig. Da der Mensch dabei eine sehr hohe Wand seiner Unwissenheit überwinden muss. Er hat in einer bestimmten Lebensphase eine Lektion erteilt bekommen, aber nichts verstanden. Er hatte Zeit, sie war gnädig – nicht nur zu allen Menschen sondern zu dem Menschen in der gegebenen Situation.

Die Offenheit und Fähigkeiten des Menschen, der hilft, erzeugen durch die Wahrheit ein sehr gewünschtes und lang ersehntes Ergebnis. Halten Sie sich nicht an etwas Materiellem und Äußerem fest, wissen Sie in Ihrer Seele, wie Sie helfen sollen, und das Äußere wird das fördern, was Sie wissen und dort, wo Sie helfen, und alles wird Ihnen gelingen. Es wird unbedingt das geschehen, wonach Sie streben und gestrebt haben. Seien Sie sicher, dass die Ordnung rings um Sie herum vom Wort *ordentlich* stammt - ordentlich in Ihrem Bewusstsein. Bedächtigkeit, Genauigkeit und Gerechtigkeit sind all das, was Sie zum Menschen macht; all das, wodurch Sie sich als ein echter Mensch fühlen und ein echter Mensch sind. *Ein Mensch ist derjenige, der im Leben das macht, was ihm am Herzen liegt. Ausgerechnet die Seele öffnet jeden von uns als einen Menschen und wir werden zu Menschen, indem wir uns durch unsere Gedanken und Handlungen im Leben öffnen.*

Ich bedanke mich bei Ihnen für das Treffen, auf dem wir von der Philosophie der Technologien zu den Technologien der Forschungen des Lebens übergehen. Es ist eine riesige Richtung, es ist all das, womit ich mich beschäftige; es ist all das, was im Leben mir und offensichtlich auch Ihnen als Menschen interessant ist zu öffnen.

Noch Mal vielen Dank und ein großes menschliches Dankeschön.

Danke, bis zum nächsten Mal.

10.09.2009

Die Philosophie der Technologien. Teil 27.
Notizen über die Technologien der Forschungen des Lebens des Menschen

Auf dem heutigen Treffen werden wir über die Richtungen sprechen, die für Sie in Ihrem Leben von Nutzen und Interesse sein können. Wir werden solche Richtungen des Öffnens der Treffen auswählen, die sich von einander unterscheiden, aber sie alle führen den Menschen zu den Überlegungen über das Leben, die Ereignisse, Handlungen, Absichten und Gedanken des Menschen, über all das, worüber jeder Mensch denkt und was er in seinem Leben macht. Zunächst aber gehen wir in die nach unseren Begriffen einfachen Richtungen und sprechen darüber, dass wir alle in erster Linie Menschen sind, und erst danach – noch jemand: derjenige, der einen hohen Posten bekleidet oder derjenige, der auf den ersten Blick eine einfache Arbeit macht.

Jeder von uns ist ein Mensch und soll menschlich handeln. Wenn der Mensch sich in erster Linie als denjenigen sieht, der einen hohen Posten bekleidet, und seine Gedanken und Handlungen danach richtet, können bei diesem Menschen, meiner Meinung nach, bestimmte Unstimmigkeiten mit dem Leben entstehen, mit anderen Worten, mit den Menschen, die ihn umgeben, mit ihm leben, arbeiten und kommunizieren. Die Schwierigkeit liegt darin, dass für den Menschen selbst kann es kompliziert sein, zu dem Zustand umzuschalten, in dem der Mensch ein Mensch ist. Das entstandene Spiel verdrängt das normale und ruhige Leben, öffnet dem Menschen das harte aber auf den ersten Blick süße Spiel und lockt den Menschen herein. In diesem Spiel wird dem Menschen angeboten, für alles zu kämpfen, unter anderem auch dafür, was er von Natur aus hat – für sein Leben. Das Spiel lockt den Menschen mehr und mehr an und entfernt somit den Menschen vom wahren und normalen Leben.

Wo ist dieses Leben, wenn man fragen darf? Dort, wo sich Ihre Seele Ihnen und anderen Menschen entgegen öffnet. Das Leben ist dort, wo es Ihnen gehört. Das Leben ist dort, wo Sie ruhig sind und Ihre Handlungen Ihnen Zufriedenheit und Freude bringen, Glück und Fürsorge für Ihren Nächsten wie für sich selbst schenken; die Fürsorge, die Ihnen das Gefühl gibt, dass Sie gebraucht werden, dass Sie ruhig und darauf konzentriert sind, Ihre Aufgabe sorgfältig zu erfüllen, da Ihre Aufgabe der Sinn des Verstehens Ihres Lebens ist, des Lebens, in dem Sie sich als ein echter Mensch öffnen.

Lassen Sie uns das Fazit aus unseren Treffen ziehen: wie es sich ergeben hat, sind wir alle Menschen; wie es sich ergeben hat, jeder von uns hat seine Aufgabe und seinen Weg, auf dem er Menschen trifft, die so sind, wie er, und er ist wie wir alle. Aber jeder nimmt das Leben und die Situation anders wahr, jeder hat seine eigene Sichtweise. Bei demjenigen, der vergisst, dass er ein Mensch ist, entstehen Schwierigkeiten. Bei demjenigen, der es weiß, darauf bedacht ist und dementsprechend lebt, ist das Leben glücklich. Sein Glück liegt in der Norm und Anständigkeit, in der inneren Bescheidenheit und Intelligenz, in der Kraft des Geistes und Richtigkeit der Gedanken, die sich ausgerechnet in den realen Bildern des Lebens jedes Menschen öffnen.

In diesem Sinne beende ich unser kurzes Treffen und möchte im Anschluss sagen: lassen Sie uns das nächste Mal mit anderer Einstellung und in einem anderen inneren Zustand treffen. Ihr Zustand ist, wie ich sehe, sehr angespannt. In so einem Zustand und in so einem Raum, wenn sich Menschen hart auf etwas konzentrieren, ist es sehr schwierig, den Sinn des geistigen Wissens zu öffnen. Man soll offensichtlich ruhiger, manchmal sogar locker versuchen, den Sinn der Wörter zu verstehen, ohne diese mit ständigen, meistens grundlosen emotionalen Sorgen aufzufüllen. Sie leben und haben das Meiste, was Sie haben wollten. Akzeptieren Sie das, was Sie haben und was Sie umgibt, und leben Sie mit dem noch höheren Interesse am Leben weiter.

Entwickeln Sie sich weiter und freuen Sie sich auf jeden neuen Tag, machen Sie nicht alles auf einmal. Alles, was Sie zurzeit brauchen, werden Sie in Ihrem Leben und Ihren Ereignissen haben, etwas kommt zu Ihnen vielleicht später. Sie gewöhnen sich daran ohne es zu merken, in Ihrem Bewusstsein bildet sich eine sehr harte Struktur der Wahrnehmung der Menschen, der Welt und Realität.

In Wirklichkeit öffnet sich die Welt einem jeden und allen, das Leben öffnet sich einem jeden und allen und Menschen suchen neue Kontakte und bilden zwischenmenschliche freundliche Beziehungen. Bleiben Sie auf der Welle, auf der Sie gerade schwimmen, ertränken Sie sich nicht ständig, indem Sie sich mit verschiedenen komplizierten und auf den ersten Blick unlösbaren Problemen belasten.

Sie haben die Aufgabe, glücklich zu leben, dann lassen Sie es so sein.

Sie haben die Aufgabe, das Leben zu entwickeln, erfüllen Sie diese ohne sich davon abzulenken und abzuweichen.

Erlauben Sie sich, sich auf alles zu freuen und verzichten Sie nicht darauf, verzichten Sie ebenso nicht darauf, was Sie in Ihrem Leben haben. Versuchen Sie, das, was Sie bereits haben, zu verstehen, setzen Sie sich damit auseinander und erst dann treffen Sie Ihre richtige Entscheidung.

Lassen Sie uns Folgendes vereinbaren: Sie sollen leichter in Ihrem Inneren sein, dann ändert sich das Äußere. Und Menschen um Sie herum werden fröhlicher und lebenslustiger, wie Sie selbst.

Danke.

11.09.2009

Die Philosophie der Technologien. Teil 28. Die Technologien der Forschung des Lebens des Menschen

Auf dem heutigen Treffen werden wir Schlüsse aus unseren Treffen ziehen und dank dessen werden wir weiter gehen können. Sie können fragen, wohin weiter? Die Antwort ist offensichtlich: ins Leben und mit dem Leben des Menschen. Aber zunächst werden wir kleine Beispiele betrachten, die uns den Sinn öffnen.

Viele Themen scheinen vielleicht mit dem ganzen Text nicht verbunden zu sein, obwohl sie in die Konzeption der Treffen und Überlegungen, in den Sinn des praktischen Verstehens und der Idee der Entwicklung des Menschen hineinpassen. In diesem Fall muss man verstehen, dass nicht nur ich die Richtungen, die der Darlegung der gegebenen Themen zugrunde liegen, erschaffen habe und erschaffe, sondern wir alle, sie alle - Menschen – stellen die Grundlage der Bildung der Richtungen dar. Das Öffnen der Seele des Menschen ist das Öffnen der gegebenen Themen. Und ich wiederum bin jedem von euch dankbar, genauso bin ich denjenigen dankbar, denen ich noch nicht begegnet bin, aber denen ich unbedingt in meinem Leben noch begegnen werde, ich bin dankbar für die erteilten Lektionen auf dem Weg des Öffnens der Persönlichkeit des Menschen und des Erkennens meines wahren menschlichen inneren „ich".

Ich bedanke mich bei Ihnen dafür, dass es Sie gibt. Dafür, was Sie im Leben für Menschen erschaffen, werde ich mich bei Ihnen bedanken, wenn wir uns treffen.

Also lassen Sie uns über die Welt und über die Staaten sprechen, die es planen, die vorgenommenen Projekte durchzusetzen. Die Projekte, die auf die Entwicklung der Wirtschaft, der Politik und - was am wichtigsten ist - des Klimas im Staat gerichtet sind. Des Klimas des gegenseitigen Verständnisses und der warmen freundschaftlichen Menschen, die ihre Ziele und Aufgaben verstehen, und der von diesen Menschen aufgebauten Beziehungen. Man muss die Tendenz der Entwicklung der Gesellschaft als des Handhebels der Taten und der Steuerung des Staates verstehen. Man muss den Hauptwert aller Zeiten und aller Staaten verstehen, es geht um die Menschen und die Energie ihrer Gedanken und Handlungen. Ich spreche darüber, was alle bereits seit langem wissen.

Um etwas zum Wohl des Landes bauen zu können, muss man viel Zeit haben – diese ist bestimmt, man muss Geld haben – und es ist vorhanden und gezählt, und es muss der

Wille deren, die hohe Posten bekleiden, da sein. Damit das Leben deren, die so zu sagen auf der niedrigeren Ebene stehen, besser und normaler sein kann, muss man etwas erschaffen können, und das ist immer ein Opfer. Da Menschen offensichtlich noch nicht vollständig gelernt haben, die Energie des Erschaffens des Menschen zu steuern. Es ist natürlich gut, dass es die Zeit, das Geld und den Willen deren, die am Steuer stehen, für den Bau des strategisch wichtigen Objektes gibt.

Unter modernen Bedingungen der Entwicklung der Welt und des Menschen liegt die Priorität bei demjenigen, der die Persönlichkeit des Menschen entwickelt, der das Mittel in den Menschen und seine Entwicklung auf dem Niveau des Staates investiert. Da der Mensch selbst einer der wertvollen Hauptlieferanten der friedlichen Energie ist. Ja, ja Sie haben sich nicht verhört. Der Mensch gibt seine Energie zugunsten der Entwicklung des Staates aus. Das muss man schätzen und damit behutsam umgehen. Derjenige, der es versteht und die Energie des Menschen für einen guten Zweck einsetzt, wird nicht nur seinen Namen in die Geschichte der Entwicklung der Welt einschreiben, sondern er wird etwas Wichtiges einfügen – die Richtung der erfolgreichen und sicheren Entwicklung der Menschen.

Wir haben viel über die Energie des Menschen gesprochen, wir haben viele Fragen gestellt und viele Antworten bekommen. Aber dieser Bereich ist einer der wichtigsten. *Das Erschaffen der gerechten Beziehungen in einem Staat und das Öffnen des zugänglichen Systems der Entwicklung der Persönlichkeit gewähren den Zugang zu der stabilen und sicheren Entwicklung.* Das staatliche System soll sich um jeden Menschen kümmern und niemanden vergessen. Nur dann kann man mit dem Öffnen der unendlichen Energiequelle im Inneren des Menschen rechnen. Der Quelle, die es möglich macht, alle Entwicklungsbereiche umzufassen, indem sie ihren Input und Output bis zu dem Niveau der Harmonie ausbalanciert. Das System selbst muss so aufgebaut werden, dass es sich selbständig regulieren kann und keine Schräglage zulässt. All das geschieht auch in unserer Zeit, aber es kostet viel Kraft. Der Staat lebt sein Leben, die Menschen lösen Probleme in ihrem leben allein. Es gibt kein deutliches Verstehen des Systems der Prioritäten und der Persönlichkeitsentwicklung und somit ist es auch unklar, wohin das Land geht.

Wenn der Weg des Menschen nicht definiert ist, kann kein Staat ohne diesen einzigen Menschen das gesetzte Ziel erreichen. Es wird immer eine Zersplitterung der Begriffe und des Verstehens der Suche nach den persönlichen und gesellschaftlichen Aufgaben geben.

Ich fordere nicht zu Sozialismus oder Kapitalismus auf, ich fordere zur Menschlichkeit auf. Vergessen Sie nicht, dass wir darüber sprechen, dass es Gott in der Seele jedes Menschen gibt, und es gibt viele Menschen. Wenn der Mensch sich von seinem Leben und dem anderer Menschen entfernt, entfernt er sich somit von Gott, von Gott und von allen Menschen. Aber *Gott geht unter allen Umständen zusammen mit dem Menschen in seiner Seele.* Diese Definition ist die Grundlage des Sinnes und nicht einfach eine Überlegung. Ob wir dieser Definition folgen? Im Leben muss man etwas zunächst investieren oder abgeben, um etwas zu bekommen.

Im Inneren des Menschen gibt es unendliche Energie, aber kaum jemand benutzt diese. Und fast niemand verwendet diese Energie in dem Maße, in dem sie fähig ist, die Welt für den Menschen zu öffnen. Um Gas oder Öl zu gewinnen, muss man zunächst Einiges erschaffen und investieren. Mann muss alle, die den gleichen Wunsch haben, besiegen können. Es wird so viel investiert, dass es überhaupt nicht klar ist, wann und ob es sich rentiert. Unter anderem geht es auch um den menschlichen Faktor, um die inneren und äußeren Ressourcen der Menschen, es geht um die Ökologie und die Natur. Der Preis ist unheimlich hoch.

Aber es gibt auch andere Richtungen, man muss nur sein Bewusstsein zum Akzeptieren anderer Programme der Entwicklung des Menschen öffnen. Offensichtlich haben wir Mittel dafür, aber wir sind nicht dafür bereit, diese zu investieren und anders zu leben. Ebenso sind wir nicht bereit, das sich daraus erzielte Ergebnis zu akzeptieren. Es ist vielleicht sehr gut, dass wir das Thema angesprochen haben, da Menschen in der Welt sich ändern, da Menschen sowieso dazu kommen werden, und die Änderungen, die soeben stattfinden, zeigen darauf. Während wir mit uns selbst und unserer Sicherheit beschäftigt waren, hat sich das Klima auf dem Planet geändert, und es betrifft jeden – mehr oder weniger. Aber der Sinn ist von allein an die Tagesordnung gekommen – der Militärmacht und der Sicherheit hat es nicht geschadet, aber den Staaten schon.

Die Änderungen, die zu dem Prozess der Vereinigung führen, und die gemeinsamen Entscheidungen stehen auf der Schwelle der Welt und klopfen an die Tür unseres gemeinsamen Hauses. Wir alle leben in diesem Haus, und wir müssen die Tür öffnen und der Wahrheit in die Augen sehen. Wir werden dort uns sehen, wir werden dieselbe Sprache sprechen, die alle verstehen können, die Sprache des Friedens und der Schöpfung, der Hilfe und Rettung.

Wir vergleichen uns ständig mit einander, wir vergleichen das, was jeder hat, wir verbessern es und freuen uns darüber. Es wird Zeit, in unser Inneres zu gucken und dort alle Menschen zu sehen; es wird Zeit zu verstehen, dass wir alle vereint sind, und uns zu freuen, dass wir alle in einer gemeinsamen Welt der Menschen leben. Die allen gestellte Aufgabe - zu leben und das Leben zu entwickeln- ist erfüllbar, man soll auf das, was man zu Recht in der Welt von Gott bekommen hat, nicht verzichten und es anderen Menschen nicht verweigern. Man muss verstehen, dass wir es nicht beeinflussen können. Nur wenn wir uns gemeinsam, erfolgreich und friedlich entwickeln, können sich unser Einfluss auf das Leben und das Leben selbst vereinen; das Leben, in dem wir tatsächlich Gott sehen können. Deswegen ist der Staat der Raum, in den wir unsere

Energie einbringen können, in dem wir unsere Energie so widerspiegeln können, dass wir sehen und verstehen können, wie man auf deren Grundlage die Welt, Menschen und sich selbst entwickeln kann.

Man soll wirklich mit ganzer Kraft versuchen zu verstehen und das System der Opferung verlassen – in jeder Entwicklungsrichtung. Was auch immer wir erschaffen und bauen, müssen wir den persönlichen Verlust des Menschen in das System oder den Mechanismus seiner kreativen Entwicklung transformieren und jeden Menschen als einen Menschen der Arbeit und des Lichts öffnen. Dadurch verschwindet das System der Opfer und das System des erfolgreichen Wachstums des Menschen wird sich in einer anderen Richtung entwickeln - das System des geistigen und materiellen Wachstums des Menschen, das fähig ist, den Menschen und den Raum rings um ihn herum mit der nötigen Energie aufzufüllen.

Dadurch werden Menschen länger leben können und es ist das Zeichen dafür, dass sie Interesse am Leben haben. Wenn Menschen diese Welt in einem bestimmten Alter verlassen und es scheint, eine Tendenz in einem bestimmten Land zu sein, dann kann die Analyse der Situation helfen, die schwachen Stellen der Entwicklung der Gesellschaft und des Staates zu ermitteln – dort, wo die Entwicklung nicht funktioniert und gar nicht vorhanden ist. Dies geschieht, weil die meisten Menschen das Interesse am Leben und an ihren Ereignissen verlieren und zur nächsten Entwicklungsstufe nicht wechseln. Somit können sie ihre Erfahrung den nächsten Generationen nicht weitergeben oder verlieren diese unter solchen Übergangsumständen. Andere Bedingungen –anderes Interesse am Leben. Menschen bleiben, die Erfahrung wird an diejenigen vermittelt, die wachsen, sie lernen schneller und bauen eine große Schicht der Freude und des Glücks auf. Und Erwachsene finden dabei eine neue Schicht des Erkennens und der Widerspiegelung des nächsten Weges wieder.

So ein Wechselmechanismus ist sehr nützlich und konstruktiv. Man kann ihn mit den Vorlesungen – mit den Treffen, vergleichen. Man kann immer die Vorlesungen besuchen und die Antworten auf seine Fragen finden. Ob es gut ist, wenn man es nicht kann? Ob es gut ist, wenn man keine Möglichkeit hat, darüber zu lesen, wonach man sucht?

Es muss aber im Leben alle und alles geben. Wenn etwas verloren geht, wird die Entwicklung gebremst oder verhindert, dadurch wird der Mensch von verschiedenen Umständen abhängig. Oder die Ereignisse verkomplizieren sich, die Zeit dehnt sich aus, der Mensch kann das, was es in seiner Seele gibt und immer schon gab, nicht öffnen und den Faden des logischen Aufbaus der Ereignisse verliert. *Die Logik hat einen rationellen Charakter nur dort, wo die Seele die Grundlage aller Prozesse darstellt.* Wir sollen nachdenken und eine richtige Antwort auf unsere Fragen finden, die uns unseren weiteren Weg zeigt.

In diesem Sinne beende ich den Hauptteil unserer Treffen und bin bereit den Weg des Forschers und Beobachters und gleichzeitig des realen Teilnehmers des Lebens des Menschen weiter zu gehen.

Ich möchte mich sehr bei allen Menschen dafür bedanken, dass sie die Zeit gefunden haben, mir zu zuhören, dass sie mich verstanden haben; danke dafür, dass sie die Zeit und die Möglichkeit gefunden haben, vieles zu akzeptieren und in ihrem Inneren zum Besseren zu ändern.

Bis zum nächsten Mal auf dem neuen Weg. Ich wünsche Ihnen Prosperität bei allem was Sie machen werden. Es wird Ihnen alles, was Sie erschaffen, gefallen, und Sie werden ständig erschaffen, da so eine Richtung des Lebens zu der Grundlage Ihres Lebens und der Entwicklung des Menschen und der Welt wird.
Noch Mal vielen Dank und bis zum nächsten Mal.
14.09.2009

Epilog zum ersten Teil

Im Schlusswort zum ersten Teil des Buches „Die Technologien im Leben des Menschen" möchte ich die einfachen Worte, die in mir drin klingen, sagen: ich bin nicht der Autor dieses Buches, aber auf der Buchdecke steht mein Name. Ich habe es gemacht, da ich jedes Wort, das ich in der Welt der Menschen gesehen habe, bekommen und in meinem Inneren geöffnet habe. Und derjenige, der mir dieses Wort gegeben hat, hat die Kraft und das Wissen über einen einzelnen Menschen in der Welt und über alle zusammen. Ich habe nur versucht, das was ich bekommen habe, zu öffnen und weiter zu vermitteln. Das war und ist mein Standpunkt.

Ich bin dem Schöpfer schon allein dafür dankbar, dass ich, wie jeder Mensch, das Licht und die Wahrheit des Daseins auf meine Weise berühren konnte. Ich bin dem Geist des Menschen für die Möglichkeit, mich in der Nähe desjenigen befinden zu können, der die ganze Welt genauso wie jeden Menschen sieht und kennt, dankbar.

Ich bin der menschlichen Seele dankbar, der Seele, die fähig ist, auf verschiedenen Ebenen der Realität der Welt und des Menschen mit der Wahrheit des Lebens zu kommunizieren. Mit **der** Wahrheit, die einem jeden und allen den Weg durch die Lektionen des Erkennens von sich selbst öffnet; durch des Erkennens der Liebe, des Lichts, des Guten, des Glücks und der Freude; des Erkennens dessen, wofür man in diese Welt gekommen ist und welche Aufgaben man hat; des Erkennens des Verstehens des menschlichen Wesens und der menschlichen Handlungen, der Handlungen, die auf die echte und aufrichtige Auffüllung des Geistes gerichtet ist; des Geistes, der dem Menschen die Kraft des Erkennens seines Weges schenkt.
Danke.

TEIL ZWEI

DIE TECHNOLOGIEN DER FORSCHUNG DES LEBENS DES MENSCHEN

KAPITEL 3 DIE ZUKUNFT DES MENSCHEN

Die Zukunft

Heute treffen wir uns als Freunde, da jeder Mensch einem anderen ein Freund und kein Feind ist. Sie wissen, dass es Situationen und Ereignisse gibt, die Menschen sich ausdenken, und aus verschiedenen Gründen finden sie in diesen Situationen und Ereignissen ihre Feinde. So was geschieht. Aber es ist wünschenswert, dass Sie keine Feinde haben, dass Sie ein friedliches, ruhiges und ehrliches Leben führen. Feinde gibt es oder sie entstehen dort, wo es Lügen gibt, wo Gewissen und Ehre verloren gehen, dort wo die Lebensinteressen von einem Menschen oder von einer Gruppe der Menschen höher gestellt werden als die Lebensinteressen anderer Menschen.

Auf unserem heutigen Treffen werden wir über die Zukunft des Menschen sprechen – über unsere Zukunft. Die Zukunft eines jeden und aller Menschen ist riesig, man kann sie kaum umfassen und kaum steuern, genauso ist es sehr schwierig, sie zu sehen. Wir werden bloß kleine Beispiele betrachten, die Sie selbst in eine für Sie verständliche Fabel des Lebens zusammenführen werden. Es wird einige Richtungen geben – kleine und große – und jeder von Ihnen wird selbst entscheiden, wie seine Zukunft sein wird. Lassen Sie uns vorstellen, dass die Zukunft jedes Menschen ein Raum ist, der sich vor dem Menschen befindet. Bei manchen Menschen ist dieser Raum bereits mit etwas gefüllt, bei manchen ist dieser Raum leer. Er ist vielleicht nicht ganz leer, aber der Mensch konnte noch nicht seine Gedanken und Handlungen in vollem Maße erschaffen und widerspiegeln, sodass diese ihm den Weg zeigen und beleuchten können.

Die Zukunft ist der Orientierungspunkt im Leben jedes Menschen, mithilfe dessen er seinen Weg wählt.

Die Zukunft ist der Raum der Schöpfung, der Erfindungen und des Erkennens des Menschen.

Die Zukunft eines jeden und aller ist der gemeinsame Vektor der Entwicklung der Staaten, des Lebens und der Menschen.

Deswegen gründen Menschen eine Familie, wenn sie einander treffen, eine Familie, deren Grundlage die Liebe und gegenseitiges Verstehen ausmachen. Die Liebe eines Menschen zu einem anderen ist das Licht, das den Menschen in den Raum seiner zukünftigen Ereignisse führt. Wenn die Liebe vorbei ist – manchmal passiert so was in einer Familie - schließt sich die Zukunft in diese Richtung, bis der Mensch seine aufrichtige und wahre Liebe zu einem anderen Menschen, zu allen Menschen, zu der Welt und zum Leben gefunden hat.

Wie entwickelt sich ein wissenschaftlich-technischer Prozess und was ist an ihm so interessant? Was zieht Menschen an? Warum gibt es zum Beispiel solche Kommunikationsmittel wie Mobiltelefone? Die Antwort ist einfach und kompliziert zugleich. Zu einem, ist es bequem und in gewisser Weise nicht lästig. Zum anderen wird die Zukunft durch diese Technik näher zu Menschen. Wenn der Mensch den Wunsch bekommt, sich mit jemandem in Verbindung zu setzen, mit jemandem, der sich weit von dem Menschen befindet, wenn der Wunsch da ist, sich mit ihm zu unterhalten, zu fragen, wie es ihm geht, ob er Hilfe braucht, verbindet den Menschen das Telefon mit der gewünschten Person. Ist die Zukunft der Menschen dank dieser Erfindung offen? Natürlich ja. Und was ist mit Zügen, Flugzeugen, Schiffen, Autos und Internet? Derjenige, der in seine Zukunft eingetreten ist und dort einen Raum der Verbindung, des Sehens, des Verkehrs und anderer Bequemlichkeiten geöffnet hat, hat seine Zukunft so geöffnet, dass er dadurch alle Menschen verbinden konnte. Und alle Menschen haben sich in dem Sinne vereinen und somit ihre Zukunft deutlicher bestimmen können.

Ob sich andere Kommunikationsmittel, die einfach, bequem und mobil sind, in der menschlichen Gesellschaft einleben werden? Die Antwort wird positiv sein.

Und was ist mit Massenvernichtungswaffen oder Waffen der Eindämmung einander von unnötigen Schritten, die verschiedene Menschen machen könnten und können? Offensichtlich liegt ausgerechnet darin das Problem, da Waffen überhaupt entstanden sind. Es gibt sie auch in unserer Zukunft, diesmal in der Zukunft aller Menschen. Wir alle fördern ihre Entwicklung und werden offensichtlich es auch weiter machen, obwohl wir verstehen, dass es nicht gut, gefährlich und kostspielig ist. Wir werden es solange machen, bis wir eine neue Strategie beschlossen haben und uns überzeugt haben, dass diese funktioniert und ungefährlich ist. Und natürlich werden wir an diese glauben, wie wir an die Macht verschiedener Waffen glauben. Offensichtlich wird so ein Moment im Leben der Menschen kommen.

In diesem Sinne kann man lange über die Zukunft des Menschen sprechen und zwar auf verschiedene Richtungen der Entwicklung des Staates, politischer Systeme, zwischenmenschlicher Beziehungen sowie auf die Entwicklung der Heilungsmethoden des Menschen, seiner Gesundheit und Langlebigkeit bezogen.

Warum ist es so schwierig, eine unheilbare Krankheit zu besiegen oder die Zerstörung im Bewusstsein des Menschen und rings um ihn herum zu beseitigen, es sind nur Verhaltens- und Reaktionsmuster des Menschen in Bezug auf die Umwelt; es sind die Reaktionen der inneren Welt auf die äußere Welt und auf die Einnahme dessen, was es in der Umwelt gibt, in seinem Inneren? Wenn man aber das negative Äußere nicht einnimmt und es sich nicht zu Herzen nimmt, wird es offensichtlich in unser Leben nicht eintreten. Warum sind dann viele Krankheiten der Menschen unheilbar? Wie kann man diese heilen, wenn sie, wie ein Eindämmungsfaktor ähnlich wie Waffen, vor dem Menschen laufen? Wir, Menschen, betrachten sie nicht in der Vergangenheit sondern meistens in der Zukunft, und viele sehen die Krankheiten in ihrer Zukunft wie in der realen Gegenwart.

Es ergibt sich, dass wir selbst einen unsichtbaren Feind durch unsere Gedanken und Handlungen erschaffen, der vor uns läuft. Und dieser Menschenfeind läuft vor uns in unsere Zukunft und mäht uns nieder: mal alle der Reihe nach, mal nach seiner manchmal für die Menschen unverständlichen Wahl. Wie wir alle und jeder von uns leben werden, wird die Zukunft zeigen, die Zukunft, die in diesem Moment, in der Gegenwart, erschaffen wird. Unsere Zukunft öffnet uns die Wahl, die wir jetzt treffen, und zeigt uns somit, ob die Entscheidung richtig oder falsch war.

Denken Sie über meine Worte nach, vielleicht können Sie dadurch noch vieles für Sie und andere Menschen öffnen. Deswegen ist das Thema über die Regenerierung des Gewebes, das in den Büchern „Die Rettungstechnologien" beschrieben ist, ungewöhnlich, aber zurzeit ist es vielleicht das einfachste Thema. Wenn Sie auf dieses Thema verzichten ohne sich damit vertraut zu machen, ist es, meiner Meinung nach, nicht gut. Wenn Sie aber daran blind glauben und dabei nichts tun, ist es noch schlimmer als Verzicht.

Denken Sie über Ihre Zukunft sowie über die anderer Menschen nach und versuchen Sie, diese zu verstehen. Finden Sie Zeit dafür.

Danke.   20.11.2009

Die Zukunft des Menschen als der Raum der Handlungen und Gedanken

Auf dem heutigen Treffen werden wir unser Gespräch über die Zukunft fortsetzen. Und ich führe Ihnen gleich ein kleines Beispiel auf, damit Sie das Thema verstehen können, da alle Beispiele aus dem Leben der Menschen sind.

Die Zukunft des Menschen ist der Raum der Lebensenergie, die der Mensch durch seine Gedanken schöpft. Dabei nimmt er weitere Handlungen vor, in denen er seine Vorhaben durch den Aufbau der Ereignisse öffnet. Somit wird klar, dass der Mensch für sich selbst, für seine Gesundheit, für seine Ereignisse und für andere Menschen so viel benötigte Energie aus seiner Zukunft nehmen kann, wie viel er davon braucht.

Das heißt also, dass die Energie nie ausgeht? Wissen Sie, es kann verschieden sein. Wenn der Mensch anderen Menschen hilft und in Harmonie mit dem Leben lebt, ist seine Energie in seinem Raum der Zukunft immer vorhanden – aus dem Grund, dass viele und viele Menschen ihm aufrichtig und herzlich dankbar sind. So eine Dankbarkeit für die Rettung rettet den Menschen selbst, indem sie seine Seele mit dem Licht der Freude und des Glücks auffüllt.

Und wie geht es dem Menschen, der lügt und in allem nur seinen eigenen Nutzen sieht, dabei beachtet er andere Menschen, ihr Leben, ihre Ereignisse gar nicht; er macht ganz absichtlich schlimme Sachen, um Menschen auszulachen? Viele zum Beispiel leiden unter merkwürdigen Krankheiten, obwohl diese Krankheiten seit langem existieren. Die Krankheit der Geldgier. Egal wie viel Geld er kriegt, ihm ist nie genug. Der Mensch nimmt allen Menschen - undifferenziert - Geld ab, aber ihm ist nie genug. Es geht nicht darum, dass es schlecht ist – es ist ja die Sache des Menschen – es geht darum, dass er andere Menschen beraubt, alle Menschen, die ihm glauben. In diesem Moment tritt das Gesetz in Kraft, das die Energie der Zukunft des Menschen reguliert. Und es ist egal, dass der Mensch versucht, andere Menschen zu betrügen, egal wie er sich beeilt, gut zu leben, es wird ihm nicht gelingen. Die Energie der Zukunft fließt in die entstandene Lebensleere, es bleibt nur ein Wunsch – Geld, es gibt keine anderen Wünsche; und die, die es gibt, können warten, der Mensch hat keine Zeit dafür. Somit füllt der Mensch sein Leben nicht auf, sondern verkürzt dieses, er beschleunigt das Lebenstempo, obwohl es niemandem vom Nutzen ist, er füllt sein Leben mit dem, was es im Leben gab, gibt und geben wird, nicht auf.

Solche Prozesse verlaufen auch in verschiedenen Staaten. Einerseits gibt es dort wohlhabende Menschen, andererseits gibt es auch viele arme Menschen, und in der Mitte – die Menschen, die für sich selbst, den Staat und andere Menschen sorgen und es soll von diesen Menschen die Mehrzahl geben. Ausgerechnet das gegebene Zentrum der Entwicklung der Menschen soll der Anreger für die Gesetze sein, die durch ihr Wesen alle entwickeln und die Möglichkeit für alle öffnen würden, in die Zukunft zu gehen, in der jeder sicher lebt. Eine Abweichung der Gesetze in die eine oder andere Richtung beugt den ganzen Staat nieder, sodass die Gesellschaft des Staates sehr lange die gewünschte Position seiner Entwicklung nicht erreichen kann.

Warum spreche ich über die Mittelschicht und lege dabei den Schwerpunkt darauf, dass ausgerechnet sie fähig ist, den Staat durch ihre Gedanken und ihren Wohlstand, durch ihre Ideen zu neuen Positionen zu führen? Weil es in der Mittelschicht tatsächlich und real sehr viel, genauer gesagt die meisten Menschen gibt. Da es einerseits wenig Menschen aber viel Geld, andererseits – sehr wenig Menschen und kein Geld gibt. Wer ist in diesem Fall die Antriebskraft? Natürlich, das Zentrum.

Können diejenigen, die sich auf der Seite, wo es Geld und Wohlstand gibt, befinden, denjenigen, die sich auf der anderen Seite befinden und gar kein Geld haben, helfen? Vermutlich, ja. Ob es auch so geschieht? Offensichtlich, nein. Und warum? Wie können sie einander erreichen? Für diejenigen, die sich in der Mitte befinden – sie sind in der Mehrheit und haben Geld - ist es einfacher, denjenigen zu helfen, die kein Geld haben; sie bieten in der Regel Arbeit gegen Entgelt an. In dem Fall ist die Zukunft, die Menschen Energie gibt, die Zukunft aller Menschen, die fähig sind, die Situation im Land nicht nur richtig zu schätzen sondern, indem sie real arbeiten, diese richtig zu steuern. Wenn ein Kraftgleichgewicht eingetreten ist, fangen die Staaten an, sich harmonisch zu entwickeln. Wenn die Diktatur der Minderheit herrscht, wird es schwierig sein, einen gerechten, sozialen Staat, der für alle sorgt, aufzubauen. Es geht nicht darum, ob es wenig oder viel Geld gibt, sondern darum, dass es für alle nicht reicht, besonders reicht es nicht für die Mehrheit. Und diese Mehrheit ist immer damit unzufrieden, dass sie nie an etwas teilnimmt.

Die Unzufriedenheit der Menschen führt immer zur Krise des Steuersystems und zum Zusammenbruch der Wirtschaft. *Die Interessen der Menschen sind die Interessen des ganzen Staates.* Derjenige, der so tut, als ob er im Namen aller entscheidet, und in Wirklichkeit tut er das nur in seinem Namen, was sich in seinen Reden widerspiegelt, wird in Zukunft große Probleme haben. Dass im Leben solche Situationen entstehen, die der Mensch allein nicht lösen kann und es keine Erfahrung gibt, diese gemeinschaftlich zu lösen, ist für Menschen unverständlich.

Deswegen bauen Sie bereits jetzt verständliche Beziehungen zu sich selbst, zu anderen Menschen, zu der Welt und zu Ihrer Seele auf.

Brechen Sie nicht die Gesetze des Lebens, um später nach der Tür in den Raum Ihrer Zukunft nicht zu suchen, nach der Tür, die – warum auch immer – geschlossen ist.

Die Zukunft des Menschen ist dort, wo er harmonisch leben kann.

Die Zukunft des Menschen ist dort, wo die zufließende Energie des Lebens Freude, Glück, Liebe schenkt und Menschen das Gute bringt.

Ich bedanke mich bei Ihnen und wünsche Ihnen eine gute Zukunft, in der es Lebensenergie für alle genug gibt.

21.11.2009

Die Zukunft des Menschen als die Lebensenergie

Auf dem heutigen Treffen werden wir das Gespräch über die Zukunft des Menschen als einen Raum fortsetzen, den Raum, in dem eine große Menge der Lebensenergie konzentriert ist. Die Energie selbst gibt es im Raum in freier Form, da diese Energie nicht nur die Energie des Menschen, sondern die Energie der ganzen Welt ist. *Die Energie der Welt und die Energie des Menschen ist dieselbe Energie.* Und die zwischenmenschlichen Beziehungen in der ganzen Welt hängen unmittelbar davon ab, wie Menschen diese Energie in ihrem Leben einsetzen, für welche Taten, wie sie diese Energie in ihren Ereignissen ausgeben oder speichern werden.

Die Handlungen des Menschen, egal ob negative oder positive, können später entweder in etwas Positives – Schöpferisches - oder etwas Negatives – Zerstörerisches - transformiert werden. Manchmal geschieht es aber, dass etwas Gutes, wie vom Menschen anfänglich geplant wurde, von anderen Menschen ausschließlich für die Zerstörung genutzt wurde. Diese zerstörerische Energie hat sich an den Menschen für längere Zeit angehängt oder andere Menschen haben die Energie an den Menschen geschickt angehängt, was wiederum sehr große Gefahr in sich trägt.

Menschen denken ständig nach und öffnen und entdecken vieles, um ihre Aufenthaltsdauer auf dieser Welt zu verlängern. Sie suchen nach Technologien, sie greifen nach jedem Strohhalm. Obwohl auch in diesem Bereich, wie in jedem anderen, gibt es sehr viele Skeptiker, die alle und alles verleugnen, es gibt aber auch viele, die mit dem Thema gar nicht vertraut sind. Zugleich verlassen Menschen diese Erde, ihr Abgang wird von der Energie der Zukunft begleitet, über die wir gerade sprechen. Wie sind sie miteinander verbunden, fragen Sie? Es ist sehr einfach, wenn man so sagen darf.

Gute, warmherzige, hilfsbereite Menschen, die fähig sind, einen Menschen so zu akzeptieren, wie er ist, und ihm zu helfen, sind helle Menschen. Ihre Seele und Energie beleuchten ständig alles und alle rings um sie herum. Es gibt leider auch böse und aggressive Menschen, die eine negative Energie in sich tragen. Auf die Heilung und Heilkunde bezogen heißt es, dass bei hellen, guten Menschen der Kanal des Energieoutputs offen ist. Sobald so ein Mensch psychologische Hilfe bekommt, löst sich die Energie der Krankheit im Inneren des Menschen von seinem Körper ab und geht ruhig und ohne Schwingungen und Provokationen raus. Ich meine die praktische Seite der Behandlung, egal von wem sie kommt – vom Arzt, Heilpraktiker oder einfach von einem Praktikus. Bei einem aggressiven Menschen kann die Tür des Energieoutputs im Körper des Menschen fest geschlossen sein. Wenn so einem Menschen geholfen werden muss, reicht es nicht, nur einmal seine Energie zu beeinflussen, es führt in den meisten Fällen zu keinem Ergebnis. Außerdem kann es in manchen Fällen sein, dass die aggressive Energie des Menschen, dem geholfen wird, die heilende Energie, die ins Innere des Körpers des Menschen gesendet wurde, so zu sagen frisst oder schluckt und dadurch noch stärker wird. Und die Energie, genauer gesagt, ein Teil der Energie, die im Inneren des Körpers des Menschen bleibt, wird abgestoßen und es kann wiederum kein positives Ergebnis erreicht werden. Wenn man weiter positive Energie in den Körper des kranken Menschen sendet und mit diesem Menschen einen unsichtbaren Kontakt aufnimmt, wird die Krankheit Kraft schöpfen und der Mensch – Aggression und diese werden dann Sie negativ beeinflussen - durch ihren eigenen Kanal. Dadurch können Sie zu der Richtung apathisch werden, die Sie entwickelt haben und in der Sie Ihre Forschungsarbeiten durchgeführt haben. Solange ein kranker Mensch seine Situation nicht einsieht, solange er einen unsichtbaren Schleier von ihm und seinen Augen nicht fallen lässt und somit die Tür in sein Inneres öffnet, erreicht er kein Ergebnis. Dementsprechend werden manche schnell und ohne Probleme gesund; andere sagen, sie möchten gesund werden, aber es gelingt ihnen nicht, da sie keine innere geistige

Arbeit geleistet haben, daher können sie auf ein positives Ergebnis nicht hoffen. Deswegen, wie Menschen sagen, gehen helle Menschen in das helle Licht ganz leicht; böse aggressive Menschen, die selbst die Tür des Übergangs der Energien in ihrem Inneren geschlossen haben, gehen lang und mit vielen Problemen ab. Geschlossene Energie im Inneren des Menschen zerreißt das Gewebe, die Gefäße und beschädigt die Organe, dadurch warnt sie den Menschen vor Gefahr. In diesem Zusammenhang muss man verstehen, dass man die eine oder andere Energie sehr schnell in sich hinein lassen kann, aber somit wird die Tür seiner zukünftigen Ereignisse und seiner Energie geschlossen. Der Mensch hat verraten oder gelogen – die Tür in seinem Inneren hat sich geschlossen, und der Mensch selbst bleibt unter vier Augen mit dem, was er in sein Inneres eingelassen hat. Der Mensch hat etwas Gutes getan – die Tür hat sich wieder geöffnet, die schwere Energie ist raus, die helle Energie – rein. Das Leben läuft weiter, die Ereignisse entwickeln sich fröhlicher. Alles rings um den Menschen herum interessiert und freut ihn wieder.

Der Raum der Zukunft des Menschen ist ein umfangreiches Thema und wir werden dieses Thema auf unseren Treffen viel besprechen und versuchen, es vollständig zu verstehen.

Ich bedanke mich bei Ihnen und bis zum nächsten Mal.

23.11.2009

Die Zukunft des Menschen als die Energie des Lebens und der Ereignisse

Auf dem heutigen Treffen werden wir das Gespräch über die Zukunft des Menschen fortsetzen und sprechen kurz ein sehr schwieriges Thema an – Verdienen oder Besorgung von Geld. Warum spreche ich ausgerechnet die Richtung des Geldes an? Weil dieses Thema alle Menschen betrifft.

Am Anfang unseres Gesprächs möchte ich folgende Redewendung aufführen: man muss alles in Maßen tun. Aber jeder hat seinen eigenen Maß und ausgerechnet dieses Maß bestimmt den Weg und die Entwicklung des Menschen. Wie es im Leben genau geschieht, möchte ich an einigen Beispielen zeigen. Diese Beispiele sind verschieden, man muss nicht, sich nach diesen Beispielen messen oder alles sofort verleugnen, aber man soll nachdenken. Derjenige, der viel Geld hat, kann nicht immer damit richtig umgehen oder es richtig verwalten. Der Grund dafür ist, dass das Geld einen bestimmten Raum rings um den Menschen herum aufbaut, dieser verdeckt manchmal den Raum und die Energie der Zukunft, wie merkwürdig es auch klingen mag. Manchmal ist es sehr schwierig zu verstehen, wie diese Energie der Zukunft so ist und wo sie sich befindet. Geld stellt eine große Verlockung für den Menschen dar und nicht jeder kann eine Prüfung durch diese Versuchung bestehen.

Man muss verstehen können, dass *das Geld ein Maß des Entgeltes und Tauschs ist.* Somit ist das *ein Produkt, in dem die Energie aller Menschen konzentriert ist;* verschiedene Energie - gute und schlechte. Man kann diese Energien voneinander visuell schlecht unterscheiden, obwohl viele Menschen ein reales Ergebnis sehen können, wenn sie Geld von anderen Menschen nehmen und in ihr Business investieren. Ihr Business entwickelt sich oder eben nicht – und das ist ein Kennzeichen. Es hängt viel im Leben davon ab, was für Mensch dieses Geld gibt, was er in seinem Inneren hat, wie er eingestellt ist und was für Ereignisse er hat. Obwohl es Menschen gibt, die durch ihre starke Energie andere Energie oder Geld verarbeiten können, aber bis zu einem gewissen Moment. Es ist gefährlich, mir solchen Menschen zu tun zu haben.

Es gibt Menschen, die sich harmonisch entwickeln, sie verzichten aber nicht aufs Geld – sie brauchen nichts Überflüssiges im Leben, deswegen klebt es sich an diese Menschen nicht. Sie wissen meistens, was und wie sie in ihrem Leben machen sollen, was es kosten kann; sie machen es gut und verantwortungsvoll und werden für Ihre Arbeit gerecht entlohnt.

Es gibt auch andere Menschen, die kein Entgelt für ihre Arbeit ansetzen, sie nehmen ihre Energie aus dem Raum der Zukunft und entwickeln sich und leben dank dieser Energie; wenn sie sich mit Menschen treffen, helfen sie diesen und Menschen bedanken sich dafür auf die Weise, auf die sie die geleistete Arbeit verstehen und schätzen - unter anderem auch mit Geld. Diese Position ist sehr stark und weitgehend, da es sich ergibt, dass solche Menschen eine reale Hilfe leisten können und dem Menschen die Tür in seine Lebensenergie öffnen, ohne Entgelt dafür zu verlangen. Der Mensch, wenn er reingeht, soll die Tür offensichtlich mit etwas abstützen, zum Beispiel mit dem Entgelt. Derjenige, der es gemacht hat, kann ruhig leben, derjenige, der es nicht gemacht hat, lebt unruhig und denkt immer, dass ihm etwas passieren soll.

Es gibt auch eine andere Kategorie der Menschen, die für ihre Arbeit ein kleines Entgelt nimmt, das der geleisteten Arbeit nicht entspricht. Dieser Fall ist komplizierter: wenn Menschen andere Menschen ausnutzen, führt es dazu, dass sich der Kreis in einem bestimmten Moment schließt und dem Menschen fällt es schwer, diesen Kreis zu verlassen. Er kann nicht sich selbst und diejenigen, die sich im Kreis befinden, finanziell versorgen, was wiederum dazu führt, dass er seine Arbeit nicht mehr gut ausführen kann und will. Es ist an sich nicht gut. Der Kreis des Lebens wird enger und verengt die Ereignisse und die Entwicklung des Menschen.

Es gibt andere Menschen, die für ihre Arbeit viel Geld nehmen, aber sie haben ein anderes Problem: sie können die angekündigte Arbeit nicht zu Ende machen, so wie es sich gehört. Es entstehen andere Energie und andere Verhältnisse, man fühlt sich beleidigt und möchte sich nicht mit diesen Menschen treffen und mit ihnen kommunizieren. Sobald sich solche Energie an den Menschen geklebt hat, ist es sehr schwierig, aus diesem Zustand raus zu kommen.

Die materiellen – finanziellen – Beziehungen der Menschen zueinander sind generell sehr kompliziert. Der Grund liegt darin, dass das Geld eine Energie ist: wenn davon ein bisschen mehr da ist, erschweren sich die Ereignisse, verschlechtert sich die Gesundheit; oder der Mensch kann in seinem Leben mit etwas nicht aufhören, er hat Geld und trinkt ununterbrochen. Jeder erlebt es auf seine Weise, aber der Sinn bleibt: wenn Sie einen Wunsch haben, dem Menschen zu helfen, helfen Sie ihm, aber erwähnen Sie dabei kein Geld. Der Mensch ist ohnehin in Not geraten, zum Beispiel, er wurde krank, und somit leidet er sowieso unter dem Mangel an dieser Energie und Sie wollen sie ihm noch wegnehmen. Lesen sie Märchen? Man soll dem Menschen zunächst trinken, essen, sich auszuruhen anbieten, erst dann kann man den Menschen erfragen und helfen, wenn es geht. Der Mensch wird schon wissen, was er zu tun hat. Und wenn nicht - so was passiert auch im Leben – dann soll er sich an andere Menschen wenden. Sie nehmen sofort und von allen Geld, es ist ihr Ziel, das ein bisschen getarnt ist, aber nur ein bisschen. Der Mensch geht zu diesen Menschen, gibt ihnen das Geld und denkt: „Sehr schön, ich habe bezahlt, also muss ich jetzt gesund werden." Kann es sein? Die Gesundheit gehört dem Menschen und er selbst soll sich um sie kümmern. Kann ein bestimmter Betrag dem Menschen helfen, seine Gesundheit wieder zu erlangen, indem er alles auf andere abschiebt? Und diese anderen werden die Probleme des Menschen nicht auf sich nehmen, sie haben bereits sein Geld, etwas anderes brauchen sie gar nicht.

Alles im Leben ändert sich, aber die wahren Gesetze des Lebens und des Energietauschs ändern sich im Laufe des Lebens des Menschen nicht. Man zahlt für das Gute mit dem Guten. Man zahlt für das Böse nicht, da das Böse, wie ein Stein, den Menschen in die Tiefe zieht. Der Mensch muss im Leben Ansprüche haben, er muss verstehen, wohin und wieso er geht, was er selbst trägt und was er im Rahmen des Kommunikationsprozesses finden möchte.

Ich führe ein kleines Beispiel auf – Bücherausgabe. Alle Bücher werden mit dem Geld der Menschen und nach ihrem Wunsch und ihrem inneren Vorhaben, sich selbst sowie anderen Menschen zu helfen, verlegt. Die Bücher gehen wieder zu Menschen, ich spiegele nur die gegebenen Texte durch die gute und für Menschen nützliche Energie, vergeistige diese durch Gedanken und transformiere sie in die hellen Worte. Mein Interesse als eines Menschen ist riesig und verständlich, ich habe darüber bereits vorhin erzählt – es geht um die Widerspiegelung des Wissens der Seele. Das Interesse der Menschen ist einfach riesig und unbezahlbar. Sie starten durch ihre Güte, Hilfe und Lebensenergie und mithilfe der Bücher wichtige Prozesse der zwischenmenschli-

chen Kommunikation. Menschen kaufen die Bücher und finden darin die notwendige Information. Meiner Meinung nach sind die Interessen aller Teilnehmer bewahrt und auf keine Weise verletzt. Es gibt keine schrägen zwischenmenschlichen Beziehungen und keine falschen Verbindungen. Menschen stimulieren den Prozess und erlangen das gewünschte Ergebnis. Die Zukunft solcher Menschen ist klar, sie haben Interesse am Leben, das Leben verlässt sie nicht und füllt ihre Ereignisse mit nützlicher Energie auf. In diesem Sinne beende ich unser Treffen und bedanke mich bei Ihnen.
23.11.2009

Die Zukunft des Menschen

Auf dem heutigen Treffen werden wir das Gespräch über die Zukunft des Menschen fortsetzen. Wissen Sie, ich habe keinen großen Wunsch zu anderen Themen überzugehen, da das Thema der Zukunft des Menschen uns allen klare und mächtige Energie gibt, deren Macht nur mit Glück und Freude des Menschen verglichen werden kann.

Glück und Freude sind die Grundlage des Lebens eines jeden und aller. Deswegen *füllt die Energie der Zukunft,* die auch in diesem Moment aus ihrem Raum auf uns zugeht, *unseren Körper, unsere Seele, unser Bewusstsein, unsere Ereignisse, unseren Weg auf, genauso wie sie unseren Körper jünger macht, indem sie unsere Gedanken regeneriert.* Sie regeneriert unsere Gedanken, die wir in unserem Inneren aus verschiedenen Gründen beschädigt oder zerstört haben, als wir zu stolz oder zu böse mit anderen Menschen waren. Oder als wir unser Übel gegen andere Menschen in unseren Gedanken zum Vorschein gebracht haben, wir haben es nicht gewollt, aber trotzdem gemacht.

Ausgerechnet die Energie der zukünftigen Ereignisse ist fähig, diese Gedanken in unserem Inneren zu regenerieren. Somit – durch die Regenerierung der Gedanken – kommt die Energie in uns hinein und wir regenerieren uns, unter anderem verjüngen wir uns auch. Also ist der Mechanismus der Regenerierung, wie immer, einfach. Wenn wir die Gedanken des Menschen regenerieren, können wir die Energie der Zukunft durch eine positive Zukunft, indem wir den Energieraum eintreten, berühren und diese verwenden. Somit können wir unsere Gesundheit sowie die anderer Menschen und die zukünftigen Ereignisse regenerieren. Diese Konzeption wird sehr stark angewendet und ist immer aktuell, zu allen Zeiten.

Daher lassen Sie uns über den Raum der Zukunft sprechen und diesen erforschen, mindestens ein bisschen, um die Energie der zukünftigen Ereignisse zu verstehen und in unser Inneres rein zu lassen – zwecks Regenerierung unserer Gesundheit. Viele Menschen verwenden in ihren Worten diesen Begriff. Und wenn bei einem Menschen etwas nicht so läuft, wie er es für sein Leben wünscht, sagen Menschen: mach dir keine Sorgen, alles wird gut. Jungen Menschen sagt man normalerweise Folgendes: es wird bis zur Hochzeit heilen – wenn man sich zum Beispiel unabsichtlich geschnitten oder verletzt hat. Was zeigt uns das? Geht die Energie der Zukunft in den Worten und Handlungen vieler Menschen in den Körper des Menschen rein und somit heilt, regeneriert ihn? Dabei heilt sich das Gewebe und die Krankheit geht weg, außerdem wird das Gedächtnis wie auch das Bewusstsein des Menschen mit dieser Energie so aufgefüllt, dass der Mensch dieses schlimme Ereignis vergisst.

Die Zukunft des Menschen ist überhaupt eine phantastische Sache. Stellen Sie sich vor: der Mensch hat sich etwas Gutes in der Zukunft gewünscht und die Zukunft ist ihm entgegen gekommen - sein Wunsch wird wahr. Es ist erstaunlich: man denkt gut, positiv und es wird wahr, es funktioniert. Es wird natürlich viele Ereignisse in der Zukunft geben, sie alle sind verschieden, einzigartig, aber gleichzeitig gibt es vieles, was man bereits heute vorsehen kann und all das wird unbedingt wahr.

Es gibt bestimmte Werte, die sich nie ändern, sondern im Laufe der Zeit den ursprünglichen Sinn erreichen. Lassen Sie uns als Beispiel das Wort des Menschen betrachten. Die Sprache entwickelt sich seit dem Moment des ersten Schritts des Menschen, die Sprache wird auch in gegenwärtiger Zeit studiert und vervollständigt. Die Sprache verbindet uns alle, aber jeder spricht seine Muttersprache – die Sprache des Landes, in dem er lebt. Was ist das für eine Sprache, die uns alle verbinden kann: existiert sie bereits oder wird sie erst erschaffen? Offensichtlich ist die Sprache der Vereinigung die Sprache des Volkes, das in seiner Sprache das Bild Gottes, der Welt und des Menschen trägt. Dieses Volk hat, wie auch andere Völker, die Sprache ursprünglich von Gott geschenkt bekommen. Diese ist die älteste Sprache der Welt. In einer Nation - in ihren Bräuchen und ihrer Kultur - ist der Schlüssel zu der Kommunikation mit Gott verborgen. Wann dieser Schlüssel zu öffnen und zu finden ist, werden die Zeit und Diskussionen der Menschen zeigen. Auch die Zeit, die Gott selbst bestimmt hat, wird alles auf seinen Platz stellen. Jeder von uns spricht seine Sprache und hat seinen Gott, seine Religion, das heißt, dass die Zeit für Vereinigung noch nicht gekommen ist. Aber sie wird unbedingt kommen.

Die Sprache des Menschen spiegelt die innere Stimme seiner Seele wider, das heißt, sie ist auf das Licht Gottes zurück zu führen, des einzigen Gottes für alle Menschen. Ich weiß nicht, wie er mit Namen heißt, aber ich weiß, dass er existiert.

Die zweite Entdeckung ist ebenso groß und wertvoll für alle Menschen – es geht um die Energie. *Die innere und äußere Energie. Die innere Energie stellt die Entwicklung vom Menschen seines geistigen Weges sowie des anderer Menschen dar. Die äußere Energie sind die Beziehungen und Verbindungen des Menschen in Bezug auf die Welt und andere Menschen, unter anderem auch aufs Geld.* Manchmal ist das Geld die Grundlage des Lebens und der Ereignisse des Menschen.

Also jetzt sprechen wir über die Grundlage der äußeren Beziehungen des Menschen – über das Geld. Ohne Geld geht es nicht, sagen viele Menschen, aber mit dem Geld ist es schwierig, antworten andere. Also was tun? Wir haben bereits im vorherigen Thema versucht, diese Frage zu beantworten, sie ist verständlich und kompliziert gleichzeitig. Also muss man das Geld – die äußere Energie – haben oder nicht? Menschen antworten: man muss. Dann kommt noch eine Frage hinterher: wie viel – wenig, mittelmäßig oder viel Geld – die äußere Energie - muss man für seine Arbeit und für den Aufwand der inneren Energie verlangen? Ob sie die Vorräte der inneren Energie auffüllen kann? Die Antwort lautet: nein. So fängt der Mensch an, zu überlegen und kann leicht durcheinander geraten. Was soll der Mensch tun? Die Antwort ist offensichtlich: der Mensch soll da sein, die Energie haben und lernen, diese aufzufüllen. Das heißt, alles der Reihe nach.

Das innere Wort des Menschen führt zu der Quelle, zu der geistigen Entwicklung des Menschen. Die innere Energie des Menschen führt ihn zu seiner geistigen Entwicklung, die äußere Energie – zu normalen, wahren Beziehungen – aber durch den dunklen Wald, in dem wir alle uns Beulen holen und Lebenserfahrung sammeln sollen. Was sind es für Beulen? Wie viel Geld braucht der Mensch, wenig? Dann wird die Energie des Menschen ausgeschöpft und der Mensch wird sich nicht als eine Persönlichkeit realisieren können. Vielleicht braucht der Mensch viel Geld, dann findet aber eine Übersättigung statt. Es kann dazu führen, dass der Mensch seinen Lebensweg verfehlt. Wenn es wenig Geld gibt, ziehen die äußeren Ereignisse aus dem Menschen seine innere Lebensenergie aus. Wenn es viel Geld gibt, klebt sich die äußere Energie selbst an den Menschen und beeinflusst die innere Lebensenergie und Kraft dadurch, dass das Äußere das Innere ersetzt. Wie viel Geld braucht dann der Menschen, wenn im ersten Fall er der Sklave dieser Energie ist und im zweiten Fall - ihr Herr? Aber es endet in beiden Fällen nicht so gut, wie es sich der Mensch wünscht.

Es ergibt sich, dass der Mensch so viel äußere Energie braucht, wie viel es für seine innere Aufgabe nötig ist. Man soll nicht teilweise oder ganz auf die äußere Energie verzichten, man soll sie lieber zum Wohl des Lebens und der Ereignisse des Menschen anwenden. Wenn man aber das Geld als Energie betrachtet, stellt sich die Frage, ob sie jemandem von Menschen gehört? Und das Wichtigste ist es, dass sie immerhin materiell ist. Hat diese Energie Sklaven und Herren? Vielleicht leidet jemand einfach unter der Krankheit der Sammlung des Geldes und der Herrschaft über das Geld? Also ist das Geld materiell? Die Antwort lautet: ja. Ob die Energie des Geldes auch materiell ist? Wenn Sie diese Frage beantworten können, können Sie vieles verstehen. Sie wissen doch, dass die Entwicklung der inneren, für den Menschen ursprünglichen, Energie den Menschen geistig entwickelt, und die Entwicklung der äußeren Energie dem Menschen hilft, die Welt zu sehen und zu erkennen.

Wie diese äußere Energie sein wird und worin wird das Problem liegen, wir die Zeit zeigen. Das Teuerste, was man mit Geld messen kann und was unverändert bleibt, ist Gold. Mit anderen Worten – die Natur selbst. Die Frage ist, was wollen wir: sie zu erkennen oder sie zu besitzen - für die Zeit unseres Aufenthaltes auf der Erde? Ob die Heilung etwas kostet? Was ist eine Krankheit? Ob eine Krankheit bedeutet, dass die äußere Energie verloren geht? Wahrscheinlich, ja. Der Mensch bekommt Hilfe von einem anderen Menschen – durch die Verstärkung seiner inneren Energie und die Auffüllung seines Körpers mit der inneren Energie. Somit wird seine persönliche Lebensaufgabe verstärkt. Wie genau? Das Geld ist die äußere Energie, was soll man damit machen und ob man überhaupt damit etwas machen soll? Wenn der Mensch für seine Behandlung zahlt, was geschieht dann? Gemeint ist, dass das Geld mit der inneren, der geistigen Entwicklung des Menschen nichts zu tun hat. Obwohl wie sonst kann die Arbeit eines Menschen entlohnt werden?

Wie viel Geld braucht der Mensch, wird er selbst entscheiden. In diesem Zusammenhang möchte ich ein Beispiel aufführen. Es ist sehr passend. Wir essen, um leben zu können, und wir leben nicht, um zu essen. Somit bleiben wir alle gesund. Wenn man diese Regel in Bezug auf die äußere Energie – das Geld - verwendet, wird alles wahrscheinlich seinen Platz wieder nehmen. Was denken Sie? Ich sehe, jeder von uns hat seine eigene Einstellung und sein persönliches Interesse. Ob es sich lohnt, über das Interesse zu sprechen, wird alles wieder gut sein, oder soll man lieber schweigen? Oder soll man auf vieles verzichten, vielleicht dann läuft alles so, wie die Seele wünscht. Der Mensch hat eine Seele und sie wünscht nur etwas Gutes demjenigen, den sie selbst widerspiegelt. Lassen Sie uns nachdenken, morgen werden wir fortfahren. Das Thema ist nicht einfach, es wird Zeit benötigt, um es verstehen zu können.
Danke für das Treffen.
27.11.2009

Die Zukunft jedes Menschen

Auf dem heutigen Treffen werden wir das Gespräch über die Zukunft des Menschen fortsetzen. Am Anfang unseres Gesprächs versuche ich, mehr oder weniger Ihre Frage bezüglich Beziehungen zu Geld zu beantworten. Es stimmt, dass diese Frage nicht einfach ist, und viele Menschen sich darüber mehr Sorgen als über ihr Leben machen. Offensichtlich muss es aber andersrum sein: man muss die meiste Zeit der Entwicklung seines Lebens sowie des anderer Menschen widmen. Also, Geld ist ebenso eine Energie. Allerdings ist es nicht die Energie, die sich im Inneren des Menschen befindet, dort fließt und sich entwickelt. Wenn jemand seine innere Energie ohne nachzudenken verschwendet, diese in seinem Inneren nicht entwickelt und für die Erfüllung seiner

Aufgaben nicht verwendet und denkt dabei, dass es alles gut sein wird, muss ich ihm sagen, dass es leider nicht stimmt. Nicht weil jemand es so möchte oder nicht möchte, sondern weil der Mensch selbst die Gesetze der Lebensentwicklung bricht. Jede hat seine eigenen Ereignisse – bei manchen entwickeln sie sich gut, bei manchen – läuft irgendetwas schief gerade in diesem Moment. Wenn der Mensch viel Zeit der äußeren Energie in den Ereignissen widmet - besonders der Energie des Geldes, die die Energie jedes Menschen der Welt in sich trägt - wird sich diese Energie äußerlich zu einem illusorischen Bild des Wohlstandes und der Prosperität umwandeln. Sie kann - nach dem Wunsch des Menschen - in sein Inneres gelangen und somit einen schweren Schaden dem Menschen zufügen. *Das Leben des Menschen ist ein gerader geistiger Weg seiner Entwicklung.* Wie kann ein äußeres Bild, das mit der äußeren Energie - dem Geld - verstärkt ist, dem Menschen den richtigen Weg der geistigen Entwicklung weisen?

Im Leben ist alles anders – so wie es sein muss. Die geistige innere Entwicklung öffnet den richtigen Weg und die richtige Einstellung in Bezug auf die äußere Energie und Verwendung von Geld. Anders kann es nicht sein. Da, wo es anders läuft, gibt es immer Probleme und keinen Ausweg, da gibt es immer Vorwarnungen, die der Mensch kennt, aber nicht versteht, was diese in seinem Leben sowie in dem anderer Menschen bedeuten. Also soll die Beziehung zu der äußeren Energie und dem Geld immer ordentlich und vorsichtig sein. Die Missachtung dieser Regel hat schlechte Folgen, egal was jemand sagt, bietet oder aufdringen möchte.

Das Thema „Die Zukunft jedes Menschen" ist sehr nützlich: wenn der Mensch durch seinen Raum der Zukunft sowie durch den anderer Menschen durchgeht, soll und muss er, sich aus dem seitlichen Augenwinkel betrachten. Aus diesem Grund sind unsere Vorlesungen dadurch gezeichnet, dass der Mensch sich aus dem seitlichen Augenwinkel betrachten kann, wenn er diese richtig versteht und bewusst anwendet, er kann seine Handlungen bewerten und diese in eine für das Leben nützliche Richtung lenken. Es ist noch ein Weg des Erkennens – einfach und tiefgehend - im Verstand des Menschen.

Warum muss ein Mensch sich aus dem seitlichen Augenwinkel betrachten können? Offensichtlich **weil** diese Position die Seele des Menschen dermaßen öffnet, dass der Mensch selbst seine Sündhaftigkeit, Hinfälligkeit und - das wichtigste - seinen Hochmut sehen kann, den jeder hat, glauben Sie mir. Ich bin bescheiden und ordentlich, aber ein anderer Mensch – nicht, er macht auch alles anders – nicht so wie ich. Er macht alles falsch, ich – richtig.

Wissen Sie, es ist manchmal sehr nützlich, sich selbst aus dem seitlichen Augenwinkel zu betrachten und das zu sehen, was es wirklich gibt. Ich bin derjenige, der Menschen erfolgreich heilen und das Gewebe regenerieren kann. In Wirklichkeit kann keiner von uns ohne Gott einen einzigen Schritt machen. Aber wir vergessen Gott und preisen uns selbst, das, was wir alles können. Was können wir, woher wissen wir das alles und wie machen wir es? In Wirklichkeit wissen wir vieles nicht, aber da wir Menschen sind, versuchen wir, alles zu verstehen und zu lernen. Gott sei dank! Wir sollen nur nicht hochnäsig werden, sonst gibt es die Gefahr, dass wir andere Menschen sowie uns selbst nicht sehen können. So was passiert, obwohl es auch anders sein kann. Aus diesem Grund soll es wahrscheinlich die Philosophie des Lebens und die Forschung der Technologien des Lebens des Menschen geben – um alles im Leben aus dem seitlichen Augenwinkel sehen zu können, um Ihnen das alles erzählen zu können.

Wenn Sie aus den Vorlesungen Nutzen ziehen konnten, freut mich das. Wenn es jemandem geholfen hat – ist es noch besser. Ich bedanke mich dafür, dass Sie viel verstanden haben, das heißt, dass Sie Ihr Leben so betrachten können, dass Sie auch anderen helfen können werden. Hilfe kann verschieden sein, wenn es Ihnen gut geht, spiegelt es sich an anderen Menschen durch Glück wider, verschwinden Spannungen und Menschen werden nicht abgelenkt. Im Gegenteil, bewegen sich Menschen in Ihrer Nähe leicht, orientieren sich im Leben und in den Ereignissen in der Welt richtig und genau. Es gibt keine Störungen und falsche zwischenmenschliche Beziehungen. Wenn es so ist, ist es gut.

In diesem Sinne beende ich unser Treffen, ich bedanke mich bei Ihnen für Ihr Verständnis und Ihre Freundlichkeit.

28.11.2009

Der Raum zukünftiger Ereignisse

Auf dem heutigen Treffen werden wir über den Staat, die Familie und den Menschen sprechen. *Der Staat ist eine große Familie der Menschen und besteht aus zahlreichen Familien, die in diesem Staat leben.* Eine Familie besteht aus Menschen, die das Bild, das Wesen und die Entwicklung des Staates aufbauen. Somit sind Menschen, Familien und der Staat mit einem Faden verbunden – mit dem Faden des einheitlichen Volkes, das in einer großen Familie lebt. Wie sich ein oder ein anderes Kind in einer Familie benimmt, so benimmt sich auch ein oder eine anderes Volk in einem einheitlichen Staat. Somit *stellen die Grundlage einer Familie die Eltern dar, die Grundlage eines Staates – die Menschen, die in diesem Staat leben.* Wenn man die Position und Orientierung der Menschen versteht – alle zusammen bilden sie ein einheitliches Volk, versteht man die Politik, die Entwicklung und das Wesen des Staates.

Zunächst lassen Sie uns verstehen, dass wir alle Menschen sind, es gibt niemanden, der größer oder kleiner ist, alle sind gleichgestellt, es gibt nur Menschen, es gibt ihnen von Gott zur Verfügung gestelltes Territorium, ihr Land. Grund und Boden mögen gleich sein, trotzdem hat jedes Volk sein eigenes Territorium. Manche Menschen können in anderen Ländern leben, unter anderen Völkern, aber sie alle leben dank dessen, dass es ihr Land gibt, und in diesem Land ihr Volk lebt. Das Volk, aus dem sie alle stammen und zu dem sie ihr ganzes Leben lang eine innere geistige Beziehung pflegen werden. Derjenige, der den Kontakt zu seinem Volk und seinem Land abbricht und verliert, kann nie glücklich sein – er hat keine Unterstützung mehr von der Quelle – die Zukunft seines Volkes. Egal was jemand sagt, egal wie sich jemand darstellt, egal ob jemand dafür oder dagegen ist, all das zeigt, dass es im Inneren des Menschen eine innere Verbindung und die Liebe zu seinem Volk und seinem Land gibt. Es gibt aber Ausnahmen: Menschen stellen sich gegen andere Menschen – es geschieht aber selten – gegen ihren Staat – er besteht auch aus Menschen; höchstwahrscheinlich haben diese Menschen ihr Volk und ihr Land.

Derjenige, der in seinem Land geboren wurde und mit seinem Volk aufgewachsen ist, wird nie sein Volk verraten, egal was passiert. Also man muss verstehen, dass von der Position, dem Glauben und dem Wohlstand des fundamentalen Volkes das Leben, die Ereignisse und sogar das Wohlbefinden anderer Völker, die in diesem Land leben, unmittelbar abhängig sind. Und diejenigen, die von Urbeginn an zu uns kommen, um zu handeln oder bauen, kann man in zwei Kategorien aufteilen – in Bezug auf die Zugehörigkeit zu unserem Volk und unserem Land. Die Helfer, die innerlich unsere Lebensweise, unseren Glauben, unsere Ordnung und unser Land und somit uns als Menschen akzeptieren, sie respektieren und akzeptieren uns, unser Land, unsere Bräuche und Sitten. Die zweite Kategorie sind diejenigen, die uns schaden. Es ist genauso, wie in verschiedenen Familien: manche Kinder spielen, andere machen ihre und fremde Sachen kaputt, welche Sachen es sind, ist ihnen egal, Hauptsache – zerbrechen. Aber uns lassen sie in der Regel in ihr Haus und in ihr Land nicht. Daraus ergibt sich, dass sich die Politik der Welt, der die gegenseitig vorteilhafte Handlung zugrunde liegt, um die zwei Verhaltens- und Handlungsmuster der Menschen dreht – Hilfe und Schaden. Unser Volk muss alle, die helfen und alle, die schaden, sehen können. Natürlich werden die Grenzen dieses Verstehens in letzter Zeit verwischt und offensichtlich deswegen gibt es mehr Lügen unter den Menschen. Wann wird es sich ändern? Offensichtlich dann, wenn Menschen wieder zu ihren Lebensgesetzen zurückkehren.

Also sprechen wir über Menschen und das Volk, das in dem einen oder anderen Land lebt. Man muss verstehen können, dass *die innere geistige Grundlage jedes Volkes immer und überall ein Entwicklungskeim ist.* Deswegen muss sich ein Volk selbständig entwickeln können ohne sich von anderen Menschen und Völkern abzusperren und abzugrenzen. Wenn man aber dem fundamentalen Volk des Staates Politik aufdrängt, es unterdrückt und erniedrigt, nicht zulässt, dass das Volk aufsteht und normal lebt, wird so ein Staat nie den Sonnenaufgang seiner Macht, Kraft und Schönheit erleben. Mit anderen Worten, wenn Menschen nicht nach Recht leben, wird das Glück sie in absehbarer Zeit nicht besuchen. Wenn wir uns verschiedene Staaten als Beispiele nehmen, sehen wir, dass dort Krieg geführt wird, um eine bestimmte Politik und ihre Protege aufzudrängen. Wann wird in so einem Staat Frieden und Ordnung sein? Die Antwort ist offensichtlich – nie. In den Staaten, in denen es nur ein Volk gibt, macht der Führer den Menschen das Leben schwer. Wohin kommt so ein Staat? Die Antwort ist offensichtlich – nirgendwohin. In anderen Staaten ist die Religion so stark, dass der Mensch sich im Leben nicht frei bewegen kann. Die Antwort ist Ihnen bereits bekannt. Ich möchte gar nicht fortfahren, ich hoffe, Sie verstehen den Sinn. Wenn der Sinn klar ist, öffnet sich das Lebensbild und zeigt seinen Sinn.

Menschen, die die Grundlage eines Staates darstellen, sind der Orientierungspunkt des Weges. Das wiederum steht meistens im Weg denjenigen, die im Land regieren, da wenn man Menschen auf einem Entwicklungsniveau stehen lässt, kann man seine persönliche Sache durchziehen. Wenn Menschen anfangen, sich zu entwickeln, wird es den Geist der Menschen, des Landes und des Staates fördern. Nicht alle wollen es aber. Viele sprechen sich gegen die Regierung aus, kritisieren sie und versuchen, alles zu ändern. Ich denke, dass wenn es so eine Verstellung in Bezug auf Menschen, auf den Staat gibt, sind die Gesetze des Aufbaus der Welt und des Lebens der Menschen gerade und nicht hohl, egal was sich der eine oder andere wünscht. Und Menschen werden gezwungen sein, selbst oder durch Ereignisse in ihrem Inneren zu erkennen, wie es sein soll. Und wie man der Geschichte entnehmen kann, es geschieht genau das. Das Volk entwickelt sich dort, wo sein Land, seine Heimat, sein Staat, seine Familie und Menschen sich entwickeln. Deswegen lebt sich das Gute, das unserem Volk passt, bei uns ein und entwickelt sich weiter, das andere – nicht. Da jedes Volk seinen Weg, seinen Steg hat, können wir uns von anderen Völkern im Grunde genommen nur das, wofür sich unser Inneres interessiert und was für unser Land von Nutzen ist, übernehmen. Offensichtlich aus diesem Grund hat sich das, was wir in anderen Ländern gekauft oder von anderen Ländern übernommen haben, bei uns nicht eingelebt. Wir können immer den Informationsfaden anderer Menschen, des Volkes, des Landes benutzen. Wir müssen unser Land entwickeln und dieser Entwicklung genauso wie der Familie unsere meiste Zeit widmen. Wenn wir uns als ein Volk und ein Staat nicht entwickeln werden – ohne die für uns notwendigen Richtungen zu haben – erwartet uns eine Katastrophe. Nicht weil sie stattfinden soll oder nicht, sondern weil wir sie künstlich erschaffen haben. Ihre Größe und Spannweite werden sich danach messen, wie weit wir uns als Volk von unserem persönlichen Faden und dem Entwicklungsweg entfernt haben.

Aus diesem Grund wird bei den multinationalen Staaten und dort, wo die Entwicklung in den Randgebieten verläuft, eine Ausweitung, ein Überhang zum Beispiel der Geburtenzahl stattfinden. Es ist in jedem Fall sehr gut: im Fall der Regierung und Verwaltung eines Staates, im Fall der Informationsübermittlung, in der inneren Verwaltung werden Probleme in Bezug auf Arbeitsplatzversorgung und normale soziale Fürsorge entstehen. Da die Staatsleitung ein sehr komplizierter Prozess ist, man könnte sogar sagen, von Gott gegebener Prozess. Man muss in seinem Inneren Kraft und Energieressourcen spüren, um diese Richtung fortzubewegen, um alle Richtungen geschickt entwickeln zu können und nicht bei der Entwicklung zu stören, wenn nicht noch schlimmer – diese zu zerstören.

Daraus folgt, dass bestimmte Menschen, ihre Vorfahren die volle Verantwortung für das, was in einem oder anderem Staat passiert, tragen. Da die informative Linie, die Verbindung, die Belastung niemand und nie abschaffen kann. Wenn man seine Kräfte unter Beweis stellen will und sich nach vorne stellt, zieht die Linie der Energie und Information vom ersten Menschen durch alle Verwandten und Nachfahren durch. Wenn es nach bestem Wissen und Gewissen geschehen ist – der Mensch sei gelobt: Menschen haben vieles gesehen und verstanden. Wenn daraus nichts geworden ist, hat sich alles an dieser Linie ruhen lassen. Wer und wann das alles für seine Nachfahren und sein Leben verbessern und ändern wird, wird die Zeit zeigen. Vielleicht ist deswegen das Leben verschiedener Familien verschieden.

Die Gesetze des Lebensaufbaus des Menschen wird niemand und nie ändern können. **Auch** die Zukunft mit ihrer Energie und ihrem Raum. Und Sie sagen, dass es uns nicht betrifft. Es betrifft alle und je schneller wir es verstehen, desto schneller ändert sich das Leben zum Besten dort, wo es sich ändern muss. In Bezug darauf möchte ich über eine Frage sprechen, die in unserem Land mit religiösen oder geistigen Ausbildung in Verbindung gebracht wird. Ich bin für die geistige Ausbildung, da in dem Fall, meiner Meinung nach, eine Religion besser verstanden werden kann. Die Offenheit führt zu einer richtigen Wahl. Deswegen müssen die Grundlagen – wie nichts anderes sonst - der geistigen Ausbildung für die Entwicklung eines Volkes und Landes, das das Volk besitzt nach seinem guten Recht, das ihm Gott gegeben hat, behilflich sein.
Ich bedanke mich bei Ihnen und beende in diesem Sinne unser Treffen.
30.11.2009

Die Zukunft des Menschen als der Raum der Schöpfung

Auf dem heutigen Treffen werden wir sehr interessante Antworten auf Ihre inneren Fragen finden, die Sie in Ihrer Seele tragen und nicht immer stellen können – aus verschiedenen von Ihnen unabhängigen Gründen. Zunächst führe ich ein Beispiel auf. Was ist für Sie Ihre Seele? Ich beantworte gleich die Frage.

Ist Ihre Seele für Sie zufällig Ihre Zukunft, wohin Sie öfter reinschauen, um in sich das Wissen zu öffnen; und wenn Sie das Wissen bekommen haben, tragen Sie es durch Ihre Gedanken in den Raum des Lebens und Ihres Körpers, wo Ihre Gedanken Nutzen finden, indem sie sich in der Aufgabe realisieren, die Sie innerlich akzeptieren und erfüllen? Demnach wenn man die Position betrachtet, in der *Ihre Aufgabe die Zukunft des Menschen ist und der Raum Ihres physischen Körpers der Raum der Zukunft ist,* dann kann und muss jeder von uns nach dem Erkennen seines Weges streben, in dem die ewige Entwicklung im Vordergrund steht.

Warum hetzen wir uns und trotzdem haben öfter keiner Zeit für vieles im Leben? Weil wir Angst haben und wissen, dass das Leben nicht unendlich ist und wir keine Zeit zum Trödeln haben; wir klammern uns an das, was es gibt und durch das, was wir haben, versuchen wir ganz schnell - fast hastig – das Leben zu erkennen. Manche Menschen wollen gar nichts darüber hören, dass sie in ihrem Leben noch etwas erkennen sollen, sie haben sich an ein bestimmtes Leben gewöhnt: es hat in ihrem Leben alles geklappt – sie haben Macht, Position, Geld – sie werden bereits in diesem Leben müde, deswegen wollen sie nichts mehr hören. Außerdem können sie gar nicht hören: ihre Sättigung hindert ihr Bewusstsein, das Wesentliche der Situation zu erkennen. Das Wesen ist in Wirklichkeit nicht einfach, ein kleiner Schritt kann vieles ändern, zum Beispiel die Beziehung zwischen einem Mann und einer Frau, wenn die beiden der Meinung sind, dass es für sie keinen gemeinsamen Weg mehr gibt. Manche kommen damit klar, normalerweise sind es Männer, für manche ist es wie eine Sackgasse. Und es gibt keine Weiterentwicklung.

Lassen Sie uns einen Staat und das System der Wahlen und Versprechungen, gut zu leben, betrachten. Zunächst war die Wahl, dann der Wunsch, etwas zu ändern, es kann doch kein junger Mann gewählt werden. Zunächst hat es nicht geklappt oder man wollte es selbst nicht, dann war die Laufzeit zu Ende, er ist tot, aber das Leben hat sich nicht geändert. Das Wichtigste ist aber, dass es keine Zeit gibt, das alles zu klären, das Leben ist zu Ende, man soll sich beeilen, es ist ihm nicht danach, zu analysieren, warum es bei manchen nicht geklappt hat. Noch eine Generation hat gewechselt, diejenigen, die besser leben wollten, leben wie davor. Die anderen – die jungen – haben neue Leitsätze – die vergessenen alten – und alles wiederholt sich. Wenn Menschen mehr Zeit hätten, hätten sie die Leitsätze aufmerksamer lesen können, nachdenken können. Die meisten Leitsätze sind für die Zukunft, für die glückliche Zukunft. Allerdings, bitten sie keine Werkzeuge der Gegenwart, einfach gesagt, die Schlüssel zur Tür des Raums der Zukunft, in dem es die unendliche Energie der Schöpfung gibt. Sie bitten keine Vorbereitung der Menschen auf solche Prozesse und keine Information darüber, sie unterbreiten keine Vorschläge für das Verstehen dieser Prozesse und der persönlichen Wahl. Da es diese Zukunft nicht gibt, genauer gesagt, es gibt sie, aber es gibt keine Schlüssel zur Tür, geschieht Folgendes: Menschen stehen vor der Tür, niemand kommt mit dem Schlüssel und öffnet die Tür, niemand erklärt etwas.

Die Frage des Tages: wer kommt zu Wahlen und wer stimmt für die Zukunft, die sich hinter der geschlossenen Tür befindet? Die Antwort des Tages: diejenigen, die es brauchen, die abhängig sind und diejenigen, die über die Tür nichts wissen. Sie haben die geschlossene Tür noch nicht erreicht. Und es ist nicht mehr wichtig, da die Tür geschlossen ist, alle müssen nach Hause.

Die Frage des Tages: wie läuft es weiter? Die Antwort des Tages: es wird so sein, wie immer, vielleicht sogar schlimmer – in machen Bereichen.

Wir sind immer in Eile, wir haben Angst, nicht zur rechten Zeit dahin zu kommen, wo wir zu einem anderen Ort abgeholt werden müssen. Aus Gewohnheit stehen wir in einer Schlange, bezahlen mit unserem Geld, verhandeln, und derjenige, der regiert, gibt solche Anweisungen, dass man ihn nie vergisst. Müssen wir uns denn beeilen, müssen wir dabei krank werden, leiden, wütend werden, von unserem Weg abweichen, wenn wir alles langsamer erledigen können ohne uns zu hetzen? Ehrlich, warum hetzen wir uns, wir haben doch alles, was wir brauchen. Wir haben sogar den Schlüssel zu der Zukunft des Menschen und zu seinen Ereignissen in unseren Händen. Deswegen denke ich, verstehen wir das Wesen der Ewigkeit auf eine eigenartige Art, wir haben keine Zeit, darüber nachzudenken, was es bedeuten kann. Was haben wir davon, wenn wir es wissen oder sogar, wenn wir zu dieser Ewigkeit gehen können? Nicht in den Laden, ins Krankenhaus, in die Garage oder zur Arbeit gehen können, sondern in die Ewigkeit? Dabei muss man sich nicht beeilen, man muss die Zukunft des Menschen und der Menschheit nicht sehen und nicht verstehen, man muss darüber nicht wissen. Ist es gefährlich? Von Urbeginn an hatten das Wissen nur diejenigen, für die es bestimmt war, wie kann ein gewöhnlicher Mensch das Wissen über ihn selbst und andere Menschen besitzen? Man kann sich gar nicht vorstellen, dass jeder von uns wissen würde, zum Beispiel, was mit ihm morgen geschieht.

Auf einem der Treffen haben wir über das Leben und Ereignisse gesprochen, dass es zunächst so sein wird, dann anders; wir haben darüber gesprochen, dass es ursprünglich ein Kommunikationsmittel des Menschen gab – das Wort; darüber, dass es in den Beziehungen seit langem das Geld, die innere und äußere Energie gibt. Es wäre interessant zu wissen, wohin sich die Menschheit in Zukunft bewegt? Was erreicht die Menschheit, welche Ziele und Aufgaben stellen insgeheim bestimmte Menschen? Lassen Sie uns zusammen raus zu finden, wohin Menschen gehen? Sehen sie es? Nein? Gucken Sie aufmerksamer.

Menschen bewegen sich in Richtung Menschen, sie möchten den Menschen erforschen, besonders das, was in seinem Inneren geschieht, um das Äußere besser verstehen zu können; die äußeren Beziehungen führen zu einem Wissenschaftsniveau, das hilft, das Innere besser zu verstehen. Es gibt mehr und mehr Themen über das Unbekannte, das Geheimnisvolle, über verschiedene Orte, über die Seele, den Geist, das

Bewusstsein des Menschen. Es gibt mehr und mehr Menschen, die darüber Bescheid wissen, die über unsere Erde und ihre Objekte sprechen, über die Hilfe von anderen Zivilisationen, die früher auf unserer Erde gelebt haben.

Menschen gehen zu dem Menschen und der Richtungsvektor hat bereits Gewicht, Kraft und Geschwindigkeitsgrad. Gewiss ist es gut. Der Mensch soll unbedingt seine Zukunft sowie die anderer Menschen berühren können, in der er den Schlüssel zur Tür finden kann; zur Tür, die sich am Anfang oder am Ende der Zukunft befindet, und den Menschen direkt in die unendliche Zukunft – die Ewigkeit – führt. Die Zeit wird es zeigen. Inzwischen läuft alles nach seiner Ordnung, etwas ändert sich, etwas bleibt stehen ohne sich geändert zu haben, und wartet offensichtlich darauf, dass seine Zeit kommt.

Ich bedanke mich bei Ihnen für das Treffen und bis zum nächsten Mal.

Wissen Sie, ich beende die Treffen nicht plötzlich, als ob ich von Ihren Fragen davon laufen würde. Im Gegenteil, ich beantworte Ihre Fragen, die Sie mir nicht in physischer Form stellen, ich versuche diese voll und ganz zu öffnen, damit Sie es verstehen können. Es gibt natürlich sehr viele Fragen in Ihrem Inneren. Aber bitte alles der Reihe nach, ich versuche alle Fragen zu beantworten und bitte um Geduld. Sie werden meine Antworten bald hören – direkt oder indirekt.

Noch Mal vielen Dank.

01.12.2009

Die Zukunft des Menschen in seiner richtigen Wahrnehmung der Welt und sich selbst sowie jedes Menschen auf der Erde

Auf dem heutigen Treffen werden wir versuchen, uns an den Mechanismus der Gedanken und Handlungen des Menschen zu nähern, in denen wir versuchen, die Welt, in der alle Menschen leben, zu sehen.

Wir haben bereits die Gedanken des Menschen angesprochen, wir haben über die Gedankenform gesprochen: wenn man die Form erkennen kann, kann man die Gedanken ebenso erkennen. Viele von Ihnen haben damals gedacht, dass es einfach und verständlich scheint, aber in Wirklichkeit sehr kompliziert ist. Die Schwierigkeit liegt darin, wie man die Gedanken im Inneren des Menschen sehen kann, von ihrer Form ganz zu schweigen. Auf den ersten Blick war es klar, dass im Inneren des Menschen offensichtlich Gedanken geboren werden, die für uns in einer inneren Form erscheinen, die wiederum mit der Energie gefüllt ist, die der Mensch hat, und mit der, die er regelmäßig oder nach Bedarf in seinem Inneren sowie außerhalb erschafft.

Wir haben bereits über so eine äußere Energie wie Geld gesprochen; es ist nicht nur Papier, es ist wirklich eine sehr mächtige und effektive Energie. Und es ist unzulässig, diese sowie alles, was es in der Welt der Menschen gibt, zu verachten. Man muss verstehen und erkennen können, wozu sie existiert, wann man sie braucht, von wem sie ausgeht und wofür gegeben wird. Und das Wichtigste ist es, zu wissen, was man mit dieser Energie machen soll. Wenn Sie alle diese Fragen in Ihrem Inneren beantwortet haben, bekommen Sie einen verlässlichen Orientierungspunkt im Außenraum, den Orientier, der es Ihnen möglich macht, Ihren Weg zu sehen und diesen Weg weiter zu gehen; unter den Menschen und mit deren Hilfe zu gehen, zusammen mit denen, mit denen Sie warme, herzliche und geschäftliche Beziehungen aufgebaut haben. Also jetzt sprechen wir über die Gedanken des Menschen, besonders über ihre Form.

Der widergespiegelte Gedanke ist das Wort, das Wort ist eine bestimmte Form, die mit dem Sinn des Gewünschten und der Wirklichkeit, des Inneren und des Äußeren, mit dem Sinn dessen, was der Mensch erschafft und was andere Menschen dazu beibringen, gefüllt ist. Mit anderen Worten, bevor im Inneren des Körpers des Menschen eine Krankheit oder ein Problem zum Vorschein kommt, erscheint zunächst eine für das physische menschliche Auge – das heißt auch für medizinische Geräte und für die instrumentalen Forschungsmethoden - nicht immer sichtbare deformierte Form. Diese führt die Zelle, das Organ, das System des Körpers und den Menschen insgesamt zu einem inneren und als Folge zu einem äußeren Problem. Ich möchte gleich über die instrumentalen Forschungsmethoden Folgendes sagen: diese diagnostizieren das, was sie sehen, das heißt, das, was der Mensch ins Programm eingefügt hat. Das, was diese Geräte sehen können, muss der Mensch nicht unbedingt auch sehen können. Und umgekehrt, der Mensch kann sehen und verstehen besser als ein Gerät, was in der Praxis bewiesen wurde. Geräte wurden von Menschen erschaffen, um die Arbeit zu erleichtern und sich fort zu bewegen in Bezug auf Forschung und Stellung der richtigen Diagnose. Der Mensch selbst entwickelt sein Bewusstsein in Richtung des objektiven gängigen Sehens und der Diagnose des Inneren des Körpers des Menschen. Deswegen ist es meistens unmöglich, den Gedanken, seine Form, ihre Deformation, die Schwächung des Körpers ohne bestimmte Handfertigkeit und des Öffnens des Verstehens zu sehen, sogar wenn man sie sehr genau beobachtet. Die Themen der Gesundheit des Menschen sind mit diesen Fragen unmittelbar verbunden.

Als ein Beispiel werde ich die Diagnostik der Galenblasen aufführen. Die Produktion der Galle durch die Leber und das Verstehen des Sinnes der Stauung sowohl im Organ als auch im Leben und in den Ereignissen des Menschen. Man kann im Organ selbst, in der Galle unregelmäßig gebildete Formen sehen, die zur Bildung von Gerinnsel, Funktionsstörung und zur Bildung und zum Wachsen von Kalzifikaten führen können.

Das nächste Beispiel. Der Mensch hat verschiedene Wünsche und viele von ihnen gehen in die Handlungen über; es geschieht und ereignet sich so, wie der Mensch gewünscht hat. In Wirklichkeit ist das heutige Thema sehr wichtig und das Verstehen dieses Themas gehört unmittelbar zum Leben des Menschen, zu den Prozessen und Ereignissen, die die Gesundheit des Menschen betreffen, zu zwischenmenschlichen Beziehungen und zu der richtigen Wahrnehmung der Welt. Deswegen seien Sie bitte aufmerksam: nicht immer gelingt es, mit Worten das zu beschreiben, **was** man sieht und versteht. Also, die Wünsche der Menschen – verschiedene Wünsche – sind die Form, die im Inneren des Menschen zusammengebaut, genauer gesagt, aufgebaut wird und in der Außenwelt zum Vorschein kommt. Wenn eine Form den Kanons – den Formen der Außenwelt - nicht entspricht, kann sie äußerlich nicht umgesetzt werden und innerlich wird sie sich auflösen, dabei kann es einen schweren Niederschlag geben. Alles hängt von den Gedanken und Wünschen des Menschen ab, **womit** er diese aufgefüllt und worauf er sich vorbereitet hat und wohin er gegangen ist. Allerdings haben Menschen es gelernt, die deformierten Gedanken auf das Leben und die Ereignisse sowie auf den physischen Körper und das Informationsumfeld aller anderen Menschen zu projizieren. Auf diese Weise sind Kriege, Waffen, Verbote und viel anderes entstanden, das ausschließlich mit Zerstörung und der Aggression der Menschen verbunden ist. Es ergibt sich also, dass deformierte Gedanken negative Entwicklungsformen erschaffen, aus diesen werden Wörter des Menschen aufgebaut, die eine oder andere Energie des Menschen in sich tragen. Diese Formen werden sowohl im Inneren des Menschen, in den Zellen, Organen, Systemen des Körpers als auch im ganzen Körper, im Leben, in der Durchführung verschiedener Ereignisse projiziert. Daraus folgt der Begriff „Folge", der in den Ereignissen widergespiegelt werden kann: diese bilden sich nicht und sind sehr schwierig. Im Körper des Menschen gibt es Probleme und Krankheiten.

Es stellt sich eine Frage: was ist mit Kindern? Und die Antwort kommt sofort: es hängt von den Gedanken, Formen und Beziehungen der Eltern ab. Diese entsprechen den Kanons des Lebens des Menschen oder den Ereignissen dieser Menschen. Es scheint alles gut zu sein. Ein Mensch, zum Beispiel die Ehefrau, usurpiert den anderen, obwohl dieser andere eigentlich nichts dagegen hat. Oder ein anderer Mensch, sagen wir, der Ehemann, beachtet seine Frau nicht, aber die beiden lieben ihr Kind. Es kann sein, dass das Kind die Situation versteht oder auch nicht, was in Wirklichkeit sehr oft passiert. Das Kind wird krank, es versucht dadurch – durch sein Feld – seine Eltern, seine Nächsten wieder zusammen zu bringen. Es gibt noch Scheidung, Streit, Feinde, schlechte Wünsche und Drohungen. All das gibt es und baut tief im Inneren bestimmte Formen der Wörter, Ereignisse, des Benehmens dessen, was es nicht geben soll, aber im Leben und Ereignissen der Menschen entsteht, auf. Deswegen sieht der Prozess der Regenerierung folgendermaßen aus. Zum Beispiel jeder von euch muss seine eigene Herangehensweise, Betrachtungsweise, Erfahrung und das eigene Leben haben.

Sie sollen bescheiden, ehrlich und geduldig sein, Sie sollen ständig lernen und das Interesse am Leben, an den Ereignissen haben; Sie sollen Ihren Hochmut und Ihre Demut, Ihre Hilflosigkeit und Sündhaftigkeit sehen können, um das wahre Gesicht des Menschen und seine Handlungen sehen zu können.

Jeder Mensch erzählt über seine Reise und zeigt sie, wenn er seine Geschichte, sein Gespräch anfängt, darin liegt die vom Menschen bestimmte Form, die mit entsprechender Energie gefüllt ist.

Wenn Sie es geschafft haben, dem Menschen ruhig und verständlich die gegenseitige Wirkung der Welt und des Menschen, der Persönlichkeit und der Gesellschaft zu erklären und ihm dabei dafür Interesse zu vermitteln, in die Richtung des ehrlichen und würdigen Lebens zu gehen, und der Mensch ist wirklich gegangen, selbst gegangen, das heißt, dass Sie diesem Menschen und somit sich selbst helfen konnten, die Welt und in der Welt glückliche Menschen zu sehen. Wenn Sie es nicht geschafft haben, heiß es, dass Sie selbst noch nicht bereit sind, die Welt und alle Menschen so zu sehen, wie sie wirklich sind, genauso wie Ihr Bewusstsein noch nicht bereit ist, offen darüber zu sprechen. Offensichtlich kommt alles zu seiner Zeit.

Also führen die Gedanken, die Form, die Energie und die Handlungen des Menschen ihn dahin, wohin er gehen wollte, vielleicht auch nicht wollte, aber gegangen ist und ist gekommen.

In diesem Sinne beende ich unser Treffen, vielen Dank.

04.12.2009

KAPITEL 4

DAS WORT DES MENSCHEN

Das Wort des Menschen im Lebensraum

Auf dem heutigen Treffen sprechen wir über das Wort des Menschen, dessen Sinn immer und zu allen Zeiten der Gedanke war.

Ausgerechnet der Gedanke des Menschen bestimmt den Vektor des Wortes und des weiteren Weges, ausgerechnet der Gedanke des Menschen *bestimmt den Sinn der Weiterentwicklung.*

Ausgerechnet *der Gedanke des Menschen* wird selbst *aus der Zukunft gebildet,* dadurch kann er den Menschen ständig mit seiner Energie auffüllen, vorausgesetzt er ist präzise und für das Leben des Menschen richtig.

Somit *verstärkt der richtige Gedanke das Wort des Menschen, und das richtige Wort verstärkt das Leben und den Körper des Menschen.* Somit *ist das Wort des Menschen überall und immer bestimmend.*

Wenn der Mensch scheinbar richtige Worte sagt, die er so auswählt, dass es zu seinem Vorteil ist, aber in seinem Inneren eine große Deformation hat, wird es schlecht enden. Zum Beispiel, hat vorher der Autor des Buches „Die Rettungstechnologien" gesagt, dass der Mensch selbst den Sinn verstehen soll, dass es keine Werbung in Form von Texten und Büchern gibt und geben wird, dass es keine Lehrlinge gibt, dass die Situation laut Büchern sehr einfach ist – so wie im Leben. Oder noch ein Beispiel: ein Mensch schreibt Bücher und aus den Büchern ist es klar – man kann es jedem Buch entnehmen – dass der Mensch die Texte einem anderen Menschen geklaut hat. Oder er nimmt die Texte aus seiner Seele, dann wird er an das Verstehen des Lebens Gottes verweisen, ohne Ansprüche gegen jemanden oder etwas zu erheben. Der Sinn des Wortes wird in diesem Fall sehr einfach sein, der Mensch stellt sich keine Aufgabe oder kein Ziel, die Körper und Seelen der Menschen, ihre Gesundheit und Ereignisse zu besitzen. Viele möchten besitzen, das heißt, sich von der Energie anderer Menschen ernähren; von der Energie, die manchmal oder sogar immer sehr schwer, von anderen Menschen verarbeitet ist, die nicht friedlich und klar ist, sondern genau das Gegenteil davon. Das Ziel und die Aufgabe solcher Menschen ist es, sich an andere Menschen zu kleben, um denen die von ihnen verarbeitete Energie wegzunehmen. Es gelingt ihnen nicht immer, aber manchmal leider schon.

Wie soll man solche Beispiele erkennen, was ist das für Energie und was sind das für Menschen? Sehen Sie sich doch um, gucken Sie in Ihr Inneres. Gibt es schwere innere Energie in Ihrem Inneren und wodurch spiegelt sie sich wider? Es ist sehr einfach: sie spiegelt sich durch Beleidigsein, Neid, Ärger, Verlust innerer Ruhe wider. Noch ein Beispiel für das Öffnen des Wissens der Seele. Ist es eine richtige Richtung? Natürlich, da es die Seele ist. Wenn man für sich keine Werbung macht und keine Lehrlinge hat, sie erscheinen dann aber durch die Ereignisse; mit welcher Energie ernähren sie sich und sind sie in der Lage, sich selbst und anderen zu helfen? Vielleicht erschaffen sie eine Sackgasse? Der Mensch, der den Sinn der gewöhnlichen Treffen begriffen hat, schreit darüber nicht, dass er ein Lehrling ist oder dass er Gott ist, oder dass er Gott kennt. Er wird ganz bescheiden – dann, wenn er es wirklich kann und die nötige Kraft in sich spürt - dem Menschen helfen und weiter gehen ohne sich über andere zu erheben. Und die Erfahrung der Hilfe anderer Menschen wird er für den Aufbau seines Lebensweges anwenden. Warum muss man darüber schreien? Wer braucht das? Es wird bloß eine deformierte Energie erschaffen und andere Menschen anlocken und deren Energie und Bewusstsein deformieren. In diesem Zustand werden sie bleiben, sie werden in der Illusion der Realität des Alltags leben, sie werden Gott, die Wahrheit, Menschen und das Gewissen vergessen.

Egal was jemand über seine Größe oder die Größe seiner Bücher sagt, man muss immer ruhig bleiben. Wir alle sind Menschen und es ist noch nicht bekannt, wer und warum es gemacht wird – schreibt und erzählt – und wozu braucht das der Mensch oder eine Gruppe Menschen.

Es ist sehr einfach zu verstehen: alle Menschen sind ursprünglich frei, die Freiheit wurde von Gott jedem Menschen gegeben. Menschen werden sich immer und zu allen Zeiten nach innerer sowie äußerer Freiheit sehnen, egal was jemand macht oder sagt. Man kann Menschen täuschen und manche machen es auch. Aber sobald die Lüge erkannt wird, fallen die Macht und Finsternis des Unwissens vom Menschen und von seinen Augen ab.

Worüber erzählen wir, wenn wir uns mit anderen Menschen treffen? Natürlich über uns selbst, über uns und die Probleme, die es gab, gibt und geben wird. Aber wenn wir mit anderen Menschen ständig über uns sprechen, wie können wir dann Gott sehen, der alles erschaffen hat. Wir müssen mindestens mit allen ehrlich über Gott sprechen. Wann kommt der Gott aller Menschen? Die Antwort ist einfach: offensichtlich, wenn wir alle Gott sehen und über ihn sprechen wollen.

Sprechen Menschen nicht über Gott? - werden Sie fragen. Ja, sie sprechen, aber wie – das Gespräch geht auf die Probleme, die Menschen haben, über. Es ergibt sich, dass Menschen den Namen Gottes nur als ein Schild benutzen, um einen warmen Platz für sich zu finden. Man kann darüber lange sprechen, versuchen sie einfach, wenn Sie die Wahrheit raus finden möchten, mit Menschen über das Begegnen mit Gott zu sprechen, und Sie werden viel verstehen. Je mehr Menschen sprechen, desto zugänglicher wird das Wort des Menschen,

Können Sie Ihr Kind als Sklave bezeichnen? Natürlich, nicht. Alle Ihre Kinder sind für Sie immer und überall Kinder. Sie sind göttlich, genauso wie Sie, wie alles rings um Sie herum. Und Sie sind wiederum die Kinder Gottes. Das ist doch die Harmonie des Lebens, nicht wahr?

Was ist Harmonie – ein technischer Progress, Vernichtungswaffe, Repressalien, vielleicht einseitiges Gesetz oder vielleicht Sklaven? Vielleicht bin ich im Unrecht und man muss arbeiten, um Geld zu verdienen, und nicht seine Seele entwickeln? Muss man an Gott glauben oder irgendwohin gehen, um seinen Glauben zu beweisen?

Es ist manchmal schwierig, sich von alten Klischees zu trennen, die die Stimme Ihrer Seele immer mehr unterdrücken, aber manchmal wachst du auf und gehst deiner Seele und ihrem hellen Licht entgegen, indem du alles änderst. Wenn man gesund ist, ist er nicht allein und hat eine entsprechende Lebenseinstellung, wenn man krank ist, ist er allein und das Leben sieht plötzlich anders aus. Man füllt sich so, als ob er in der Zange anderer Menschen, einer harten Zange eingespannt ist, diese Menschen können ihm nicht helfen, sie können seine Seele und seinen Körper nicht heilen. Warum wird dann die Spannung nicht lockerer? Brauchen diese Menschen vielleicht seine Energie? Ist es so oder doch nicht? Es gibt helle Energie, man kann alles und zu jeder Zeit heilen, man muss es nur wollen. Wollen wir etwas in unserem Leben zu unserem Wohl ändern ohne dabei anderen Schaden zu zufügen? Wollen und können ist das Eine, machen und ändern – ist das Andere, die als Fortsetzung vom ersten zu sehen ist.

Treffen Sie Ihre Entscheidungen, die mit Ihrer Seele in Klang stehen, dann klappt alles bei Ihnen.

Ich wünsche Ihnen viel Glück und bedanke mich für das Treffen. Vergessen Sie nicht, welche Kraft und welchen Sinn jedes Wort in sich trägt. Wenn Sie richtig denken und sprechen und auch so handeln, gewinnen Sie Energie; wenn sie den Gedanken, das Wort, das Leben sowie Ihre Ereignisse verstellen, verlieren Sie Energie. Die Wahl steht Ihnen zu, Sie entscheiden, wie Sie leben und was Sie machen.

Danke für das Treffen.

08.12.2009

Das Wort des Menschen und der Raum um den Menschen herum

Auf dem heutigen Treffen werden wir wieder über das Wort des Menschen sprechen. Dieses Thema ist sehr umfangreich und tief für das Verständnis des Menschen. Ich führe kleine Beispiele dafür auf, wie Menschen einander verstehen können.

Die meisten Menschen interessieren sich für die Methoden der Heilung und Genesung. Dieses Thema war, ist und wird immer sehr aktuell sein. Egal wer was sagt, jeder Mensch hat in seinem Inneren den Wunsch, dass es jemand gäben würde, der ihm hilft, wenn ihm etwas passiert. Es gibt viele Mittel, wir werden nur einige davon betrachten. Wir haben bereits darüber gesprochen, dass manche Menschen auf Grund des Nichtverstehens, eines schwachen inneren Zustandes und mangels Ausbildung immer wieder in eine Falle geraten, die ihm Ereignisse stellen. Diese kommen in Form von Wut, Beleidigung und Aggression anderer Menschen und Situationen zum Vorschein. Der Sinn aller dieser Ereignisse ist folgender. Sobald der Mensch sich im Feld der Aggression - des Negativen - befindet, fängt an diese Energie, den Menschen zu beeinflussen und ändert somit sogar seinen inneren Zustand – manchmal bis zur Grundlage der richtigen und harmonischen Sichtweise. In vielen Fällen findet die Spaltung des Bewusstseins statt, diese führt den Menschen zu der Grenze der Wahrnehmung, die dem Menschen es schwer macht, Wahrheit von Lüge zu unterscheiden. In diesem Moment wird der Mensch gezwungen, etwas zu unternehmen. Und es ist nicht wichtig was. Der Mensch geht einfach in Nichts, er geht in eine Sackgasse. Das Leben und die Ereignisse des Menschen scheinen stehen zu bleiben, als ob sie darauf warten, dass der Mensch seine Lage versteht und zu sich zurückkehrt. Das Unterscheidungsmerkmal solcher Situationen liegt darin, dass es immer Menschen gibt, die wütend, unzufrieden, neidisch, mit jemandem böse sind, die versuchen ihre Probleme zu lösen und merken gar nicht, dass es davon nur mehr werden; und alle neue Probleme sind schlimmer als die vorherigen. Viele hatten solche Situationen im Leben, viele haben diese gerade jetzt, viele sind gerade dabei, den ersten Schritt dem entgegen zu machen, was sie vom Leben und persönlichen Ereignissen für lange Zeit ablenkt.

Was sind persönliche Ereignisse und wie muss man diese wahrnehmen? Offensichtlich, ganz ruhig, da ausgerechnet die innere Ruhe in der Seele, im Körper sowie im Bewusstsein des Menschen die Situation bildet, in der die Vibrationen des Lebens des Menschen ihn sowie andere Menschen nicht stören. Diese gehen nicht über die inneren Grenzen über, hinter deren es Provokationen gegen das glückliche Leben und erfolgreiche Ereignisse der Menschen geben könnte. Es gibt Menschen, die in ihrem Inneren aggressiv sind, außerdem geben sie keine Ruhe bis sie diese Aggression gegen einen anderen Menschen zum Ansatz gebracht haben. Es fällt ihnen sehr schwer, ihre negative Energie und Emotionen den Menschen gegenüber, die sie jeden Tag treffen – gegenüber einfachen gewöhnlichen Menschen - zu zögern. Diejenigen, die in ihrem Inneren aus irgendeinem Grund aufgebracht sind, finden **einander** und ihr innerer Zustand, innere Einstellung und ihre Entschlossenheit, das Negative raus zu lassen, finden ein Ziel. Es sind bereits nicht die Menschen selbst sondern ihre Ereignisse, die Menschen aneinander kleben. Menschen kleben aneinander und können dagegen nichts **tun**. Ihre Gedanken sind unruhig, sie fetzen ständig Menschen und lassen sie nichts zu Ende führen; sie lassen Menschen nicht in die Welt, zu Menschen, zu sich selbst, zur Natur - mit offener Seele. Und solange der Mensch in seinem Inneren Kraft nicht gefunden und die negative Last nicht abgeschüttelt hat, kann der Rundlauf nicht gestoppt werden. Wissen Sie, wir sprechen gerade darüber und unser Bewusstsein nimmt nur die Wörter wahr und nimmt um deren inneren Sinn einen Bogen. Und es ist auch gut so. Es wäre natürlich richtiger und besser über etwas für den Menschen Nützliches und Angenehmes zu sprechen, über etwas, was die Seele jedes Menschen erwärmt. All das gibt es, gab und wird geben – den Raum rings um uns herum sowie die Natur dessen, was es in der Welt gibt. Wie schön und perfekt **sie** ist! Wie unendlich sie ist und wie viel energetische Kraft sie besitzt! Gucken sie in Ihr Inneres und versuchen sie in Ihrem Inneren, in Ihrem Bewusstsein, einen Eichenwald zu sehen, große grüne Blätter, den Geruch der Borke, den Wind und die Bewegung riesiger Zweige zu spüren, das Vögelsingen zu hören. Was für Kraft ist in uns und unserem Bewusstsein verborgen!

Stellen Sie sich den Raum des Waldes, des Baums, Zweige und Blätter vor. Stellen Sie sich den Einfluss der Sonne und des Windes, des Regens und der Wärme vor.

Gucken Sie sich an, wie perfekt die inneren Formen dessen, was uns umgibt, sind.

Gucken Sie in Ihr inneres Bewusstsein hinein, in den Raum, in dem es all das gibt und für uns offen ist.

Gucken Sie sich Wiesen und Gras an, gucken Sie sich Feldblumen an, betrachten Sie diese durch Ihre innere Welt, fassen Sie den Lebensraum jedes Menschen um, da all das eine klare und glückliche Welt ist. Wie kann man diese nicht sehen oder an denen vorbei gehen? Sie ist in jedem von uns, aber wir öffnen sie aus irgendeinem Grund nicht, sondern sehen ganz andere Eigenschaften der Welt und dann selbst darunter leiden und uns Sorgen machen.

Wie kann man denjenigen, die von ihrem Weg abgewichen und sich dann auf den anderen - fremden und kalten - Wegen verloren haben, helfen? Wie kann man ihnen die Welt ihrer inneren Schönheit und der Schönheit der Welt rings um sie herum öffnen? Sie suchen nach der Perfektion im Leben, denken darüber nach und versuchen darüber in Büchern zu lesen.

Der Raum der Welt, die sich rings um den Menschen herum befindet, öffnet sich jedem Menschen entgegen. Aber viele verlassen ihren Ort und fahren zu einem anderen Ort, somit verlieren sie die enge Verbindung zu ihrer inneren Welt, zu ihrer Natur des Lebens und des Alltags. Viele, die im Grünen leben, kennen die Kraft und die Energie der Welt, aber wissen nicht, wie man diese benutzt. Deswegen verstecken sie sich vor dieser Energie, werden stumpf für Worte und Handlungen der Menschen aus ihrer Umgebung. Viele denken bereits jetzt über den Sinn des Lebens und den Raum der Welt nach und dadurch öffnen sie sich da, wo sie wohnen, der Welt und jedem Menschen entgegen.

Und zum Schluss: warum wissen die Menschen, die weit von einander wohnen, was rings um sie herum sowie bei anderen Menschen geschieht? Die Antwort ist offensichtlich: sie brechen nicht die Grenzen des Lebens anderer Menschen und die Gesetze der Welt. Warum dann die Menschen, die in einem Haus leben, einander nicht kennen? Ihr Raum des Lebens und der Ereignisse ist im Grunde genommen eingeschrumpft, deswegen interessiert sie nicht, was bei anderen geschieht. Bestimmt haben sie das, was sie haben könnten, nicht, sonst hätte ihre Seele der Seele eines anderen Menschen ein Signal gesendet. Da, wo der Lebensraum des Menschen offen ist, gibt es keine Störungen des Lebens, der Ordnung und der Sicherheit. Zum Beispiel, bauen manche Stämme keine Armee auf, um sich vor jemandem zu schützen. Wozu sollen Sie in ihrem Leben ein kostspieliges und unsinniges Spiel spielen, das zu nichts führt? Wenn nur das, wäre gut, aber es kann auch zu einem Krieg oder verschiedenen Störungen führen: wer weiß, was jemand im Schilde führt.

Wie sieht es mit der Sicherheit derjenigen aus, die mit ihrer Familie in einem eigenen Haus leben und ihre Wirtschaft führen? Wahrscheinlich sieht es gut aus. Wie geht es eigentlich den Förstern im Wald, wie geht es Tieren und der Natur? Schönheit und Ruhe, was kann man noch sagen? Wie leben dann hochgebildete Menschen in einer Stadt, in einer Metropole? Schwierig. Warum es so ist, weiß niemand, und es gibt immer Schwierigkeiten mit Sicherheit. Wofür können Menschen kämpfen außer für das Leben und Gott? Was kann es wert sein? Der Kampf läuft aber weiter, den Menschen fehlt es an etwas, vielleicht kämpfen sie für den Platz unter der Sonne. Aber die Sonne ist doch für alle und nicht für jemanden persönlich da.

Jeder findet für ihn den Raum, der ihm am Herzen liegt, das Wichtigste dabei ist, seine Seele zu sehen und zu hören. Dann wird es so sein, dass das richtige warmherzige Wort den Raum des Menschen bestimmen wird und der Geist diesen Raum mit dem Sinn des Lebens auffüllt.

Füllen Sie mehr Räume mit Ihrem Leben auf, möge es in diesen Räumen hell und warm sein, mögen Sie dort glücklich sein, möge jeder in diesen Räumen genug Platz und genug von allem, was fürs Leben notwendig ist, haben.

Deswegen *füllt der Lebensraum des Menschen das Wort des Menschen auf.* Was es für ein Wort sein wird, wird man sehen und hören können. Wichtig ist es, zu wissen, dass ausgerechnet *das Wort die Richtung der Entwicklung des Lebensraums jedes Menschen bestimmt.*

Ich bedanke mich bei Ihnen für das Treffen, bis zum nächsten Mal.

22.01.2010

Das Wort des Menschen im Leben der Menschen

Auf dem heutigen Treffen werden wir unser Gespräch über das Wort des Menschen fortsetzen. Zunächst aber möchte ich einige Richtungen öffnen, die das Leben des Menschen entwickeln. Zum einen, treffen wir uns und *der Sinn dieser Treffen ist es, das innere Wissen von Mensch zu Mensch zu übergeben und dieses zu öffnen und zu erklären.* Unsere Treffen haben einen warmen und freundlichen Charakter der Ausbildung. Was wirklich sehr wichtig ist, sie binden niemanden an sich dadurch, dass man jemanden etwas schuldig ist. Sie haben ein Ziel: *Sie sollen die Aufgabe Ihrer Seele verstehen, die Aufgabe, die in dem geistigen und offenen Wachstum des Menschen* und darin, dass der Mensch anfängt, seinen Weg zu sehen, liegt. Er kann seinen Weg sehen ohne etwas abzulehnen, er versteht alles, was für ihn in seinem Leben nützlich sein kann, und das wiederum stellt die Entwicklung des Lebens dar. Der Fakt, dass der Mensch seine Wahl verstehen und sehen können wird, kann in den meisten Fällen die Vielfalt des Zerstörungsfaktors im Leben der Menschen annullieren.

Warum gibt es das, was zerstört? Wahrscheinlich, weil wir nicht nur unsere Aufmerksamkeit darauf richten sondern daran auch noch teilnehmen, manche sogar nach ihrem eigenen Wunsch. Ich wiederum spreche den Wunsch aus, mich mit jedem Menschen zu treffen, um es möglich zu machen, dass die Welt, Gott und alle Menschen existieren und so leben können, wie es von Gott vorgesehen ist.

Warum lebt Gott ewig? Offensichtlich, weil er der Schöpfer des Lebens ist. Ja, das ist so, aber noch deswegen, dass er selbst die Harmonie des Lebens nicht zerstört.

Was ist die Harmonie des Lebens? In diesem Fall ist die Harmonie das volle und klare Verständnis, das in der Welt, im Leben eines jeden und aller herrscht.

Können wir denjenigen, der das Leben und die Welt erschaffen hat, sehen? Die Frage ist schwierig und die Antwort ist nicht einfach. Wahrscheinlich, können wir, aber nur wenn er es erlaubt.

Können wir seine Erlaubnis bekommen? Nach der Antwort auf diese Frage soll man lieber in seiner Seele suchen.

Und jetzt sprechen wir über die Seele des Menschen, über die Welt und das Leben, wenn Sie nichts dagegen haben. Sie lächeln. Das Thema ist aber gar nicht einfach. Haben Sie gemerkt, wie scharf und entschlossen die Einwände mancher Menschen in dem Moment, in dem sie eine Entscheidung treffen, sind? Ich meine die Entscheidungen, die der Mensch selbst getroffen hat; diese sind sehr wichtig. Sie fragen, warum. Weil sie die inneren Mechanismen der Handlungen des Menschen auslösen und sich an die negative Energie an schalten. Es gibt so viel von dieser Energie, dass sie die Menschen, ihre Psyche, ihre Gesundheit, das Wetter, vieles im Leben und die Ereignisse des Menschen beeinflusst. Das laut und beiläufig Gesagte klingt manchmal bedrohlich. Wahrscheinlich waren Sie mindestens ein Mal ein Zeuge bei dem, wie der Mensch in der Situation, wenn er beleidigt oder irgendwie gekränkt, oder einfach geschupst wurde, oder sogar wenn er einfach nicht auf die Weise angekuckt worden ist, wie er es sich gewünscht hat, gedroht hat, jemanden umzubringen. Es mag vielleicht anders klingen, aber der Sinn bleibt: das vom Menschen ausgesprochene Wort sieht wie seine Entscheidung aus.

Manchmal kann eine Frau im Gespräch mit einer anderen Frau – wenn sie über Kinder sprechen – auch erwähnen, dass sie jeden umbringen kann, der ihren Kindern etwas antut. Sie fragen mich, wo ist dabei der Mechanismus? Er ist vor Augen: das Wort, das die Entscheidung des Menschen darstellt. Dem Menschen droht keine Gefahr, er selbst hat die Entscheidung getroffen, sie in seinem Inneren zu erschaffen, indem er den Mechanismus der Zerstörung für sich, seine Kinder und noch für jemanden, der ihm nah steht, eingeschaltet hat, anstatt sich und anderen Glück zu wünschen. Man könnte eigentlich auch ohne auskommen, aber das vom Menschen ausgesprochene Wort ist raus und hat den Mechanismus in seinen Ereignissen eingeschaltet.

Wir haben über die Wirkung des Wortes des Menschen, über die Ausdrucksweise des inneren Gedanken des Menschen gesprochen. Der Gedanke ist das Stärkste im Menschen, da ausgerechnet der Gedanke durch seine Kraft die Tür den ersten Sonnenstrahlen und dem Leben im Körper des Menschen und auf der ganzen Erde entgegen öffnet.

Der Gedanke ist das Leben, das wir alle leben. Auf welche Weise jemand denkt, auf dieselbe Weise lebt er.

Verborgene Gedanken sind verborgenes Leben; offene lebenswürdige Gedanken zeigen, dass der Mensch offen, liebevoll und gutherzig ist; angstvolle Gedanken – ein unruhiger Mensch, witzige Gedanken – ein freundlicher und manchmal ein sorgloser und beweglicher Mensch. Die Gedanken bestimmen alles und alle. Die Gedanken führen uns ins Lebensbett, öffnen uns nicht nur den Weg sondern auch die Welt und alle Menschen. Die Gedanken öffnen die Welt und das Leben Gottes.

Wir denken über das Leben nach, da das Leben eines jeden und aller die Quelle unserer Gedanken ist. Deswegen müssen wir über das Leben des Menschen in der Welt und auf der Erde denken. Wie sieht unsere Welt aus und warum sehen wir sie so, wie sie in unseren Gedanken aussieht? Weil sie in unserem Inneren existiert und nur so aussehen kann, wie wir sie in unserem Inneren sehen. Deswegen sieht die Welt immer so aus, wie unsere Gedanken über die Welt, in der es Gott gibt, sind. Uns zwingt doch niemand, über Gott zu denken, ihn uns vorzustellen. Aber wir denken über Gott. Warum ist es so? Weil Gott wirklich existiert. Warum gibt es die Welt, warum freuen sich viele auf sie und bewundern ihre Schönheit und Perfektion? Weil sie selbst die Welt als schön und prächtig empfinden, andere sehen die Welt als deformiert und schmutzig. Es ist bemerkenswert, dass diejenigen, die die Welt und Erde zerstören, sagen in der Regel, dass die Welt und Erde, auf der sie alle leben, nichts besonderes ist, es könnte besser sein. Wenn ich bitten darf, wer hindert sie daran, ihre Wahrnehmung der Welt und ihre Einstellung in Bezug auf deren Erkennung zu ändern? Die Welt ist wirklich schön, sie lebt wirklich ein sehr interessantes Leben. Und wir alle könnten uns unter bestimmten Umständen an das Leben der ganzen Welt anschließen. Es könnte von Nutzen für alle

Menschen sowie für die ganze Welt sein. Ist es etwa gut, dass viele von uns die Welt nicht verstehen und nicht verstehen wollen, sondern nur schaden und zerstören? Wäre es nicht besser für uns alle, die Entscheidung in unserem Inneren zu treffen, die Welt und uns als das einheitliche Eine zu sehen? Vielleicht dann könnten wir uns zu dem Verstehen und dem Leben Gottes näher bringen? Die Welt ist das Licht und dessen Energie. Aber der Mensch und seine Seele sind ebenso das Licht und dessen Energie. Es ergibt sich also, dass sich *unser Licht und unsere Energie im Licht und in der Energie der ganzen Welt widerspiegeln.*

Es ist interessant zu wissen, was es hinter dem Licht und der Energie gibt, wer dort lebt. Wir gucken in den Spiegel der Welt und sehen dort uns selbst. Unser Licht und unsere Energie erschaffen diesen Spiegel, indem sie mit dem Licht und der Energie der Welt in Berührung kommen. In diesem Spiegel sehen wir dann unsere Gedanken sowie die anderer Menschen und freuen uns darauf, dass wir uns selbst, andere Menschen und die Welt geöffnet haben. Wir machen es ständig und ständig sind wir stolz auf uns. In Wirklichkeit aber ist dieser Spiegel eine Wand der Welt, die gar nicht durchsichtig ist. Wir sehen das, was wir sehen möchten. Was ist es wirklich? Derjenige, der Gott heißt, sieht alles und alle, für ihn gibt es keinen Spiegel, es gibt für ihn sogar keine durchsichtige Wand. Alles ist die Welt, alle sind Menschen und alles ist das Leben. Der Schlüssel für diese durchsichtige Wand ist unser Wort, das Wesen dessen unsere Entscheidung ist.

Ich gehe in Richtung Glück der Welt und der Menschen, da dieses Glück das von Gott geöffnete Leben des Menschen ist. Manche Kinder sagen bereits im früheren Alter: lass mich in Ruhe – obwohl sie eine Gesellschaft brauchen – sonst bringe ich dich um. Woher haben sie das, wo haben sie es gesehen und wer hat es ihnen gesagt? Warum sagen sie es und warum funktioniert es? Wer steuert es und wo ist der Mechanismus? Erwachsene? Woher wissen sie es? Sie wissen es selbst nicht, trotzdem sagen sie es oft, manchmal ist es als Witz gemeint. Warum werden sie krank und womit füllen sie ihr Inneres auf? Was bedeutet das Wort für sie? Betreffen dieselben Wörter alle oder sind diese eher individuell; was ist für sie das Leben, die Welt, Gott, was bedeuten wir alle für einen einzelnen; ist es etwas Besonderes oder gehört es eher zum Alltag?

Das Wort ist der Schlüssel zum Leben des Menschen, lassen Sie uns zunächst verstehen, was es bedeutet, dann wird die Reaktion vieler Menschen für uns verständlich und offensichtlich.

Das Wort ist der Schlüssel zum Menschen, allerdings gibt es nur eine Welt und viel Türe und Mechanismen für das Öffnen des Menschen.

Das Wort ist der Sinn und der Sinn kommt aus dem Inneren des Menschen. Das Äußere, das manchmal sinnlos und fliehend ist, bringt uns nicht immer zum Inneren näher. Deswegen lebt das mit uns, was durch die Jahrhunderte gegangen ist, das, was

das Leben geprüft hat und was dem Leben nicht widerspricht, es wartet nur geduldig darauf, bis wir den richtigen Schlüssel gefunden und die sehnliche Tür geöffnet haben. Danke für das Treffen, ich wünsche Ihnen alle Gute.
22.01.2010

Der Raum im Inneren des Menschen

Auf dem heutigen Treffen werden wir über den Raum im Inneren des Menschen sprechen, aber zunächst werden wir den Raum im Inneren eines Baums, einer Blume betrachten. Es scheint nur auf den ersten Blick, dass es überhaupt keinen Raum gibt, es gibt nur die Materie des Baums oder der Blume, das ist alles. In Wirklichkeit ist es ein wenig anders: sowohl in einem Baum als auch in einer Pflanze gibt es einen sehr großen Raum des Wachstums sowohl des Baums als auch der Pflanze, der vor Augen verborgen ist. In diesen Räumen sind sehr große Reserven der Kommunikation des Baums und der Pflanze mit der Welt und Natur sowie die Reserven des Wachstums, Kraft und der Feuchtigkeit verborgen, ebenso die inneren Reserven und der Übergang der Jahreszeiten, dort, wo Kraft durch die Materie und Zweigen und Blättern des Baums fließt. Der Baum zum Beispiel entlaubt sich und lässt in seinem Inneren den ganzen erschlossenen Raum und den Wachstumsplan fürs nächste Mal. Bäume, Pflanzen, die Materie streben immer nach Wachstum, um die Kraft in ihrem Inneren aufzunehmen und zu öffnen, die Kraft, die sie bewegt und die Möglichkeit öffnet, nach oben zur Sonne und zum Licht zu gehen.

Was macht inzwischen der Mensch? Hat er keinen solchen Raum? Natürlich, hat er, und es ist sein Lebensraum, in dem der Geist des Menschen wächst, der Geist, der den Körper und das Bewusstsein mit dem neuen Sinn im Leben und in der Welt aller Menschen auffüllt.

Womit wird dieser geistige Raum aufgefüllt? Mit dem Licht und Wissen Gottes. Mit seinem Leben, Raum und seiner Hilfe. All das ist in unserem Inneren durch unseren Glauben an Gott widergespiegelt. Wer und wie glaubt? Es ist verschieden, aber der Glauben selbst ist immer in unserem Inneren. Der geistige Raum ist so groß, dass viele von uns - obwohl sie nirgendwohin gefahren sind, obwohl sie sich von ihrem Zuhause nicht weit entfernt und sich mit anderen Menschen nicht unterhalten haben - erzählen anderen Menschen darüber, wie Menschen in weit und nicht so weit entfernten Ländern leben, wie die Welt sich entwickelt, wohin sie geht und warum Menschen auf die Weise und nicht auf eine andere leben. Der Raum ihres inneren Geistes ist so groß und stark, dass sie durch das auf den ersten Blick gewöhnliche Wort und Gespräch aus einem Menschen die Krankheit austreiben. Dabei erklären sie, woher er diese Krankheit hat und warum es ausgerechnet auf die Weise geschehen ist.

Viele möchten auf ihre inneren Fragen die Antworten hören, die ihr Leben bequem machen, und viele sind gar nicht bereit, die Antworten zu hören. Viele von ihnen verstehen diese Antworten nicht. Und viele suchen im Leben nach den Antworten, aber diese scheinen einen Bogen um die Menschen zu machen. Es gibt viele verschiedene Sachen im Leben, deswegen ist alles so kompliziert. Manche finden aber, dass es ganz anders ist: das Leben ist verständlich und vorhersehbar. Wenn es nur so wäre! Wenn Menschen andere Menschen hören könnten, glauben Sie mir, es wäre für beide Seiten von Nutzen. Also, der Raum im Inneren des Menschen ist riesig, er kann nicht nur größer als der Mensch, sein Körper, sondern größer als der physische Raum rings um den Menschen herum sein, vielleicht sogar größer als der Raum von zwei Menschen. So ein Mensch kann durch sein ehrliches Wort Menschen vereinen, er kann die in den Menschen schlafenden Kräfte wecken, kann das Verstehen öffnen, kann dem Menschen auf sein Leben und seine Ereignisse die Augen so öffnen, dass der Mensch seine Ereignisse und die anderer Menschen ändern wird, indem er diese in die positivere Richtung im Vergleich zu der Richtung, die Menschen früher gegangen sind, in der sie nur Zerstörung und Enttäuschung gefunden haben, lenken. Natürlich gibt es Fälle – und in letzter Zeit gibt es sehr viel davon – wenn Menschen von ihrem Weg abweichen, weil sie ihren Glauben, ihren inneren Raum nicht beachtet haben. Sie leiden innerlich, obwohl sie sich äußerlich amüsieren, weil sie denken, dass sie einen neuen Weg des materiellen Wohlstandes geöffnet haben.

Der Wohlstand kann innerlich sein, nach Außen kann er sich als die Notwendigkeit, die Bedingungen für ein normales Leben zu erschaffen, äußern. Die Bedingungen, die im Grunde genommen der Mensch selbst erschafft, nicht jemand für den Menschen und dazu noch in solchen großen Mengen, die der Mensch gar nicht verarbeiten kann, sondern der Mensch selbst und zwar nur so viel, wie viel er braucht. Und jetzt kommt vielleicht die wichtigste Antwort.

Wir sprechen viel über die geistige Entwicklung des Menschen, über den Glauben, die Schöpfung, über die Seele des Menschen. Gibt es keine anderen Themen? Warum ist dieses Thema und kein anderes das wichtigste Thema? Man könnte zum Beispiel über die technische Fortschritt, darüber, was Menschen erreicht haben, wohin sie gehen und wann sie voraussichtlich ihr Ziel erreichen werden, sprechen. Vielleicht könnte man über Bücher sprechen, darüber, wie man einen Staat, den es nicht gibt, aufbauen soll? Natürlich wäre es für viele und viele interessant. Ich erzähle es Ihnen, um sie zu wecken. Sie sagen bestimmt, dass sie nicht schlafen. Dann hören Sie zu, was ich Ihnen sagen werde.

Der innere Raum des Menschen bleibt für alle ein bestimmender Raum, das Wachstum des Geistes des Menschen ist das Wachstum der Persönlichkeit.

Der Geist des Menschen und der Raum in seinem Inneren sind so riesig, dass sie die Welt der Menschen und die Welt rings um Menschen herum umfassen und diese nur durch Licht, Liebe und ihre hoch entwickelte Spiritualität beeinflussen können. Am Anfang dieses Raums öffnen sich uns solche Richtungen wie Heilung von Krankheiten, Regeneration des Gewebes und Organen, ihre Wiederherstellung und zwar eine vollkommene Wiederherstellung des Körpers des Menschen und der Verbindung mit seiner Seele, und somit des gesundes physischen Körpers. All das gibt es, gab und wird geben. Außerdem wird all das ständig unter Beweis gestellt. Und Auferstehung von Menschen und volle Regeneration gab es schon immer und wird es immer geben. Aber die meisten von uns möchten darüber gar nichts hören. Viele von uns studieren das Altertum und entdecken sensationelle Erfindungen in verschiedenen Bereichen wie Bau, Jahreszeiten, Kalender, Beschreibung von Planeten und Sonnenfinsternis. Aber man kann nicht alles, was das Auge sehen kann, verstehen. Und etwas ist gar verborgen vor dem menschlichen Auge und kann nicht verstanden werden: mathematische Berechnungen und Modellierung, all das, was wir gerade mal versuchen zu erreichen und manchmal sogar Angst davor haben, daran zu denken.

Alles, worüber wir sprechen, ist kein innerer geistiger Raum des Menschen. Nehmen wir als Beispiel Zeit und Geld: woher kommt Geld und warum existiert es bereits seit so langer Zeit, wer hat es uns gegeben, wie geht es mit uns weiter: wie werden sich Staaten und Länder, Wege und Persönlichkeit weiterentwickeln. Die Geschichte mancher Völker ist immer noch vor Menschen verborgen. Die Geschichte von Slawen, ihre Sprache, Bräuche, die Natur der Kommunikation. Wie viel gibt es davon, in dem es manchmal nichts gibt. Also was ist mit Geld und deren Erscheinung in der Menschenwelt? Einfache Fragen. Wie werden wir weiter leben? Man kann es nur vermuten. Warum gucken Sie mich so an? Ich habe auch keine Ahnung. Obwohl, wir können noch mal über die Entwicklung des geistigen Raums des Menschen, über seinen Glauben und über den Weg der Schöpfung der Menschen sprechen. Diese Richtung kann niemand und nie still legen, diese gibt es immer – bei allen Völkern und jedem Menschen. Wenn man das alles weiß und für gute Zwecke anwendet, kann daraus sogar etwas werden. Und was, fragen Sie? Sehen Sie selbst: wie war es in der Uhrzeit, obwohl es manchmal schwer ist, das, was fast alle bereits vergessen haben, sich vorzustellen. Was für starke und klare Energie gibt es im Inneren des Menschen und rings um ihn herum - harmonische Kommunikation, schöne Welt. Die Welt ist allerdings auch jetzt schön. Sie ist einfach herrlich. Sobald der Mensch ein Teil von sich abgegeben – geopfert – hat, hat sich äußerlich alles beruhigt, ausgeglichen. Es ist interessant, für wen hat sich alles ausgeglichen? Wahrscheinlich für diejenigen, die es früher unruhig gehabt haben.

Was bringt dem Menschen die Abgabe seiner inneren Welt oder genauer gesagt die Übergabe an andere Menschen? Sehr viel. Zum Beispiel, Geld. In dem Fall kommt die

Sicherheit in Bezug auf die Zukunft: lerne das, was dich andere lehren, arbeite und du wirst ein bisschen Geld haben.

Und was ist mit dem inneren geistigen Raum des Menschen – seinem Glauben, es ist doch etwas anderes, sagen Sie. Dann auf welche Rechnung und noch wichtiger auf wessen Rechnung geht die Erscheinung von Geld in unserem Raum? Es ist seitdem sehr viel Zeit vergangen und Geld ist immer noch da. Worin liegt die Gefahr der Einstellung des Nachwuchses und unserer Generation in Bezug auf Geld; dabei denken die Erwachsenen unserer Generation, dass sie den auf die richtige Spur bringen, wie sie glauben. Das Schrumpfen des inneren, geistigen Raums des Menschen verändert die Persönlichkeit und die Einstellung in Bezug auf Menschen, Arbeit, die Welt und Gott. Warum unterstützen nicht alle das Wiederaufleben von Kirchen, worin liegt die Gefahr? Niemand zwingt und wirbt den Menschen. Wenn der Mensch will, geht er in die Kirche, wenn er nicht will, geht er nicht.

Wo geschehen die meisten Naturkatastrophen; dort, wo es wenig Glauben gibt oder jemand versucht hat, ihn auf irgendeine Weise zu ändern, nicht wahr? So ist auch in unseren Städten geschehen: alle Erschütterungen, die entstanden sind, sind mit dem Glaubenproblem verbunden, und somit – mit der Zusammengehörigkeit der Menschen, mit anderen Worten – des Menschen und des Staates, der Regierung – der Gewalt - und des Volkes. Man könnte gar nicht ahnen, dass das Schrumpfen des geistigen Raums oder der Einfluss der Menschen auf diesen Raum so eine Reaktion seitens äußerer Ereignisse auslösen kann.

Der innere geistige Raum, der Glauben des Menschen sind so riesig, dass man diese auf keinen Fall missachten darf, sonst wird es für den Menschen gefährlich, und nicht nur für den Menschen, sondern auch für das ganze Volk, das Land und die ganze Welt. Der Fakt, dass viele die inneren Gesetze der Entwicklung des Menschen, die Welt, den Glauben, andere Menschen nicht verstehen oder nicht verstehen wollen, führt bereits oder kann führen zu Fehleinschätzungen und Tragödien sowie zur Spaltung in der menschlichen Gesellschaft. Ein falsch gewählter Weg ist eine Sackgasse. Wahrscheinlich deswegen gehen Kirche und Staat einen Weg, aber getrennt. Dadurch bleiben das Wesen und die Richtung, der innere Kern jedes Menschen unberührt. Der Zusammenschluss dieser zwei mächtigen Strukturen kann zu einem Zusammensturz führen, wenn man eine falsche ungenaue Wahl trifft. Und umgekehrt: wenn man einander beachtet und hilft und in seinem Inneren keine Hindernisse aufbaut, können positive Ergebnisse erzielt werden.

Man muss das Wichtigste wissen: man darf nie, unter keinen Umständen, den inneren geistigen Raum schrumpfen oder verringern, dieser ist Kraft, Glauben und die Lebensenergie des Menschen, diese sind wiederum sein Lebenskern. Ebenso kann Missachtung der Entwicklung des Menschen zu einem Zusammensturz der Menschen führen, was wiederum nicht nur das Leben aller Menschen in der Welt sondern das Leben und Ereignisse eines jeden und aller beeinflussen wird. Jetzt ist klar, warum Kriege geführt werden, warum Aggression, Wut, Zerstörung und Anarchie, Lüge und Lästerung entstehen. Wir sind innerlich noch nicht bereit, wir haben vieles verloren und das Verlorene noch nicht zurückgeholt.

Wir haben Geduld, und es ist unsere Rettung. Aber man darf nicht vergessen, dass die Zeit gekommen ist, das, was es in unserem Inneren immer schon gab und gibt, zurückzugeben – unseren Glauben an die geistige innere Entwicklung des Menschen und der Welt und der Persönlichkeit, der Gott eine Seele gegeben hat, in der es Licht gibt. Dann wird sich vieles, was uns unbekannt war, uns allen öffnen. Ohne geht es nicht, da wir es von den Menschen bekommen haben, die zu seiner Zeit die Gründe gefunden und Folgen verstanden haben; Gründe und Folgen dessen, wohin und wie man im Leben geht; sie haben uns die Orientiere für den Weg und Hinweise hinterlassen.

Wir müssen selbst verstehen können, was zu machen ist; wieder alles verleugnen und sagen, dass es nichts gibt und nicht geben kann, oder versuchen das zu verstehen, was uns von anderen Menschen und den ganzen Völkern hinterlassen wurde; versuchen unseren geistigen Raum zu verstehen und in dem Raum die Verbindung durch unseren Glauben zu sehen, die Verbindung des Schöpfers der Welt mit dem Menschen, mit dem Menschen äußerlich und Gott innerlich.

Danke für das Treffen, beim nächsten Mal werden wir das Thema fortsetzen, es ist ein sehr interessantes und einzigartiges Thema, es öffnet und erklärt viel.
Noch Mal Danke für das Treffen.
23.01.2010

Der Raum im Inneren des Menschen und rings um ihn herum

Auf dem heutigen Treffen werden wir unser Gespräch über den Raum im Inneren des Menschen fortsetzen; über den Raum, der die Grundlage des Aufbaus nicht nur des Weges des Menschen sondern auch der Materie und des Materiellen darstellt. Auf dem vorherigen Treffen haben wir bereits das Thema der inneren Energie angesprochen; wir haben über Geld gesprochen, darüber, dass das Geld die äußere Energie verkörpert, aber die Kraft hat das Geld von der inneren Energie der Menschen bekommen. Der kleine Teil des inneren Raums wurde an den äußeren Raum, die Befugnisse der inneren Energie – an die äußere Energie übergeben.

In unserem Leben gibt es dafür viele Beispiele, sie alle wurden von Menschen akzeptiert und haben eine große Kraft. Natürlich haben so eine große Kraft auch materielle Sachen. Als Beispiel für die äußere Widerspiegelung des Glaubens und Denkens der

Menschen kann der Bau von Kirchen und Kapellen dienen. In der äußeren Gestaltung von Gebäuden wurde das Prinzip der Widerspiegelung des inneren Raums des Menschen eingearbeitet: seiner Kraft und Energie, des inneren Lichts, das wiederum den Menschen immer positiv beeinflusst. Und bei demjenigen, der ins Licht mit offener Seele kommt, vervielfachen sich die Kräfte und die Last baut ab.

Ich führe diese Beispiele dafür auf, dass der Sinn verständlich wird und die Bedeutung des Verstehens der Treffen erarbeitet werden kann. Also das Geld, das alle Menschen in der Welt im Gebrauch haben, ist ebenso mit dem gleichen Raum und der gleichen Energie ausgestattet. Die Kraft des Geldes ist so groß, dass es nicht jedem gelingt, es festzuhalten.

Ein Kundiger wird es zum Wohl der Menschen nutzen, indem er Geld in die Entwicklung der Produktion und der materiellen Güter, die menschliche Bedürfnisse decken, investiert.

Ein weiser Mensch wird immer soviel haben, wie viel er braucht, sodass die Geldmenge ihn, seine Ereignisse und seinen Weg auf keine Weise beeinflussen kann. Der Verzicht auf die Entlohnung ist der Verzicht auf den Menschen, auf den Energietausch und einen bestimmten Raum. Das allein kann den Menschen zu einer Sackgasse in den Ereignissen und im Leben führen.

Menschen tauschen nicht nur ein Blatt Papier, sie geben ihre Energie ab und nehmen die Energie eines anderen Menschen an. Wenn so ein Tausch nicht stattfindet, wird derjenige, der seine Energie abgibt, geschwächt. Und wenn dieser Mensch keine zusätzliche Quelle der Energie und des Geldes hat, können sich nicht nur seine Ereignisse verschlechtern sondern auch sein Weg, Charakter und seine Gesundheit kardinal beeinträchtigt werden. Dabei muss man seine Arbeit und ihren Kostenanteil relativieren und die Qualität der Energie verstehen, die man annehmen möchte, die ihm gegeben werden soll. Man muss nicht immer nehmen, aber man muss immer auf die Qualität achten. Ebenso kann man die Widerspiegelung des inneren Raums und der inneren Energie in den Architekturdenkmalen, Büchern, Kunstwerken erkennen, in denen sich die Persönlichkeit des Menschen durch seine innere geistige Grundlage widerspiegelt und in der Außenwelt durch den intensiven Zustand der Seele des Menschen zum Vorschein kommt. Man kann sagen, dass alle diese Objekte auf Grund des inneren Raums des Menschen, der in diese Handlung investiert ist, statisch sind. Die äußeren Objekte leben, haben eine bestimmte Position und ein bestimmtes Wesen und beeinflussen sehr stark, aber natürlich positiv, den Menschen, indem sie sich in seinem Bewusstsein und Gedächtnis für das ganze Leben einprägen.

Dort, wo Menschen dem Äußeren eine sehr große Bedeutung beimessen und dabei seinen Stellenwert ändern, finden nicht unbedingt positive Ereignisse statt, die für den Menschen manchmal sehr schwer zu verstehen sind. Besonders in letzter Zeit ändern manche Menschen, Systeme und sogar Staaten den Stellenwert des Geldes und begründen es damit, dass das Geld alles im Leben des Menschen ist. Somit haben sich Menschen selbst planmäßig in die finanzielle Krise geführt. Das wäre aber noch nicht so schlimm. Eine Krise ist ebenso in den Köpfen der Menschen durch diese Problemstellung entstanden, was an sich eine sehr gefährliche Situation ist.

Also muss man immer daran denken, dass viele Sachen nicht zu ändern sind, besonders darf man ihr inneres Wesen nicht ändern, da es zu einem Problem führen kann, das Menschen in den Weg läuft. Ebenso muss man verschiedene Ideen verstehen können, die Menschen nicht nur auf sich sondern auf den ganzen Staat projizieren. Wenn eine Idee sowohl das Gute des Menschen als auch seinen inneren Raum und seine Energie in sich trägt, wird so ein Staat lebensfähig sein. Wenn sie Lüge und Betrug, Profitgier und Aggression in sich trägt, wird so ein Staat, egal wie er ist, zum Zusammenbruch verdammt werden.

Äußere Ideen, die durch den inneren Raum und das geistige Wesen des Menschen verstärkt sind, finden immer die Anerkennung seitens Menschen und haben eine positive weitere Entwicklung. In letzter Zeit haben Menschen angefangen, gefährliche Spiele zu spielen: sie haben aufgehört, Menschen für ihre Arbeit zu entlohnen. Allerdings bewerten ihre Arbeit die Menschen, die etwas gemacht haben, auch nicht immer adäquat. Alle diese Programme sind gescheitert, Menschen fühlen sich beleidigt, alle sind unzufrieden. Die Einstellung und Dankbarkeit des Menschen sind in Wirklichkeit sehr wichtig, sie leisten dem Menschen eine reale Hilfe, indem sie eine Energieladung im inneren Raum des Menschen beeinflussen. Wenn der Energietausch stattfindet, übergibt ein Mensch das Negative aus seinem Inneren einem anderen Menschen. In Wirklichkeit bekommt dieser andere als Entlohnung für seine Arbeit ein großes Problem.
Man muss all das verstehen - es gibt keine Zufälle. Ich habe Ihnen das alles erzählt nicht dafür, dass Sie daraus schließen, dass man im Leben nichts kostenlos machen darf, dass alles Geld kostet. Ich habe es hauptsächlich mit einem einzigen Ziel erzählt - Sie sollen den Sinn des inneren geistigen Raums des Menschen sehen und verstehen und in Ihrem Leben einen richtigen Weg wählen können.

Ich bedanke mich bei Ihnen für das Treffen. Leben Sie würdig und brechen Sie keine Gesetze der Welt. Wenn Sie irgendwo etwas genommen haben, geben Sie genau soviel ab, oder machen Sie Arbeit der Menge der erhaltenen Energie entsprechend. Damit Menschen sich für diese Arbeit bei Ihnen bedanken und über Sie nur Gutes sagen können, damit Menschen Ihnen nur positive Impulse ihrer Seele senden können.
Noch Mal vielen Dank. Dieses Thema ist einzigartig und wir werden es fortsetzen.
26.01.2010

Die Technologie des Wortes. Teil 1

Auf dem heutigen Treffen werden wir über das Wichtigste und gleichzeitig Unsichtbare im Leben des Menschen sprechen. Unser heutiges Treffen ist voll und ganz der Technologie des Wortes des Menschen **gewidmet**. In Wirklichkeit soll und muss die Technologie des Wortes immer und überall angewendet, verstanden und akzeptiert werden. Es muss gelernt werden, wie man das Wort im Leben in eine einheitliche Struktur des Weges des Menschen vereint - besser gesagt verschmelzt. Und jetzt - nach einer kleinen Einführung - führe ich ein paar Beispiele auf.

Wie müssen wir uns im Grunde genommen im Leben benehmen? Die Antwort ist offensichtlich: bescheiden und richtig. Was bedeuten diese Bescheidenheit und Richtigkeit in einem Wort? Noch ein Beispiel. Man hört manchmal den Menschen sagen: ich kann das und jenes machen. Ich kann eigentlich das machen, was andere nicht können; das kann nur ich machen, sprich wir, wobei „ich" die Hauptrolle spielt. Oder noch etwas: ich kann es nicht machen, es ist mir nicht gegeben, es gelingt mir bestimmt nicht, ich hatte wieder kein Glück. Lassen wir Menschen, das alles noch Mal sagen, und ganz langsam.

Es ergibt sich, dass der Mensch mit seinem Wort die Grenze einer bestimmten Richtigkeit überschreitet und hinter diese Grenze wieder mal durch das gesagte Wort eine durch ihn bestimmte Verpflichtung eingeht.

Das Wort ist eine Handlung, eine Tat. „Ich könnte in meinem **Leben** und in dem anderer Menschen das Wichtigste tun" - das ist ein Beispiel. Nachdem der Mensch diese Worte ausgesprochen hat, ist **es** zunächst in sein Leben eingetreten, und dann wurde es zur Norm seines Leben. Der Mensch selbst merkt es manchmal gar nicht, dass mit ihm genau das, was er durch sein Wort geäußert hat, geschehen ist. „Ich kann das machen, was andere nicht können". Und es entsteht wirklich so eine Situation, in der andere dem Menschen nicht helfen können. Daraus folgt, dass das Wort des Menschen so stark ist, dass es im Leben des Menschen sowohl Welten als auch das Leben öffnen kann; es kann aber auch die Welt der Menschen rings um den Menschen herum vor ihm verdecken ohne, dass der Mensch oder andere Menschen es gemerkt haben.

Menschen sagen, dass es alles gut wird, und es scheint wirklich alles gut zu sein: die Welt rings herum ist klar, warm und manchmal sogar leuchtend. Aber irgendetwas stimmt nicht, irgendetwas fehlt in der Außenwelt und besonders im Inneren des Menschen. Warum muss man manchmal darüber sprechen und schreien, was für ihn selbst zu selbstverständlich geworden ist? Er kann es machen, wozu dann darüber schreien? Das, was er kann, gibt es in seinem Inneren. Wenn das, was der Mensch machen kann, von äußerlicher Natur ist und der Mensch es von anderen Menschen durch die Kommunikation mit denen gelernt hat, dann muss er es sehr behutsam behandeln, da es eine bestimmte Erfahrung ist. Diese muss nicht nur weitervermittelt sondern auch gründlich und hauptsächlich fachlich und sorgfältig aufgefüllt werden. Es ist die Erfahrung, in der der Mensch seinen Weg sieht, den er nicht allein sondern mit anderen Menschen geht. Also, über ein gewöhnliches Wort. „Ich helfe anderen" - und Hilfe wird den Menschen dann erreichen, wann er sie am meisten braucht. „Ich rette" - und die Rettung wurde offensichtlich als das Wesen des Friedenwortes des Menschen im Inneren des Menschen geöffnet. „Ich habe Feinde" - dieser Mensch hat wahrscheinlich nicht nur nichts zu tun sondern ist von seinem Weg abgegangen. Noch mehr: da er das alles nicht verstanden hat, hat er sein Lebenspotenzial für den Kampf gegen die Illusion der Ereignisse und des Lebens anderer Menschen verschüttet.

Daraus folgt, dass das *Wort, das der Mensch gesagt hat, eine große Wirkungskraft hat und im Leben des Menschen sehr viel bedeutet. Wörter sind eine innere Entscheidung des Menschen.* Wenn der Mensch etwas sagt, muss er wissen, dass es unbedingt geschehen wird. Wenn man aber seine Entscheidung aufheben muss, muss man die Ereignisse korrigieren. Warum ändern kardinale Entscheidungen der Menschen alles rings herum? Weil diese Menschen sich von ihrem früher gesagten Wort durch ihre Entscheidung entfernt haben, mit anderen Worten, sie werden es auf die Weise nie machen. Um das gesagte Wort ändern zu können, müssen Menschen alle Ereignisse im Leben ändern. Stellen Sie sich vor, der Mensch ist krank geworden und hat eine Entscheidung getroffen, voll und endgültig gesund zu werden. Was wird sich in seinem Leben, seinen Ereignissen, Handlungen und Wörtern ändern? Die Antwort ist offensichtlich: alles. Wenn sich das alles nicht ändert, wird die Krankheit nie voll wegtreten.

Das Wort und die Handlung des Menschen sind so stark, dass der Mensch, der etwas Nützliches in seinem Leben macht und sich davon nicht abhalten lässt, hindert dadurch ein Problem in sein Leben, seine Gesundheit und seinen Körper, einzudringen. Derjenige, der ein chaotisches, amoralisches und unsittliches Leben führt, erschafft ein sehr großes Loch in seinem Leben, durch das jedes negative Ereignis durchkommen kann.

Es gibt Wörter, die von der Tat abweichen, diese tragen in der Regel eine bestimmte Last und legen dem Menschen eine große Verantwortung auf. Dadurch hindern sie den Menschen, außerhalb der Grenzen des geschlossenen Kreises zu gehen, der Mensch bleibt im Kreis und kann den Weg der Weiterentwicklung von dort aus nicht sehen. Somit ist nicht klar, was er in seinem Leben machen soll. In diesem Zusammenhang bildet sich eine Stauung, die zum Verlust des Interesses am Leben führt. Das *Wichtigste im Leben des Menschen ist aber das Interesse am Leben selbst, an dessen Entwicklung und Erschließung.*

Das Wort des Menschen bestimmt alles. Dieses Wort muss der Mensch zu einer richtigen Zeit korrekt und präzise aussprechen, ohne überstürzte Aussagen und Schlussfolgerungen zu machen, die in erster Linie den Menschen in eine Sackgasse führen. Deswegen adressiere ich mein Wort an Menschen mit einem einfachen Ziel - Menschen sollen ihr Leben analysieren können, Menschen sollen das Negative aus ihrem Leben ausschließen können. Für mich ist mein Ziel ganz klar und einfach, ich denke, dass es für Sie das auch ist. Mein Interesse liegt darin, dass ich auch ein Mensch bin und für mich eine klare Position einen direkten Weg ohne Kehrschleifen in eine falsche Richtung bedeutet. Und es gibt sehr viele von solchen Richtungen im Leben des Menschen, genauer gesagt, außerhalb des inneren Lebens des Menschen. Sie alle sind interessant und verlockend, wie Lebensmittel - es gibt sehr viel schöne beeindruckende Lebensmittel, allerdings gibt es genau soviel Produkte, die für die Gesundheit des Menschen schädlich sind.

Alles Natürliches bildet das Wesen des Lebens, das Wesen eines jeden und aller. Das Ausgedachte und Eingewanderte ist nicht immer von Nutzen, manchmal bringt es einen großen Schaden für das Leben und die Ereignisse des Menschen. Deswegen bleiben die Wörter *der Frieden, das Leben, der Mensch* unverändert. Obwohl es viel Menschen gibt, die diese Wörter ändern und andere Wörter an diese anschließen würden, die die Bedeutung erklären sollen. In Wirklichkeit sind diese Wörter sehr gefährlich und verkehren den Sinn: zum Beispiel, das Leben ist gefährlich, die Welt ist mutabel, der Mensch ist unstabil. Einfache Wörter können den Sinn verkehren. Warum? Vielleicht sind es die Wörter selbst, vielleicht werden sie absichtlich verkehrt, vielleicht aber aus Unwissen. Es kann alles sein, wenn der Mensch in seinem Leben und seinen Ereignissen so eine Verschwommenheit in den Überlegungen und Aussagen zulässt. Es zeigt in den meisten Fällen, dass es die Spaltung des inneren Wesens gibt oder dieses gar verloren gegangen ist.

Das innere Wesen sind die Wörter *der Frieden, das Leben, der Mensch, Gott,* und jedes davon bleibt unverändert. Jedes davon ist das Wesen und der Weg eines jeden und aller. Jedes davon stellt das Wesen im Inneren des Menschen dar, das sich in allem und allen widerspiegelt. Jedes davon ist der Mensch selbst, der die Freiheit zum Leben hat, die Freiheit, das würdige und ruhige Leben, das der Welt aller Menschen entspricht, wählen zu können.

Ich bedanke mich bei Ihnen für das Treffen.

05.02.2010

Die Technologie des Wortes. Teil 2

Auf dem heutigen Treffen werden wir das Gespräch über die Technologie des Wortes fortsetzen. Wenn wir uns treffen und darüber sprechen, werden wir alle zusammen und jeder Einzelne eine Wortformel fassen, so wie jeder es verstanden hat.

Also *das Wort des Menschen stellt sein inneres Wesen dar.*

Das Wort bestimmt den Weg, die Ereignisse und das Leben jedes Menschen, seine Handlungen und weiteren Ereignisse hängen davon ab, was für ein Wort und wie der Mensch dieses Wort sagt.

Die Prinzipientreue in Bezug auf Aussagen und Handlungen - wohlbedacht und begründet - stellt einen starken Charakter und eine unabhängige Persönlichkeit des Menschen dar. Was macht eine unabhängige Persönlichkeit aus? Es ist eine Position der Menschen, die niemand und nichts von ihrem Weg der Lebensentwicklung abweichen lässt. Ihr Wort ist stärker und sicherer als alles, was es rings herum gibt. Ihr Wort ist so mächtig, dass das, was sie sagen und machen, die innere Energie sammelt und diese ins Wort richtet. Dadurch vergrößert sich dermaßen das Wesen des Wortes und des Lichts im Inneren des Menschen, dass das von diesen Menschen ausgesprochene Wort man unter keinen Umständen ändern kann. Und das richtige Verstehen des Lebens des Menschen und die Befolgung die Gesetze der Welt und der Schöpfung verstärken dermaßen den Glauben und den Weg des Menschen, dass das innere Licht anfängt, sich im Inneren des Menschen zu sammeln, sodass die Sonne ganz deutlich zum Vorschein kommt. Die Seele des Menschen wird fähig, die Lebensenergie mithilfe des hellen Lichtes der Welt zu regenerieren. Ausgerechnet das kann offensichtlich vieles im Leben des Menschen erklären.

Der Mensch, der fähig ist, das unendliche Licht aus der ganzen Welt in sich hineinzulassen, dieses Licht zu sehen und den Mechanismus des Aufbaus der Lebensenergie zu verstehen, kann die Energie in eine Wortform umwandeln und diese Form mit seinem Geist und dem Glauben an Gott auffüllen. An Gott, den er in seinem Inneren sieht und weiß, dass es den Gott der Menschen in einem jeden und allen gibt. Somit bekommt das Wort des Menschen über Gott eine unglaubliche Leistungskraft. Man kann natürlich über die Gedanken, die bei dem Verstehen der Situation in den Kopf kommen, sprechen. Es muss ein großer Mensch sein, der allen Menschen predigt. Vielleicht ist es so, aber ich denke, dass es ein einfacher und gewöhnlicher Mensch ist, deswegen wendet er seine Rede an gewöhnliche Menschen, an alle Menschen. Aber höchstwahrscheinlich warten Menschen mit einer gewöhnlichen und einfachen Seele auf ihn und hoffen, dass er kommt. Sie haben ihre Seele und ihr Herz offen demjenigen entgegen, der - genauso wie sie - bescheiden, höfflich und artig ist. Es kann auch nicht anders sein, meiner Meinung nach.

Einfache Menschen sind die Menschen, die Ihre Seele offen haben, unabhängig davon, wer welchen Posten besitzt. Aber es kann auch anders sein. Ein einfacher Mensch kann so geschlossen sein, dass er niemanden in seine Welt, sein Leben und seine Überlegungen lässt, und keinen Wunsch hat, sich mit anderen Menschen, die - wie er - einfach sind, zu unterhalten. Wir alle sind einfache Menschen, die zu Gott gehen. Wir alle sind gleich und liebenswert für ihn. Wir alle zusammen und jeder einzelne von uns sind nicht kleiner oder größer als der andere, wenn wir uns selbst über andere nicht hervorheben. Wir halten uns für erfolgreich, glücklich, klug und reich. Wir vergleichen uns mit anderen, obwohl niemand uns darum bittet, und niemand spricht darüber außer uns.

Unsere Treffen sind, meiner Meinung nach, aus Sicht der normalen menschlichen Vorstellung gewöhnliche Treffen. Jeder von uns kann nach diesen Treffen sein inneres Wort und somit für andere, aber wahrscheinlich in erster Linie für sich selbst, den Weg zu seiner Seele öffnen. Es ist ein sehr interessanter und faszinierender Weg. Das Wichtigste dabei ist es, dass jeder, der diesen Weg geht, nicht in den Wolken schwebt, sondern auf der Erde bleibt - auf seinem Platz - dann kann er sehen, dass andere Menschen auch das machen können, was er kann. Jeder hat seine richtige Zeit, wenn die Zeit gekommen ist, bringt sie mit sich nicht nur Freude und Bewunderung in Bezug auf die Möglichkeiten, die Gott unserer Seele geschenkt hat, sondern auch die Verantwortung sowie das Verstehen dessen, dass man sich selbst nicht vergessen darf, da er es nicht einfach haben wird. Denken Sie darüber nach - Freude und Verantwortung. Es ist keine Begrenzung - es war auch nie eine, es **ist** das Verstehen des eigenen Weges sowie des anderer Menschen. Das Verstehen ist im Grunde genommen eine einfache und gleichzeitig eine komplizierte Handlung. Eine einfache Sprache der Kommunikation und Darlegung eigener Gedanken in der Seele des Menschen ist der Höhepunkt der Bescheidenheit und des weiteren Entwicklungsweges. Wenn es kein Verständnis gibt, dafür aber den Wunsch, einen Berg zu besteigen, wird sich der Weg sehr erschweren. Wenn man versteht, dass er nirgendwohin muss, dass er seinen eigenen Weg hat, wird alles seine Ordnung haben.

Ich - als ein Forscher des Lebens des Menschen - treffe mich mit vielen Menschen, und möchte mich bei Ihnen auch für diese Möglichkeit bedanken. Meine Treffen unterscheiden sich von den Treffen, die ich früher mit anderen Menschen hatte, aber alle Menschen sind verschieden, obwohl sie dasselbe Wesen haben. Deswegen ist vielleicht die Darstellung der Treffen ähnlich. Viele fragen mich: was machen Sie, wie heißt Ihre Lehre, Ihr Zentrum, Ihr Fond, Ihre Bewegung? Wie kann man Sie und Ihre Schüler finden? Meine Lieben, ich habe und hatte nie das, was Sie in Ihren Fragen erwähnen. Ich habe es aus einem einfachen Grund nicht: ich muss es nicht gründen. Ich komme zu Ihnen auf Grund unseres gegenseitigen Einverständnisses - Ihres und meines. Was noch kann man für einen einfachen Menschen wünschen? Mein Weg ist bekannt und einfach, er ist offen und auf der Fläche der Welt verlegt, ich bin der Forscher des Lebens des Menschen. Sie möchten mich wahrscheinlich nicht gehen lassen: ich sehe, dass unsere Treffen immer länger als geplant dauern. Ich selbst möchte noch nicht gehen, unsere Treffen sind für mich sehr interessant. Aber wie dem auch sei, irgendwann kommt ein anderer Mensch, dessen Sinn der Seele genauso wie unser ist, und wir werden über vieles sprechen und nicht nur für uns vieles öffnen. Man gewöhnt sich an einen anderen Menschen und fängt an, ihn zu lieben, und es scheint, niemanden näher als ihn zu geben. Dafür haben wir aber unser Leben, das voll mit Ereignissen ist, die geschehen sollen. Deswegen, lassen Sie uns auf diese Menschen nicht verzichten, lassen Sie uns sie nicht verlassen und so akzeptieren, wie sie sind, und unseren Lebensweg weiter gehen, lassen Sie uns lernen, friedlich und richtig zu leben. Ich bin davon, was ich Ihnen sagen wollte, abgekommen, dafür aber habe ich Ihre inneren Fragen beantwortet. Es war auch sehr nötig.

Ich bedanke mich bei Ihnen und verabschiede mich bis zum nächsten Mal. Wir werden unser Gespräch über die Technologie des Wortes des Menschen fortsetzen.

Wörter sind ein Orientierungspunkt der Widerspiegelung des Lebensweges eines jeden und aller in der Welt. Die Sorgfältigkeit der Wörter steht im Vordergrund, deswegen versuchen Sie, das, was Sie sagen, zu analysieren: was geschieht nachdem Sie es ausgesprochen haben und warum, was für Energie wird von der Außenseite angezogen. Wie fühlen Sie sich danach und warum fühlen Sie sich gut oder nicht so gut. Wovon oder von wem ist Ihr Zustand abhängig, da das Wort für jeden Menschen bestimmend ist. Das Wort und sein Aufbau in Ihrem Inneren, das, wie Sie es aussprechen, wird Ihr weiteres Leben beeinflussen.

Ich wünsche Ihnen alles Gute und bedanke mich für das Treffen.

08.02.2010

Die Technologie des Wortes. Teil 3

Auf dem heutigen Treffen werden wir wieder über die Technologie des Wortes sprechen, da das Wort unser Leben bestimmt - in allen seinen Aspekten.

Das Wort, das durch unsere Seele widergespiegelt ist, trägt in sich das Licht, in dem die Lebensenergie des Menschen konzentriert ist. Und davon, welche Einstellung der Mensch in Bezug auf seine ausgesprochenen Worte und auf die Worte anderer Menschen hat, wird nicht nur sein weiterer Weg sondern auch die weitere Entwicklung der Persönlichkeit des Menschen sowie der Einfluss von außerhalb auf diese Persönlichkeit abhängig sein. Der Einfluss anderer Menschen und des gängigen Kommunikationssystems.

Wenn der Mensch das Wort ausspricht, das Wort, das er zuerst in seinem Inneren erschafft und das Allerwerteste, was er hat - das Licht der Seele und die Lebensenergie - in dieses Wort investiert, muss jedes Wort goldwert sein. Jedes Wort ist so wertvoll, dass es praktisch alles im Leben des Menschen bestimmen kann.

Das Wort ist nicht das Gold, das Menschen schätzen und sammeln, sondern das andere Gold, das kein Gewicht und keinen Preis hat, aber trotzdem wertvoller und sogar schwerer und natürlich farbintensiver als das materielle Gold ist. Es ist himmlisches Gold, das aus dem hellen Licht der Seelen vieler und vieler Menschen besteht. Dieses Gold ist eine sehr große Konzentration des Lichtes in der Welt der Menschen, die für das Schützen des Lichtes der Seele und der Lebensenergie des Menschen notwendig ist. Denjenigen, der das Licht vom goldenen Himmel bringen kann, habe ich noch nicht getroffen. Aber derjenige, für den es bestimmt war, hat offensichtlich das Leben aller Menschen betreten als derjenige, der die Menschheit rettet.

Das Wort Gottes hat seine Kraft nicht verloren und es wird zu keiner Zeit passieren. Das Wort Gottes erlischt und verglüht nicht. Das Wort Gottes ist heller als die Sonne, und jeder, der über Gott gelesen hat, wird immer wieder für sich etwas Neues und Nützliches für das Leben und Menschen öffnen.

Das Wort Gottes wird uns unseren Weg, die Lebensgesetze, die alle Menschen betreffen, zeigen. Und jeder wird in einem anderen nicht nur andere Menschen sondern auch sich selbst sehen können.

Wenn der Mensch sich selbst sehen kann, kann er die ganze Welt sehen; wenn man Menschen in der Welt sehen kann, kann man das Leben, den Weg und sein Wort verstehen, das Wort, das an alle, die man in seinem Leben getroffen hat, adressiert ist.
Also, das Wort des Menschen bestimmt das Leben eines jeden, der in Frieden leben möchte und lebt.

Das Wort über den Frieden spiegelt sich im Lebensraum der Menschen durch das Gute und die Liebe, durch Glück und Freude wider. Das Wort über den Krieg spiegelt sich durch Störungen, Trauer, Zerstörung, Unheil und Aggression wider.

Lassen Sie uns der Tatsache ins Auge sehen: es gibt viele Menschen, die für den Frieden in der ganzen Welt sind, wir sind auch für den Frieden für alle auf der Erde. In der Welt klingt unser Wort als das Leben des Menschen, als seine Entwicklung und die Norm des Lebens und der Beziehungen zwischen Menschen und Menschen und der Welt. Aber es gibt auch andere Menschen, die in letzter Zeit sehr viele schöne Worte sagen, aber es dreht sich alles um Konflikte und Krieg. Das Ziel dieser Menschen ist Gold, aber nicht das Gold, das das Licht ist, sondern das andere, das sehr schwer ist, das für sie den Reichtum darstellt. Ihr Reichtum ist nicht das himmlische Licht, sondern die Last des Lebens und der Beziehungen. Das Ziel dieser Menschen ist es, ihr Gold um jeden Preis zu bekommen - trotz allem und aller. Das Gold ist das einzige Ziel für diese Menschen. Es ist schwer zu glauben, dass es so ist, aber es ist noch schwieriger zu glauben, dass Menschen fähig sind, einander zu töten; wenn man mit jedem einzelnen darüber spricht, fällt es ihnen schwer zu erklären, worin der Sinn solcher Taten liegt. Es fällt ihnen sehr schwer zu sagen, warum es ausgerechnet so geschieht und ob man es anders machen könnte.

Das Wort des Menschen hat eine unglaubliche Kraft, das Wort der Wahrheit ist grenzenlos. Was ist das wahre Wort des Menschen? Offensichtlich wird die Wahrheit durch ein lebendiges Wort widergespiegelt.

Das Wort, in dem sich die Seele, der Geist, das Leben, das Licht, die Energie und das Sehen des Menschen, der Welt Gottes in das Eine vereinen.

Das Wort, in dem das Licht der Seele die Materie der Ereignisse, des Körpers des Menschen, der Hilfe und Rettung der Menschen durch die Lebensenergie gewinnt. Das Wort, das dem Menschen hilft, den Glauben an andere Menschen, an die Welt, an das Gute, an sich selbst und die Gerechtigkeit zu gewinnen.

Das Wort, das all das im Inneren des Menschen öffnet.
Das Wort, das die Einstellung des Menschen in Bezug auf das Leben der Menschen, das Gott ihnen geschenkt hat, öffnet.

Das Wort, in dem man Gott erkennen kann, Gott, der jedem Menschen hilft und jeden Menschen rettet.

Das Wort des Menschen ist so groß, dass man sich immer wieder wundert, wenn er auf den ersten Blick einfache Worte hört: „Ich helfe Ihnen"; „Ich bedanke mich bei Ihnen für meine Rettung"; „Ich bin Ihnen für die Hilfe im Leben dankbar, Sie haben mich gerettet". Es sind sehr viele Wörter, dessen Sinn so tief geht, dass man in seinem Inneren immer Gott spüren kann. Jeder einzelne von uns und wir alle zusammen sind auf der Suche nach diesen Worten, um so eine Gesellschaft der Menschen aufzubauen, die den Menschen selbst am Herzen liegt. Es ist wiederum auch ein Wort, das sowohl an alle Menschen als auch an jeden einzelnen adressiert ist.

Die Welt befindet sich gerade an der Stelle, an der Menschen sehr aufmerksam hinhören, Menschen hören jedes einzelne Wort und nehmen jedes einzelne Wort, das der Mensch ausspricht, endlich wahr. Das innere Wesen akzeptiert das äußere Wort, anerkennt oder verweigert es. Somit hat der Mensch angefangen, an den Pferdefuß zu denken, den man in der Regel mit dem bloßen Auge nicht sehen kann, und den bis vor kurzem kein Mensch hören konnte. Endlich ist die Zeit gekommen, wenn Menschen hören und sehen können, das Gute und das Böse unterscheiden können - nicht nur in den Ereignissen und Handlungen, wenn diese bereits geschehen sind, sondern im Frühstadium - im Wort des Menschen. Deswegen ist unser jedes Wort mit Frieden und Gutem aufgefüllt, die auf die harmonische Entwicklung der Welt gerichtet sind.

Jeder Mensch wählt das Seine. Ich möchte, dass Menschen den Frieden auf der Erde, Glück und Freude wählen. Und das Wichtigste ist es, dass Menschen in diese Richtung gehen und das in die Tat umsetzen, was immer in ihrer Seele war und ist - das Leben, das mit dem Licht des Friedens und der Seele des Menschen gefüllt ist.

In diesem Sinne beende ich unser Treffen, nächstes Mal werden wir unser Gespräch über die Kraft des Wortes fortsetzen.

Danke.
09.02.2010

Der Raum der Gedanken

Auf dem heutigen Treffen werden wir über den Raum der Gedanken des Menschen sprechen, danach werden wir uns umschalten und wieder zum Thema „Die Technologien des Wortes" übergehen. Dieser Übergang ist dafür nötig, dass Sie das gegebene Thema im Rahmen der Technologie des Wortes verstehen sollen. Und ich bin der Meinung, dass es sehr gut ist, dass es so einen Übergang gibt. Der Sinn des Themas ist ganz einfach. Wir alle haben unseren eigenen Standpunkt - den Punkt unserer Wahrnehmung - und aus dieser Sicht bewerten wir unsere Ereignisse. Noch mehr: wir erschaffen unsere Ereignisse von diesem Standpunkt. Und dort, wo im Leben aus verschiedenen Gründen etwas Negatives geschieht, wissen wir nicht, wie wir damit umgehen sollen. Wir haben uns geeinigt, dass wir das Thema betrachten werden, aber wir machen es nicht, sondern betrachten ein ganz anderes Thema, aber im Rahmen des ersten. Das erste Thema haben wir bereits verstanden und dieses Thema ist uns noch unbekannt. Wir werden das Thema erst jetzt betrachten. So geschieht es auch im Leben: Sie können Ihren Standpunkt in Bezug auf dasselbe Ereignis einfach ändern und Sie werden alles in einem andren Licht sehen. In Wirklichkeit kann man sogar sehen, wie Sie im inneren Raum von einem Punkt zu einem anderen, von einem Ort zu einem anderen übergehen. Das heißt, Sie fangen an, sich im inneren Raum zu bewegen. Dort können Sie die Sphären des Wissens, der Energie, die Sphären und Bereiche der Lösung verschiedener Aufgaben betreten. Es ist wirklich ein sehr mächtiger Mechanismus des Lebens und der Welt des Menschen. Ich möchte noch Mal darüber erzählen und ein paar Beispiele aufführen.

Der Mensch geht im Leben seinen Weg und ihm entgegen kommt ein Problem, zum Beispiel ein Gesundheitsproblem. Was muss man tun - sich behandeln lassen oder gibt es andere Varianten? Und wenn es andere Varianten gibt, wie soll man diese verwirklichen? Wenn man von einem ungewünschten Ereignis weggehen möchte, muss es in seinem Inneren Bewegung geben.

Was raten Menschen einander in komplizierten Situationen? Sich oder sein Leben kardinal zu ändern, dann ändern sich auch die Ereignisse. Es ist leicht zu sagen, erwidern andere Menschen, sagen Sie uns, wie wir es machen sollen und wir werden es mit Vergnügen machen. Am Anfang unseres Gesprächs ging es um die Änderung des Standpunktes - fürs erste.

Sie sehen ein Ereignis vor sich, es kommt näher und Sie verstehen, dass Sie dieses Ereignis zu diesem Zeitpunkt überhaupt nicht brauchen. Aber wie können Sie es vermeiden, wie können Sie ihren Standpunkt ändern, Sie haben doch Pläne, Arbeit, Verträge, ihren Weg und so weiter? Vielleicht wäre es besser, sich nicht quer zu stellen und dieses Ereignis zu akzeptieren, dann würden Sie sehen, dass Sie sich nicht auf einer geraden Linie befinden, sondern abseits. Sie haben doch dieses Ereignis akzeptiert und sich dabei beruhigt. Wenn Sie es aber nicht gemacht hätten, dann könnte dieses Ereignis auf der geraden Linie bleiben und Sie zerquetschen oder es könnte mindestens ganz große Korrekturen in Ihrem Leben vornehmen: Sie wären nervös, hätten geschimpft, aber könnten nichts machen oder ändern. Und jetzt haben Sie eine Chance und einen Raum für ein Manöver, eine Chance, Ihre Arbeit zu erledigen und einen Nutzen aus der Situation zu ziehen. Und plötzlich ist dieses Ereignis nicht so schlimm. Das war der erste Schritt. Lassen Sie uns noch einen Schritt in den inneren Raum machen. Dann haben Sie die Möglichkeit, so weit zu gehen, dass Sie gedanklich ins Innere des Ereignisses hineingehen, es vollständig betrachten und seinen Sinn verstehen können, mit anderen Worten, Sie können es detailliert analysieren. Lassen Sie uns wieder den Menschen beobachten: er hat Arbeit, Sorgen, Pläne und Treffen, nichts ändert sich. Der Mensch selbst will sich nicht ändern. Er sieht Hinweise, aber nimmt diese nicht wahr. Wie kann man sein Leben verbessern, er bleibt doch im Grunde genommen stehen? Warum ist es so, dass manche Menschen einige Ereignisse nicht erwarten, diese aber trotzdem geschehen? Überlegen Sie sich, nicht der Mensch geht zu den Ereignissen, sondern die Ereignisse gehen zu dem Menschen, unter anderem auch schlechte Ereignisse; und es geschieht offensichtlich, weil der Mensch selbst stehen bleibt und sich keinen Schritt weiter bewegt. Wie, der Mensch bleibt stehen? Ganz normal, wie immer. Hören Sie aufmerksam zu, was der Mensch sagt, der in einem negativen Ereignis steckt oder dieses zu ihm gekommen ist. Alles ist schlecht, meine Pläne sind gebrochen, ich werde nichts machen, alles nervt, warum sind Menschen und das Leben so ungerecht, die Welt ist schlecht und so weiter. Woher kommen solche Gedanken, wenn der Mensch seinen Weg im Leben geht? Er könnte doch ganz schnell und ohne überflüssige Wörter alle vor ihm gestellten Aufgaben einfach lösen. Ja, wenn der Mensch geht, aber was ist, wenn er sich nicht bewegt? Es scheint dem Menschen nur, dass er geht. Aber es ändert sich doch nichts sowohl im Inneren als auch außerhalb. Wir gucken uns Fußball an, die Spieler spielen, aber wir gucken bloß. Ja, wir fühlen mit, in unseren Gedanken hätten wir es vielleicht anders gemacht, aber wir gucken und die Spieler spielen. Die Spieler machen die Spielergebnisse, wir unterstützen sie.

So läuft es auch in unserem Leben: wir haben einen inneren Raum, in dem wir ein Ergebnis erschaffen und dann in unserem Leben verwirklichen können. Es ist real. Aber im äußeren Raum erwarten wir unser Ergebnis von jemandem oder etwas, dass sie uns das Ergebnis liefern. Ein Ergebnis kann nur dann erzielt werden, wenn es zunächst in unserem Inneren erschaffen oder gesehen wurde. Es ist ein Problem bei dem

Menschen im Punkt „A" entstanden. Aber er selbst kann es nicht loswerden. Es fällt ihm schwer, andere Punkte zu sehen. Man hat angefangen, dem Menschen zu helfen, indem man ihm auf der innerlichen Ebene die Situation aufgeklärt hat, und der Mensch ist zum Punkt „B" gekommen. In diesem Punkt gibt es das Problem - zum Beispiel eine Krankheit - nicht. Somit wurde der Mensch geheilt, er wurde gesund. Der Mensch muss wissen, dass die Welt riesig ist, dass es in der Welt ebenso Punkte „C" und „D" gibt, dort ist es sehr interessant, es gibt dort andere Menschen, und der Mensch muss offensichtlich im Leben es sehen können. Was machen Menschen? Manche erkennen die Welt und jedes Mal öffnen sie für sich aufs Neue. Ihr Interesse am Leben ist so groß und die Ereignisse sind so dicht, dass es keine Krankheit hinein schafft. Manche kehren zurück zum Punkt „A" - aus Gewohnheit, da sie Arbeit, Sorgen, Pläne haben. Dort hat die Krankheit auf sie **gewartet**. Alles hat von vorne angefangen, wieder ändert sich nichts. Der Mensch denkt wieder nach, warum die Krankheit zu ihm zurückgekehrt ist. Was hat sich im Leben geändert? Was hat der Mensch verstanden, gesehen und akzeptiert? Nichts.

Die innere Bewegung ist die mächtige Gedankenkraft, in diesem Raum werden alle Aufgaben des Menschen erfüllt, da in diesem Raum die Gedanken des Menschen entstehen. Viele möchten in ihrem Inneren eine exakte Wissenschaft öffnen, deswegen nehmen sie Unterricht bei verschiedenen Menschen, aber manchmal ohne Erfolg. Warum? Weil innerlich sind sie stehen geblieben ohne ihre Sicht in Bezug auf das Leben und die Ereignisse zu ändern, ohne sich zu bewegen und an die Energiebereiche des Menschen, an das Interesse und am wichtigsten an ihr Wissen - an das Wissen der Welt und des Menschen - näher zu bringen. Aber im Leben sprechen sie und zwar ganz aufrichtig darüber, dass Sie in ihrem Inneren das Wissen öffnen möchten. Vielleicht ist es nur ein Schritt vom Punkt „A" nach Punkt „B" und zurück, mehr kann man nicht sehen und nicht hören? Sollte man aber. Versuchen Sie mindestens einmal Richtung Ihr Ziel innerlich zu gehen. Und zum Schluss: wenn der Mensch krank geworden ist oder krank wird, aber er möchte sich nicht behandeln lassen, kann er die Krankheit loswerden? Wie lautet die Antwort? Natürlich kann er innerlich die Krankheit loswerden. Die Krankheit wird für ihn nicht nur unsichtbar und wertlos sein, sondern sie verschwindet einfach.

Es gibt sehr viele Beispiele im Leben, man muss nur wollen, diese sehen zu können. Dafür muss man lernen, sich innerlich Richtung Ziel zu bewegen und dabei äußerlich seinen Standpunkt zu ändern. Es soll ihm ein vermuteter Gewinn nicht Leid tun, da er innerlich viel mehr gewonnen hat, etwas, was für ihn sehr wertvoll ist, außerdem kann er jetzt seine Gesundheit und seine Ereignisse steuern.

Ich bedanke mich bei Ihnen. Ich denke, Sie haben unser heutiges Gespräch verstanden. Wir wollten doch das Thema über die Technologie des Wortes fortsetzen, aber haben durch dieses Wort die Tiefe unseres Bewusstseins betreten, in dem wir den Gedankenraum geöffnet haben. Den Raum, in dem wir - wie es sich rausgestellt hat - gehen, Ziele erreichen und erschaffen können, wir können die für unser Leben nötigen positiven Ereignisse erschaffen. Und das ist das Wichtigste. Manchmal passiert es, dass man geht und geht, macht und macht und es leider kein Ergebnis gibt. Es ist so schade. Es hat sich ergeben, dass es alles in unserem Inneren bereits gibt, und wir nicht nur gehen sondern auch hineingehen können, dabei können wir die Bereiche des Wissens und positiver Ereignisse öffnen.

Noch Mal vielen Dank.

10.02.2010

KAPITEL 5
DER RAUM DES MENSCHEN

Der Raum der Gedanken und Wörter

Auf dem heutigen Treffen machen wir noch einen Schritt in den Raum der inneren Welt. Wir sind bereits soweit, unsere Einsicht in Bezug auf alltägliches Leben zu ändern. Auf diese Weise kann man - wie es sich rausgestellt hat - negative Ereignisse transformieren und lernen, auf verschiedene Ereignisse im Leben ruhig und positiv zu reagieren, diese zu schrumpfen oder gar auf diese zu verzichten aufgrund ihrer Nutzlosigkeit. Wer braucht schon das Negative im Leben? Niemand. Aber jeder weiß, wie man es umgehen kann, viele denken häufiger, dass man es - im Gegenteil - bekämpfen und unbedingt besiegen muss. Dann wird es das Negative weniger geben. Aber in Wirklichkeit geschieht genau das Gegenteil. Sobald der Mensch anfängt, es zu bekämpfen, verliert er die Zeit und - wie Menschen sagen - gerät aus dem Häuschen. Der Mensch fängt an, das zu sehen, was ihm gezeigt wird - das Niederste: Lüge, Betrug, Unrecht und zwar in doppelter Menge, als ob derjenige, der es dem Menschen zeigt, auf den Menschen gewartet hat, um ihn mit allem, was derjenige hat, zu bombardieren. Und sie haben nur das, was sie ganz deutlich oder verdeckt zeigen, all das, was dem Menschen nicht gefällt, all das, was das Bewusstsein des Menschen nicht akzeptiert. Somit wird der Mensch immer weiter von seinem Weg weggebracht - bis zu der Grenze, an der der Mensch vergisst, dass er ein Mensch ist. Er denkt absolut anders, er spricht absolut anders, er baut Schemas auf, wie er jemanden am besten betrügen kann, wie er sich zu Kosten anderer bereichern kann. Er überlegt sich, was er machen kann, um nichts zu machen, wie er sich zum Herrn macht, er denkt darüber nach, viel Geld zu haben, um die Nächsten nicht beachten zu können. Und das Wichtigste - um sie alle nicht hören zu dürfen und keine Einsicht darauf zu nehmen, was sie alle sagen und wohin führen. Es fängt ein interessanter Kampf an, der Menschen dazu bringt, darum zu kämpfen, was sie im Leben überhaupt nicht brauchen. Und Menschen fangen an, nachzudenken, wozu brauchen sie das, und hauptsächlich darüber, wer dieses System der Kommunikation und des Entscheidungstreffens erschaffen hat.

Es ist manchmal sehr schwierig, eine offensichtliche Lüge anzuhalten. Es hat sich rausgestellt, dass es kein System gibt, das die Vermehrung einer Lüge zum Stoppen bringt. Es gibt alles, es gibt verschiedene Projekte und Richtungen, aber es gibt kein System für das Aufhalten und Vorbeugen einer Lüge. Wenn der Mensch sich in einen Kampf gegen eine Lüge einziehen lässt, was kann er als Gegenleistung bekommen? - eine mehrfache Lüge. Nicht jeder kann das, was auf ihn in Form einer Lüge geschüttet wird, vertragen; nicht jeder kann alleine die Wahrheit des Lebens finden. Aber manchmal passiert so was und zwar nicht so selten. Offensichtlich muss man sich für den Anfang in Bezug auf sich selbst sowie andere Menschen fair benehmen, um das alles beeinflussen zu können. Dann wird es nicht nur wenige Lügen geben, sondern - und das ist das Wichtigste - die Lüge bekommt keine Energiezufuhr mehr. Da eine Lüge mit Energiezufuhr versorgt wird, die aus Ihrem Nichtverständnis und Unwillen, von Ihrer Aggression und Wut, von Ihrem Unglauben und wiederum Ihrem Betrug Ihres Nächsten besteht. All das gibt Kraft und Nahrung denjenigen, die am Steuer des ganzen Systems stehen.

In einer Menschentraube ist es sehr schwierig, die Wahrheit von der Lüge zu unterscheiden, da es in dieser Menschentraube viele gibt, die diese Lüge verbreiten. Und Menschen selbst haben keinen Wunsch, bestimmende Schritte zu machen - sogar in Bezug auf sich selbst, ganz zu schweigen von anderen Menschen. Daher kommt der Begriff „Menschenhaufen", in dem manche Menschen träge sind. Vielleicht ist dieser Teil der Menschen diejenigen, die Lügen verbreiten? Da es günstig ist, wenn eine Situation stattfindet, die für alle unverständlich ist. Es scheint so zu sein, dass es die Wahrheit gibt, aber sie ist zurzeit ganz-ganz weit von uns entfernt, so weit, dass man diese nicht sehen kann. Dafür gibt es von der Frechheit, Lüge und Wut genug, man kann soviel, wie viel er tragen kann, mitnehmen; und wenn es jemandem nicht reicht, kann er noch mal kommen. Warum geschieht es und wer trägt dazu bei?

Lassen Sie uns zunächst uns selbst betrachten. Somit machen wir noch einen Schritt und gehen von der negativen Situation weg, vermehren diese durch unsere Anwesenheit und unsere Emotionen. Dadurch können wir in unserem Inneren in die Richtung gehen, in der alles harmonisch läuft; wir können unsere inneren Entscheidungen auf die äußeren Ereignisse projizieren und alle unseren negativen Ereignisse sowie die anderer Menschen voll und ganz ausschließen.

Die innere Welt des Menschen ist riesig. Die Gedanken und Wörter des Menschen bestimmen in Wirklichkeit den Weg eines jeden und aller. Sie lenken die Gedanken und Wörter in die Richtung, in der es die Welt, das Licht der Seele, den Mensch und Gott gibt. Mag es so sein und nicht anders.

In diesem Sinne beende ich unser Treffen, vielen Dank.

11.02.2010

Die Wirkung der Gedanken und Wörter

Auf dem heutigen Treffen betreten wir die innere Welt des Menschen, den Raum, in dem der Mensch deutliche und bewusste Schritte macht und dadurch die Aufgaben auf seinem Lebensweg erfüllt. Um Ihnen das Verstehen unseres Treffens zu erleichtern, lassen Sie uns ein kleines Beispiel betrachten und - aufgrund dessen - entsprechende Schlüsse ziehen. Wir betrachten nur das, was es im Inneren und Äußeren gibt.

Wenn man eine Krankheit im Körper des Menschen betrachtet ohne die Gründe zu erforschen - obwohl es die Gründe sind, die diese Krankheit im Inneren des Menschen in Schwung gebracht haben - sieht man, dass eine Krankheit, wie dem auch sei, zum größten Teil eine statische Struktur ist, man könnte sagen, eine Struktur mit einer geringen Verbreitungsgeschwindigkeit. Wahrscheinlich deswegen kann man diese diagnostizieren, aufdecken und heilen durch medizinische und psychologische Methoden und Beratungen. Jeder wählt seinen eigenen Ausweg aus der gegebenen Situation.

Also ist die Krankheit im Inneren des Menschen eine zum größten Teil statische Struktur. Kann der Mensch die Krankheit besiegen? Offensichtlich ja, aber nicht jeder Mensch und nicht jede Krankheit. Man kann dann ein positives Ergebnis erreichen, wenn man einen Wunsch hat, zu seinem gesetzten Ziel im Leben zu gehen. Dabei soll sein Bewusstsein mit dem Negativen oder mir einer komplizierten, schwierigen Wahrnehmung der Welt, der Menschen, von sich selbst sowie der Beziehungen mit seiner Umgebung nicht belastet werden. Es gibt auch andere Situationen, diese sind sehr schwer zu erkennen - sowohl im inneren als auch im äußeren Raum der Menschen.

Viele Krankheiten - lassen Sie uns diese Informationsbestandteil nennen - schweben über den Menschen, in seinen Ereignissen und sogar in seinem Körper. Können diese den Körper, die Zellen, die Organe und das Gewebe beeinflussen? Offensichtlich ja, aber unter der Bedingung, dass sie in das physische Gewebe und die Realität des Menschen hinein gehen können - das heißt darein, wo man sie sehen kann und wo sie durch den physischen Körper mit seiner Spezifik, seinen Lebensnormen und Gewohnheiten eingeschränkt sind. Ausgerechnet hier kommt die Norm des Lebens des Menschen in den Vordergrund. Ausgerechnet von der Norm des Verhaltens und der inneren Grundprinzipien hängt die weitere Sachlage ab. Also es ergibt sich, dass es nicht einfach ist, den Informationsbestandteil zu sehen, der in den Körper des Menschen eingedrungen ist. Dabei muss man verstehen können, dass der Mensch - egal ob er davon gewusst hat oder nicht - richtig und rechtzeitig nicht reagieren konnte, um seinen Körper zu schützen. Der Informationsbestandteil hat hier eine Geschwindigkeit und ist dadurch schwer zu diagnostizieren, was für die Aufspürung, Fixierung und Transformation eine große Rolle spielt - es hilft, den Körper des Menschen zu der vorherigen Norm zu bringen. Wie kommt es in den meisten Fällen zu der Heilung des Menschen? Wissen Sie, die Antwort ist einfach und kompliziert zugleich.

Lassen Sie uns die Heilung von Kindern betrachten. Um bei einem Kind ein Problem auflösen zu können - das sich noch dazu bewegt, das eine reale Geschwindigkeit hat - muss man ihm klar machen, dass es sich durch sein Bewusstsein auf die Menschen stützen soll, die ihn lieben und sich immer in seiner Nähe befinden. Es sind natürlich seine Eltern. Ausgerechnet sie als liebende Menschen stellen den Halter, den Stützpunkt dar, ohne den es gar nicht möglich ist, dem Kind in so einer Situation zu helfen.

Stellen Sie sich nur vor, dass die Krankheit sich im Körper des Menschen bewegt und Sie sich ebenso in Richtung der Heilung des Menschen bewegen. Wie kann man in dem Fall den Raum der Krankheit von innen umfassen und ihn zu den statischen Strukturen führen, und dabei eine Möglichkeit finden, diesen aus dem Körper so auszuscheiden, dass die innere Norm nicht zerstört wird? Wenn man kompliziertere Prozesse, die mit einem Tumor verbunden sind, betrachtet, sieht man, dass in diesen Fällen die Zellenprozesse immer in Bewegung sind. Wie kann man diese stoppen? Eine der Methoden liegt darin, sich auf einen anderen Menschen oder andere Menschen zu stützen, die den Menschen lieben und im Grunde genommen bereit sind, ihm zu helfen. Sie haben keine Gedanken, dass etwas schief laufen könnte. Sie lassen es nicht zu, dass sich die Krankheit im Inneren des Menschen weiterentwickelt. Deswegen spielt der Glauben des Menschen daran, dass alles gut wird, eine bestimmende Rolle in allen Fällen und Beziehungen. Derjenige, der nicht bereit ist, gesund zu werden, und daran nicht glaubt, hindert die Hilfe der Menschen und hilft seiner Krankheit, weiter und schneller zu wachsen. Und somit beschleunigt sich das Tempo der Teilung und Entzündung der Zellen.

Die Unterstützung der Menschen, gemeinsame Handlungen, die Aufklärung der Gründe und des Bildes des Geschehens bringen fast immer positive Ergebnisse. Und dieses Ergebnis gibt es immer im Bewusstsein des Menschen. Deswegen sind die Unterstützung der Menschen, ihre praktische Erfahrung, ihr Wissen, Können und Sehen eine mächtige Kraft für die Erzielung positiver Ereignisse. Das Kind wird aus dem Grund gesund, dass seine Eltern es lieben und jede Krankheit davon hindern, weiter zu wachsen und das Kind dadurch zu negativen Ereignissen zu führen. Andere Erwachsene, die fest daran glauben, dass alles gut wird, helfen denjenigen, die in Not geraten; sie führen diese ins Licht, in dem man den Weg der Genesung und erfolgreicher Sachlage sieht. Man erkennt ein aufrichtiges Interesse anderer Menschen.

Wenn wir uns auf die Hilfe anderer Menschen stützen, können und müssen wir in allen Angelegenheiten positive Ergebnisse erzielen. Wenn wir allein handeln, können wir nicht immer diese positiven Ergebnisse sehen, egal was jemand sagt und tut; wenn wir gemeinsam handeln, gelingt uns das. Wir alle müssen verstehen, dass unsere Härte in Bezug auf unser Leben sowie auf das anderer Menschen uns nicht zum Guten führt. Unser Verständnis, unsere Menschlichkeit, Güte und Vereinigung bringen im Gegenteil die für alle Menschen die wichtigen positiven Ergebnisse. Es ergibt sich also, dass unsere gedanklichen und verbalen Handlungen unser Schicksal lenken. Sind wir gut - sind unsere Welt und unsere Mitmenschen auch gut zu uns. Sind wir zu anderen Menschen und zur Welt böse, sind wir einsam. Wie sollen wir sein? Natürlich, gut und vernünftig, friedlich und ordentlich, dann werden sich die Welt und Menschen uns entgegen öffnen.

Ich bedanke mich für das Treffen. Besprechen Sie das Thema gemeinsam, treffen Sie richtige und erfolgreiche Entscheidungen. Sie sollen wissen, dass Sie in dieser großen Welt nicht allein sind, wir sind alle zusammen da. Und es gibt die Welt rings um uns herum, weil Gott sich auf unsere Seelen stützt. In unseren Seelen gibt es Licht, weil wir uns auf die Welt, auf die unübertreffliche Schönheit, die Gott erschaffen hat, stützen; weil wir in diesem Licht den menschlichen Weg der Entwicklung Gott entgegen gehen. In diesem Sinne beende ich unser Treffen, noch Mal vielen Dank.

Ich hätte ohne Sie vieles in meiner Seele nicht öffnen können. Ihre Anwesenheit und Aufrichtigkeit Ihres Lebens öffnen in mir als in einem Menschen das genaue Wissen über die Welt und über jeden Menschen; öffnen den menschlichen gemeinsamen Weg Gott entgegen. Deswegen fließen meine Gedanken und Wörter, sodass ich mich selbst wundere. Ich alleine hätte es nicht gekonnt. Aber mit der Hilfe Gottes - ich spüre es ganz deutlich, besonders in letzter Zeit - gelingt es mir ganz gut, meine Gedanken zu öffnen und Ihnen allen zu übermitteln.
Danke.
12.02.2010

Die Technologie des Wortes. Teil 4

Auf dem heutigen Treffen werden wir wieder die Technologie des Wortes unter Berücksichtigung von zwei vorherigen Themen - „Der Raum" und „Die Wirkung der Gedanken und Wörter des Menschen" betrachten. Der Sinn dieser Themen ist unsere zwischenmenschliche Beziehung. Das heißt, dass wenn man sich auf einen Menschen, der ihn liebt und ihm helfen will, stützen kann, kann er die inneren geistigen Impulse seiner Seele in Richtung Hilfe für Menschen lenken. Außerdem wurde festgestellt, dass viele Krankheiten, die vorhaben, in den Körper des Menschen hineinzugehen, eine Geschwindigkeit haben. Und das Bewusstsein wird unter bestimmten Umständen, unter Einfluss von bestimmten Ereignissen im Leben und der Wahrnehmung des Menschen träge. Der Mensch scheint die Welt rings um ihn sowie um andere Menschen herum zu beobachten, aber es ändert sich nichts in seinem Leben. In diesem Zusammenhang öffnet der Mensch in seinem Leben nichts und geht den Weg, den andere vor ihm gegangen sind und nichts hat sich in ihrem Leben geändert. Außerdem hat der Mensch daraus keine Schlüsse gezogen, deswegen schläft sein Bewusstsein genauso wie seine Gedanken und Handlungen schlafen. Natürlich isst er, er trinkt und tut etwas aus Gewohnheit ohne seine Welt sowie die anderer Menschen zu beachten - die Welt im Inneren des Menschen und rings um ihn herum, die Welt, die es ermöglicht, den Weg zu Gott zu erkennen; die Welt, in der der Mensch sich als eine Persönlichkeit betrachtet. Wenn man sich innerlich und geistig auf die Position des Menschen, auf seine inneren Grundprinzipien stützt, kann und muss man die Welt aller Menschen öffnen und der Mensch sein, der allen Menschen entgegen offen ist. Allen Menschen der Welt, des

Lichtes der Seele und der Güte, der Welt, in der Menschen ein würdiges Leben entwickeln ohne das Leben anderer zu hindern, sie helfen anderen, das Glück und die Freude des Menschen zu verstehen, sie helfen dem Menschen, sich selbst und seinen inneren Glauben zu finden.

Somit versteht der Mensch, dass er nicht einsam ist, dass er zusammen mit anderen Menschen lebt, er folgt seinem inneren Wunsch, Gott zu sehen und zu ihm zu gehen, und stützt sich dadurch auf das Leben aller Menschen. Er füllt seine Seele mit der Palette der Welt so, dass er fähig wird, den Weg des Menschen zu verstehen und zu begreifen, um den Sinn des Lebens eines jeden und aller durch den Dialog mit Gott zu öffnen, um nicht allein durch die Welt zu wandern, sondern um zu verstehen, dass wenn man sich eine Aufgabe gestellt hat, muss man diese erfüllen. Der Dialog des Menschen mit Gott wird die Tür zum Himmelsreich öffnen - sowohl auf der Erde als auch im Himmel - die Tür des Lebens, an der Gott jeden begrüßt.

Viele denken, dass das Himmelsreich sich im Himmel befindet. Meine Lieben, das Himmelsreich ist auf der Erde, in unseren Herzen und Seelen, das Himmelsreich ist dort, wo wir es erschaffen und für einen jeden und alle auf der Erde öffnen. Deswegen wird derjenige, der das Himmelsreich auf der Erde, in seinem Inneren öffnet, die Tür sehen und zur Tür des Himmelsreichs gehen und sein Wort zu Gott bringen. Vielleicht ist es ein Wort, vielleicht sind es viele Worte, aber wichtig ist etwas anderes: jedes Wort wird mit dem Licht der Seele des Menschen aufgefüllt, mit dem Licht, das jeder Mensch so lange versucht zu erreichen. Das ist das Wichtigste im Leben jedes Menschen.

Das Herz des Menschen ist dort, wo das Allerliebste in seinem Leben ist. Jeder Mensch versteht das Liebste und das Wichtigste auf seine Weise, jeder wählt selbst das aus, was für sein Leben und seine Persönlichkeitsentwicklung eine Priorität darstellt. Aber keiner kann die Bedeutung des Lichtes der Seele des Menschen für alle Handlungen und Vorhaben, für alles, was es auf der Erde und im Himmel gibt, bestreiten.

Das Licht der Rettung und des Wissens, das die Wörter, Handlungen und die Anwesenheit Gottes sowie die Treffen und Gespräche mit ihm in sich tragen, ist das Wertvollste, was der Mensch hat. Ohne Gott können wir unser Leben oder das anderer Menschen nicht verstehen, ohne ihn können wir diejenigen, die uns am Herzen liegen, in unseren Ereignissen nicht festhalten. Ohne Gott können wir die Lebensfülle nicht ergründen. Jeder von uns kann und muss auf seiner Lebensebene den Weg, der zu Gott führt, in seinem Inneren finden; den Weg, auf dem wir uns selbst und andere Menschen erkennen; den Weg, auf dem wir unsere Handlungen und Gedanken davon reinigen können, was für uns unnützlich ist, davon, was unser Leben erschwert und den Menschen ohne Ende leiden lässt und entmutigt.

Das Leben, das Gott jedem Menschen gegeben hat, ist das Glück und die Freude, ist unsere Liebe. Warum können wir aber nicht immer das zum Vorschein bringen, was uns ursprünglich von Gott gegeben wurde. Wir alle sind verschieden, jeder von uns ist einzigartig, aber gleichzeitig sind wir alle gleich. Wer von uns ist stärker als der andere, wer ist schwächer, wer - größer? Wer kann etwas, was andere nicht können? Wohin können wir mit all dem gehen ohne Hilfe und Mitwirkung Gottes? Wahrscheinlich zu dem Ort, der für uns uninteressant ist. Ob es solche Orte im Leben des Menschen gibt oder geben kann? Das Leben ist kompliziert und schwer, aber das Interesse des Menschen am Leben ist riesig.

Gott, der und das Leben schenkt, öffnet uns Liebe, Freude und Glück. Wie leben wir, wie bauen wir unsere Beziehungen auf? Wohin gehen wir und wann werden wir dort ankommen? Wenn wir angekommen sind, mit wem werden wir dort bleiben - mit uns selbst, mit anderen, mit der Welt, vielleicht alle zusammen und mit Gott in unserem Inneren und somit in der Welt des Lebens? Wie können wir ohne Leben existieren? Können wir nicht. Was wünscht für uns derjenige, der uns das Leben gegeben hat? Er wünscht für uns Frieden. Warum gehen wir nicht in die Welt, erschaffen und öffnen sie nicht? Vielleicht hindert uns jemand? Vielleicht wollen wir es selbst nicht? *Unser Wunsch ist,* wie es sich rausgestellt hat, *unser Wort, das Wort, das uns alle zusammen mit Gott in sich trägt.* Es ist nicht wichtig, wer dieses Wort sagt, wichtig ist es für uns, dieses Wort hören zu können und uns mit dem Wort, das in sich Gott trägt, zu vereinen. Vielleicht führt es uns dazu, dass wir alle glücklich und wertvoll leben.

Was bedeutet Lebensfülle? Lebensfülle ist das Leben mit Gott jedes Menschen. Ohne Gott kann jeder einzelne von uns und wir alle zusammen ein wertvolles Leben nicht führen. Wir können ebenso nicht darüber verfügen, was man nicht sehen kann. Wir können das Haus der Welt Gottes und des Menschen nicht betreten, wenn wir in diese Richtung keinen Schritt machen. Wir können kein wertvolles Leben solange führen, solange wir keinen Schritt Menschen und uns selbst entgegen mit offener Seele gemacht haben. Wir können glücklich nicht leben ohne Menschen zu lieben. Wir können uns für den Menschen und die Welt nicht freuen, solange wir einander Schäden zufügen. Wir können einiges noch nicht machen und nicht weil wir es nicht können, sondern weil wir uns wahrscheinlich nicht ändern wollen, wahrscheinlich passt uns das, was wir haben, obwohl wir viel Kraft dafür verwenden, die Ungerechtigkeit anderer Menschen zu bekämpfen. Woher kommt ursprünglich diese Ungerechtigkeit, vielleicht aus unseren Köpfen und aus unserem Bewusstsein? Warum kämpfen wir ständig mit jemandem und finden keine Zeit, uns unseren inneren Weg anzusehen, den Weg, der zu Gott führt? Warum denken wir nicht daran, dass Gott immer wartet? Warum finden wir immer verschiedene Ausreden, um nicht zu ihm zu gehen?

Wir können über alles sprechen, nur nicht darüber, was es auf unserem Weg gibt und was uns dort erwartet. Wir entscheiden uns selbst, wann wir den ersten Schritt machen. Wir haben bereits Schritte gemacht, die uns von Gott entfernt haben; die Schritte, die uns Gott näher bringen, können und müssen wir auch selbst machen. Vielleicht warten wir darauf, bis er uns gerufen hat? Und der Fakt, dass er immer auf uns wartet, erklärt alles in unserem Leben, nicht wahr?

Lassen Sie uns mindestens ein Mal im Leben nicht hetzen, lassen Sie uns einfach darüber nachdenken, was es wirklich in unserer Seele gibt und immer gab. Wenn Gott mit uns ist, leben wir alle, wenn Gott sich von uns entfernt, erscheinen unter uns verschiedene „Götter", es gibt viele von denen und sie alle sind verschieden. Das Einzige, was sie verbindet, ist der Fakt, dass keiner von denen uns zu Gott führt, nur zu sich selbst. Kann es sein, dass wir nie denjenigen in unserem Inneren verstehen können, der alles erschaffen hat? Kann es sein, dass wir unsere Seele ablehnen und nicht akzeptieren? Kann es sein, dass wir in einander keine Menschen sehen - Menschen, die in ihrer Seele Gott entgegen offen sind?
Ich bedanke mich bei Ihnen für das Treffen.
13.02.2010

Der Raum des Körpers

Auf dem heutigen Treffen sprechen wir über den Raum des Körpers des Menschen, genauer gesagt, über den Teil, aus dem eine bestimmte Information sowohl aus den Zellen und Organen als auch aus dem Körper des Menschen selbst rausgeht. Zunächst aber sprechen wir über die Regenerierung des Menschen und über seine Gesundheit. Menschen sagen, man hat seine Gesundheit verloren. Also es ergibt sich, dass die Gesundheit des Menschen etwas ist, was der Mensch von seiner Geburt an bekommen hat und für immer behält. Es gibt allerdings Fälle, in denen der Mensch unter Einfluss bestimmter Umstände, Lebenssituationen, seiner Gedanken und der anderer Menschen auf ein Hindernis stößt. Wenn der Mensch dieses Hindernis überwindet, kann es passieren, dass er ein Teil - möglicherweise ein wichtigen Teil - seiner Gesundheit verliert. Dann entsteht im Körper des Menschen eine Leere. Und dieser Raum im Inneren des Menschen wird schnell oder langsam damit aufgefüllt, was mit der Gesundheit des Menschen nichts zu tun hat. Der Mensch geht und lebt weiter und findet einen Weg, seine Gesundheit wieder aufzubauen. Und hier sind offensichtlich die Änderungen, die im Inneren des Menschen sowie außerhalb stattfinden hätten sollen, das Wichtigste. Nicht alle Veränderungen verlaufen schnell, sogar umgekehrt - eher sehr-sehr langsam. Es geht nicht darum, dass jemand es schnell oder irgendwie anders haben möchte. Eigentlich möchten alle es schnell haben, alle haben ihre eigenen Pläne und Ereignisse. Es geht um etwas anderes.

Die inneren und äußerlichen Veränderungen hängen vom Menschen ab, hängen davon ab, wie fleißig er an sich selbst, an seinem Leben, an seinem Verständnis und seiner Sichtweise in Bezug auf andere Menschen, auf die Welt, Gott, auf sich selbst und auf seine Nächsten arbeitet. Man kann die Nächsten sogar besonders betonen, da sie in vielen Fällen am meisten leiden. Weil sie nicht nur am nächsten zu dem Menschen sondern auch mit ihm verwandt sind und sollen ihm alles hingehen lassen - wie man fälschlicherweise denkt. Diese Meinung ist aber nichts anderes als eine Deformation, eine große Deformation des Bewusstseins des Menschen. Die Fürsorge für seine Nächsten, die Norm der harmonischen und warmen Beziehungen öffnen den Sinn der zwischenmenschlichen Beziehungen in Bezug auf das Verstehen des Lebens des Menschen, auf das Öffnen der Aufgaben, die vom Menschen gestellt worden sind.

Also wenn der Mensch anderen Menschen die Möglichkeit gibt, wieder gesund zu werden, findet er wieder seinen Geist und den Innenkern der Lebensentwicklung und somit seine Gesundheit.

Die Gesundheit des Menschen befindet sich immer im Inneren des Menschen, sie umhüllt ihn und bewahrt die Lebensstütze eines jeden und aller.

Die Gesundheit des Menschen ist die einzige Verbindung - nach dem Geist des Menschen - die *den direkten Weg aufbaut. Den Weg, der das Leben und den Körper verbindet, dadurch kann sich die Persönlichkeit des Menschen in allen Aspekten öffnen.* Wenn man seine Gesundheit pflegt und in einem guten Zustand hält, schenkt man somit dauernd die Aufmerksamkeit dem Raum seines Bewusstseins. Dadurch kontrolliert man innerlich seine auf den ersten Blick unsichtbaren Grenzen, die eine Verletzung, Unterdrückung oder noch schlimmer Zerlegung des Gewebes nicht zulassen.

Die Gesundheit des Menschen ist die *Stütze im Bewusstsein des Menschen,* die wie ein Filter keine Deformationen in das Leben und den Körper des Menschen und somit in die Gedanken und die Entwicklung des Menschen zulässt.

Die Gesundheit des Menschen ist der Orientier des richtigen vom Menschen ausgewählten Weges im Leben.

Die Gesundheit des Menschen ist der Orientier im Leben aller Menschen. Das Nichthalten an einfache Regeln des Lebens des Menschen in der Welt kann zum Gesundheitsverlust oder seiner Teilschädigung führen und somit zu der Schädigung des Gewebes, der Gedanken, des inneren oder äußeren Raums sowie des gewählten Weges. All das führt zu verschiedenen Deformationen des Bewusstseins des Menschen und erschwert dadurch innerlich oder äußerlich nicht nur die Ereignisse sondern auch - was am Wichtigsten ist - die Gedanken des Menschen, die eigentlich die Ereignisse im Leben des Menschen erschaffen. Die Schwere der Gedanken projiziert sich auf die

Entwicklung des Menschen in verschiedenen Tätigkeitsbereichen seines Lebens und - was am Wichtigsten ist - beeinträchtigt die Struktur des Bewusstseins des Menschen. Somit wird die ganze Struktur der Welt aller Menschen beeinflusst und in manchen Fällen sogar unterdrückt.

Die Genesung des Menschen an sich ist grundlegend und entscheidend nicht nur im Leben einer konkreten Persönlichkeit, sondern auch im Leben aller Menschen und somit im Raum der ganzen Welt. In diesem Zusammenhang muss man ausgebildet und anspruchsvoll in Bezug auf sein Leben sein, um in eine Falle der Griffe des Bösen und des Schadens dem Menschen nicht zu geraten. Aus diesem Grund werden Versuchungen ausgeklügelter und schöner, die deformierten Wörter nehmen in manchen Fällen trügerische Form an, die für viele Menschen sehr schwierig zu erkennen ist. Und in der Regel fehlt ihnen etwas in Bezug auf die Bestimmung des Endes, der Mitte oder des Anfangs des Weges. Hinter den schönen Worten verstecken sich ein moralischer und besonders ein geistiger Sturz der Persönlichkeit. Deswegen *ist die Lebensfülle eines Menschen* in erster Linie *die innere geistige Auffüllung des Menschen.* Und es ist wirklich nicht leicht und gelingt nicht sofort, es ist eine alltägliche Arbeit des Menschen, sein Bestreben nach kardinalen Veränderungen, sein Wunsch, den Weg der Kommunikation des Menschen mit Gott zu gehen, sein Bestreben nach einem verständlichen, aufrichtigen und fairen Leben. Nicht nach dem Leben, in dem der Mensch immer tiefer in einen Graben fällt - bravierend und angebend - dabei will er gar nichts machen, hören und sehen, genauso will er keinen Menschen auf eine friedliche Weise verstehen. Durch die Deformation seines Bewusstseins - ja. Mit einer offenen Seele und einem offenen Herzen - nicht. Deswegen braucht der Mensch zusätzliche Zeit, wenn er gesund werden will, um vieles in seinem Leben zu erkennen und zu verstehen, um nötige Veränderungen geschehen zu lassen, die die Seele und den Körper, das Bewusstsein und die Gedanken sowie das Leben des Menschen wirklich retten. Diejenigen, die es verstanden haben, achten darauf in ihrem Leben und erreichen dadurch eine gewisse Offenbarung: wohin wir gehen müssen und dass wir alle Menschen sind, und jeder seine Aufgaben hat.

Und zum Schluss. Der Mensch, der gesund geworden ist, genauso wie ein gesunder Mensch muss offensichtlich einfache Dinge wissen.

Die Gesundheit ist der Raum des Körpers unter anderem auch des physischen. Nach der Regenerierung sind kardinale Veränderungen wirklich nötig, die den Menschen vor ähnlichen Fällen bewahren werden. In jedem Fall wird der Mensch etwas lernen, zum Beispiel wird er wissen, dass er es so nicht machen darf. Wenn es nicht geschieht, entsteht eine einfache Situation im Leben. Die negative Last des Menschen kann den Menschen selbst in eine schwache Stelle in seinem Inneren schlagen. Diese Stelle kann nichts anderes sein, als die Stelle, die der Mensch gerade als den Raum seines physischen Körpers regeneriert hat.

Die Veränderungen im Leben ändern kardinal das Bild der Ereignisse und das wichtigste ist es, sie ändern die Einsicht des Menschen auf das eine oder andere Ereignis. Dadurch bekommt der Mensch die Zeit für seine vollkommene Regenerierung und somit für die Regenerierung des Bewusstseins. Dadurch wird der Körper des Menschen geschützt und dem Menschen die Möglichkeit geboten, weiter zu gehen. Derjenige, der durch das Leben ohne katastrophale Verluste geht, entwickelt sich im Prinzip harmonisch. Und das ist das Wichtigste für einen jeden und für alle.

Ich bedanke mich bei Ihnen. Lassen Sie uns weiter gehen, lassen Sie uns in der Seele und im Bereich unseres Körpers und Bewusstseins das Wissen des Lebens in der Welt aller Menschen öffnen.

Noch Mal vielen Dank für das Treffen.

03.02.2010

Der Raum der Zelle

Auf dem heutigen Treffen werden wir die Regenerierung des Gewebes des Menschen in der vertieften Form teilweise betrachten. Diese Form im Körper des Menschen stellt einen perfekten und lebendigen Mechanismus dar - die Zelle des Menschen, eine einfache, gewöhnliche Zelle. Die Zelle, die ohnehin in sich den Mechanismus der Teilung und Regenerierung - die Selbstversorgung, das System der Kontrolle der Funktionen, die Energieersparnis und - das Wichtigste und Bestimmende - den Mechanismus der Zusammenarbeit mit anderen Zellen, Organen und dem ganzen Körper im Grunde genommen trägt. Mit anderen Worten, es gibt im Inneren des Körpers des Menschen ein vollkommenes System der Zusammenarbeit mit der Innen- und Außenwelt, das die innere und äußere Zeit steuert und mit der Grundlage der Persönlichkeit des Menschen - seinem Bewusstsein - abgestimmt arbeitet.

Also jeder Mensch hat alles, um das Gewebe regenerieren zu können. Alles Geniale ist einfach, es ist wahr. Der Schlüssel zu der Regenerierung des Gewebes des Menschen liegt in dem Mechanismus des Verstehens und der Verbreitung der Gedanken des Menschen. Der Gedanke des Menschen stellt den Schlüssel dar, der den Mechanismus im Körper des Menschen einschaltet. Natürlich spielen die Einstellung und der Glauben des Menschen eine bestimmende Rolle in diesem Prozess. Aber in diesem Fall möchte ich einen anderen Weg gehen und den Glauben des Menschen als der Mechanismus, der die Energie in Gang setzt, betrachten und die Einstellung - als Impulse, die ihrerseits die Zelle des Menschen öffnen und den Gedanken über die Regenerierung des Gewebes und des Organes darein platzieren. Einerseits ist es nicht schwierig, andererseits legen wir gedanklich große Entfernungen zurück, gehen durch die Zeit und den Raum, aber achten nicht auf das physische Gewebe und besonders auf die Zelle.

Es ist eine einfache Aufgabe, den Gedanken über die Regeneration der physischen Zellen innerhalb einer Zelle zu platzieren, in deren Ursprung und Wesen sich die unveränderliche Information über das Wachstum des Gewebes und Organes befindet. Was geschieht dabei in der Zelle? In der von uns gewonnenen Energie entsteht ein Leuchten, das es erlaubt, das Modell des Gewebes und Organes auf den inneren und im Körper auf den äußeren Raum zu projizieren. Dieses Modell wiederum verstärkt nicht nur die Information über das Wachstum des Gewebes sondern auch projiziert diese in das Innere anderer Zellen. Die Menge der Projektion des Organes muss so sein, dass sie den Teil des Körpers des Menschen so umfassen kann, dass das Signal, das auf die anderen Zellen verbreitet wird, diese in einen aktiven Zustand bringt, in dem die Regeneration des Gewebes und der Zellen möglich ist. Dabei muss der Gedanke des Menschen in anderen Zellen weiter wachsen, sodass sich das fehlende und benötigte Gewebe im Körper des Menschen bilden kann oder das benötigte und dem Menschen zu dem Moment fehlende oder entfernte Organ wachsen kann. Der Gedanke des Menschen im Inneren der Zelle kann sich immer mit dem ganzen Körper verbinden, das heißt mit dem Bewusstsein des Körpers, indem er ein stabiles Signal auf das Wachstum des Gewebes, auf seine Regeneration, Fixierung und alle Funktionen aller Organe im Körper des Menschen sendet.

Wenn Sie den Gedanken über die Schritte verstanden haben, wollen wir vielleicht zu den einfachen Beispielen übergehen? Hier ist eins davon. Zu mir ist eine Frau gekommen, die über den Verlust ihrer physischen Lebenskraft erzählt hat. Was interessant ist, dass es in ihrem Körper - und er ist bei einem erwachsenen Menschen relativ groß - die Störung der Nierenfunktion diagnostiziert war. Das heißt, dass der Organumfang und -funktion nicht in Ordnung waren. Was meine ich damit? Jedes Organ hat eine bestimmte Zellenmenge, im Körper dieser Frau war aus verschiedenen Gründen nur eine kleinere Menge vorhanden. In diesem Zusammenhang hat sich der Organumfang verringert, wobei die Arbeitsbelastung der Organe wie vorher geblieben ist. Dies hat zu Störungen im Inneren des Körpers geführt, ebenso hat es zu der Alterung des Menschen auf Grund schlechter Ernährung des Organes oder der Störung der Funktion der Filterung und Ausscheidung geführt.

Wenn man ein geometrisches Modell des physischen Organes macht, sieht man deutlich, dass das Organ sich nicht nur verringert sondern auch eine deutliche Deformation sowohl innerer als auch - besonders - äußerer Formen zu beobachten ist, was zu verschiedenen Störungen im Körper des Menschen führt. Die Regeneration der Zellen hat zu dem Erschaffen neuer Zellen des Organes im Körper des Menschen geführt, die die Form, Funktionen und die Struktur der ehemaligen Zellen haben. Ich wiederhole mich: es gibt einen Mechanismus in der Zelle des Menschen, der Schlüssel zu ihm sind die Gedanken und das Bewusstsein des Menschen, da der Körper das Territorium des Bewusstseins ist, in dem die Treib- und Steuerkraft die Kraft des Gedanken des Menschen ist.

Also die vollständige Regenerierung der Zellen hat zu dem physischen inneren Wiederaufbau der Form und Funktionen des Organs geführt, was wiederum alle offensichtlichen und besonders versteckten Deformationen des Organs und des ganzen Körpers annulliert hat. Dadurch wurde der Mensch gesund, er hat wieder seine Kräfte und ist jünger geworden.

Somit erschaffen und spiegeln unsere Gedanken und unser innerer, von Gott in den Menschen und seine Zellen eingearbeiteter Mechanismus der Funktionen, Regeneration und Teilung, die Wunder, die wir erst jetzt auf Grund Forschungsarbeiten erleben können, wider. Durch die Heilung vom physischen Körper öffnen wir die Welt Gottes, was uns die Möglichkeit gibt, unseren Geist durch das Licht der Welt im Leben jedes Menschen wider zu spiegeln.

Ich bedanke mich bei Ihnen für das Treffen.

12.03.2010

Der Raum der Ereignisse des Menschen

Auf dem heutigen Treffen werden wir unser Gespräch über den Raum der Ereignisse des Menschen - von all dem, was sich vor einem jeden und allen befindet - fortsetzen. Einerseits ist es ungewöhnlich zu wissen, was den Menschen in seiner Zukunft erwartet, andererseits kann es auch nicht so kompliziert sein. Also auf dem letzten Treffen haben wir gesagt, dass der Gedanke des Menschen *riesig ist, da er das riesige Informationsvolumen beliebiger äußeren Ereignisse umfasst.* Andererseits bewirkt *der Gedanke über die Regeneration des Gewebes,* der ins Innere einer gewöhnlichen Zelle des Körpers des Menschen platziert ist, Wunder. Mit anderen Worten, er *regeneriert jedes Gewebe und Organ des Menschen mithilfe des Bewusstseins des Menschen.*

Das Bewusstsein ist eine Schnittstelle zwischen der Seele des Menschen und der Welt, in der der Mensch lebt. Das Bewusstsein spiegelt nicht nur das Gewebe und den Körper des Menschen wider und gibt ihm sein Materielles, sondern erhält den Menschen aufrecht so lange, bis der Mensch selbst anfängt, ihn durch seine Gedanken zu zerstören. Diese öffnen - im ersten Fall - die Ereignisse seines Lebens und im zweiten Fall fangen Menschen an - meisten unbemerkbar - die äußeren Ereignisse ins Innere der physischen Zellen auf der Basis ihres Bewusstseins einzufalten und alles Gesehene in ihrem Inneren für Nachher zu archivieren. Dann entscheidet sich der Mensch, noch Mal hinzugehen und alles noch Mal zu sehen, um es offensichtlich zu vergleichen, um zu verstehen, ob die Welt sich geändert hat oder nicht. Die Welt und Menschen ändern sich natürlich, aber der Sinn liegt irgendwo anders. Der Sinn lieget darin, wie sich der Mensch persönlich geändert hat, da seine persönlichen Veränderungen durch seinen Körper - unter anderem als eine neue Stufe der Entwicklung des Bewusstseins - ihn zu dem führen, dass er anfängt, durch ihn und seinen Körper, durch die Persönlichkeit anderer Menschen die ganze Welt auf eine ganz andere Weise zu sehen - und sieht in der Welt glückliche Menschen. Oder er sieht scheinbar das Offensichtliche, das sich nie ändern kann und wird.

Die Welt ist schön, wenn Sie sie so sehen. Gott spricht zu Ihnen dann, wenn Sie bereit sind, seine Worte zu hören und mit ihm zu reden. Gott existiert, wenn Sie existieren; Sie können nicht nicht existieren, Sie existieren immer, Sie wählen für sich in der Welt verschiedene Formen. Gott ist Gott in allem, er ändert seine Form nicht. Sobald wir als Menschen aufhören, uns selbst und unsere Formen zu verraten, werden wir die ganze Welt sehen, und in der Welt sehen wir Gott.

Alles ändert sich und alles wird sich ändern. Aber derjenige, der in seinem Inneren sich treu bleibt, kann Gott sehen und hören. Menschen glauben ihm nicht und das ist für viele Menschen ein Problem. Menschen glauben anderen Menschen nicht, dass diese Gott hören können. Warum ist es so? Offensichtlich weil sich Menschen in ihren Gedanken und Handlungen sehr selten an Gott wenden, dabei entfernen sie sich von Gott mehr und mehr. Sie ändern sich im Leben so, dass ihre Nächsten und diejenigen, die sie früher gekannt haben, sie nicht wieder erkennen. Solche Veränderungen - manchmal in die falsche Richtung - ändern das Bild um die Menschen herum bis zur Unkenntlichkeit, sie ändern den Körper des Menschen in die Richtung des Widerstandes gegen friedliche und glückliche Ereignisse, in die Richtung verschiedener Krankheiten. Was ändert sich? Die Form der Zellen und des Körpers des Menschen, seine Organe. Sie fragen, warum? Weil die Gedanken des Menschen sich ändern.

Also die Gedanken über die Regeneration des Gewebes im Körper des Menschen erschaffen die gefragte Projektion, die in der Lage ist, nicht nur das Gewebe wachsen zu lassen, sondern auch glückliche äußere Ereignisse direkt und erfolgreich zu erschaffen. Deswegen stellt die Regeneration des Gewebes und der Organe des Menschen ein mächtiges, positives, lebensnotwendiges, wichtiges Ereignis des Menschen dar. Vielleicht ist es unglaublich. Vielleicht kann man es aber einfacher betrachten, da diese Wortkombination - *die Regeneration des Gewebes* - an sich positiv ist, genauso wie andere Worte und viele Aussagen. Warum können wir dann diese Kombination nicht akzeptieren - in Bezug auf uns selbst und unsere Nächsten? Können wir einen wirklich guten und herzlichen Schritt machen? Ja, wir können. Dann vielleicht machen wir diesen Schritt ohne zu bestreiten, dass er existiert? Manchmal ist es schwierig, manches zu akzeptieren, offensichtlich nicht weil es kompliziert ist, sondern weil es ganz einfach

© И.В. Арепьев, 2014

ist. Wir erschaffen durch unsere Gedanken all das, was uns umgibt. Aber wir können zum Beispiel eine normale Gesundheit für uns nicht erschaffen. Wir unterwerfen unsere Gesundheit anderen Gesetzen, die die Wirkungskraft, die unser Bewusstsein hat, nicht haben und nie haben werden, das Bewusstsein, das eigentlich unseren Körper darstellt. Vieles im Leben wird uns geöffnet, vieles bleibt noch geschlossen vor uns, vieles können wir selbst nicht akzeptieren aus einem einfachen Grund: wir wollen in unserem Leben nichts ändern. Vielleicht hören wir das meiste offene Wissen nicht, weil wir es nicht wollen, uns dermaßen zu ändern, dass wir uns selbst, andere Menschen, die Welt und Gott hören können. Vielleicht deswegen haben mache im Leben das, was andere nicht haben. Diejenigen, die es nicht haben, haben sich nicht dermaßen geändert, dass sie die ganze Welt sehen können, sie haben keine Freunde und sprechen nicht mit Gott. Und in Wirklichkeit gibt es alles und gab es schon immer.

Unsere Gedanken, unser Bewusstsein sind ein großes Werk Gottes, desjenigen, der uns nie vergessen hat. Wenn Sie bereit sind, in Ihrem Leben etwas zum Besten zu verändern, werden diese Veränderungen unbedingt stattfinden.

In diesem Sinne beende ich unser Treffen, ich bedanke mich bei Ihnen.

13.03.2010

Der Raum der Gedanken

Auf dem heutigen Treffen werden wir darüber sprechen, was uns als Menschen widerspiegelt - über unsere Gedanken.

Die Gedanken des Menschen sind eine mächtige Kraft. Und wenn man versteht, wie und wohin er seine Gedanken lenken kann, öffnet sich uns nicht nur vieles sondern wird für uns verständlich, was *wiederum den Schlüssel zu jeder Entdeckung darstellt.*

Somit ist der Gedanke des Menschen, der offen und verständlich ist, der Schlüssel der Welt und jedes Menschen. Was ist und war für uns das Geheimnis des Menschen? Seine Gedanken, seine Gedanken über den Frieden oder über den Krieg.

Die Gedanken über den Frieden sind für jeden offen und verständlich, die Gedanken über den Krieg sind für uns unzugänglich und erst recht geschlossen. Erschrecken die Gedanken über den Krieg den Menschen? Die Antwort ist: natürlich ja. Ob das, was Angst macht, auch Furcht einjagen kann? Die Antwort ist: natürlich ja. Kann da, wo es Angst gibt, Glück entstehen und mit anderen zu gleichen Rechten leben? Die Antwort ist: natürlich nein. Dann erschaffen Menschen selbst das, was ihr persönliches und gesellschaftliches Glück zwangsläufig verdrängt. Wenn es so ist, dienen viele erschaffene Systeme manchen Menschen dafür, das Glück anderer Menschen zu vertreiben, dadurch erschaffen sie Angst. Da, wo es Angst gibt, treten Gegenmächte auf - das Gute und das Böse. Und weil es diese Spaltung gibt, kann statt Frieden der Krieg ausbrechen.

Wenn man sich die Welt und ihre Staaten ansieht, hat der Krieg kein Ende. Der Krieg ist da, er saugt in sich einerseits verschiedene und andererseits unschuldige Menschen ein.

Worin unterscheiden sich Menschen? Es gibt keinen Unterschied. Warum gibt es dann Kriege? Offensichtlich weil Menschen etwas in ihrem Leben sowie in dem anderer Menschen nicht beachten, weil sie das System der Zerstörung und Gewalt unterstützen. Kann dabei das Böse gewinnen, das Böse, das sich selbst ursprünglich vernichtet? Nein. Gewinnt etwa die Güte, die offen und somit allen Menschen verständlich ist? Ja, sie kann gewinnen, da Menschen die Güte in sich tragen. Und diejenigen, die keine Menschen sind, tragen das Böse an andere Menschen und unterstützen somit das System der Zerstörung.

Davon ausgehend kann man Menschen nicht vernichten. Es ist genauso offensichtlich wie die Sonne. Die Sonne stellt für uns die Güte und das Licht dar. Können Menschen sich die Aufgaben stellen, die Sonne, das physische Tageslicht zu vernichten? Natürlich nicht. Wer kann solche Aufgaben stellen? Nur diejenigen, die die Sonne, ihr Licht, Menschen nicht brauchen. Ob es solche gibt? Aber es gibt doch Kriege auf der Erde. Was können wir denjenigen, die Menschen nicht lieben, entgegenhalten? Unsere Liebe, da sie eine mächtige erschaffende Lichtkraft ist, die fähig ist, alles und alle in der Welt zum Besten zu ändern.

Was und wer stellt die Grundlage der Welt dar? Der Mensch und seine Liebe, da ein liebender Mensch, der Mensch, der ohne Eigennutz liebt, kann das Licht Gottes sehen, das heißt, er kann es physisch wahrnehmen.

Somit unterscheidet uns unsere Arbeit von anderen Menschen und die Ordnung öffnet uns schöpferische und friedliche Regeln des Lebens und die Gesetze des Aufbaus schöpferischer Ereignisse. Dadurch wird uns ein neuer Raum geöffnet, in dem unsere Gedanken immer wachsen und sich zu Gott, zum Frieden, zum Licht und zu der Sonne, die uns alle freut, strecken können.

Das Licht der Sonne schenkt uns das Leben, da die Sonne selbst das Leben von Gott bekommt. Das Licht unserer Seele füllt uns mit dem Licht des Lebens auf, des Lebens, in dem wir Gott sehen können, denjenigen, der uns für Menschen, die ihm ebenbürtig sind, hält, da ausgerechnet er uns unser Leben in der Welt öffnet. Somit sind wir das Eine und dieses Eine kann keiner vernichten oder versklaven.

Wir glauben an einen einheitlichen und gerechten Gott, wir sehen jeden Tag die Sonne, und jeder bekommt davon genau soviel wie die anderen. Gott, der uns diese Möglichkeit gegeben hat, ist wirklich groß und weise, da in seinem Licht wir alle sehen können, die versuchen, unser inneres geistiges Licht, das mit Liebe gefüllt ist, zu begrenzen. Und offensichtlich sind es keine Mächte der Schöpfung sondern der Zerstörung. Vielleicht können wir versuchen, wach zu werden, und hören auf, die Mächte der Zerstörung zu unterstützen, weil wir uns sonst vom gerechten Gott entfernen? Worin liegt seine Gerechtigkeit? Darin, dass er für uns ist. Worin liegt der Sinn der Zerstörung? Der ist der gleiche: Gott ist gegen uns.

Worin liegt die Macht Gottes? In der Liebe und Güte.

Worin liegt unsere Kraft? In der Liebe zu Gott und zueinander.

Wie widerstehen wir dem Bösen? Wir kämpfen mit ihm. Was braucht das Böse, wie sieht seine Hautaufgabe aus? Es will, dass wir mit ihm kämpfen, dann wächst es und raubt uns unsere Lebenskraft. Wenn wir nicht kämpfen, sondern unsere Zeit der Güte und Liebe schenken, werden wir dann besiegt? Natürlich nicht, mit Gott sind wir unbesiegbar; unser Leben bleibt uns erhalten und es verlängert sich dank der Liebe und Güte, die jeder in Bezug auf die Welt, sich selbst und andere Menschen erschafft. Deswegen ist der Raum der Gedanken des Menschen riesig und unendlich, in diesem Raum können wir die Schlüssel sehen, öffnen und verstehen, die Schlüssel zu einem sehr interessanten Leben, die Gott für uns gelassen hat. Aber jetzt kämpfen wir gegen das Böse, wir haben keine Zeit zum Leben, wir werden gehindert, über das Leben, Menschen, über sich selbst und über Gott in Ruhe nachzudenken. Wir hetzen uns immer, wir müssen immer etwas tun und irgendwohin laufen, an etwas teilnehmen und jemanden wählen, dann wieder gegen jemanden kämpfen. Besonders in letzter Zeit kämpfen wir mehr und mehr gegen Menschen, gegen sich selbst, gegen das, was wir in unserer Seele als Menschen nicht akzeptieren können.

Wir haben doch das Licht Gottes in unserer Seele. Wenn wir selbst auf Gott nicht verzichten und uns von ihm nicht entfernen, können wir alles und alle sehen und verstehen. Wir müssen nur richtige Schritte machen. Wie können wir diese selbst machen? Es ist unmöglich, nur zusammen mit Gott. Es ergibt sich also, dass wir uns anhalten müssen, damit wir alles richtig sehen können, solange wir uns noch in unserem Raum der Gedanken befinden.
Vielen Dank für die Unterhaltung, bis zum nächsten Mal.
20.03.2010

Der Raum der Gedanken des Menschen

Auf dem heutigen Treffen sprechen wir über den Raum der Gedanken des Menschen, darüber, was wir alle als einen einheitlichen Raum aller Menschen aufbauen sollen.

In diesem Raum können wir die Antworten auf unsere inneren Fragen finden und diese hören. Diese Fragen sind bei verschiedenen Menschen verschieden, obwohl ihr Sinn unverändert bleibt - das Leben des Menschen in einer guten und klaren Welt. Bevor wir weiter darüber sprechen, lassen Sie uns für einen Moment diesen Raum in unserem Inneren vorstellen. Dieser soll sich nicht nur in unserem Inneren festhalten, sondern auch sich in unserer Außenwelt verbreiten und somit zu unserem Talisman werden, er soll uns vor allem, was uns in Form von Gewalt und Zerstörung aufgezwungen wird, schützen. Wenn wir lange eine Zerstörung beobachten, wird uns davon besser oder verständlicher, wie wir leben sollen? Warum sprechen wir wieder über den Raum der Gedanken des Menschen? Weil dieser Raum eine Hauptrolle im Leben des Menschen spielt. Wie kann man etwas Positives erschaffen, wenn dieser Raum bis zu einem Gedanken im Inneren des Raums reduziert ist? Außerdem erkläre ich es Ihnen in der für Sie verständlichen Sprache - auf einem Beispiel der Genesung des Menschen. Sie wissen zum Beispiel, welche Diagnose dem Menschen gestellt wurde. Außerdem können und wissen Sie, wie ihm zu helfen ist. Sie verstehen die ganze Situation, in die der Mensch geraten ist. Wie können Sie ihm ohne einen wachsenden positiven Raum helfen, sogar wenn Sie ein Set der Hilfsmittel besitzen? Die Gesundheit des Menschen hält sich an etwas fest und ankert sich, der Ausweg aus der gegebenen Situation projiziert sich auf etwas und der Mensch fängt an, dieses etwas als seinen weiteren Weg zu sehen. Der Mensch geht dorthin, wo es für ihn interessant ist zu leben.

Der Raum der Gedanken des Menschen spielt in diesem Prozess die Hauptrolle. Und der Bedeutungshintergrund oder Verstärkung verleihen dem Prozess die Geschwindigkeit oder umgekehrt halten Menschen an. Wir projizieren unser Leben und unsere Ereignisse auf den Raum der Gedanken. Dieser Raum ist für uns eine Quelle der Energie, der Energie, die uns alle unterstützt, ernährt und uns die Welt öffnet. Wissen Sie, es ist vielleicht schwierig, in diesem Thema gleich zu Bildern umzuschalten, aber ohne sie können wir keinen Schritt machen.

Das Bild des Gedanken ist die Grundlage des Menschen.

Der Raum der Gedanken und Bilder in ihm sind der Hauptteil unseres ganzen geistigen Lebens und des Lebens aller Generationen der Menschen.

Die richtige Wahl ist der weitere Weg.

Ein wenig Geschichte. Wir entwickeln einen modernen Staat, interessieren uns für demokratische Grundsätze, die Grundlage deren ein Staatsmann, ein Staatsoberhaupt darstellt. Wenn wir uns für diese Grundsätze nicht interessieren, wie können wir dann für uns notwendige Gesetze erschaffen? Um eine richtige Wahl zu treffen, muss man wissen, und man weiß dann, wenn man vertraut.

Es gibt auch einen anderen Weg des Erkennens dessen, der den ganzen Staat auf den richtigen Weg führt - die Heimat zu entwickeln. Wenn Menschen ihre Heimat und Mitmenschen lieben und schützen, nimmt alles seine Ordnung. Deswegen gibt es in den modernen Worten viele offenen Antworten. Diejenigen, die ihre Heimat lieben, sind immer für alle offen. Er versteht Menschen und ihr Lebensstil, ihre Anliegen und Wünsche. Diese Menschen gehen denselben Weg, den seine Mitmenschen gehen. Und es gibt in den Staaten so viel von allem, dass es nicht leicht ist, es zu verstehen.

Der Mensch unterstützt andere Menschen und das Volk dieses Staates oder er tut nur so als ob und erschafft dadurch einen widersprüchlichen Raum in den Gedanken der Menschen.

Somit wissen die meisten Menschen in ihrem Inneren alles über sich und Menschen aus ihrer Heimat. Ihnen redet niemand etwas ein, sie wissen einfach, wer ist wer. Es gibt auch diejenigen, die mit etwas oder jemandem unzufrieden sind, und diejenigen, die so ein großes Interesse an der Macht haben, dass sie ständig versuchen, diese zu erobern. Sie unterwerfen ihr ganzes Leben und ihre Ereignisse dessen, dass sie um jeden Preis - ich unterstreiche um jeden Preis - ihr Ziel erreichen. Aber es ist eine andere Geschichte, die nicht sehr interessant dafür aber sehr lehrhaft ist.

Lassen Sie uns zurück zu der Gesundheit des Menschen, zu seinen Organen und Zellen kehren. Wie man weiß, erneuert sich vollständig unser Körper - genauso wie alle Organe. Die Zellen erneuern sich immer wieder in einer bestimmten Reihenfolge, aber die Krankheiten bleiben. Es ergibt sich, dass die vollkommen gesunden Zellen wieder so werden, wie sie früher waren - defekt, wenn sie in das kranke Organ hineingeraten. Es scheint so zu sein, dass in einem oder anderem Organ des Körpers des Menschen das Programm der Krankheit eingelegt ist. Und wenn es wirklich so ist, ist es etwa nicht möglich, dies zu ändern? Aber es scheint, dass es in den meisten Fällen auf dem Zellenniveau des Körpers des Menschen nicht geschieht. Worin liegt der Grund? Offensichtlich gibt es keinen Schlüssel. Wie könnte er aussehen? Vielleicht ist es der Raum der Gedanken des Menschen, der den Schlüssel und die Quelle des Lebens darstellt? Wenn es so ist, muss sich der Mensch zunächst aus dem Inneren heraus ändern, dann ändert sich vieles oder sogar alles rings um ihn herum. Die inneren Veränderungen der Denkweise ändern den inneren Klang der Zellen des Körpers, die Matrix der Organe und somit ändern sie den Status des Kranken - er wird zu einem gesunden Mensch.

Somit sind die Gesundheit und die Krankheit des Menschen - als eine Wahl des Weges - in dem Mechanismus der Gedanken jedes Menschen und in seinem Raum eingelegt. Negative und unselige Gedanken führen zu der Verschlechterung der Ereignisse, der Psyche und als Folge - zum Verlust des Potenzials, sie führen zunächst zum Widerstand der Zellenenergetik und dann - zum Verlust der Selbständigkeit des Körpers, zur Krankheit - das heißt, zur Abhängigkeit. Alles ist wie im Leben, alles ist wie in den Ereignissen des Menschen. Eine erstaunliche Ähnlichkeit, nicht wahr?

Positive Einstellung, geistige Stärke, Sittlichkeit und Meinungsunabhängigkeit führen immer zu einem Ergebnis - zur Gesundheit des Menschen, zur Entwicklung der Wissenschaft. Für wen ist es vorteilhaft? Für Menschen. Und für wen nicht? Für diejenigen, die nicht leben und arbeiten wollen. Wenn der Mensch eine deutliche Position hat, sich auf alle und auf die Welt freut, seine Heimat und seinen Nächsten, ehrliche und offene Menschen, einen jeden und alle im Leben liebt, ist es sehr deutlich an seinem

Raum der Gedanken zu erkennen. Wenn der Raum der Gedanken nicht vorhanden oder sehr reduziert ist, zeigt es, dass der Mensch in erster Linie für sich selbst gefährlich ist und dann wird er für andere Menschen ebenso gefährlich. Die Gefahr liegt darin, dass der Mensch sich um die Wahl bringt und sich keine Mühe gibt, nachzudenken, was eigentlich das Leben und die Schöpfung und was die Zerstörung ist.

Für die menschliche Gesellschaft ist es sehr schwierig, sich auf die vorhandenen Gesetze zu stützen, wenn Menschen in ihrem Inneren eine geistige Leere haben. Es ist bereits nicht wichtig, ob das Gesetz gut oder schlecht ist - labile und unselige Menschen beachten das Gesetz gar nicht.

Die Geistigkeit des Menschen, sein Gedankenraum und sein Wissen setzen den Frieden voraus. Friedliche Menschen werden sich immer einigen, wie sie leben sollen, und sie werden ihre Vereinbarung nicht brechen. Denjenigen, die innere Ruhe, Geistigkeit und ihren Glauben verloren haben, fällt es schwer zu leben. Es ist schwer, die Welt der Menschen aufzubauen und diese zu schützen und zu vergrößern, wenn der Gedankenraum bis zu dem Niveau reduziert ist, auf dem der Mensch nur ans Essen und Schlafen denkt. Es ist sehr schwer für die Menschen, die in ihrem Alltag den Begriff *die Geistigkeit des Lebens* nicht benutzen, die Heimat zu lieben. Der Mensch, der keinen Gedankenraum hat, schließt seinen Geist so tief ab, dass er die Schönheit und Wichtigkeit der Welt, die Stimme Gottes und die Freude der Menschen nicht erkennen kann. Er sieht alles in grauen und dunklen, trüben und traurigen Farben. Alles ist gleich und nicht zu unterscheiden. Das Thema unseres Treffens ist nicht leicht und unser Gespräch ist auch nicht leicht, nicht wahr?

Die Gesundheit des Menschen befindet sich in irgendetwas und irgendwo, wie es sich rausgestellt hat. Davon, in welchem Zustand dieses etwas sich befindet, hängt Ihre Gesundheit sowie die anderer Menschen ab. Unsere Gedanken haben sich als kompliziert entpuppt. Wenn es alles so einfach wäre, hätten Menschen in der ganzen Welt dafür gekämpft, die Gedanken und das Bewusstsein anderer Menschen beeinflussen zu können? Sogar in den Supermärkten sind Waren in einer bestimmten Ordnung in die Regale gelegt, sodass der Mensch mehr kauft, das heißt, mehr Geld ausgibt und somit diejenigen bereichert, die er nie gesehen hat, ohne es sogar gemerkt zu haben. Die Technologien der Beeinflussung des menschlichen Bewusstseins kommen mehr in Schwung und wir alle sollen über die Gedankenfreiheit nachdenken, über die ständig gesprochen wird. Die Gedankenfreiheit könnte sich als ein Mythos herausstellen. Als Folge würden viele Prozesse einfacher und zivilisierter werden, aber es scheint nur so, in Wirklichkeit ist eine große Wand aufgebaut worden. So kann man in seinem Bewusstsein einschlafen und bereits in einer anderen Welt aufwachen.

Freiheit gibt es offensichtlich dort, wo es so einen Raum gibt - es gibt ihn dort wirklich, und Menschen nutzen diesen Raum nicht nur für sich sondern lassen andere

Menschen ihn auch nutzen. Deswegen, wenn Menschen um die Macht kämpfen, ist es offensichtlich der Kampf nicht um die Freiheit sondern eher um die Möglichkeit, andere zu beeinflussen. Wie kann man dafür kämpfen, was es im Inneren des Menschen gibt? Man soll es nicht hindern, wahrscheinlich ist die Grundlage. Da, wo gekämpft wird, wird dem Menschen das Letzte weggenommen, nicht nur das Materielle, aus dem Inneren des Menschen. Dann wird vieles vergessen - von Generation zu Generation - wird überschrieben und auf eine ganz andere Weise präsentiert.

Die Freiheit des Menschen ist der Raum der Gedanken, der Raum, in dem der Mensch das erschafft, was er verwirklichen kann. Wenn es so geschieht, dann ist es Freude und Glück. Es ist doch die Welt der Menschen. Wenn es nicht so ist, was ist dann die Welt - ohne Glück, Freude und Liebe der Menschen? Es ist alles andere, aber keine Welt der Menschen, so kann sie nicht sein. Deswegen, wenn es in der Welt Ungerechtigkeit gibt, jemand klüger und wichtiger ist als die anderen, bewaffnet und bereit ist, zu zerstören, heißt es, dass nicht alles so gut ist, wie es scheint. Gott hat jedem alles für das Leben Notwendige gegeben und wenn der Mensch den Weg der Zerstörung und Eroberung geht, gegen andere Menschen unter einem Motto kämpft, das ihm als Tarnung dient, kämpft er im Grunde genommen mit Gott. Sogar nicht mit Menschen sondern mit Gott, da dieser Mensch, indem er Menschen beeinflusst und steuert, kämpft er mit demjenigen, der Menschen erschaffen hat. Ich wiederhole mich: *der Gedankenraum des Menschen stellt die Lebensgrundlage dar.* Derjenige, der auf die Lebensgrundlage einen Anschlag begeht, fordert denjenigen, der alles erschaffen hat, heraus. Vielleicht aus diesem Grund müssen es manche um jeden Preis - mit allen Mitteln und Methoden - in die Kategorie der „größten" schaffen. Na ja, lassen wir es, das Wichtigste ist der Sinn: *Gott ist der Raum unserer Gedanken und der geistige Anfang des Menschen, in dem jedem Menschen eine Wahlfreiheit zur Verfügung steht - mit allen Menschen zusammen in der Welt zu leben.* Wenn wir alle nach diesem Gesetz des Lebens leben werden, es verstehen werden und es wird allen bekannt sein, wird sich die Welt zum Besten ändern - auf Grund der Veränderung unserer Gedanken in eine bessere Richtung.

Respekt vor einander sät die Güte. Die Aggression gegen einander, gegen diejenigen, die der Mensch nicht kennt - sie alle sind, wie er, Menschen - erzeugt das Böse, das ins Innere des Menschen durchwachsen kann und sich durch verschiedene Krankheiten zum Vorschein bringt.

Daraus kann man folgende Schlüsse ziehen: *unser Leben ist die Welt aller Menschen.* Diejenigen, die wenig sagen und eher etwas unternehmen - sind für das Leben, das heißt - für Menschen. Derjenige, der danach nicht strebt, geht einen anderen Weg - den Weg, der dem Leben und der Entwicklung des Menschen widerspricht.

Lassen Sie uns das Leben und die Welt weiterentwickeln, dabei soll der Mensch eine Schnittstelle darstellen. Ein freier Mensch lebt in Harmonie mit der Welt.

Danke für das Treffen.

22.03.2010

Das Wort und die Information

Auf dem heutigen Treffen werden wir über das Wort sprechen, das im Grunde genommen eine gewöhnliche Information ist. Aber zunächst muss ich sagen, dass nicht jedes Wort eine Information ist. Es gibt ungewöhnliche Wörter. Man kann diese als Wörter, die in sich den Geist des Menschen und die Liebe Gottes tragen, bezeichnen. Obwohl fast jedes Wort von Gott kommt - natürlich wenn Wörter aus der Seele des Menschen kommen. Derjenige, der eine Seele hat, trägt in der Seele die Liebe Gottes, das heißt die Energie, mit deren Hilfe jeder seinen Weg aufbaut, den Weg, auf dem der Mensch die Welt in seinem Inneren sowie um ich herum widerspiegelt.

Also wenn wir über die Information sprechen, muss man sagen, dass diese Texte auch eine Information darstellen, die in sich die Energie der Welt für jeden Menschen trägt. Es gibt darin nichts Ungewöhnliches. Im Text werden Wörter verwendet, die jedem Menschen vertraut sind. Es gibt im Text keine Aufforderung, da ich als der Autor so ein Ziel nicht gestellt habe. Ich habe als ein Mensch in meiner Seele die Liebe zu Gott, ich habe die Energie, die jeden geistigen Menschen fördert, in der materiellen Welt eine materielle Quelle geistiger Herkunft zu erschaffen. Mit anderen Worten, nehme ich diese Texte aus meiner Seele - nicht bei anderen Menschen- ich nehme diese nicht aus verschiedenen Büchern, ich öffne sie in meiner Seele. Daraus folgt, dass die von mir in der Welt geöffnete Information in erster Linie mir als einem Menschen von Nutzen ist. Davon ausgehend kann man meine Position verstehen - mich selbst und andere Menschen nach ihrem Wunsch mit Energie aufzufüllen. Manchmal wird sich der Sinn meiner Information durch das einfache und für jeden Menschen zugängliche Wissen öffnen. Die in den Texten eingelegte Information beinhaltet meine persönliche Sicht der Welt und des Lebens des Menschen. Man kann nicht sagen, dass sie die einzig richtige ist, ich denke, es ist nicht so. Diese Information ist eine der Informationen aus dem Fluss der Entdeckungen der Welt der Menschen durch den Mensch. Diese Information erreicht meistens diejenigen, die bereit sind, sie in ihrem Leben zu hören, ruhig und normal auf sie zu reagieren und diese im Leben anzuwenden.

Dabei muss man das Wichtigste unterstreichen: *der Sinn der Information wird den Raum rings um den Menschen herum ausdehnen, wenn diese glaubwürdig ist und aus der Seele des Menschen kommt.* Oder die Information kann den Raum rings herum und somit den Menschen selbst, seine Ereignisse und seine Gesundheit beeinträchtigen, wenn diese deformiert ist. In erster Linie muss man lernen, sich selbst von der Seite zu sehen, indem man das Gespräch in seinem Inneren sowie das mit anderen Menschen analysiert. Wenn der Mensch eine negative Einstellung hat und das Gespräch mit Menschen auch das Negative in sich trägt, beeinträchtigen diese unmittelbar den Raum rings herum und erschaffen ständiges Unwohl und laufende Hektik und spiegeln diese wider.

In unserer Zeit wird im Fernsehen nur über die negativen Ereignisse erzählt. Viele können es nicht mehr sehen, andere umgekehrt lassen alles liegen und laufen zum Fernseher, um sich Sendungen anzusehen. Es ist nicht mehr wichtig, ob es wahr ist oder nicht, wichtig ist, Folgendes zu verstehen: manche leben einfach ihr Leben, andere können ohne negative Information nicht leben. Die Ernährung ihres Lebens ist Gift, da man sein Leben mit Negativem nicht auffüllen kann, sein Glück sowie das anderer Menschen nicht öffnen kann, den Sinn des Lebens nicht verstehen kann. Es ergibt sich also, dass Menschen sich und ihr Leben mit ihren Gedanken auffüllen, so wie sie es verstehen, ausgehend davon, was sie rings um sie sowie andere herum sehen. Das ist aber nicht immer das richtige und genaue Kennzeichen. Da der Sinn der geistigen Entwicklung das Öffnen der Welt im Inneren des Menschen ist. Von Außen öffnet sich uns nur das, was wir sehen möchten, das, nach dem wir uns streben, das, was uns enttäuscht, obwohl wir darin viel Kraft investiert haben. In Wirklichkeit ist alles sehr einfach: der innere Zustand spiegelt die wichtigste Definition des Lebens des Menschen wider - seinen Willen. Ohne den Willen eines Menschen zu unterdrücken, können Sie das Wichtigste im Leben erreichen - Sie können das Leben verstehen. Man kann vieles wissen, aber dabei nicht verstehen, wofür das ganze Wissen da ist. Aber ausgerechnet das Verstehen des Menschen ist der Schlüssel zum Frieden des Lebens und zu den Ereignissen des Menschen. Deswegen stellen der offene Raum und die friedliche positive Information denselben Sinn, dieselben Informationen dar. Die negative Information, die vom Menschen kommt, bringt mit sich einen ganz anderen Sinn, genauso wie andere Ereignisse und andere Wahrnehmung. In Wirklichkeit ist es schwer, für Menschen mit positiver Information zu negativer zu wechseln und für diejenigen, die negativ eingestellt sind, ist es schwer, zu positiver Einstellung zu wechseln.

Eigentlich bauen sich das Leben und die Ereignisse des Menschen auf der Grundlage der gegebenen Vorstellung und Wahrnehmung auf - genauso wie die Bestätigung, Information - als eine Schnittstelle - die der Mensch in seinem Besitzt hat, wie ein offener innerer Zustand eines jeden und aller. Deswegen zeigt das Negativ meistens, was zu tun ist; man darf über diese Ereignisse nicht nachdenken und in ihre Richtung nicht gehen. Es zeigt, dass das Negativ sich im Inneren des Menschen befindet und kann - durch Bildkonstruktionen des Bewusstseins des Menschen, durch die Schnittstelle und den Schwerpunkt - die Information - irreparablen Schaden dem Menschen und der Gesellschaft zufügen. Dysbalance und Verschlossenheit der Menschen, ihre falsche Einstellungen - nach außen sind sie bereit, allen zu helfen und alle zu retten, und innerlich sind sie leer - führen Menschen zu Dramen und Katastrophen verschiedener Größen. Der Abzugshahn im Inneren des Menschen bedeutet, der Mensch wünscht sich den Weg zu gehen - oder geht bereits - auf dem er kein einfacher gewöhnlicher Mensch ist sondern jemand, der höher und klüger als andere ist oder so was ähnliches. Abkehr vom menschlichen Wesen bedeutet den Abgang von seinem Inneren und somit von Gott und äußerlich - von Menschen. In diesem Fall ist die Informationskarkasse dermaßen deformiert, dass es schwer ist zu verstehen, wo der Mensch ist, es ist schwer, normale und ruhige Gedanken zu finden - die Gedanken der Kreativität und Harmonie, die Gedanken über die Welt, Gott, über den Menschen und über sich selbst.

In letzter Zeit geschieht im Leben viel Merkwürdiges und es gibt viele Deformationen. Das Informationsfeld ist überlastet mit Deformationen und verschiedenen Energieausbrüchen, aber heutzutage ist ausgerechnet Information die Energie, die fähig ist, allen Menschen wirklich zu helfen. Denken Sie nach, wozu gibt es Mobilfunk, Fernsehen, Internet? Wozu verbreiten sich verschiedene Informationen mit so einer Geschwindigkeit? Wir haben uns soweit entwickelt, dass die Information sich wirklich mehr und mehr materialisiert. Und wir - Menschen - stützen uns wirklich auf sie. Das heißt, dass die Reinheit der Information am Wichtigsten ist. *Die Information ist die Widerspiegelung unserer inneren* Welt. Wir nähern uns durch die Information zu der Einheitlichkeit des Wortes und der Handlung. Und wir können durch die Einheitlichkeit des Wortes die Einheitlichkeit der Information erreichen, die im Grunde genommen die riesige Welt der zwischenmenschlichen Beziehungen öffnet.

Wissen Sie, im Anschluss unseres Treffens möchte ich mich bei Ihnen bedanken, da dank Ihrer Anwesenheit und Teilnahme verschiedene Informationen tiefgründiger Ebene über die Struktur der zwischenmenschlichen Beziehungen und des Raums, darüber, wer was in seinem Inneren sowie mit sich trägt, geöffnet wurden. Es wurde ebenso klar, wer was anderen Menschen gibt.

Lassen Sie uns alles langsam angehen, lassen Sie uns, uns mit Leben erfüllen, mit dem Leben, das Gott für jeden Menschen erschaffen hat. Derjenige, der in seinem Inneren mit der Liebe der Welt gefüllt ist, ist fähig, anderen zu helfen. Jeder von uns sucht im Leben nach seinem Weg, aus diesem Grund stellen unsere Treffen ein Anlass zum Überlegen dar.

Danke für das Treffen.

17.05.2010

KAPITEL 6
DIE ENERGIE DES MENSCHEN

Die Information im Leben des Menschen

Auf dem heutigen Treffen werden wir unser Gespräch über die Information des Menschen fortsetzen. Sie sollen verstehen, dass wir es nicht vorhaben, die ganze Information umzufassen, wir möchten nur eine aus vielen Richtungen der gegenseitigen Wirkung zwischen dem Menschen und der Welt betrachten. Deswegen sind die hier aufgeführten Themen und Erklärungen, Beispiele und Technologien nur ein kleiner Teil dessen, was der Mensch in seiner Seele dank dem Glauben an Gott öffnen kann. Da ohne Glauben des Menschen sich der Geist in der Seele des Menschen nicht öffnen kann und somit gibt es in der Welt keine Fortbewegung zum eigenen Wohl sowie zu dem anderen Menschen, wobei die Güte das Licht des Weges des Menschen ist.

Gott ist alles, die offene Technologie der Rettung durch den Menschen ist eine der Erscheinungsformen der Zugehörigkeit des Menschen zu Gott. Deswegen wenn man die Information in seinem Leben betrachtet, betrachtet man den Raum um sich herum und jeden Menschen, dessen Wille das Wichtigste ist. Das Brechen des Willens ist das Brechen der von Gott erschaffenen Gesetze. Demzufolge spiegelt die von uns in unserem Leben erschaffene Information unmittelbar den Zustand unserer Seele wider und zeigt den realen Sachstand und unsere Absichten. Sie zeigt ebenso die Handlungen durch unsere gesagten Wörter, das heißt unsere geäußerten Gedanken, die Gedanken darüber, worüber wir nachdenken, was wir vorhaben zu tun. Somit verleihen wir verschiedener Information in unserem Inneren sowie rings um uns herum durch unsere Gedanken und Wörter einen bestimmten Status, der wiederum die Parameter unseres Lebens, unserer Ereignisse und unseres Weges bestimmt. Dadurch wird auch unser Leben verständlicher; positive Energie und Ladung mit Güte spiegeln das Leben des Menschen auf eine verständliche Weise wider. Eine negative Ladung und die dadurch erschaffene Energie tragen das Böse in sich, das sich auf alle rings herum verbreitet.

Unsere Handlungen, Gedanken und Wörter tragen einen Informationskern in sich. Diese Information deckt nachgehend riesige Flächen des Raums der Menschen. Deswegen darf man nicht einfach vorbei gehen oder hinweg sehen, wenn nebenan die Quelle des Bösen ist, da die Vibration dieses Bösen sich auf großen Flächen verbreitet. Vielleicht deswegen tragen verschiedene Zerstörungssysteme ins Leben und in die Ereignisse sowie in die Gesundheit des Menschen Unwohl und Krankheiten, da deren Wesen die Zerstörung ist. Vielleicht deswegen werden die Aggression und Wut der Menschen zum Übel für alle, zum Übel, das alle Menschen, die vorbeigehen, an sich reißt. Das Übel kann anders nicht, es muss sich an den Menschen kleben, es ist seine Aufgabe. Und nur eins kann das Übel ändern - der Sieg, der in sich die Befreiung trägt, in deren Inneren es die Güte gibt. Was ist die Güte?

Die Güte ist Nichtverletzung des Willens jedes Menschen.

Ausgerechnet die Güte spiegelt das Leben eines jeden und aller wider.
Die Güte ist das Licht im Inneren der menschlichen Seele.

Die Güte ist der Helfer des Geistes des Menschen, der in seinen Händen die Liebe zu allen Lebewesen und zu allem, was uns umgibt, trägt; die Liebe, in deren Inneren es die Quelle des Lebens jedes Menschen gibt.

Die Quelle des Lebens aller Menschen sind Gott, sein Raum des Lebens, die Welt in unserem Inneren und rings um uns herum.

Gott ist einheitlich und unzerteilbar, Gott ist unzerstörbar, deswegen gibt es nur eine Welt für ihn. Für uns - Menschen - gibt es zwei Welten - die innere und äußere. Derjenige, der nach gutem Glauben, im Einklang mit sich selbst und seiner inneren Welt und seiner Seele, im Einklang mit Gott lebt, wurde in der inneren Welt geboren, um die äußere Welt zu öffnen und mit der inneren zu verbinden, der Welt, in der wir alle für Gott gleichberechtigt sind.

Deswegen erschaffen Menschen Staaten und Gesetze, um nicht nur den erschaffenen Gesetzen gewachsen zu sein, sondern um zu leben und in ihrem physischen Leben durch die Seele, Gedanken, Wörter und Handlungen Gott zu erreichen und somit in ihrem äußeren Leben ihr inneres geistiges und göttliches Leben widerzuspiegeln.

In diesem Zusammenhang sind die Wörter, die der Mensch ausspricht, die Handlungen und Taten des Menschen die Leiter der erschaffenen Information auf der Erde unter allen Menschen. Deformation der Information fügt riesigen Schaden der ganzen Menschheit zu und somit trägt jeder Mensch Verluste. Die Informationsunstimmigkeit erzeugt alle Konflikte in der Welt und zieht mehr und mehr betrogene Menschen unter ihr Banner heran, somit provoziert sie um den Menschen herum, in seiner Gesundheit, in der Natur und im Universum eine Gegenreaktion des Schutzes gegen des Menschen selbst, der aus verschiedenen Gründen nicht den Weg der Schöpfung sondern den Weg der Zerstörung geht. Die Verleugnung von allem Lebenden und Gutherzigen im wahren Sinne des Wortes schwebt in der Luft um den Menschen herum und scheint dem Menschen die Möglichkeit zu geben, noch Mal in sich zu gucken und alles zu ändern, da die Güte nur durch die Güte, das Positive erschaffen werden kann, das Andere wird durch das Andere aufgedrungen.

Deswegen hat die Ihnen angebotene Information die Aufgabe, nicht nur jemandem etwas zu unterrichten, sondern spiegelt eine ganz einfache Aufgabe wider - dem Menschen eine der Richtungen der Auswertung des Lebens des Menschen sowie der Ereignisse von der Seitenposition zu zeigen, damit der Mensch selbst den Zustand seiner Seele verstehen kann, damit er zu seinem Zuhause - seiner Seele - wieder finden kann, der Seele, die eine Möglichkeit bittet, direkt mit demjenigen zu kommunizieren, der alles erschaffen hat. Es ist die Aufgabe des Menschen in seinem Leben. Die Aufgabe des Menschen ist es nicht, reich zu werden, obwohl es auch von Nutzen ist, die Aufgabe des Menschen ist es, nicht arm zu sein, es braucht kein Mensch. Man soll sich von denjenigen fernhalten, die behaupten, dass der Mensch kein Geld braucht, da sie ihre falschen Ziele verfolgen und deswegen Menschen durch Lügen in den Bann ziehen. Man soll wahrscheinlich in seinem Inneren den Zustand der Ruhe und Harmonie und im äußeren Leben den Zustand des Gleichgewichts erreichen. Dieser Zustand wird den Menschen direkt zu seinem Zuhause - seiner Seele, in der es immer Gott gibt - führen. Deswegen wird die angegebene Information in Themen im ruhigen Seelenzustand dargelegt, der der Seele jedes Menschen entspricht und vom Menschen völlig verstanden und begrüßt wird.

In diesem Sinne möchte ich unser Treffen beenden.

Darf ich eine Frage stellen?

Ja, natürlich.

Sie beraten Menschen, führen Sie auch Behandlungen durch, machen Sie auch Schulungen der Technologien und wie kann man es lernen?

Nein, ich mache so was nicht, ich treffe mich mit Menschen und freue mich auf jeden einzelnen Menschen. Ich führe keine Seminare bezüglich Technologien, da jeder Mensch alles in seiner Seele, in seinem Zuhause hat, dort, wo jeder, der diesen Weg geht, mit Gott sprechen kann. Ich treffe mich mit Menschen als ein Mensch, als einer von Ihnen, und ich denke, meine Aufgabe liegt darin, das Verstehen dessen zu öffnen, was der Mensch heute bereits hat, ohne etwas zu verkomplizieren, da es für mich eine Lüge bedeuten würde. Ich möchte alles auf eine natürliche Weise betrachten und dadurch den Menschen zu seiner Seele führen.

Was Schüler betrifft, sage ich Folgendes: meiner Meinung nach ist es eine Lehre und ich bin nicht derjenige, der sie erschafft; die beste Lehre ist das Leben selbst, und der Lehrer des Lebens ist seine Quelle - Gott. Und wenn Gott es so will, muss natürlich die Lehre erschaffen und Schüler gewonnen sowie diese Lehre verbreitet werden. Da es aber der Wille für das Öffnen der Quelle des Lebens gibt, kann jeder Interessent durch seine Seele und in seiner Seele zu der Quelle des Lebens durch seinen reinen und der Liebe geöffneten Glauben näher kommen. In dem Fall kann ich höchstwahrscheinlich als ein Leiter, aber auf keinen Fall als Lehrer oder etwas Ähnliches dienen, da hier die Definition selbst den Menschen in seinem Leben begrenzt. Und wie kann derjenige, der selbst eingeschränkt ist, andere belehren? Einschränkungen betreffen die innere Welt des Menschen. Können Menschen einen Menschen für den Lehrer der Menschen erklären? Nein, aber Gott. Aber Gott macht so was nicht. Er öffnet das Leben dem Menschen durch Freude und Liebe. Der liebende Mensch hat ein wirklich vollwertiges Leben. Lassen Sie uns in Freude, mit Liebe und Güte leben und dabei unsere gemeinsame Welt und unser gemeinsames Haus nicht vergessen.

Lassen Sie uns, uns selbst und andere nicht einschränken, lassen Sie uns durch unsere Gedanken und Wörter, durch unsere Handlungen Kreativität und keine Einschränkungen widerspiegeln. Deswegen liegt meine Aufgabe, denke ich, darin, ein Mensch und nicht jemand anders zu sein, und einen für einen Menschen verständlichen Status zu haben. Dann, wenn es Schüler gibt, tragen sie das Leben, das jeder hat, vielleicht die Lehre über das Leben, die nicht jeder von uns erschaffen konnte. Das Leben wurde von Gott erschaffen und jeder von uns kann daran teilnehmen - durch sein Leben. Durch das Leben, in dem die Güte und die Liebe zu Menschen, zu Gott, zu allen Lebewesen, die uns umgeben, widergespiegelt sind. Dann können das Verständnis und die Wirklichkeit unserer Treffen sowie unsere Unterhaltung durch unsere Seele, durch die Technologien und Heilung der Seele und des Körpers widergespiegelt werden. Unsere Seelen können durch unsere Treffen widergespiegelt werden - in Bezug auf das Öffnen der Lebensquelle - Gott, der immer in allen und in allem ist - und nicht in Bezug auf unsere Wichtigkeit. Derjenige, der all das sehen und berühren kann, kann offensichtlich sein Zuhause in seinem Inneren spüren, zu dem er zurückgekehrt ist und somit sich durch seinen Glauben und sein Verständnis Gott entgegen geöffnet hat.

Danke Ihnen für die Frage, Danke für das Treffen.

19.05.2010

Die Wahrnehmung der Information

Auf dem heutigen Treffen versuchen wir, für eine kurze Zeit in die innere Welt des Menschen hineinzuschauen. In unsere Welt, in der man im Grunde genommen, ohne sich anzustrengen, wie auf einem Film sehen kann, wie in unserem Inneren die Ereignisse unseres Lebens aufgebaut werden. Viele von diesen Ereignissen sind nötig und sogar unerlässlich, viele werden nicht gebraucht und sind manchmal sogar gefährlich. Allerdings ist es sehr angenehm, dass uns im Leben alles gelingt - wir fühlen uns sehr wohl dabei. Wenn aber uns etwas nicht gelingt und läuft nicht so, wie wir uns gewünscht haben, fühlen wir uns unwohl.

Also am meisten ist es für uns interessant, wie auf diesem Film oder auf unserem inneren Weg alle diese Ereignisse erscheinen. Kann es sein, dass die meisten von ihnen wir selbst erschaffen - durch unsere Laune und die Wahrnehmung des Lebens, der Menschen, der Welt und das Wichtigste durch die Wahrnehmung von Gott? Es ist offensichtlich, dass es genauso geschieht. Wir selbst ziehen auf unseren inneren Weg das heran, worüber wir denken und was wir uns wünschen, das es in unserem Leben passiert. Es erklärt vieles, wir warten in unserem Inneren darauf, dass es alles gut wird. Dieses Ereignis ist äußerlich noch nicht gebildet, aber innerlich ist es bereits zusammengebaut und geformt, deswegen wird dieses Ereignis von sich wissen lassen und sich in unserem Leben verwirklichen.

Was ist dann damit, was sich in den Ereignissen widerspiegelt, was uns nichts nützt, was wir nicht sehen und darüber nicht wissen wollen, was für uns alle schädlich ist? Lassen Sie uns es auch betrachten. Vielleicht sind es unsere Ängste oder unsere Unsicherheit, die die sinnlose und negative Information in unser Leben einziehen? Vielleicht sind es andere Menschen und deren Ereignisse? Vielleicht sind es zum größten Teil doch wir, und wir brauchen es wirklich? Ja, es ist Stress, aber wir selbst haben ihn als eine Information in unsere Ereignisse hineingezogen und ihn für uns geöffnet, um in uns zum Beispiel neue Eigenschaften oder andere Richtungen zu entdecken. Vielleicht haben wir es aus Unwissen getan, vielleicht nach dem Bild, das wir uns früher gar nicht vorstellen konnten, dass es ausgerechnet so ist und nicht anders. Es ergibt sich, dass man sich selbst und andere Menschen sowie die Umstände im Leben beachten muss, um das, was wir in unserem Inneren erst erschaffen und dann als unsere Ereignisse in unserem Leben haben, verstehen und auswerten zu können.

Der innere Film ist eine besondere, in Bezug auf die Qualität, Energie, die Energie sehr großer Kraft und Konzentration, die Energie, die fähig ist, verschiedene Bilder der Menschen, der Natur, der Ereignisse nicht nur zu tragen sondern auch zum Vorschein zu bringen und somit unsere Reaktion auf das eine oder andere Ereignis in unserem Leben widerzuspiegeln.

Es ist sehr interessant, in diesem Zusammenhang das Wachstum des Bewusstseins des Menschen sowie seine Erfindungen solche wie Radio, Fernsehen und Internet, zu betrachten. Fernübertragung der Stimme: man sieht ein reales Gespräch aus einer Entfernung dank einem Sendegerät, dabei ist der Prozess der Unterhaltung, Einstellung und Übermittlung sehr einfach. Interessant sind historische antike Weltarchitekturdenkmäler, aber in dem Fall ist es eine andere Übermittlungsform, sehr global, und das unterscheidet diese von unserer Übermittlungsform: die gleiche Vorgehensweise und die gleiche Seele, aber eine ganz andere Welle.

Auf diese Weise geschieht es auch in unserem Inneren - es gibt Ebenen, auf denen wir denselben Weg öffnen, aber auf eine andere Weise. Ein Magnetfilm ist ein direkter, verständlicher und ideologischer Weg. Eine digitale CD ist eine progressive und freie Gesellschaft, neue Informationstechnologien, Nähe zu Natur bei den Verhandlungen bezüglich globaler und seriöser Projekte. Deswegen spielen unsere Reaktion, Wahrnehmung und besonders Einstellung eine wichtige Rolle im Aufbau des inneren Weges, der sich in den äußeren alltäglichen Ereignissen widerspiegelt. Hektik und Aufregung im Leben geben uns keine Möglichkeit und keine Zeit, um die inneren Programme und Informationen zu entschlüsseln. Diese kann den Menschen in eine Sackgasse führen und führt, in der sich der Mensch endgültig verfängt und sich in seinen Lebensereignissen verliert.

Ruhe und Vernunft fördern die Norm der Ereignisse und des Lebens des Menschen. Hektik fördert Unstabilität. Noch Mal: *der innere Weg ist auf jeden Fall eine Energie.* Diese Energie kann positiv oder negativ geladen werden. Und es ist wirklich sehr gut. Wenn das Positive fehlt, fängt es an, durch die innere Energie ins Leben einzutreten. Wenn der Mensch einschläft, wenn ihm etwas unklar ist - weckt ihn die negative Ladung - die Energie, und er sieht die Welt mit anderen Augen, er fängt an, die Sachen zu verstehen, die ihm früher nicht gelungen sind. Deswegen sind beide Energien sehr nützlich im Leben. Wenn Menschen sich aber hetzen, klebt sich die Energie an verschiedene Ereignisse und es führt zu Diskomfort im Leben, und das an sich ist nicht gut. Warum sind schlechte Ereignisse wie ein Klumpen? Weil die Ereignisse sich aneinander geklebt haben und den Abfluss der Energie des Lebens und der Ereignisse hindern.

Sein Sie vernünftig und ruhig, seien Sie aufmerksam und rücksichtsvoll in Bezug auf sich selbst und andere Menschen, und alles, was Sie in Ihrem Inneren geplant haben, wird sich leicht verwirklichen und Ihr Leben mit Harmonie auffüllen.
Ich bedanke mich bei Ihnen.
09.07.2010

Information als Partikel, die wir sehen oder nicht sehen, aber uns vorstellen

Auf dem heutigen Treffen werden wir darüber sprechen, worüber Menschen oft sprechen, darüber, dass wenn bestimmte Partikel mit bestimmter Geschwindigkeit in Gang gesetzt werden, können wir offensichtlich eine gesteuerte Explosion bekommen, in dem wir die Materie Gottes öffnen werden. Was ist für Menschen die Materie Gottes im gewohnten Sinne? Wahrscheinlich ist es alles, was uns umgibt, mit anderen Worten, die Welt rings um uns herum, die wir innerlich sehen und spüren und, natürlich, ein Teil der Welt, den wir äußerlich, physisch mit Augen sehen können. Wie sieht das Bild in Wirklichkeit aus und ob man das gewünschte Ergebnis unter Bedingung bestimmter Geschwindigkeit verschiedener Partikel erreichen kann? Ist es interessant, ob die Welt sich bewegt oder nicht? Wo wohnt Gott, weiß er, wie jeder von uns und wir alle leben? Wenn die Partikel die Materie Gottes geöffnet haben, wie können wir - Menschen - sicher sein, dass es wirklich die Materie ist? Wer sagt uns das?

Viele Treffen unterscheiden sich von einander, und es ist kein Wunder, da der Mensch die Welt aus verschiedenen Blickwinkeln sieht, die Welt ist im Grunde genommen die Materie Gottes, aber Menschen sollen es selbst begreifen. Was ergibt sich also, was öffnen uns die den Anlauf genommenen Partikel - alles oder nichts? Wie man es nimmt. Wenn man die Partikel zu einer bestimmten Geschwindigkeit bringt und dabei irgendwie in Einklang und Gleichgewicht bringt, öffnet sich vor uns das volle Bild der ganzen Welt, das heißt die Materie Gottes, das heißt wiederum unser Leben.

Wie kann man die Energie des Menschen aufnehmen, um diese darauf zu richten, Lebensaufgaben positiv aufzulösen? Offensichtlich muss eine innere Einstellung erschaffen werden, die eine physische Geschwindigkeit des Menschen besitzt, und seine Aufmerksamkeit auf dem inneren Zustand der Seele und ihren Aufgaben fokussiert. Mit anderen Worten muss man dem Menschen anhand eines praktischen Beispiels seine, sagen wir, Krankheit erklären und dabei sagen, dass alles gut wird und im Inneren des Menschen seine Energie öffnen, die er aus verschiedenen Gründen vergessen hat. Wenn der Mensch eine richtige Einstellung und eine innere unendliche Lebensenergie hat und dabei weiß, wohin er gehen muss, wird er unbedingt gesund bleiben. Wenn man in seinem Inneren die Energie Gottes hat - die Energie der Liebe im Leben jedes Menschen - wie kann er krank werden? Es kann einfach nicht sein. Es kann auch anders sein, wenn diese Energie fehlt.

Genauso geschieht es auch mit Partikel: wenn Menschen diese beschleunigen, können Menschen in einen bestimmten Raum reinschauen, um die ganze Welt sehen zu können. Wie kann man die Welt von Außen sehen und sie mit seinen Vibrationen in Einklang bringen? Der innere Zustand und die inneren Prozesse der Partikel stimmen mit denen unseres Körpers überein.

Wen suchen wir in der Welt? Natürlich sich selbst, da wir in uns selbst Gott sehen können. Können äußere physische Handlungen und Geschwindigkeiten uns helfen, die Welt zu sehen ohne die innere Welt geöffnet zu haben? Natürlich, nicht. Warum haben Menschen im Leben Schwierigkeiten, warum werden sie krank, warum verlieren sie Liebe und Lebensfreude? Lassen Sie uns betrachten, wie es geschieht.

Der Mensch hat sich in seinem Inneren äußere Bequemlichkeiten, ein Haus, Komfort gewünscht - all das, was man als Wohlstand im Leben und in den Ereignissen jedes Menschen bezeichnet. Na und? Der Mensch hat das alles zu einem bestimmten Moment erreicht und was nun? Es ist schwer für den Menschen sich zu orientieren, er hat alles, was er sich gewünscht hat, erreicht. Er hat gar keinen Wunsch, noch weitere Aufgaben zu stellen; sogar wenn er dies doch macht, wird er aus unverständlichen Gründen sehr lange brauchen, diese Aufgaben zu lösen. Warum fühlt man sich eher schwer als leicht? Wo ist die Zeit im Leben des Menschen, die es geben sollte, da sobald der Mensch das Haus und den Wohlstand gebaut hat, sollte es auch mehr Zeit geben und es ist nicht so?

Die Einstellung des Menschen in Bezug auf seine innere Welt und seine Definition der Welt sind der Schlüssel zur Lösung. Das Äußere, das Materielle darf nicht das Wichtigste im Leben des Menschen sein und die Energie des Menschen an sich ziehen.

Der Mensch hat das alles wegen Bequemlichkeiten erschaffen und nicht wegen Arbeit, die er von Tag bis Nacht machen soll.

Die innere Welt und ihre Erweiterung erschaffen das für das Leben des Menschen erforderliche Wohl und Komfort, dabei stören sie den Menschen nicht, genauso sperren sie seine Welt und seine Einstellung in Bezug auf Leben nicht - eine natürliche Sicht auf die Denkweise, Beziehungen, Einstellung und Bestimmungen. Dadurch erfüllt sich der Mensch, wenn er in sein Zuhause zurückkehrt, er vergeudet sich nicht, er füllt sich mit Freude des Lebens und mit Kleinmut unendlicher schwerer Arbeit und Sorge auf. Es ist offensichtlich nicht alles einfach, aber man soll es auch nicht verkomplizieren. Warum muss man sagen und für sich entscheiden, dass alles schlecht ist; vielleicht lohnt es sich, sich anders einzustellen, um die Welt mit anderen Augen zu sehen und zu verstehen, dass alles im Leben gut ist? Lebe und freue dich! Unsere Einstellung bestimmt viel in unserem Leben. Unser innerer Zustand bringt alles auf seinen Platz.

Die Partikel rings um uns herum sind so klein, dass nicht jedes Gerät diese sehen kann. Aber wie ist das reale Bild der Umwelt? Wir können es immer sehen, besonders dann, wenn wir ruhig sind. Wie hoch ist die Geschwindigkeit der Partikel, die uns umgeben? Wenn wir innerlich ruhig sind, können wir durch diese die ganze Welt sehen, wir können die Welt verstehen und sie kann uns verstehen. Wenn wir die Welt verstehen, ist ihre Information für uns offen.

Seien Sie ruhig und freudenvoll, seien Sie erfüllt und verlieren Sie nicht den Wunsch, sich selbst und anderen Menschen zu helfen, es ist die Hauptaufgabe und Hauptqualität des Lebens des Menschen. Die Unfähigkeit anderen zu helfen ist die innere Entfernung von der Lösung der Aufgaben im Leben des Menschen. Um sich modern auszudrücken - ungelöste Hemmungen. Befreien Sie sich von denen und Sie werden sich als ein Mensch Ihrem Leben und der Welt anderer Menschen öffnen.
Ich bedanke mich bei Ihnen für das Treffen.
26.07.2010

Die Energie des Lebens ist die Energie des Menschen

Auf dem heutigen Treffen werden wir über die Energie des Lebens - die Energie unseres Körpers - sprechen. Auf den anderen Treffen haben wir bereits viel über die Energien gesprochen, sie alle sind verschieden und interessant, einfach und kompliziert, die, die vieles öffnen, und die, die nur eine Bewegungsrichtung zeigen. Unser heutiges Gespräch ist nicht weniger interessant als die vorherigen.

Wie ist es denn möglich, dass ein Mensch alles im Inneren eines anderen Menschen dank seiner inneren Sehkraft sehen kann, und ein anderer nichts außer dem Äußeren sehen kann und darüber manchmal nichts sagen kann? Offensichtlich, gibt es im Körper des Menschen, in seiner inneren sowie äußeren Welt die Lebensenergie, die den Menschen beschützt - die Gedanken des Menschen, seine Zellen, Organe und seinen inneren Zustand. Aus diesem Grund können Menschen das, was es in ihrem Inneren sowie in dem anderer Menschen gibt, nicht sehen. Vielleicht ist es noch einfacher: Menschen sollen nicht wissen, was es im Inneren anderer Menschen gibt, deswegen können sie in diese Richtung nicht sehen. Sie leben ihr Leben, sie nutzen erfundene physische instrumentale Geräte und sind mit dem gängigen System zufrieden.

Vielleicht ist es aber nicht so? Es ist im Moment schwierig, diese Frage zu beantworten. Offensichtlich muss noch Zeit vergehen, dann wird sich alles Notwenige zeigen. Und jetzt sprechen wir kurz darüber, was es im Inneren sowie im Äußeren gibt. Aber die Frage ist, wie man das alles sehen kann? Es ergibt sich, dass die Energie, die den Körper und die innere Welt des Menschen beschützt, eine einheitliche Energie ist. Und der Mensch selbst erschafft diese Energie in seinem Inneren, dort, wo seine Gedanken entstehen. Und zusammen mit diesen Gedanken entsteht die Schutzenergie des Menschen - anders kann man diese nicht nennen. Warum muss diese Energie den Menschen beschützen? Ist der Mensch in Gefahr? Wahrscheinlich nicht. Es ist eine Schutzenergie, weil sie die Ganzheitlichkeit des Körpers, der Gedanken und des Zustandes des Menschen bewahrt und schützt. Wenn Sie mich fragen würden, ob es einen Eingang in den Körper des Menschen gibt und ob der Zustand des Menschen - der psychische, physische, emotionale und energetische - vielleicht von dieser Energie abhängig ist, würde die Antwort lauten: natürlich, ja.

Eine offene Seele, die Reinheit der Gedanken und ein gutes Herz füllen die Energie des Menschen auf, die Energie, die nicht nur auffüllen und schützen wird sondern auch dem Menschen in seinem Leben sowie in seinen Handlungen helfen sowie Hilfe für andere Menschen fördern. Wut, Aggression, negative Energie fördern die Minderung der Energie und führen zu einem Gegenergebnis, sie führen zu Einsamkeit, Ärger und als Folge in vielen Fällen - zur Krankheit des Menschen, und nicht unbedingt zu einer physischen - es kann auch eine psychische Krankheit sein.

Es ergibt sich, dass die Gutartigkeit des Menschen der gegebenen Energie die Tür durch die Hilfe für Menschen öffnet. Die menschliche Wut öffnet auch die Tür dieser Energie - unabhängig vom Menschen selbst - aber auf eine andere Weise: sie öffnet die Tür Problemen, schlechter Laune und dem, was sich als problematisch bezeichnen lässt, obwohl es eigentlich gut laufen sollte.

Also lassen Sie uns annehmen, dass es einen Eingang in den Körper des Menschen gibt - durch seine Energie, die Energie, die im Alltagsleben in dem Inneren des Menschen sowie rings um ihn herum wie ein Spiegel aussieht. Deswegen sehen Menschen nichts außer sich selbst und ihrer Gedanken, wenn sie gucken, dann hören sie auf zu gucken und darauf zu achten. In Wirklichkeit ist es eine Schutzfunktion der Energie des

Körpers und des Menschen selbst. Wenn es einen Eingang gibt, kann man, natürlich, die innere Welt des Menschen mit ihren Hauptaufgaben und mit entstandenen, in der Regel ungelösten veralteten Problemen, sehen.

Die innere Welt des Menschen ist riesig und kompliziert, sie sehen zu können ist nicht einfach, wie es zu scheinen mag. Aus dem, was Menschen in der Außenwelt physisch sehen, ist nur ein kleiner Teil der inneren Welt, in der es riesige, einfach kolossale Vorräte der Lebensenergie des Menschen verborgen sind.

Wie die Erde in ihrem Inneren große Schätze bewahrt, so auch der Mensch in seinem Inneren einen wertvollen Schatz hat - sein *Leben*, das Leben, das sich vollständig durch die Energie der Gedanken und der inneren Welt des Menschen öffnet.

Man muss auch unbedingt erwähnen, dass wenn Menschen böse sind, wenn sie gegen Menschen - und in Wirklichkeit gegen sich selbst in ihrem Inneren - aggressiv sind und in sich eine große Tiefe in Form einer Beleidigung in Bezug auf etwas oder jemanden haben, verlieren sie die Kraft der Lebensenergie dadurch, dass sie, zum einen, diese mit Freude und Hilfe für Menschen nicht auffüllen und, zum anderen, diese einfach verschwenden. Wenn man solche Menschen fragt, wofür sie ihre Energie im Laufe eines Jahres ausgegeben haben, was Gutes und Nützliches sie getan haben, fällt es manchen wirklich schwer, diese Frage zu beantworten, da sie wirklich nicht wissen, wo diese Energie hin ist und was sie jetzt machen sollen.

Um unser Gespräch fortzusetzen, muss man über die Lebensenergie eines ganzen Volkes etwas sagen. Menschen können durch Freude am Leben aufgefüllt werden. Oder sie können durch verschiedene Katastrophen und schöne Leitsätze, die keinen Sinn haben, ausgeleert werden. Somit wird die ganze Energie den Menschen und dem Staat auf einige Zeit weggenommen.

Also, die negativ aufgeladene Energie des Menschen zieht eine ähnliche Energie an sich an, die sich noch stärker an den Spiegel des Körpers des Menschen klebt. Es können bei dem Menschen gesundheitliche Probleme entstehen, sie können weiter in die innere Welt des Menschen eindringen und somit ihm eine Offenwunde zufügen. Dies kann dazu führen, dass im Inneren des Menschen Aggressionen, Negativ, Unwohl entstehen, und all das kann schlimmer sein als Krankheiten. Krankheiten kann man heilen, Ankleben muss man sehen können, man muss mit dem Menschen sprechen und kommunizieren, um eine innere Deformation korrigieren zu können, und das muss man sehen, wissen und spüren können.

Es ergibt sich auf der Grundlage des Gesagten, dass Freude im Inneren des Menschen sich vermehrt und verstärkt um das Vielfache, sodass es für alle Menschen reicht, so groß ist die innere Welt des Menschen. Es reicht manchmal eine Krankheit, damit der ganze Körper krank wird. Es ist wünschenswert, dass es umgekehrt wäre, aber es geschieht leider nicht immer so, wie der Mensch sich wünscht. Also es kommt aus dem

Inneren des Menschen etwas Gutes und weniger Gutes und füllt die Außenwelt mit Freude auf oder verschmutzt sie mit Problemen und Negativ. Deswegen sieht die Energie des Menschen wie ein Spiegel aus - im Inneren und außerhalb. Wenn der Spiegel sauber ist, zeigt es auf einen bestimmten Zustand der Gedanken und des Körpers. Wenn der Spiegel schmutzig ist - ja, ja, Sie haben sich nicht verhört - schmutzig, zeigt es darauf, dass im Inneren des Menschen gerade ein Ankleben stattfindet und dadurch im Leben und in den Ereignissen des Menschen Krankheiten entstehen. Der Mensch beteiligt sich daran und trägt dafür die Verantwortung, in erster Linie vor sich selbst. Wir führen ein interessantes Gespräch, es gefällt mir, ich habe viel Gutes und Nützliches erfahren. Aber wir müssen zu Ende kommen, lassen Sie uns das Gesagte analysieren und uns noch mal treffen. O.K.?

Ich bedanke mich bei Ihnen für das Treffen. Ich wünsche Ihnen mehr Freude und positive Erlebnisse im Leben, alles Gute.

27.08.2010

Die Energie des Menschen ist die Energie der Welt

Ich möchte das Gespräch über die Energie des Menschen, über seine innere Welt, über Spiegel fortsetzen.

Die innere Welt des Menschen ist individuell, obwohl alle Menschen im Prinzip gleich sind. Menschen sind einander durch ihr Leben, verschiedene Situationen, ihre Einstellung bezüglich sich selbst, andere Menschen, die Welt und Ereignisse ähnlich; sie sind sich durch den Glauben an Gott, Beachtung ihrer Seele sowie der anderen Menschen ähnlich. Aber die innere Welt und unsere Individualität öffnen uns als eine Persönlichkeit, als einen Menschen. Ausgerechnet unsere innere Welt macht es uns möglich, den Unterschied zu merken, den wir alle in unseren Spiegeln sowie in denen anderer Menschen sehen, den wir in der Welt sehen, in der Welt, die den Dauerimpuls, der von uns und unseren Körpern sowie von unseren Zellen und Gedanken ausgeht, widerspiegelt. Wenn Menschen den richtigen Schritt nicht machen, wird alles Schöne und Wichtige, was uns umgibt, zum Alltag, es wird uninteressant und langweilig sein.

Erinnern Sie sich an sich selbst oder schauen Sie sich von der Seite an: Sie sind jung und schön, aber einsam und noch nicht verliebt - alles erlischt, nicht wahr? Dann hat sich alles geändert, die Liebe ist zu Ihnen gekommen und hat sich in Ihrem Inneren geöffnet. Und wie Sie wissen, ist die *Liebe die Energie Gottes, die Grundlage des Lebens des Menschen*. Menschen haben sich vereint und einen Staat gegründet. Im Staat haben alle oder viele von ihnen einen Schritt gemacht, daraufhin ist eine Gesellschaft und die Verhaltensregel dieser Gesellschaft entstanden, die Regel, die aus dem Inneren der

Menschen ausgehen, die mit Lebensenergie des Menschen gefüllt sind, das heißt, dass diese akzeptabel und mit dem Inneren aller Menschen abgestimmt sind.

Lassen Sie uns kurz vom Thema abweichen und über die Entdeckungen im Leben des Menschen sprechen. Was ist eine Entdeckung und wie beeinflusst diese das Leben des Menschen? Worin liegt der Sinn einer Entdeckung und was für Nutzen bringt sie dem Menschen und anderen Menschen? Darüber kann man lange, richtig und schön sprechen.

Erstens, es ist für alle eine Prüfung, egal wer was sagt, egal ob es mit Erfolg oder Missgeschick endet, jeder wählt selbst seinen Weg und seinen Interessensbereich, aber das Wichtigste ist der Raum, den der Mensch geöffnet hat. Es ist das Wichtigste für den Menschen und sein Leben, es beeinflusst die Ereignisse des Menschen und bringt zusätzliche grundlegende Energie.

Worin liegt der Sinn vieler Bücher, in denen ich über die einfache Technologie des Lebens des Menschen erzählt habe? Der Sinn liegt im Raum, den ich mithilfe Gottes in meinem Inneren geöffnet habe, allein hätte ich es nicht geschafft. In diesem Raum habe ich viele Menschen mit meinem Schicksal, mit meinem Weg, mit Hilfe und mit Problemen geöffnet. Aber wie dem auch sei, ich habe den Raum geöffnet, in dem alle Menschen sind, und ich freue mich auf sie, und das ist das Wichtigste. All das gibt mir Kraft und Zufluss unendlicher Energie der Welt, die mich als einen Menschen ständig auffüllt und meine Seele singt und leuchtet.

Der Raum der Energie ist der Raum der Menschen, deswegen haben sich Menschen in der Welt in Staaten zusammengeschlossen. Es ist ihre Energie, es ist ihr Raum, es ist ihr Land, es ist ihr Haus, und sie sind hier Zuhause und nicht zu Besuch, und sie tragen Verantwortung für ihr Haus, und sie fühlen sich sehr wohl in ihrem Zuhause. Wir leben dort, wo wir uns innerlich - nicht äußerlich, sondern innerlich - sehr wohl und behaglich fühlen. Dieser innere Raum füllt uns alle mit Energie auf. Jetzt, denke ich, können viele die Geschichte sowie die Ereignisse von heute verstehen: wer und wie die Staaten aufbaut und sich um Menschen kümmert; was ändert sich wirklich und wozu führt es. Deswegen sind verschiedene Katastrophen und Kriege eine direkte Entnahme reiner Energie dem Menschen, im Gegenzug bekommt der Mensch negative verschmutzte Energie. Woher kommen Krankheiten? Sie entstehen in den Köpfen der Menschen, dann entstehen sie im Raum, in der Gesellschaft, im Staat und natürlich im Körper - es ist bereits eine Folge und kein Grund. Wir selbst sind der Grund, unser Körper ist die Folge, die wir geschickt verwirren können. Wir können aber auch unserem Körper helfen, gesund zu werden.

Wir alle sind einander ähnlich, wir haben die gleichen Krankheiten, aber wir alle sind verschieden und individuell. Wenn die Grenze der Individualität sich verwischt, stellt sich die Frage nach einer Revolution. Sie wird aufgefangen und durch die Straßen getragen, und sie wühlt die Köpfe der Menschen auf. Wenn die Individualität vorhanden ist, wird die Gesellschaft gesund. Wir unterscheiden uns voneinander diesbezüglich nicht, wir lernen, uns zu verständigen - zunächst mit uns selbst, dann mit anderen Menschen. Es ist der gemeinsame Weg der Menschen, sie lernen, miteinander zu sprechen und einander zu verstehen.

Die Spiegel in unserem Inneren, die mit Freude - und das heißt mit großer Energie - aufgefüllt sind, öffnen uns allen unsere Welt. Sie ist für jeden seine eigene, sie ist für jeden besonders, da wir alle individuell sind. Wir alle sind jeder in seiner Welt und wir sprechen in unserer inneren Welt mit Gott. Das Gespräch wird nicht im gewohnten Sinne des Wortes geführt, jeder von uns führt dieses Gespräch für sich, er hört die Antworten auf seine inneren Fragen, bekommt durch diese die Lebensenergie und verwendet diese für die Hilfe und Unterhaltung mit anderen Menschen. Wenn es im Leben leer wird, bestätigt dies nur das Wichtigste - dass wir in unserem Inneren schweigen und mit Gott nicht sprechen; wir sprechen auch mit uns selbst oder anderen Menschen nicht.

Es scheint uns nur so, dass wir leben und sprechen, wir schweigen immer mehr und lassen niemanden in unser Inneres rein, sogar sich selbst - unser Haus ist leer. Es liegt im Bereich unserer Verantwortung, sie ist in unserem Inneren und wir wissen darüber, oder mindestens ahnen es. Es ist immer in unserem Inneren in Form von Antworten. Wenn wir mit jemandem böse sind, ist es in unserem Inneren. Wir verschwenden dafür unsere Energie, wir verarbeiten diese ins Negative, dabei sperren wir die Freude, die zu uns geht, ab. Aber es sind auch wir. Wir versuchen jemandem etwas zu beweisen, wir handeln aus Trotz, aber es sind auch wir, es ist unsere Energie, es sind unsere Zellen, es ist unser Körper, es ist unser Raum. Und wir alle leben in einer Gesellschaft, wir haben uns über einen gemeinsamen Lebensraum geeignet, es sind auch wir und es ist in unserem Inneren.

Was machen wir, wenn wir jemandem wehtun wollen, und wem tut es wirklich weh? Wahrscheinlich uns selbst, und durch uns geht das Schlimme in den ganzen Raum über, in dem andere Menschen und Kinder leben, die uns vertrauen und auf unsere Unterstützung hoffen. Und wir - Erwachsene - sind beleidigt und mit jemandem böse und es erscheint uns seht wichtig zu sein. Vielleicht ist es nicht so und es sind nicht wir? Wir sind ganz anders, nicht wahr? Oder man kann doch widersprechen? Und es gibt doch innere tiefe Wut, es gibt Krankheiten, Hindernisse, Energiedefizit; Liebe, Glück und äußere Freude sind mit den Jahren erloschen. Es sind aber auch wir, wir alle zusammen und jeder einzelne von uns, derjenige, der mit seinen Problemen mit sich selbst allein kämpft. Da eine Krankheit ein Kampf mit sich selbst ist - ein Kampf für das eigene Territorium, eigene Energie und eigenen Raum.

Die Energie der Welt und unseres Körpers ist immer bei uns, aber manchmal reicht es nicht aus, besonders wenn man jemandem böse ist. Manchmal füllt eine Kleinigkeit mit Freude und Zufriedenheit über. Was soll man tun? Eine Kleinigkeit füllt mir Freude auf und ein kleines Problem raubt die ganze Energie der Welt. Und diese Energie ist eigentlich für alle und Freude ist für Sie persönlich. Vielleicht hören wir auf, uns Probleme zu erschaffen, das heißt, wir hören auf, unsere Energie und die anderer Menschen in der Welt zu verschwenden. Es ist schlecht, dem Leben schuldig zu sein, besonders wenn man seine Schulden nicht zurückzahlen kann. Es ist wirklich immer schwer. Es gibt keine Freude und es gibt nichts, um Schulden zu begleichen.

Wir müssen ein erfülltes Leben führen, dann werden wir in der Lage sein, anderen Menschen zu helfen und das heißt wiederum, dass wir erfolgreich sind, was in Wirklichkeit sehr wichtig ist. Ohne Erfolg kann man das Leben nicht aufbauen und nichts Gutes erschaffen. Wer braucht schon Unsinn? Niemand. Nicht wahr? Wo kann man Erfüllung finden - wenn er nicht gerade etwas macht, was ihn erfüllt - wo kann man sie kaufen oder borgen? Auch nirgendwo.

Man muss sich mit Glück erfüllen, dafür ist es mindestens notwendig, es sich zu erlauben. Sie wissen bestimmt, dass es psychologische Trainings und Seminare gibt. Und es ist, meiner Meinung nach, sehr gut, da heißt, dass wir dazu bereit sind und es uns erlauben können. Sich etwas zu verbieten ist immer viel schlimmer, als sich etwas zu erlauben. Wenn Sie sich erlauben, die Energie der Welt anzunehmen, fühlen Sie sich viel wohler - ohne diese Energie ist es bereits irgendwie langweilig und nicht mehr so bequem.

Ich bedanke mich bei Ihnen für das Treffen, bis zum nächsten Mal.
Sie haben doch einen positiv geladenen Energieimpuls aus dem Raum der Welt empfangen, nicht wahr? Es ist gut, danke für die Anerkennung, sie kommt gerade richtig. Das zeigt, dass Sie sich selbst sowie anderen Menschen keine Hindernisse im Leben sowie in der Gesundheit aufbauen.
Bis zum nächsten Mal.
28.08.2010

Die Energie des Menschen

Im Laufe des Gesprächs über die Energie des Menschen sind wir näher zu dem Verständnis dessen gekommen, dass es um jeden Menschen herum einen persönlichen Kubikraum gibt, in dem er lebt und das erschafft, was er innerlich gut findet.

Wir sind zu dem näher gekommen, dass es in unserem Inneren, in unserem Körper und unseren Zellen bestimmte Spiegel gibt, die unsere Wünsche und innere Handlungen verstärken und diese in unserem Alltagsleben widerspiegeln.

Wir sind zu dem näher gekommen, dass wir selbst unser Glück erschaffen, zunächst in unserem Inneren und dann rings um uns und andere Menschen herum oder beides gleichzeitig. Davon, wie unsere Einstellung ist, hängen unser Raum und unser Einfluss auf andere Menschen und auf die uns umgebene Welt ab.

Wir sind zu dem näher gekommen, dass der Mensch entweder alles zum Besten selbst ändern oder nur das Schlimme an sich und in seinen Raum heranziehen kann.

Wir sind zu dem näher gekommen, dass wir alle in einer menschlichen Gesellschaft leben und wir alle verschieden sind. Aber wenn wir die innere Welt des Menschen - unsere innere Welt - nicht beachten, wird unser innerer und entsprechend auch äußerer Raum schrumpfen, was wiederum uns und andere Menschen beeinträchtigen wird.

Vielleicht ist es der Grund, warum es so schwer fällt - geistig gesehen - in vielen Städten zu leben: man fühlt sich innerlich unwohl, da der Raum des Menschen nicht nur geschrumpft sondern verdichtet ist, der Mensch kann in diesem Raum nicht leben, er kann nur gewissermaßen existieren, aber nicht leben. Er kann sowohl für sich selbst als auch für andere Menschen nichts tun aufgrund einer inneren Leere. Überbevölkerung der Städte führt zu Problemen in der Administrativverwaltung, was wiederum zu Unzufriedenheit der Menschen führt. Es gibt aber auch eine andere Seite der Medaille. Es gibt Regionen und Orte, wo es keine oder sehr wenig Menschen gibt, aber ihr Außenraum ist so groß, dass sie nicht wissen - sie haben es nicht gelernt - wie sie in diesem Raum leben sollen, wie sie mit diesem Raum zurecht kommen sollen, und diese Situation unterdrückt Menschen sehr. Als Folge - Überbevölkerung, sehr viele Möglichkeiten und Mittel und ständige Unzufriedenheit. Menschendefizit, riesige Räume, kein Mittel zum Leben und wieder - die Unzufriedenheit der Menschen. Man kann ständig drängende Probleme lösen, aber nie wirklich zu einem Ergebnis kommen.

Warum spreche ich hin und wieder über den Staat? Weil wir alle in seinem Raum leben, weil er praktisch und physisch riesig ist und wir uns an ihn gewöhnt haben. Und wenn wir uns an ihm nicht interessieren und an seinem Aufbau nicht teilnehmen, wird es sehr schwer sein, ein Missgeschick oder eine Verzerrung wieder auszugleichen.

Ein Staat ist ein Lebewesen mit seinem eigenen Raum, der übrigens sehr mächtig und riesig ist, man muss ihn spüren und verstehen können, erst dann kann man die Früchte der menschlichen Arbeit sehen. Die innere Wut der Menschen zum Beispiel bezüglich der Regierung bremst wichtige Prozesse im Land. Das Verstehen und die Anerkennung des einen oder anderen Programms des Lebens des Menschen öffnen in einem Land und geben ihm so viel Energie, dass sowohl der Staat als auch seine Bürger sogar einer sehr komplizierten Aufgabe gewachsen sind.

Was denken Sie, warum es in verschiedenen Staaten Diktaturen gibt oder gab? Haben es Menschen so gewollt? Nichts dergleichen. Obwohl Menschen am Aufbau des Staates sehr aktiv teilgenommen haben, haben diejenigen die Macht an sich gerissen, die den Mechanismus an ihre Seite gezogen haben; die Harmonie ist weg, die Disharmonie ist geblieben. Menschen währen sich, versuchen nach bestem Wissen und

Gewissen zu leben, gerecht zu handeln, aber es gelingt ihnen nicht, alles auf einmal zu ändern. Überdies gibt es viele Menschen, denen Chaos vom Nutzen ist, damit wird viel Geld verdient.

Für die meisten Menschen ist das Geld alles, ausgerechnet wegen dem Geld - wegen Sehnsucht nach dem Geld - geschehen viele unangenehme Ereignisse. Manchmal ist man zu geizig, manchmal hat man plötzlich Ambitionen aufs Geld bezogen, oder man hat sich an die Situation gewöhnt. Manchmal ist es noch schlimmer: es gibt außer Geld keine Interessen mehr im Leben. Im Hintergrund der inneren Leere, des verdichteten Raums und des Mittelmangels fängt alles Schlimme im Leben des Menschen an, in der Nachbarschaft mit dem Menschen zu leben und dann zieht es ins Innere des Menschen um und lebt sein Leben, dabei nimmt es dem Menschen nach und nach sein Leben ab. Manchmal sind Menschen damit einverstanden. Deswegen ist das System des Aufbaus des Staates, der Gesellschaft, der Staatseinrichtungen und Verteilung, der Erklärung der Tagesaufgaben sehr kompliziert und wichtig. Und nicht jeder Mensch ist fähig, in so einem System zu arbeiten, bestimmte Funktionen, die ihm übertragen wurden, auszufüllen, nicht jeder kann dabei verständnisvoll und einfühlsam in Bezug auf andere Menschen, auf sich selbst, auf die Welt und Gott bleiben.

Wir müssen zu unserer Dreieinigkeit - in der Seele, in der Welt und in Gott - aufmerksamer sein, da es unser Leben ist - das Leben jedes Menschen. Wenn man Städte projektiert und baut, soll er das Leben des Menschen kennen und verstehen, damit Menschen sich in diesen Städten sicher und komfortabel fühlen können. Die Strategie der Staaten soll darauf bezogen die wichtigste und bestimmende Rolle spielen. Komfort und Weite, angemessenes Volumen des Raums des Menschen sollen im Vordergrund stehen, da die Reaktion der Menschen sowie das Öffnen ihres Potenzials, ihrer Möglichkeiten, ihrer Realisierung als Menschen davon abhängig sind. Zahlen, Größen, Umfang, Räume sind, wie es sich rausgestellt hat, das Wichtigste in den zwischenmenschlichen Beziehungen. All das außer Acht zu lassen geht nicht. Obwohl so was auch geschieht; und das, was geschehen ist, wird bald als eine Etappe der Geschichte vergessen, das heißt, die Tür wird geschlossen: das ist ein Raum. Vielleicht ist es nicht richtig, da es in allen Zeiten und auch in unseren Tagen viel Gutes gab, es gibt es auch jetzt, vielleicht sollen wir es in unserem Leben lassen, vielleicht werden wir es noch brauchen? Wahrscheinlich deswegen gehen viele Menschen ins Dorf oder in eine kleine ruhige Stadt zurück, nachdem sie in einer großen Stadt gelebt haben. Da eine große Stadt, die überfüllt ist, dem Menschen die ganze Energie wegnimmt und seinen Raum zusammendrückt, aufgrund dessen wird das Interesse und Menschenzufluss aufrechterhalten. Es wäre wünschenswert, dass Menschen in den Städten harmonisch, friedlich und gern leben könnten.

Das finanzielle Rennen ist für manche Menschen vorteilhaft, aber nicht für alle. Und sogar diese Menschen verstehen nicht ganz, wozu sie es brauchen. Die Offenheit und das Verständnis der Menschen stabilisieren jeden Raum, geben Menschen Hoffnung und öffnen ihnen ihren persönlichen Lebensraum. Aufgrund dessen gelingt uns alles oder, umgekehrt, läuft etwas schief. Man muss ruhig analysieren können, wie, wo und warum wir leben. Und wenn es dem Menschen von Nutzen ist, kann er seinen persönlichen und richtigen Weg finden, der im Endeffekt ihn und alle anderen sehr gut beeinflussen wird.

Ich bedanke mich für das Treffen, bis zum nächsten Mal.

Unsere Treffen und Gespräche gehen zu Ende, ich habe von Ihnen sehr viel gelernt. Diese Erfüllung geschieht durch eine sehr einfache - nicht komplizierte - Kommunikation. Dort, wo es verkompliziert wird, gibt es immer Betrug; wenn viel gesprochen wird und der Mensch unerfüllt bleibt, ist es sehr gefährlich: der Mensch wird informiert, aber nicht innerlich erfüllt und geöffnet; sogar umgekehrt, dem Menschen wird das letzte Innere und Äußere weggenommen und das ist sehr gefährlich für den Menschen selbst sowie für die meisten anderen Menschen, da es zu Destabilisierung und zu Unsicherheit der Persönlichkeit des Menschen führt. Wenn Sie etwas lesen oder hören und sich dabei innerlich unbequem fühlen, legen Sie das Buch zurück und lesen Sie es nie wieder. Wenn Sie etwas hören oder ein Gespräch führen und wieder sich unwohl fühlen, führen Sie keine Gespräche mit dieser Thematik, da es nicht gut ist und Ihre eigene Welt beeinträchtigt. Und die innere Welt des Menschen ist eine Grundlage des Lebens eines jeden und aller sowie der ganzen Welt der Menschen.

Noch Mal vielen Dank.

30.08.2010

Die Energie der Spiegel im Inneren des Menschen

Heute werden wir unser Gespräch über die Energie der Spiegel des Menschen fortsetzen. Ich denke, Sie haben verstanden, dass es im Inneren des Menschen *eine besondere innere Welt gibt, die mit sich das ganze Wesen des menschlichen Lebens und seines physischen Körpers auffüllt.* Sie haben verstanden, dass der Körper des Menschen ein Teil der Seele ist, dass es immer im Inneren des *Körpers das Licht der Seele des Menschen gab und gibt.* Der Aufbau dieses Lichtes ist individuell, es trägt in sich den ursprünglichen Teil Gottes und des Menschen, lassen Sie uns diese das Licht und die Energie nennen. Eins davon ist im Inneren des Menschen, das andere - außerhalb. Deswegen kann ich Sie sehen und Sie können mich sehen, *wir alle sind Menschen, im Inneren deren es eine Seele gibt, in der es Gott gibt - der Schöpfer der Welt und des*

Menschen. Die Seele ist für ihren Körper verantwortlich, sie existiert ewig in der Zeit und im Raum. Ihre Verbindung mit dem Körper ist ein besonderes inneres Licht, das eine besondere innere Lebensenergie des Menschen bildet. Diese Energie in bestimmten Mengen und im bestimmten Umfang befindet sich in den Spiegeln der inneren Welt und des Körpers des Menschen. Deswegen *kann die Seele des Menschen durch besondere Spiegel ihren Körper und die sie umgebende Welt sehen,* sie erfüllt ihre Aufgaben, stellt neue Aufgaben vor sich und realisiert diese natürlich.

Ein kleines Beispiel.

Mögen Sie sich? Es ist eine Frage und keine Antwort. Ich mag mich. Und Sie? Nicht ganz.

Was brauchen Sie, um sich zu mögen? Und wo ist derjenige, der es gesagt hat? Er ist in Ihrem Inneren. Was gefällt Ihnen nicht, die Welt ist doch perfekt? Wir verbessern nicht die Welt, wie können wir es machen, wir arbeiten doch an uns, an unseren Aufgaben. Wenn Sie, zum Beispiel, andere Klamotten hätten, sagen wir, schönere oder qualitativere, die Sie sich immer gewünscht haben, hätten Sie sich gemocht?

Wahrscheinlich, ja - lächelt.

Es ist aber so, dass Sie sich nicht erlauben, Geld auszugeben und sich so anzuziehen, wie es Ihnen gefällt - sind das Ihre Hemmungen?

Ja, offensichtlich ist es so - die Antwort. Aber so geht es doch vielen, nicht wahr? Ja, leider können viele Menschen sich nicht entspannen, da sie nicht wissen, wie; sie können das nicht tragen, was Ihnen gefällt, da sie es sich nicht erlauben. Sie rechtfertigen sich auf verschiedenen Weise: ich habe nicht genug oder kein Geld, ich darf nicht, was würden andere Menschen sagen, ich weiß nicht warum, aber ich darf es nicht. Wie viele Hindernisse gibt es im Inneren des Menschen? Es gibt sehr viele ungelöste Aufgaben im Inneren des Menschen, sie alle treten auf die Oberfläche, man kann sie sehen. Menschen wissen davon, Menschen sprechen darüber und verstehen das, aber machen nichts dagegen. Sie können sich doch erlauben, schöne Klamotten zu kaufen und sich somit sicherer zu fühlen, auf jeden Fall hätten Sie in diesem Bereich Klarheit. Haben Sie eine gute Ausbildung?

- Ja.

- Haben Sie gute Arbeit?

- Nein, ich bin mit meiner Arbeit nicht zufrieden.

- Und wie sieht's mit dem Gehalt aus?

- Auch nicht so gut.

- Sind Sie schön? Es ist eine Frage.

- Ja, ich bin schön.

- Vielleicht machen Sie noch einen Schritt Ihnen entgegen und es gelingt Ihnen vieles?

- Ja, habe bereits seit langer Zeit in meinem Inneren den Wunsch, es zu tun, aber ich habe mich nicht getraut, es fehlte an etwas oder jemanden. Jetzt ist alles in Ordnung.

- Ist es Ihnen gelungen, den richtigen Schritt im Inneren zu machen?

- Ja, es stimmt. Ich bedanke mich bei Ihnen.

- Wofür? Sie sollen sich selbst dankbar sein dafür, dass Sie sich eine große Last von den Schultern abgenommen haben.

- Aber mit Ihrer Hilfe.

- Ja mit meiner Hilfe, aber Sie haben alles selbst gemacht. Jetzt können Sie es selbst machen, darin liegt der Sinn.

- Ich habe verstanden.

- Gut, sonst könnte hier eine Schlange aus Menschen stehen, die wissen wollen, wie sie sich anziehen sollen. Verstehen Sie mich?

- Ja, ich verstehe - lächelt.

- Wir sprechen nur, ich mache nichts, richtig? Sie haben mich verstanden, ich freue mich Ihnen geholfen zu haben. Dementsprechend möchte ich fragen: Sie sind nicht verheiratet, richtig?

- Ja, das stimmt. Aber ich habe jetzt verstanden, dass diese Frage sich auch lösen wird. Ich habe einfach früher nicht daran gedacht, dass so eine Frage alles zu einem festen Knoten binden kann.

- Ja, so was passiert manchmal.

Also lassen Sie uns unser Gespräch über die innere Welt, in der es immer besondere Spiegel gab und gibt, fortsetzen. Es ergibt sich, dass man den Körper des Menschen von innen so beleuchten kann, dass man äußerlich nicht nur alle Parameter des Körpers des Menschen, sondern das reale Bild im Einsatz sehen kann, man muss nur lernen, es auszuwerten. Die Seele bleibt fast auf dieselbe Weise mit dem Körper im Kontakt, da sie alle seinen inneren Parameter kennt. Wenn man über kompliziertere Prozesse spricht, soll man erwähnen, dass nach dem Verfall des Körpers die Seele die Verbindung mit diesen Spiegeln aufrechterhält, sie weiß und sieht alle Parameter ihres Körpers, sie weiß ebenso, wer sie besucht und wer gar nicht daran denkt.

Stellen Sie sich eine große Menge Wasser vor - einen breiten und großen See - und werfen Sie einen Stein ins Wasser. Sehen Sie Kreise? In dem Kreis befinden sich die Teile des Spiegels des Körpers, außerhalb - der Außenraum, Sie können sehen, was es innerhalb dieses Kreises gibt. So auch kann die Seele in so einem großen Raum sehen, was mit dem Körper geschieht, wie sein Zustand ist und wer sich in seiner Nähe befindet, da die Seele durch die Lichtspiegel den Kontakt zum Körper pflegt. Wenn man ein bestimmtes Signal der Seele des Menschen senden könnte, könnte die Seele in der Situation ihren Körper zusammenbauen und seine wichtigen Lebensparameter wiederherstellen. Es ist eine der wichtigsten Aufgaben der Seele. Aber höchstwahrscheinlich kennt dieses Signal nur Gott, Menschen können nur ahnen, dass es so ein Signal gibt. Aber wenn es so einen Mechanismus in der Welt der Menschen gibt, wird die Zeit kommen, wenn die Seelen der Menschen dieses Signal empfangen werden.

Es ist eigentlich logisch, wir brauchen nur eine Kleinigkeit, die uns aber aus irgendwelchem Grund schwer fällt, diese Kleinigkeit ist uns selbst zu ändern. Uns zu ändern statt wütend zu sein, Böses im Schilde zu führen, böse und aggressiv zu sein, einen Krieg anzuzetteln, die Welt, in der wir leben, zu verschmutzen usw. Es scheint nur schwer zu sein, wir haben alles dafür, wir sind Menschen. Dieses Innere - wie ein Abdruck des Äußeren - öffnet eine neue Energie der Welt und der Natur in der Seele des Menschen. Und dieser Mensch ist dafür bereit.

Es scheint nur so, dass es schwierig ist. Wir haben das alles bereits, wir verbessern nicht die Welt, sondern nur uns selbst. Es würde ausreichen, wenn wir nur verstünden, dass die Welt rund um uns herum perfekt ist, wenn wir die inneren Hindernisse loslies-sen, die wir selbst erschaffen haben, und einfach ruhig lebten. Ich denke, dass diese Aufgabe durchaus machbar ist, nicht wahr? Es ist nur nötig, dass wir allen Menschen wünschen, gut zu leben. Und dieses „gut" geht in Erfüllung, weil es bereits im Inneren von jedem von uns vorhanden ist. Unsere Seele sieht die Welt um uns herum und innerhalb uns. Es wäre doch toll, uns mit unserer Seele zu verbinden, die ganze Welt zu sehen, es nur zu erlauben zu sehen, nur zu erlauben.

Wie immer ist alles dann einfach, wenn Sie verstehen, aber Sie mussten viel Zeit dafür verwenden. Und es ist gut, dass dies so ist. Danke Gott, der uns hilft, die Welt, sich selbst, Menschen zu sehen.

Vielen Dank, liebe Freunde auch Ihnen, für dieses Treffen. Ich weiß, dass sehr viele Fragen entstanden sind, ich bin bereit sie zu beantworten.
Nochmals vielen Dank. Bis zum nächsten Treffen. 31.08.2010

Energie des Buches

Beim heutigen Treffen sprechen wir über die Energie des Buches, denn dieses Verständnis ist sehr wichtig, meiner Meinung nach, für jede Person.

Es gibt Bücher und Texte, die die Menschen anziehen, es ist sinnvoll und notwendig, offenbar, sie zu lesen, sie zu erkunden. Es gibt Bücher, die die Menschen abstoßen, diese Bücher ziehen die Menschen nicht an, sie nehmen sie nicht in ihre Hände.

Das Buch jeder Person, meiner Meinung nach, ist der Zustand seiner Seele, ein Spiegelbild seines Lebens, seiner Wahrnehmung und Verständnisses der Menschen. Und derjenige, der zutiefst sieht und das menschliche Leben fühlt und ohne Eile verschiedene Ereignisse analysiert, kann das umfangreiche Bild der gesehenen Welt erkennen oder aufschreiben. Es ist kein Geheimnis, dass, wenn ein Experiment aufgestellt wird und zwei Menschen mit ähnlichen Interessen ein schöner Wald, Natur gezeigt wird, und noch dazu bei einem schönen Wetter, dann wird sich ihr innerer Zustand verbessern. Aber jeder wird trotzdem etwas völlig anderes erzählen. Der eine wird schreiben, wie leicht und einfach es ist zu atmen. Nur um was zu sagen. Und der andere öffnet für die anderen, was er in dem Wald für sich entdeckt hat: Die Jahreszeit, das Rauschen der Blätter in den Kronen der Bäume, den Geruch von Waldblumen und Kräutern, Baumrinde und Schönheit, die Weite und den Raum des Waldes, Waldpilze, das Spiel der Sonne zwischen riesigen Ästen der Bäume, Ameisenhaufen und fast mit der Straße verwachsenes Gras, abgemähte Felder und die Stimmen der Vögel, den inneren Zustand und den Wunsch zu singen und zu fliegen, die Befreiung der Gedanken und viel mehr, als der Mensch in kurzer Zeit aufnehmen konnte. Dieses Innere ist wie der Fingerabdruck des Äußeren, es öffnet neue Energien der Welt und der Natur in der menschlichen Seele. Und dieser Mensch war bereit dafür.

Der innere Raum und Ähnlichkeit der Energien der Welt und des Menschen haben die Sicht des Menschen auf den Wald verstärkt und zusätzliche Energiequellen geöffnet. Diese haben wiederum die Welt des Menschen durch die Welt rings um ihn herum geöffnet und somit die Möglichkeit gegeben, sich selbst zu verstehen und dabei eine positive Einstellung im Inneren jedes Menschen zu erkennen.

Dadurch öffnet sich oder öffnet sich nicht das Buch, es hängt von der inneren Welt, den Aufgaben und Zielen des Menschen ab. Es gibt innere Aufgaben, eine Menge davon, und diese stimmen mit der inneren Welt des Menschen nicht überein. Es ist einfach zu erklären: es ist zurzeit lukrativ, es gibt Bücher mit verschiedener Thematik und Menschen interessieren sich dafür, manche schreiben selbst Bücher. Menschen passen die Themen ihrer Bücher an die Sichtweise anderer Menschen an. Es wäre an sich nicht schlecht - jeder kann machen, was er möchte - wenn nicht eine Sache wäre. Wissen Sie, Drohungen gehen im Leben sogar nicht von Aufrufungen und Reden, von Demonstrationen oder ähnlichem aus, Drohungen gehen immer von einem aus - von einer inneren Leere des Menschen. Die innere Gleichgültigkeit führt zu verschiedenen Naturkatastrophen in den Köpfen, in der Gesellschaft und der Umwelt des Menschen. Deswegen ist das Buch immer für jemanden nützlich, wenn es auffüllt. Wenn das Buch innerlich entleert, ist es gefährlich. Deswegen, wenn Sie sich innerlich auffüllen können und es interessant ist, werden Sie weiter lesen. Wenn Sie sich aber leer fühlen, müde sind, wenn das Buch Sie innerlich abstößt, lassen Sie es lieber. In diesem Buch gibt es keinen Menschen, kein Leben, keine wahre Sachlage ist geöffnet und gezeigt worden. Es gibt Neid und Ärger, es gibt falsche Ideen, die in eine Sackgasse führen. Wenn es im Buch den Autor und die Ereignisse seines Lebens, seinen Weg und sein offenes Verständnis gibt, wird dieses Buch vielen Menschen tatsächlich helfen.

Es betrifft nicht nur Bücher, sondern das ganze Leben des Menschen, es betrifft alle Aspekte des menschlichen Daseins. Viele sagen schöne Worte, aber in ihrem Inneren wissen und können sie nicht, sich selbst sowie anderen helfen, nicht jeder kann es aber ohne weiteres verstehen. Es gibt viele anderen, die einem Menschen wirklich helfen und diesen auffüllen können, sie benehmen sich bescheiden - man soll nicht schreien, sondern handeln. Aus diesem Grund ist das *Buch eine der Stufen der Treppe, die in das eigene Haus führt,* nur eine und dazu - das muss man verstehen - nicht die höchste.

Derjenige, der ein Buch geschrieben hat, befindet sich in Wirklichkeit nicht auf dem Gipfel des Lebens und der Ereignisse, sondern eher in der Mitte des Weges nach Hause. Und der Sinn liegt offensichtlich darin, dass der Mensch weiter gehen und nach Hause - in seine Seele - kommen soll, und zunächst sich selbst - geliebten – kennen lernen soll. Deswegen müssen diejenigen, die das Buch hören und lesen, es verstehen, um weiter gehen zu können. Wahrscheinlich muss man keinen Krach machen, man muss nicht schreien und sich selbst nicht belügen, ohne die wahre Sachlage zu beachten. Man darf nicht denken, dass wenn er -oder jemand anders - sein Haus betreten hat, alle Stufen der Treppe in seinem Leben gelaufen ist, heißt es, dass er das ganze Leben jedes Menschen kennt und nichts mehr in seinem Leben braucht. Es stimmt nicht, *der ganze Weg des Menschen ist lediglich ein Ausgangpunkt, von dem er seinen Weg und somit sein Leben angefangen hat,* ein Punkt und nicht der ganze Raum, deswegen kann man sich wichtig machen, soll aber nicht.

Die Gedanken über das Buch als über die Stufen der Treppe des Lebens des Menschen, die aufgeführten Beispiele betreffen auch mein Buch, da ich versuche, mein Buch mit meinem Leben aufzufüllen aus einem einfachen Grund: ich selbst als ein Mensch brauche das und meine Auffüllung kann für andere Menschen von Nutzen sein. Wenn ich es nur für andere gemacht hätte, könnte ich mich nicht auffüllen, ich wäre innerlich leer, es hätte keinen oder wenig Sinn gehabt, da man anderen Menschen das nicht geben kann, was man in seinem Inneren nicht hat.

Die Lebensvorschriften sind für alle Menschen gleich, keiner kann diese nur an sich anpassen. Kann der Mensch lügen?

Ja, kann er, wenn er sich selbst belügt. *Die Offenheit des Menschen, seine Auffüllung mit dem Geist der Welt und Gottes sind immer eine Hilfe für alle Menschen.* Die Leere im Inneren des Menschen ist immer Bestehlen von sich selbst als einem Menschen und von anderen als Menschen. Verschiedene Diebstähle, derselbe Sinn - es ist entweder die Energie, oder das Materielle, oder die Beachtung der Menschen, ihre Zeit oder ihr Vertrauen, obwohl es verschieden aussieht. Ein materieller Diebstahl steht übrigens nicht auf dem ersten Platz, sondern viel weiter - hinter der Mitte. Eine geistige Leere der Menschen ist viel gefährlicher als ein wertloses Stück Papier. Papier kann man wiederherstellen, kann man seinen Lebensweg, sein Leben oder seine Gesundheit wiederaufbauen? Man muss aufmerksamer in seinem Leben für solche Dinge, Beispiele und Zeichen des Lebens sein. Wenn es Sie innerlich auffüllt, wenn es bei Ihnen keine Verleugnung gibt, wenn Sie Interesse haben und einen Nutzen für sich darin sehen, fahre ich fort. Wenn es nicht so ist, legen Sie das Buch beiseite und lassen Sie es liegen, entweder sind Sie für das Buch noch nicht bereit oder das Buch ist es nicht wert. In diesem Sinne beende ich unser Treffen, bis zum nächsten Mal. Die Themen unserer Treffen richte ich immer ausschließlich nach den Themen des Buches. Es ist für mich von großem Interesse. Deswegen haben alle Anwesenden, die diese Richtung gehen, diese Bücher gelesen und wir können uns treffen und in Ruhe über die Themen des Treffens diskutieren, wir können uns unterhalten, und jemand kann natürlich über seine Probleme sprechen. Unser Gespräch, meiner Meinung nach, fördert Hilfe für andere Menschen, aber in erster Linie für sich selbst. Ich denke, dass die Position, die es gab, gibt und geben wird, für alle verständlich ist. Deswegen können wir uns gleich festlegen, wann wir uns treffen, wir brauchen dafür keine Notizen, Geheimnisse oder Gerüchte. Wir können gleich den Raum öffnen und diesen mit gebrauchter Energie auffüllen, und das Treffen findet unbedingt statt.

Noch Mal vielen Dank.

06.09.2010

Die Energie in den Wörtern des Buches

Auf dem heutigen Treffen werden wir unser Gespräch über die Energie des Buches fortsetzen, genauer gesagt über die Energie der Wörter. Wenn man alle Menschen und alle Bücher in der Welt betrachtet, sieht man, dass diese in vieler Hinsicht absolut gleich sind. Das Leben und die Ereignisse der Menschen wiederholen sich, es kann auch sein, dass sich Menschen oder ihre Namen ändern, es ist aber immer verschieden, in den meisten Fällen bleibt alles so wie es war, so wie es bei anderen Menschen ist und in allen Zeiten war. Bücher und Wörter scheinen dieselben zu sein, es scheint alles verständlich zu sein. Es gibt Bücher, es gibt Menschen, es gibt solche Wörter, die Menschen aufgrund ihres inneren Willens anziehen. Es gibt Bücher, die man lesen und nachlesen möchte, und das, was in diesen Büchern steht, bedeutet sehr viel für den Menschen und bleibt in seinem Inneren für sein ganzes Leben; es scheint ihm, dass er selbst manches geschrieben hat, es war und ist in seinem Inneren und der Mensch weiß genau, dass es immer da sein wird. Was ergibt sich also: der Mensch hat in ein gewöhnliches Buch und gewöhnliche Wörter seine Energie hineingesteckt? Es sieht so aus. Wie muss seine Energie sein, wenn man sein Buch berühren und immer wieder lesen möchte, noch Mal und noch Mal lesen, wenn man sich einlesen, sich hineindenken und das gelesene an seine Gedanken anpassen möchte? Was oder genauer gesagt wer steckt dahinter? Was hat dieser Mensch in seinem Leben verstanden und wie konnte er es sehen, wie konnte er das Buch, Texte und Wörter öffnen und dazu noch diese nicht schließen? Es gibt doch viele Bücher, es gibt viele talentierte Menschen, aber nicht alle können Textwörter in den geschriebenen Büchern öffnen. Es gibt viele gute Bücher, aber nicht alle sind vom Menschen, der das Buch geschrieben und seine Wörter an alle Menschen gerichtet hat, geöffnet.

Offensichtlich muss man immer ein offener Mensch sein und diesen Raum für andere Menschen offen lassen. Außerdem muss man wissen, dass der Raum ausgerechnet für andere Menschen geöffnet ist. Viele haben Angst davor, viele wissen nichts darüber, viele machen im Leben solche Schritte, dass sie das Buch schließen, sogar - wenn man so sagen kann - das Buch vor anderen Menschen siegeln: dabei verstehen sie nicht, dass sie selbst das Buch ausgerechnet für andere Menschen erschaffen haben. Hier haben wir den ersten Widerspruch, der Menschen begrenzt. Und der Mensch erschafft all das, was gegen ihn arbeitet selbst, ohne es zu merken. Es gibt noch weitere Einschränkungen, die Menschen daran hindern, hinter seinen Raum und seine Welt, in der der Mensch lebt, zu gucken. „Meine Bücher sind sehr wertvoll, sehr wichtig, es verbirgt sich ein Hintersinn in meinen Büchern, nur meine Bücher retten und heilen usw." Die Einschränkungen, die der Mensch selbst festgelegt hat, quetschen den Raum bis zu einem dichten Kreis. Der Mensch überzeugt sich selbst - durch Treffen mit anderen Menschen - dass alles so sein soll, in der Hoffnung darauf, dass es anderen Menschen helfen wird. Menschen gehen so einem Menschen entgegen und die von diesem Menschen festgelegten Einschränkungen erreichen seinen physischen Körper. Es ist sehr gefährlich, sich in so einem schönen Traum zu befinden, und sich in einem nicht vorhandenen Erfolg zu sonnen. Das größte Lob für den Menschen ist es, bei klarem Verstand zu sein und einen gesunden Geist und Körper zu haben. Was braucht der Mensch noch, um glücklich zu sein? Es ist das Wichtigste, was der Mensch für ein normales Leben haben muss. Jeder kann selbst wählen, ob er ein normales und würdiges Leben oder eins mit vielen Einschränkungen führen will. Nach Außen sieht es so aus, als ob alles gut ist, aber innerlich fühlt sich der Mensch so, als ob er in einen Käfig gesperrt ist.

Wir haben darüber bereits gesprochen. Sie sagen zum Beispiel: „Seien Sie mein Lehrer", sogar nicht ganz das, sondern: "Ich sehe, dass Sie mein Lehrer sind". Spüren Sie, dass sich eine große Last auf Ihre Schulter niedergesetzt hat? Wie sollen wir jetzt kommunizieren? Es reicht nicht, dass ich kaum etwas aus unserem Gespräch verstanden habe, in Wirklichkeit hat sich eine Tragödie ereignet: ich könnte das innere Interesse am Leben verlieren - an einem richtigen Leben - durch den Verlust der inneren Kultur. Es ergibt sich, dass ich jeden heilen kann, indem ich verschiedene Technologien verwende. Es ist prima, aber wozu? Warum stelle ich mir diese Frage nicht? Wozu muss man es machen und warum haben wir verschiedene Probleme, woher kommen sie in unser Leben? Vielleicht sind sie in unserem Inneren entstanden - aus unseren Gedanken über uns selbst, über andere Menschen, über die Welt und Gott, an den wir nur dann denken, wenn wir ihn brauchen? Wozu treffen und unterhalten wir uns, wenn ich für Sie ein Lehrer bin, nicht ein Mensch in erster Linie, sondern ein Lehrer? Was können Sie als Menschen verstehen, wenn Sie Ihr Bewusstsein begrenzt haben? Und wozu brauchen Sie das alles? Wenn man anderen Menschen etwas aufdrängen will, werden sich Menschen dagegen wehren, ich wehre mich auch, wenn jemand mir etwas aufdrängen will. Sie sollen nicht denken, dass ich jemanden kritisiere, auf keinen Fall, wir unterhalten uns in Ruhe, ich zeige bloß auf diese Weise meine Einstellung dazu, da man nicht immer eine Grenze zeigen und über sie verständlich erzählen kann, wenn diese sich Tausende Kilometer entfernt befindet. Es ist richtiger, sie ein Mal vor Ort zu zeigen und über sie zu erzählen, damit jeder von uns nachdenken und eine richtige Entscheidung treffen kann, nachdem er die ganze Situation vollmaßstäblich bewertet hat. Lassen Sie uns noch Mal über das Buch und die Wörter, über Krankheiten sprechen. Viele suchen nach einer durchsichtigen Wand und Tür, um in diese Tür hineinzugehen und viel über das Leben des Menschen und das von Gott zu erfahren. Viele finden diese durchsichtige und unzugängliche Wand, hinter dieser Wand sehen und hören sie andere Menschen, verschiedene Ereignisse und Situationen. Sie sehen, dass die Tür sich nicht öffnen lässt, obwohl sie wissen, dass in ihrem Bewusstsein diese Tür immer offen war. Sie kommunizieren mit der großen Welt globaler Information, sie erreichen vieles im Leben, werden erfolgreich und es ist sehr gut. Sie schreiben Bücher, verbreiten diese auf verschiedene Weise, sprechen über diese Bücher und schützen sie. Denken Sie aber nach, ob diese Wand, neben der Sie stehen, vielleicht eine Einschränkung ist? Sogar die Tür in dieser Wand existiert nur in Ihrem Bewusstsein. Wenn diese Tür verschwindet, wird sich die Welt Ihnen uneingeschränkt öffnen. Was ist daran schlecht, kann es dem Menschen Angst machen? Das ist doch seine innere Welt, nur ohne Einschränkungen und Verbote in seinem Bewusstsein, das ist alles. Dann werden auch die Wörter im Buch zugänglich, offen und helfen jedem Menschen. Ich erzähle dasselbe mit anderen Worten.

Der Mensch hat bereits sich selbst sowie anderen Menschen geholfen. Er hat sich selbst geholfen, indem er die Welt der Menschen geöffnet hat; anderen hat er geholfen, indem er sich selbst und zwischenmenschliche Beziehungen, Beziehungen zwischen den Menschen und der Welt in ihrem Inneren und rings um sie herum geöffnet hat. Er hat es durch verständliche Wörter seines Buches gemacht.

Ich bedanke mich bei Ihnen für die Unterhaltung, Sie haben mir als Menschen sehr geholfen.

Ein offenherziges Dankeschön, Sie sind gewissermaßen meine Lehrer und ich bin sehr froh darüber, obwohl Sie nicht wissen, was Sie darüber denken sollen. Akzeptieren

Sie einfach meine Wörter - als eine Gegebenheit, die Menschen hilft, zum Beispiel mir. Man kann annehmen, dass alle Menschen in ihrer Vergangenheit Lehrer waren und in der Zukunft Lehrer sein werden. Lehren Sie Menschen.

Ich bedanke mich bei Ihnen als ein Mensch für diese Möglichkeit.

14.09.2010

KAPITEL 7

QUELLEN IM LEBENN DES MENSCHEN

Die Technologien der Rettung

Auf dem heutigen Treffen werden wir über die Technologien der Rettung sprechen und versuchen, alles auf seinen Platz zu bringen.

Die Technologien der Rettung des Menschen sprechen für sich selbst, *es sind die Technologien, die fähig sind, dem Menschen den Sinn seiner persönlichen sowie der gesellschaftlichen Rettung auf eine verständliche Weise zu übermitteln.* Worin liegt der Sinn dieser Technologie? Er liegt darin, dass der Menschen sein Leben und die Ereignisse anderer Menschen, sein Verhalten sowie seine Einstellung in Bezug auf die Welt versteht. Warum spreche ich wider über dieses Thema? Ich beantworte diese Frage gern: es gibt sehr viele Fragen ausgerechnet zu diesem Thema.

Die Technologien der Rettung betreffen gleichzeitig jeden einzelnen und alle Menschen zusammen. Wir stellen die Technologien der Rettung einer Richtung oder einer Religion nicht entgegen, auf keinen Fall. Wir verbreiten die Horizonte der Sichtweise und des Verstehens des Menschen, des Lebens und der Welt. Auf dieser Grundlage bildet sich das entsprechende Verständnis des Themas.

Die Rettung für einen jeden und für alle? Natürlich, ja.

Kann jeder in seinem Leben und in seinem Inneren auf die Rettung hoffen? Ja, natürlich.

Von wem ist die Rettung abhängig? Die Rettung ist von niemandem abhängig, sie ist im Inneren des Menschen.

Ist das Rettungssystem eine abhängige Technologie? Nein, das ist das System freier Wahl des Menschen.

Heißt das, dass der Mensch selbst die Wahl trifft? Ja, natürlich.

Ist dieses System begrenzt? Nein, es ist ein Teil der Entwicklung und des Verständnisses des Menschen.

Macht der Mensch sich selbst in seinem Inneren Probleme? Ja, das stimmt.

Wie kann der Mensch zum System der Rettung kommen? Nur durch das Verständnis seines Lebens und der Welt in seinem Inneren und rings um ihn herum.

Ist die Welt im Inneren des Menschen für ihn und andere Menschen wichtig? Ja, es ist sehr wichtig, da es in der inneren Welt des Menschen ein Leben gibt und die Ergebnisse dieses Lebens kann man am Äußeren des Menschen erkennen - zum Beispiel an seiner Gesundheit oder an seinen Ereignissen.

Was ergibt sich also? Dass die innere Welt des Menschen nicht nur für ihn, sondern für alle Menschen wichtig ist? Natürlich.

Die Welt rings um uns alle herum sowie unsere Rettung hängen vom inneren Zustand des Menschen, von seiner Erfüllung und seine Geistigkeit ab, ist es richtig? Ja, genau so.

Kann ich noch eine Frage stellen? Ja.

Der Mensch erfüllt seine bestimmten Aufgaben nicht und erschafft sich dadurch Probleme, unter anderem auch gesundheitliche Probleme. Stimm das? Ja, es ist so. Natürlich versucht der Mensch, diese Aufgaben mit allen ihm zugänglichen Mitteln zu lösen - so wie jeder Mensch - oder er kommt persönlich und verwendet verschiedene Hilfssysteme und -methoden.

Wenn der Mensch zum System der Rettungstechnologien kommt, tritt er auf die Wahlfreiheit, nicht wahr? Ja, es stimmt. Und für viele ist dieses System des Lebens, wie es sich rausgestellt hat, ganz neu und nicht ganz verständlich. Aber Folgendes ist klar: ich habe ein Problem, eine Diagnose, eine Krankheit, was kostet die Behandlung? Hier ist es aber etwas anderes. Man muss verstehen und wählen können, wie man weiter leben will - gesund oder krank. Obwohl man die Krankheit des Menschen als eine Lebenslehre sehen soll. Der Mensch hat selbst die Lehre im Leben gewählt, genauso wie er seine Krankheit gewählt hat, egal wie schlecht und ernst diese ist. Der Mensch wählt die Krankheit, die er besiegen kann. Dass es ganz schnell anfängt, den Menschen zu belästigen, ist eine andere Sache, aber die Wahl trifft der Mensch selbst.

Stellen Sie sich folgende Situation vor: im Inneren des Menschen, in seinen Organen gibt es Energiezentren, die der Mensch in seinem Leben durch sein Leben auffüllt. Von diesen Zentren und von der Wahl sowie der Einstellung des Menschen hängt die Balance im Körper des Menschen ab. Es ist ein Lebensraum und er hat seine Parameter und Formen. Der Mensch hat sich von etwas hinreißen lassen und will niemanden sehen und hören. Aber alle Menschen leben dank der Kommunikation miteinander. Wir alle haben eine Quelle - Gott, ein Dialog mit Gott ist grundlegend, deswegen hängt unser Leben davon ab, wie wir mit uns selbst sowie mit anderen Menschen kommunizieren.

Wenn es keine richtige Kommunikation mit Menschen sowie mit der Welt gibt, was ist dann? Der Mensch weicht von seinem Lebensweg ab und fängt an, seine innere Energie des Lebens und des Körpers - die Energie seiner inneren Welt - zu verschwenden. Somit verengt er den Raum und erreicht die Energiezentren seiner physischen Balance, das heißt der Gesundheit. Danach fängt er an, aus diesen Quellen die Energie zu schöpfen, ohne diese aus verschiedenen Gründen nachzufüllen. Es sind verschiedene, manchmal sehr schwierige Ereignisse im Leben des Menschen. Ausgerechnet Ereignisse.

Die Ereignisse spiegeln die innere Situation und die Entscheidungen des Menschen wider. Es findet Zerreißung oder Verletzung des Raums des Menschen und der Einheitlichkeit der Energie eines Organes statt, danach wird es verletzt oder zerstört. Es ist ein Zeichen dafür, dass die nicht ganz einfachen Ereignisse im Leben, die der Mensch selbst aus verschiedenen Gründen in seinem Inneren durch den Riss im Raum des Körpers, Organes und der Zellen sowie in der Energetik des Menschen erschaffen hat, ins

Innere des Menschen eingedrungen sind. In den meisten Fällen greifen Menschen zu kardinalen Methoden, unter anderem auch zu einer Operation. Sie entfernen das eine oder andere Organ, da sie keinen anderen Ausweg aus der gegebenen Lebenssituation sehen, aus der Situation, die sich zu diesem Zeitpunkt des Lebens ergeben hat, nicht für das ganze Leben, sondern nur für einen Lebensabschnitt. Sie müssen es verstehen. Nachdem der Mensch die innere Energie des Organes ausgegeben hat - er wurde krank oder das Organ wurde entfernt - sucht er nach etwas, womit er sie ersetzen kann. Zum Beispiel mit der Kommunikation mit anderen Menschen oder mit der Illusion, dass alles gut wird. Jeder macht es auf seine Weise, unter Beachtung seiner Besonderheiten. Somit sucht der Mensch selbst seine Rettung, ohne dass ihn jemand dazu zwingen muss.

Warum suchen Menschen ihre Rettung in verschiedenen Richtungen und finden diese an verschiedenen Orten? Weil jeder seine eigenen Raumparameter und dementsprechend seine eigenen Etappen und sein eigenes Verständnis des Rettungssystems hat. Die dem Menschen geleistete Hilfe hängt von den Parametern des Wortes, des Buches, der Energie, des Wissens des Menschen, der Gesellschaft und Institutionen ab. Wenn man sagt, dass alles möglich ist, unter anderem auch alle Krankheiten zu heilen, dann müssen die Parameter des Raums dementsprechend unbegrenzt sein. Und das ist sehr selten. Es gibt andere Richtungen - lassen Sie uns diese geistige Richtungen nennen - in denen die Rettung der Seele grundlegend ist, und die Rettung des Körpers dem Menschen überlassen ist. Aber die Ergebnisse physischer Heilungen werden fixiert und man spricht gern darüber. Die Rettungstechnologien sind auf dem Niveau der ständigen Entwicklung des Menschen grenzenlos und somit können alle in ihren Raum passen.

Warum spreche ich darüber? Es ist einfach. Vielleicht hilft Ihnen ein Vergleich es zu verstehen. Es ist wie im Leben, der Mensch selbst - und niemand sonst - setzt sich Grenzen und dann leidet er darunter. In einem Krankenhaus gibt es hundertfünfzig Plätze. Das Hilfssystem ist für hundertfünfzig Menschen ausgelegt, obwohl Menschen, die in diesem Krankenhaus arbeiten, mehr Patienten empfangen und behandeln könnten. Aber wenn im Krankenhaus hundertvierzig Menschen liegen, fangen die Einschränkungen an zu wirken und die festgelegte Grenze drückt auf sie, die Behandlung durchführen, und zwar mit derselben Kraft - auf den Kranken sowie auf den Gesunden.

Das Rettungssystem stellt keine Grenzen, der Mensch entscheidet selbst, ob glauben oder nicht, wie viel Wissen er aufnehmen soll und ob er es überhaupt braucht, welche Fragen soll er in seinem Leben in erster Linie beantworten, was er tun und wie viel er dafür bezahlen muss. Es ist manchmal sehr wichtig. Der Mensch hat doch selbst seine Krankheit gewählt. Er hat bereits energetische und finanzielle Verluste gespürt. Wenn Sie mit ihm über die finanzielle Seite sprechen, verliert er noch mehr sowohl von dem Energetischen als auch vom Finanziellen. Das ist klar, dass der Mensch zahlen muss, darauf basieren keine zwischenmenschlichen, sondern stattlichen Beziehungen, und man darf es nicht verwechseln. Wir können in einem Laden kein Brot kostenlos nehmen, wir müssen es bezahlen, genauso können wir nichts kostenlos bestellen. Hier ist ein anderes System, egal wer was sagt. Der Unterschied liegt darin, dass ein konkreter Mensch kein Staat ist, und wenn er seinen Weg gehen will, darf er es ruhig machen. Wir haben bereits darüber gesprochen, es ist die Wahl des Menschen. Der Mensch hat bereits gelitten, ist krank geworden, und wenn man von ihm noch einen bestimmten Geldbetrag kassiert, kann es ihn nur zerstören, nicht helfen, sondern zerstören. Lassen Sie den Menschen zunächst gesund werden, dann kann er sich entscheiden, was und wie er machen soll, er wird es in seinem Inneren entscheiden, dann wird alles in seinem Leben gut werden. Und noch etwas: der Mensch hat selbst die Entscheidung getroffen, krank zu werden, das heißt, er soll auch selbst die Entscheidung treffen, gesund zu werden. Wer ihm dabei hilft ist eine andere Frage. Das Wichtigste ist die Entscheidung des Menschen.

Das Rettungssystem ist für einen jeden und alle bestimmt, aber nicht alle können sich in der Anfangsphase orientieren, es ist immer zu sehen. „Sie retten und heilen Menschen, nehmen Sie mir meine Krankheit weg, was würde es kosten." Denken Sie über diese Wörter nach. Nehmen Sie mir meins, was ich zurzeit nicht brauche, weg und ich löse eine andere Aufgabe. Und wenn es auch nicht klappt, „nehmen Sie es mir weg, was würde es kosten." Über „was würde es kosten" habe ich bereits erzählt, nehmen Sie mir die Krankheit weg, ich brauche sie nicht. Wir sprechen doch darüber, dass Menschen miteinander kommunizieren, um die Raumparameter zu bestimmen, in denen der Mensch lebt und die Rettungstechnologien für seine harmonische Entwicklung verwendet. Ein Versuch, die Krankheit zu besiegen, indem man sich zu ihrem Niveau absenkt, bringt keine gewünschten Ergebnisse, sondern nimmt die Energie dem Menschen weg und entleert ihn für eine lange Zeit.

Ihre Wahl ist es zu lernen, es zu verstehen oder daran vorbei zu gehen. Sie werden sich in dem Fall gegen einen Punkt in Ihrem Lebensraum stemmen, bis zu dem Moment, wenn er geschädigt oder zerstört ist. Viele verstehen es, obwohl es emotional und psychisch nicht einfach ist.

Somit ziehen die Technologien der Rettung die Meinung eines jeden und aller sowie die Wahl des Menschen in Betracht. Er ist krank, aber bittet nicht um Hilfe, das heißt, er ist nicht bereit dafür, oder dass er das vielleicht aus Hochmut macht - man braucht Zeit, und jeder hat sie natürlich. Es ist auch die Wahl des Menschen. Man könnte darüber sprechen, was und wie man ihm helfen kann, aber solange der Mensch keinen Schritt zu sich gemacht hat, solange er um Hilfe nicht gebeten hat, solange er sein Recht auf freie Wahl nicht in Anspruch genommen hat, wie und auf welcher Grundlage können

Sie ihm helfen? Sie brauchen es vielleicht gar nicht, und der Mensch hat Sie darum nicht gebeten. Gehen Sie Ihren richtigen Weg.

Alles Gute und Dankeschön.

27.09.2010

Die Technologien der Rettung des Menschen

Auf dem heutigen Treffen werden wir das Gespräch über die Technologien der Rettung des Menschen fortsetzen, über die Technologien, die fähig sind, viele innere Fragen des Menschen zu lösen, indem sie diese ergiebig beantworten.

Alles Einfache ist verständlich, es ist für den Menschen verständlich, weil es sehr einfach ist. Aber um dieses Einfache und Verständliche zu erreichen, braucht man sehr viel Zeit und innere Mühe. Ich lerne auch ständig, wie Sie, und strebe nach dem Erkennen der Welt und des Menschen, ich mache es nicht im Rahmen eines Lehrers, da ich einfach und verständlich leben will und kann. Nicht jeder kann zum Lehrer werden, erst recht nicht zum Lehrer für Menschen, für ihre Seelen, zum geistigen Lehrer. In Wirklichkeit ist es ein innerer Dialog zwischen dem Menschen und Gott. Man muss ihn hören und verstehen können, man muss lernen, ihn ganz einfach zu entschlüsseln, in einfacher Sprache zu erklären und einfache Beispiele aus dem Leben aufzuführen.

Viele halten sich oder andere für geistige Lehrer. Entweder wegen des Aussehens, oder wegen dem Alter, oder nach dem, was der Mensch gegenwärtig wirkt und zeigt. Aber darin verbirgt sich eine große Gefahr. Wie können wir, Menschen, jemanden aus unserer Umgebung, für einen geistigen Menschen erklären, wenn wir sein Leben sowie seine innere Welt nicht kennen?

Bei Menschen ist alles durcheinander gekommen, besonders in letzter Zeit. Ein Mensch, der eine geistige Welt, das Licht, die Weisheit und Energie hat, der innerlich sehr stark ist, muss nicht unbedingt einen Graubart tragen oder einen hohen Posten in einer Institution besetzen. Solche Menschen bleiben immer Menschen und sind keine Mitglieder in einer Institution, ebenso gründen sie selbst keine Institutionen, da sie es nicht brauchen. Menschen treffen sich miteinander, um zu kommunizieren und nicht dafür, um zu einem Mitglied einer Institution zu werden.

Es hat sich in letzter Zeit wirklich viel geändert, Menschen suchen nach dem inneren Licht in verschiedenen Institutionen, aber dort gab es kein Licht, gibt es nicht und wird es nie geben. Wir möchten von einem Menschen ein Wort voller Leben hören, aber wir können dieses Wort auf keinen Fall in einer Institution hören. Es ist so, wie in einem Staat, das Wort des Menschen ist das Wort des Staates. Wenn es diesen Menschen nicht gibt, gibt es auch keinen Staat, sogar wenn es dieses Wort gibt, ist es nichts wert. Menschen müssen sehr aufmerksam zu ihren Wörtern sein, da erfüllte Wörter eines geistigen Menschen jeden Menschen ausfüllen; sinnlose Wörter verschmutzen nicht nur das Bewusstsein des Menschen, sondern nehmen Menschen ihre innere Energie weg. Deswegen kann nicht jeder zum geistigen Lehrer werden, nicht jeder kann Menschen wirklich öffnen, da der Mensch selbst innere Auffüllung des Behälters des Wissens und Lebens braucht.

Man kann erzählen, unterrichten, verschiedene Technologien anwenden, man kann sogar praktizieren unter Anwendung der Rettungstechnologien. Man kann darüber anderen Menschen erzählen, ohne die Grenzen ihrer persönlichen freien Wahl zu verletzen. Aber ein geistiger Lehrer zu sein ist sehr-sehr schwierig. Deswegen suche ich, wie jeder von Ihnen, nach meinem Lebensweg, interessiere mich für verschiedenes Wissen, erforsche die Welt des Menschen und betätige mich sehr aktiv an der Erweiterung des Gesichtskreises bezüglich der inneren Welt des Menschen. Somit lebe ich ein einfaches und verständliches Leben und genieße es. Ich tue nicht so, als ob ich alles über die Rettungstechnologien wissen würde, ich - wie jeder von uns - erforsche diese und wundere mich darüber jeden Tag, ich öffne vieles, was mir, wie vielen anderen Menschen, bis heute verborgen war. Das ist das Highlight des Menschen: er lebt, während er das Leben erforscht und sich auf das Leben freut.

Treffen sich zwei Nachbarn, einer sagt zu dem anderen: „Weißt du, das Leben ist so schwer, das Dach muss repariert werden, der Zaun ist schief, die Schlupftür ist locker." Und der andere sagt: „Freu dich, mein Lieber, dass es so ist, weil genauso das dein menschliches Leben ist." „Ich freue mich doch darüber, dass ich das Dach und die Schlupftür reparieren muss. Es wäre schrecklich, wenn ich das alles nicht hätte." Jeder hat sein Dach und seine Schlupftür. So was hat bestimmt jeder bereits erlebt: es gibt eine Aufgabe, die scheint sehr schwer zu erledigen, aber wenn Sie es doch geschafft haben, wie toll es sich anfühlt.

Die Technologien der Rettung des Menschen befinden sich- wie auch das Wissen - im Inneren des Menschen; wie wir diese nennen, ist eine andere Frage, aber sie sind immer in uns. Alles, was wir brauchen, ist uns unserem Inneren nicht zu widersetzen, sondern dieses Wissen in unser alltägliches Leben zu zulassen. Vieles wird sofort klar, manches - später, wenn wir es verstanden haben. Ihr Verständnis wächst mit Ihnen von Treffen zu Treffen, Sie können sich einfach und verständlich ausdrucken und ich - und es ist ganz offensichtlich - wachse zusammen mit Ihnen. Das alles ist für mich sehr interessant, ich wachse mit Ihnen zusammen, ich freue mich über Sie und ich befinde mich im Raum Ihrer Freude und Ihres Wissens. Danke Ihnen, meine Freunde. Ich habe viel von Ihnen gelernt und werde noch viel lernen. Jeder von Ihnen lernt, lebt, erkennt die Welt und wächst innerlich und geistig; wenn Sie sich anhalten, verpassen Sie viel und können von Ihrem Weg abweichen und in die falsche Richtung gehen.

Lassen Sie uns, Freunde, in die faszinierende Welt des Menschen eintreten.

Lassen Sie uns, unser Inneres mit Güte und positiver Energie auffüllen - und auf keinen Fall mit negativer Energie, Aggression und Aggressionsausbrüchen, die auf den ersten Blick aus nichts kommen. Wenn es bei Ihnen auch der Fall ist, heißt es, dass Sie Ihre innere Güte, die Ihnen und allen anderen Menschen gehört, verloren haben. Stattdessen haben Sie das erlangt, was Sie in Ihrem Inneren überhaupt nicht brauchen, aber leider nicht gleich loswerden können - die menschliche Wut, genauer gesagt, die Wut gegen Menschen, und das heißt, in erster Linie gegen sich selbst. Das, was es in Ihrem Inneren gibt, kann schöpfen, aber auch genauso gut kann es zerstören.

Lassen Sie in Ihr Leben das, was Sie erfüllt und freut, aber lassen Sie in Ihr Leben das nicht, was Sie unterdrückt und traurig macht. Sie fühlen sich dann behaglich, wenn Sie Ihrem Herzen folgen, und unbehaglich dann, wenn Sie Ihr Herz vergessen. Man könnte sich an das alles gewöhnen, aber wozu und wie wird dann Ihr Leben sein? Es ist besser harmonisch, normal und komfortabel zu leben, als das schöne Leben zu spielen. Das Spiel lohnt sich nicht. Alles, worüber wir gesprochen haben, ist der Sinn der Rettungstechnologien, den es in unserem Leben gibt, und es ist sehr gut, dass sich die Rettungstechnologien auf diese Weise öffnen können.

Bis zum nächsten Mal, Freunde.

29.09.2010

Das Betrachten der Rettungstechnologien

Auf dem heutigen Treffen werden wir das Gespräch über die Rettungstechnologie und über das Wissen über das Leben im Inneren des Menschen fortsetzen. Das Wissen der Rettungstechnologien des Menschen kann sich nur im Inneren des Menschen - in seiner inneren Welt - befinden und nur dort kann es sich zunächst zum Vorschein bringen. Und erst danach kann es sich in Form einer Notwendigkeit an den äußeren, gesellschaftlichen und zwischenmenschlichen Beziehungen widerspiegeln. Warum gab es diese Technologien, gibt und geben wird? Die Antwort ist sehr einfach. Wir haben darüber gesprochen, dass eine Krankheit die Wahl des Menschen in einer bestimmten Lebensphase ist. Dafür geht der Mensch einen langen Weg und stemmt sich in seinem Inneren gegen eine Zelle. Im Leben sieht es so aus, dass er sich in Bezug auf eine Stelle verbockt und nichts mehr sehen will, er glaubt fest daran, dass nur diese Stelle und keine andere ihm vorgeschrieben ist, dass er im Voraus weiß, dass die Welt rings um ihn herum immer gleich ist. Auf diese Weise treibt der Mensch sich in die Enge und somit wird die Balance zwischen der Kraft und Energie gebrochen.

Wir sprechen über die Energiezentren in den Zellen, Organen und im ganzen Körper. *Das Energiezentrum des ganzen Körpers des Menschen ist sein Bewusstsein,* das Energiezentrum der Zellen sind Organe. *Das Feld und der Raum um jeden Menschen herum sind die Zeit.* Dort, wo die Balance eingehalten wird und im Inneren des Menschen Änderungen stattfinden, findet auch die Transformation der Energie statt, dadurch begehen Menschen verschiedene Handlungen.

Wir, Menschen, versuchen zu lernen, die Zeit zu steuern, aber die Zeit ist rings um uns herum. Und wir sollen offensichtlich lernen, unsere innere Energie zu steuern, dann werden wir verstehen, dass die Zeit uns umgibt. Wir wissen manchmal nicht, wie und warum im Raum Änderungen stattfinden, obwohl es sehr wichtig ist, da die Änderungen im Raum des Menschen zur Änderung der Form und somit der Zeitdichte führen. Wir betrachten die Zeit als eine materielle Struktur im Leben des Menschen und nicht als etwas Abstraktes. Daraus folgt, dass ein großes Spektrum von Vorgehensarten in Bezug auf Arbeit den Menschen entleert und der Mensch erschafft manchmal in seinem Inneren eine Disbalance, ohne es zu merken; somit erschafft er eine mächtige negative Ladung, die Amplitudenausbrüche hat und nach draußen möchte. Die Kommunikation mit anderen Menschen, die ihm ähnlich sind, verstärkt seine inneren Handlungen, dadurch finden ein Energieausstoß nach außen und gleichzeitig die Aufnahme ins Innere einer bestimmten Menge unkontrollierbarer Zeit statt. Diese ist bereits im Inneren des Menschen und der Mensch hat keine Ahnung, was er damit machen soll. Warum gibt es komplizierte Krankheiten? Weil die meisten Krankheiten nichts anderes sind, als die Widerspiegelung des Äußeren im Inneren des Menschen.

Wofür braucht der Menschen seinen physischen sichtbaren Körper? Wahrscheinlich um solche geistige Eigenschaften zu entwickeln, die es ermöglichen, ewig physisch zu leben. Wie kann man es machen? Indem man die Natur der Welt und des Menschen für sich öffnet und versteht. Transformation und Ausscheidung des Äußeren aus dem Inneren sowie das Verständnis der reinen Energie des Körpers des Menschen führen zu einer Balance der Kräfte, zu Harmonie und zu einem normalen Leben des Menschen. In den Zellen und der Energie des Menschen entsteht eine Leckage, ein Loch, mit anderen Worten, der Mensch verliert seine Zeit und Energie und kann nicht gesund werden, und es ist sehr schwierig, ihm zu helfen. Wenn wir uns mit Energie auffüllen, wenn wir die unendliche Quelle der Energie der Welt und des Menschen finden, tauschen wir mit der Zeit unser Äußeres aus und können vieles sehen, erkennen und verstehen, indem wir für uns die Welt und die Menschen öffnen, indem wir für uns uns selbst als Menschen der Welt öffnen. Somit können wir geistig, in Harmonie mit der Energie des Körpers und der Zeit der Welt, leben.

Die Energie der ganzen Welt ist unsere Zeit, die uns immer umgibt. Was kann es überall und um uns herum geben? Nur die Welt, in der wir leben.

Diese Themen sind wirklich sehr interessant, erlauben Sie mir, das Treffen in diesem Sinne zu beenden. Ich möchte, dass Sie nach dem Treffen vieles verstehen, sehen und fühlen können. Das Gespräch über die Auffüllung des Menschen mit Energie ist sehr wichtig im Leben jedes Menschen, der in der Welt lebt, betrachten Sie dieses Thema sehr ernst.

Ich bedanke mich bei Ihnen, bis zum nächsten Mal.

30.09.2010

Der Raum im Inneren des Menschen und rings um ihn herum

Auf dem heutigen Treffen werden wir über den Raum im Inneren des Menschen sowie rings um ihn herum sprechen. Der innere Raum ist der Raum der Zellen, der Organe, des ganzen Körpers sowie der Raum des Bewusstseins, der fähig ist, den Raum im Inneren der Zellen und Organe, den Raum der äußeren Ereignisse und Situationen, den Raum, in dem Wünsche, Ziele, Aufgaben, der Sinn und Nutzen der einen oder anderen Handlung entstehen, zu sehen und in Harmonie zu bringen. Da das Bewusstsein einen großen Einfluss auf das Innere und Äußere des Menschen hat, soll es auch die entsprechende Priorität haben. Worin liegt die Priorität? In den Aufgaben und Zielen des Menschen? Ja, das stimmt, aber auch in der Erfüllung dieser Aufgaben. Mit welchen Methoden und Mitteln soll sie erreicht werden und ob es die gegebene Wahl des Menschen, seines Sinnes nicht zerstört? Das ist das Wichtigste, was der Mensch beachten muss. Die Hauptverbindung des Bewusstseins ist die Verbindung mit der Seele. Dank der Seele, die dem menschlichen Bewusstsein die Fähigkeit, alles sowohl von innen als auch von außen physisch sehen zu können, geschenkt hat, können wir alle die äußere Welt sehen und versuchen die Welt im Inneren des Menschen zu erkennen. Man muss ebenso verstehen können, dass unser Bewusstsein fähig ist, Ereignisse zu wählen, die Ereignisse, die aus unserer Sicht für uns, für andere Menschen, für die ganze Welt die besten wären. Die Seele des Menschen erschafft im Leben nur das, was der Mensch braucht. Das Bewusstsein wiederum lässt sich manchmal von den Ereignissen dermaßen hinreißen, dass es die Verbindung zur Seele verliert oder ausdehnt, sodass es seine Seele nicht mehr hören kann und nur das sehen kann, was es sehen und haben will, etwas, was fürs Leben nicht notwendig ist.

Es ist manchmal sehr schwierig, sofort zu verstehen, wie man sich retten kann, wenn man sich an das Materielle klammert. Offensichtlich kann man es nicht, in den meisten Fällen hindern und bedrücken diese materiellen Sachen den Menschen. Sie schleppen den Menschen zu einem gewissen Untergrund, in dem man den Sinn und somit die Seele kaum sehen kann, und wenn doch, dann ist es sehr problematisch. Der Mensch verliert die Verbindung zu der ganzen inneren Welt sowie zu der rings um ihn herum, er verliert die Verbindung zu der Realität des Lebens vieler Räume.

Wenn der Mensch sich manchmal durch das Leben bummelt, gehört ihm der Raum in seinem Inneren und der rings um ihn herum nicht. Es schmerzt in meinem Inneren, na und, wenn es ganz schlimm wird, nur dann gehe ich zum Arzt, er soll mich heilen. Woher und wann es gekommen ist, der Grund und wohin es führen kann - all das ist nicht wichtig. Es wird plötzlich wichtig, wenn es wirklich-wirklich schlimm wird und man weiß nicht, wohin man gehen soll. Es sieht genauso aus mit dem äußeren Raum. „Ich werde von morgens bis abends und weiter von abends bis morgens arbeiten, in meinen Gedanken, in meinem Kopf. Ich bin nicht müde, ich mag Urlaub nicht, es passiert mir nichts" - der Mensch sagt, was er denkt, aber so geht es leider nicht. Wir haben über die Wahl des Bewusstseins des Menschen gesprochen, wir haben über die Wahl verschiedener Räume gesprochen, in denen der Mensch leben will und lebt, in dem er sich auf sich und andere Menschen freut, liebt und anderen Menschen hilft. Was ergibt sich also, der Mensch hat darauf verzichtet? Hat er auf die Freude der Wahl verschiedener Räume verzichtet?

Manchmal sagen Menschen, dass sie gerade eine Pechsträhne haben, vielleicht bedeutet es, dass sie gerade in einen Raum geraten sind, in dem alles still steht und Menschen auch stehen geblieben sind. Die Energiequellen, die früher aus anderen Räumen, die der Mensch selbst gewählt hat, zugeflossen sind, sind stehen geblieben. Wann belügen Menschen einander? Wenn jemand für den Menschen die Wahl trifft und das Ergebnis sich aneignet. Es muss nicht unbedingt das Materielle sein, es hat mehr mit der Energie tu tun.

Der Mensch hat damit gerechnet, die Energie aus einem bestimmten Raum zu bekommen, er hat sich darauf eingestellt und vorbereitet, aber er wurde getäuscht. Jetzt werde ich es Ihnen „übersetzen". Der Mensch hat sich entschieden, ein Grundstück mit einem Haus zu kaufen. Er hat Geld für den Kauf gespart und alles seinen Freunden erzählt, damit alles gut läuft. Diese Freunde haben dann das Haus, das er kaufen wollte, gekauft und bleiben weiterhin seine Freunde, als ob nichts geschehen wäre. Der Mensch hat nicht nur das Haus, das er nicht mal gekauft hat, verloren. Er hat die Energie des Raums verloren, in den er sein Wesen und seine Lebensphilosophie eingelegt hat, indem er darüber nachgedacht hat, wie er in diesem Haus und auf diesem Grundstück leben wird. Es ist kein einfaches Gespräch und es geht nicht um das Haus, das der Mensch kaufen wollte, sondern um seine Energie. Der Mensch kann natürlich sauer werden - es wäre in der Situation selbstverständlich - aber dadurch schließt er die einzige Tür in diesem Raum, durch die zu ihm seine Energie zurückkommen kann.

Noch ein Beispiel, das in unserem Alltagsleben besonders in letzter Zeit sehr verbreitet ist. Der Mensch hat seinen Raum gewählt und führt in dem Raum sein Business. Alles gefällt ihm, alles freut ihn und bringt Gewinn. Er hat Menschen eingeladen, sie haben ihre Bekannten eingeladen usw. Sein Business wächst, der Gewinn wächst, und der Mensch hat es gar nicht gemerkt, wie er sich mit diesem Raum verschmelzt hat, er lebt durch diesen Raum. Der Raum strahlt keine Energie aus, die fähig ist, die Ideen des Menschen zu verwirklichen, sondern nimmt dem Menschen seine Lebensenergie zugunsten seines Business weg; dank Business ernähren sich andere Menschen, aber nicht der Mensch selbst. Wenn der Mensch das alles versteht, leidet er darunter, da es ihm manchmal so vorkommt, dass es keinen Ausweg gibt und man nichts dagegen unternehmen kann. Er wird von Angst gefressen, von Angst, dass er im Endeffekt allein bleibt. Diese Angst wurde ihm von denen eingeredet, die sich in seiner Nähe befinden, da sie auf seine Kosten viel zu gut leben, was aber für denjenigen, der Business hat, sehr schlecht ist. Nach Außen sieht alles sehr gut aus, der Gewinn wächst und vervielfältigt sich, alle sind zufrieden, dass sie ein Stück vom Kuchen kriegen. Dass es dem Menschen innerlich schlecht geht, interessiert niemanden. Es sind Probleme und die Wahl des Menschen, nicht wahr? Der Mensch hat es selbst angefangen. Der Mensch hat es gar nicht gemerkt, wie es dazu gekommen ist, dass er nicht selbst die Wahl trifft, sondern jemand für ihn. Er soll mehr Zeit mit seiner Familie verbringen - und was ist mit Business, es nimmt sehr viel Zeit in Anspruch. Was ist mit Kindern? Wir stellen eine Nanny ein. Urlaub? Nein, nicht jetzt. Kann ich diese Sache kaufen? Nein, das Geld wird für eine Bestellung benötigt, nachher. Wollen wir reden? Jetzt kann ich nicht, muss los, ich habe wichtige Verabredung, tut mir leid, bin sehr beschäftigt, hallo-hallo, sprechen Sie, ja-ja, bin bereits unterwegs. Tschüss. Wann bist du wieder zu Hause? Weiß nicht, ich rufe an. Vergiss bitte nicht. All das ist auch ein Raum, aber wo sind Liebe, Freude, die Welt, die Grundlage des Lebens des Menschen? Ohne das alles kann der Mensch nicht lange existieren und leben.

Wo ist das alles, was Menschen auffüllt? Wo sind die Erkennung und das Verstehen der geschehenen Prozesse? Was ist eigentlich das Leben? Was ist Hilfe? - Die Befreiung des Menschen vom Teil des Geldes mit den Worten: ich helfe Ihnen. Wie soll man helfen und dabei noch fürs Geld? Man muss das alles überdenken.

Die Welt ist dann schön, wenn wir sie so sehen und sehen wollen, aber nicht dann, wenn uns andere Menschen sagen, dass sie schön ist. Die Welt ist riesig, wie der Raum in unserem Inneren und der rings um uns herum, wenn wir ihn absichtlich nicht schrumpfen und dabei alles, was uns umgibt und alle, die in unserer Nähe sind, gar nicht beachten.

Die Welt schenkt uns Wärme und Licht, Freude und Liebe und ihre Energie, wir sollen bereit sein, das alles in unserem Inneren aufzunehmen und das mit allen anderen zu teilen.

Die Welt rings um uns herum ist unser Leben. Sind wir bereit, ausgerechnet so zu leben?

In diesem Sinne beende ich unser Treffen. Danke. Nächstes Mal werden wir dieses Gespräch unbedingt fortsetzen.

11.10.2010

Der Raum des Menschen

Auf dem heutigen Treffen werden wir unser Gespräch über den Raum des Menschen fortsetzen. Übrigens ist *das Buch ebenso ein riesiger Raum, der den Menschen auffüllt* und ihm die faszinierende Welt der Menschen und der Natur, die Welt der Beziehungen und der manchmal unerwarteten Entdeckungen öffnet. Gleichzeitig ist *der Raum des Buches ein großer Verwaltungsapparat,* verschiedene manchmal sehr komplizierte geschäftliche Beziehungen, durch die man die Welt nicht nur nicht öffnen, sondern diese in seinem Inneren verlieren kann. *Das Buch und sein Raum sind auch noch die Energie, und zwar eine sehr große Energie, da sie riesige Schichten der aus verschiedenen Gründen ungenutzten Energie des Raums, der Menschen und der Ereignisse beinhaltet und diese öffnet.* Deswegen soll man sich von verschiedenen Methoden des Schreibens von Büchern nicht hinreißen lassen, da ihr Raum den Menschen verschlingen kann. Es ist eine andere Sache, wenn der Mensch die Welt durch Bücher, durch ihren Raum erkennt und sich dadurch mit Freude auffüllt. Wenn es dem Menschen gut tut, soll er mit Dankbarkeit alles aufnehmen und akzeptieren. Aber wenn das Buch oder Bücher den Menschen entkräften, ist es wie in einer Schafkolonie, die den Menschen ruiniert.

Leben Sie und nehmen Sie die Welt fröhlich, glücklich und liebevoll wahr und der Raum der Bücher öffnet Ihnen seine Geheimnisse. Wenn Sie es verstanden haben, fahren wir fort.

Die Krankheit des Menschen ist eine Struktur, in der Regel eine für jeden Menschen negative Struktur, da sie dem Menschen die Energie aus seinem Inneren sowie die rings um ihn herum wegnimmt und den Menschen aus seinem Raum vertreibt. Wie geschieht es eigentlich, dass eine Krankheit oder ein Problem im Raum des Menschen entsteht? Und wie soll man folgende Wörter verstehen: sei deiner Krankheit dankbar? Der Mensch war doch früher nie krank, außerdem hat er daran gar nicht gedacht, es war für ihn unmöglich, dass er krank werden kann. Der Mensch lebt und denkt gar nicht an so was.

Lassen Sie uns den Raum des Menschen betrachten, den Raum, in dem er glücklich ist und den er mit Licht und Lächeln auffüllt und somit von Außen eine zusätzliche, eine noch mächtigere Energie des Lebens und der Welt anzieht. Wir nehmen genauso einen Raum, aber in dem sich ein aggressiver, immer unzufriedener Mensch befindet. Er zerstört und vernichtet durch seine Aggression und Unzufriedenheit in Bezug auf die ganze Welt die Energie in seinem Inneren und rings um ihn herum und lässt das Licht nicht in seinen Raum. Das Licht ist in diesem Fall die Lebensenergie jedes Menschen. Dadurch wird die Energie des Menschen, seines Körpers und seines Raums schwächer; die Energie der Welt kann in den Raum des Menschen nicht hineinkommen, da der Mensch die Welt nicht akzeptiert. Für so einen Menschen haben die Wörter, die jetzt gerade gesagt wurden, keinen Wert, das heißt, sie können ihm somit nichts öffnen. Deswegen schmort der Mensch in seinem eigenen Saft. Er versucht, nach Hilfe zu suchen, dabei will er in seinem Inneren nichts ändern. Stattdessen wird er den Menschen, die ihm versprochen haben zu helfen und es nicht getan haben, und der Welt, die zu ihm so hart ist, immer mehr böse. Daraus folgt, dass die Krankheit für einen Menschen wirklich etwas Gutes ist, vielleicht ein bisschen grausam, aber trotzdem gut. Sie zeigt dem Menschen, dass etwas in seinem Leben schief gelaufen ist, sie vertreibt den Menschen aus dem gewohnten Raum, an den der Mensch mit beiden Händen klammert, aber in dem es keine Lebensenergie mehr gibt. Es ist so schwer, etwas zu ändern, es ist noch schwerer, sich selbst zu ändern. Deswegen kämpft der Mensch mit seiner Krankheit in einem leeren Raum, ohne jegliche Kraft, mit der Krankheit, die für ihn etwas Gutes bedeutet, da sie gekommen ist, um den Menschen wachzurütteln, ihn in einen anderen Raum hinein zu schieben, in dem es Leben, Menschen, Hobbys, Freunde, neue Interessen, die Welt, die Natur und natürlich das Leben des Menschen gibt. Aber manchmal merken Menschen es gar nicht und versuchen dort zu bleiben, wo sie sind, sie geben alles, was sie in ihrem Inneren haben, um die vorhandenen komfortablen Lebensbedingungen, Privilegien und Ihr Gesicht so zu sagen zu bewahren. Offensichtlich brauchen es viele Menschen. Aus diesem Grund lassen sie in ihrem Inneren die eine oder andere Krankheit entstehen. Diese können natürlich äußerlich durch Anwendung verschiedener Behandlungsmethoden sowie Einnehmen von Pillen geheilt werden, aber wenn diese innerlich geschlossen sind, hilft sogar die beste Medizin nicht. Wenn es keine Energie im Raum gibt, soll der Mensch in so einem Raum nicht bleiben, er soll weiter gehen und das Leben erkennen. Man soll sein Schicksal nicht bedauern, sondern eher ihm dankbar sein dafür, dass alles im Leben so einfach geöffnet wird. Also vieles hängt davon ab, aus welchem Blickwinkel der Mensch sein Leben betrachtet - aus welchem Raum und mit welcher Energie. Denken Sie über meine einfachen Wörter nach.

Ich bedanke mich bei Ihnen noch Mal für den erschaffenen Raum der Freude, Gutherzigkeit und Beachtung. Ich habe mich in diesem Raum sehr gut und komfortabel gefühlt, so wie Sie auch. Und es ist, aus meiner Sicht, sehr wichtig im Leben eines jeden und aller, wenn Menschen sich mit anderen Menschen behaglich fühlen.
Danke und bis zum nächsten Mal.
14.10.2010

Der Raum der Zusammenarbeit der Menschen

Auf dem heutigen Treffen werden wir unser Gespräch über den Lebensraum des Menschen fortsetzen, über den Raum der zwischenmenschlichen Beziehungen und der Reaktion auf die geschehenen äußeren Ereignisse. Wie wir früher gesagt haben, alles, was um den Menschen herum geschieht, bildet sich im Inneren des Menschen, in seiner inneren Welt. Das Bewusstsein des Menschen verstärkt nur das Signal, das es aus dem Inneren bekommen hat, spiegelt es wieder und wandelt es durch verschiedene Handlungen, Wörter, Emotionen, Impulse und Gedanken ins Leben um. Dies stellt für den Menschen selbst und andere Menschen die Wahl des Menschen in der gegebenen Lebensphase dar. Dadurch zeigt und öffnet es den Sinn der Einstellung des Menschen in Bezug auf die Welt, Menschen, Ereignisse und den Glauben an Gott.

Die Äußerung der Wahl ist das Treffen der Entscheidung durch das Bewusstsein des Menschen. Es ergibt sich, dass jeder Mensch durch seine willensstarke, gedanklich-impulsive Handlung sowohl die Welt der Menschen als auch seinen persönlichen Weg beeinflusst. Mit anderen Worten beeinflussen Menschen einander direkt oder indirekt, im Grunde genommen findet ein direkter Einfluss aller Menschen aufeinander statt.

Ein riesiger Einfluss geht von umfangreichen Quellen, die von Menschen vor hunderten von Jahren erschaffen worden sind, aus. Es geht um solche Richtungen wie der Glauben des Menschen, Städte, verschiedene große und einflussreiche Institutionen und Vereine der Menschen und einfach einzelne einflussreiche Menschen. Das heißt, sie alle haben eine riesige Energieressource in Form eines bestimmten Wissens, von Technologien, Finanzen und Macht erschaffen. Ausgerechnet durch diese Wirkungswerkzeuge konnten Menschen sehr enge Beziehungen zueinander, zu der Gesellschaft und zum Staat aufbauen, zum Staat, der in den menschlichen Augen eine höhere Ebene der Beziehungen darstellt. Egal wie jeder von uns darüber denkt, man muss im Rahmen des Gesetzes handeln, man darf das Gesetzt nicht brechen, da es zum Brechen bestimmter Regeln in Bezug auf die zwischenmenschliche Kommunikation führt, was wiederum das System beeinflussen kann, indem man das System locker macht, die vorhandene Ordnung stört und sogar das System an vielen Stellen zerstört. Deswegen muss man sehr verantwortungsbewusst und ausgewogen jegliche Entscheidungen treffen in jeder Phase und jeder Ebene des Lebens, wenn man sich an der Macht befindet.

Gleichgewicht, Angemessenheit und Harmonie sind offensichtlich die grundlegenden Richtungen, die die persönlichen Entscheidungen des Menschen sowie die in Bezug auf andere Menschen und die Gesellschaft bestimmen. Das Verstehen dieser Richtungen stellt nämlich die Chancen für alle Mitglieder der Gesellschaft gleich, was wiederum den Interessen aller Menschen dieser Gesellschaft entspricht. Es gibt Deformationen im Leben, man kann alles auf einmal nicht ändern, aber wenn eine innere geistige Deformation entsteht, ist es bereits kein Problem, sondern es kann als eine menschliche Katastrophe bezeichnet werden. Wenn man es versteht, nimmt alles wieder seinen Platz, unter anderem auch die zwischenmenschlichen Beziehungen, da ein Blick von der Seite, der früher gefehlt hat, da ist. Dieser Blick ist einfach unabdingbar im Leben jedes Menschen. Um richtige und harmonische Beziehungen zu sich selbst, zu der eigenen inneren Welt, die uns alle umgibt, zu der Natur, zu den Menschen und zu der Gesellschaft aufbauen zu können, muss man zunächst erreichen, dass sich alle Menschen in der ganzen Welt verstehen. Jeder Mensch strebt sich nach seiner persönlichen sowie der gesellschaftlichen Sicherheit. *Was ist die Sicherheit der Menschen? Es sind klare Beziehungen.* Wie kann man diese aufbauen? Ein adaptierter und für alle Menschen verständlicher Mechanismus ist dafür nötig.

Wir haben uns bereits im Laufe der Zeit gewöhnt so zu leben, wie wir leben, aber alles in der Welt, im Leben und in der Gesellschaft ändert sich, Menschen und Beziehungen ändern sich auch. Das heißt, dass ein moderner Mechanismus der Beziehungen zwischen den Menschen, zwischen Menschen und dem Staat und zwischen Menschen aus verschiedenen Staaten nötig und sogar unerlässlich ist. Menschen werden ihrer Natur entsprechend wandern und migrieren, nicht alle, aber die meisten. Das liegt in unserer menschlichen Natur, es lag und liegt in der Natur von Vögeln und Tieren, von allen, die helfen, sich selbst von der Seite anzusehen, ohne andere zu beachten oder zu denken, dass sie und nicht wir es brauchen, es ist im Grunde genommen nicht ernst gemeint. Wenn es aber so ist, ist der Mechanismus notwendig, der diese Fragen so regulieren kann, wie der moderne Mensch es heutzutage braucht, sodass der Mensch sich immer - egal wo er gerade ist - natürlich und komfortabel fühlen könnte. Dafür muss der Mensch für sich Wissen erlangen.

Offensichtlich werden dieses Gespräch und dieses Thema im Vordergrund stehen, oder stehen bereits, da davon die Entwicklung vieler Staaten, der Beziehungen in der ganzen Welt und der menschlichen Gesellschaft abhängig ist. Deswegen werden unsere Fragen und Antworten immer aktuell bleiben, die Strategie des Staates und der Gesellschaft muss immer vorhanden sein und dafür müssen Menschen mit dem Erfassungsvermögen und Verständnis und mit der Amplitude großer Schichten des menschlichen Lebens da sein.

Die Effektivität der Verwaltung, das heißt das Verständnis in Bezug auf Wünsche und Bitten der Menschen, ist ein progressiver, sicherer und innovativer Weg der Entwicklung des Menschen, der Gesellschaft und des Staates, da sie eigentlich miteinander verbunden sind.

Ich möchte in diesem Zusammenhang über die zwischenmenschlichen Beziehungen sprechen. Es gibt im Leben verschiedene Situationen, diese sind entweder positiv oder negativ geladen. Aus dem Nichts kommt nichts, es geschieht nichts ohne Grund.

Dahinter stehen immer Menschen. Von diesem Standpunkt aus sind verschiedene Energien des menschlichen Raums auf den Menschen gerichtet. Wenn es eine negative Energie ist, soll man offensichtlich gegen sie nicht kämpfen oder versuchen, diese zu schlagen, da in den meisten Fällen nur Aggression in Bezug auf sich selbst und auf die uns umgebende Welt provoziert werden kann. Man muss sich in seinem Inneren an eine neutralen Position halten, die die für den Menschen schädliche Energie hindern kann, ins Innere des Menschen, in seinen Körper, seine Organe, Zellen, seine Gesundheit, sein Leben und sogar seine Ereignisse einzudrängen.

Eine neutrale Einstellung im Inneren des Menschen neutralisiert negative Impulse - Wutausbrüche - sie verlieren gleich am Anfang ihre Kraft. Und das, was manchmal aus dem Menschen rauskommt, kann ohne bestimmte innere Unterstützung nicht lange existieren. Viele Situationen sprechen dafür, dass man viel positive Energie und eine entsprechende Lebenseinstellung haben muss. Warum habe ich über eine neutrale Situation gesprochen? Weil in manchen Fällen zieht das Positive das Negative an - für eine bestimmte Balance zwischen Kräften und Energie. Das Positive geht mit der Zeit weg, um neue positive Energie anzusammeln. Das Negative kann für eine längere Zeit bleiben und man weiß nicht, was man damit machen soll, wohin damit und wem man es abgeben soll, es bleibt ungewiss. Man soll sich auch von der negativen Energie nicht hinreißen lassen. Daraus folgt, dass neutrale innere Ruhe den Menschen vom Überflüssigen im Leben rettet und befreit. Wenn es den Menschen aber nicht betrifft, muss er dementsprechend seine Zeit dafür nicht verschwenden, er muss gegen das Negative nicht kämpfen und dafür seine positive Energie nicht ausgeben. Das bedeutet, dass diese Energie für andere positive Handlungen des Menschen - das heißt dafür, was ihm von Nutzen ist - verwendet werden kann.

In diesem Sinne beende ich unser Treffen, vielen Dank.

Ich hoffe, dass Sie alles verstanden haben und natürlich, dass alles positiv und in den meisten Fällen neutral war. Wenn Sie etwas nicht verstanden haben, seien Sie nicht traurig, es sind für Sie bloß neue Räume des Lebens, der Energie und des Wissens. Wenn Sie es brauchen, folgen Sie ihnen und öffnen sie sie für die Gesundheit und zu Ihrem eigenen Wohl und zum Wohl anderer Menschen. Tun Sie sich keinen Zwang an, öffnen Sie diese neuen Räume. Wenn Sie diese für sich geöffnet haben, können Sie diese absolut sicher für andere Menschen öffnen. Wie kann es anders sein? Wenn Sie diese selbst nicht gesehen und geöffnet hätten, nicht gewusst hätten, was sie für Sie als für einen Menschen bedeuten, wie könnten Sie dann diese Räume anderen Menschen öffnen, wie könnten Sie das mit anderen Menschen teilen, was Sie selbst nicht haben? Es geht nicht. Also ziehen Sie daraus Schlüsse. Noch Mal Dankeschön.

20.10.2010

Der Raum des Wortes des Menschen

Auf dem heutigen Treffen werden wir wieder über den Raum sprechen. Es sind sehr interessante Richtungen und ein sehr interessantes Thema im Leben. Nicht alle können sofort den Sinn verstehen, vielleicht weil sie zuerst für unnötig gehalten werden. Aber der Raum im Inneren des Menschen sowie rings um ihn herum ist so groß und wertvoll, dass es unmöglich ist, ihn nicht zu sehen und nicht zu beachten.

Der Lebensraum des Menschen ist mit Leben und Geist aufgefüllt, in denen es immer die Seele gibt, die Seele des Menschen, die mit sich die Welt und den Menschen auffüllt - seinen Körper, sein Leben, seine Ereignisse und alles, was es in unserem Inneren sowie rings um uns herum gibt.

Wie, womit und wann füllen wir unseren Raum auf und was wird daraus? Es ist eigentlich so, dass wir unseren inneren Raum mit Gedanken und positiver Energie auffüllen, was wiederum uns mit Geist erfüllt. Und im Außenraum spiegelt sich unser *Wort* als der *Zustand unserer Gesundheit* wider.

Wie ist unser Bewusstsein? Es ist so, wie sich unser Wort dafür anhört und wie es klingt, das Wort, das in sich Freude oder die negative, von uns selbst angesammelte Energie und Information trägt. Es ergibt sich, dass wir unseren Raum sowie den anderer Menschen damit auffüllen, was wir durch unsere Wörter ausdrücken. Wir schütteln aus unseren Wörtern das ganze Wesen des Positiven oder Negativen weg und manchmal merken wir es selbst nicht, und zwar nicht nur in Bezug auf uns selbst, sondern auch in Bezug auf andere Menschen.

Was kann unser *Wort* in sich tragen? Offensichtlich, nur das, *was es in unserem Inneren gibt.* Was gibt es denn in unserem *Inneren*? Den Gedanken, der bald in eine *bestimmte Energie hinein schlupft, die Energie, die in ein äußeres Wort übergeht.*

Was ist ein Wort? Ein Wort ist ein innerer Gedanke in der Bekleidung der Energie des Menschen. Deswegen hat das Wort des Menschen so eine Kraft. Wenn die Energie des Wortes mit der Energie des Raums, der den Menschen und andere Menschen umgibt, übereinstimmt, kann der Gedanke in Form des Wortes die innere Welt vieler Menschen erreichen.

Kann das Wort heilen, zum Leben erwecken, helfen, retten? Natürlich, kann es. Aber nur das Wort, das mit den Gedanken des Menschen aufgefüllt und auf Gott gewendet ist.

Wer kann so ein Wort aussprechen? Der Mensch.

Was ist das für ein Mensch? Wahrscheinlich ist er innerlich und geistig nicht einfach, genauer gesagt, er ist innerlich einfach, deswegen besitzt er diese Heilungskraft und das Wort der Hilfe und Offenbarung.

Worin liegt das Problem des Menschen? Alle Menschen mögen es - jeder auf seine Weise - alles zu verkomplizieren. Es fällt Ihnen manchmal schwer, einfache und gewöhnliche Sachen zu verstehen, ihre Sichtweise ist entweder benebelt oder so deformiert, dass es ihnen wirklich schwer fällt, den wahren Sinn zu verstehen und zu akzeptieren, unter anderem auch die Welt im Inneren des Menschen, die Welt rings um sie herum, Gott und den Glauben an ihn. Viele Menschen haben vergessen, dass das alles in ihrem Inneren gibt, und sie brauchen es sich nur zu wünschen und können es wieder fühlen und sich erfüllen.

Man braucht keine speziellen Schulungen zum Thema des Glaubens des Menschen, obwohl diese Schulungen auch anders heißen können.

Der *Glauben des Menschen* nimmt in *seinem Wort* den Kurs, den der Mensch in seinem Leben gewählt hat.

Der *Glauben ist das Licht,* dem der Menschen in der Nacht folgt, um den Tag seines Lebens zu erreichen.

Der *Glauben des Menschen füllt die Gedanken auf,* die wiederum *das Bewusstsein des Menschen auffüllen, das den Raum rings herum sieht und erweitert.*

Wenn man über das erweiterte Bewusstsein des Menschen spricht, muss man sagen, dass dieses Bewusstsein fähig ist, innere und äußere Räume aller Menschen der Welt zu sehen und wahrzunehmen. Dieses Bewusstsein ist fähig, alles in der Welt so zu sehen, wie es wirklich ist, dieses Bewusstsein ist fähig, andere Räume wahrzunehmen und alle in sich aufzunehmen.

Die Seele des Menschen ist die ganze Welt, alles, was es in der Welt gibt, ist das Bewusstsein, das Erforschen und die Entdeckungen, die dank dem Bewusstsein möglich geworden sind, und die Auffüllung der Welt findet durch den Geist statt.

Ich erzähle Ihnen das alles nur, um Sie zum Verstehen des Wesens des Wortes näher zu bringen. Des Wesens des Wortes und der Wörter, die jeder von uns jeden Tag ausspricht. Sie scheinen nur gewöhnlich zu sein, in Wirklichkeit sind alle Wörter die Schnittstelle zwischen Menschen und der ganzen Welt, der Welt, die uns alle umgibt. Unser Wort, das in den Raum gerichtet und im Raum gefallen ist, bleibt in diesem Raum für immer. Manche Menschen wundern sich: wo sind die Wörter aller Menschen gespeichert? Sie sind um uns herum, es sind viele Wörter um kleine Kinder herum gespeichert. Unsere Wörter sowie die anderer Menschen, die fröhlich, klar und energetisch positiv geladen sind, helfen immer den Menschen, die gerade geboren sind und erst wachsen, ihre ersten Schritte machen und zu sprechen und zu gehen lernen. Warum haben Menschen früher bei ihren Eltern einen Segen erbeten? Weil das Wort der Eltern das Leben der Generation durch seine positive und aufgefüllte Energie verlängert hat, es hat zukünftige Räume zukünftiger Generationen aufgefüllt. Das Wort war der Begleiter, der nicht nur den Weg zeigt, sondern auch alle auf diesem Weg beschützt und rettet.

Die mit Leben aufgefüllten Wörter heilen Menschen, da es in ihrem Raum Liebe gibt.

Wer hat Liebe? Liebe kann jeder Mensch haben.

Was ist die Liebe für jeden Menschen? Die Gnade Gottes ist eine direkte Verbindung zwischen Gott und dem Menschen. Derjenige, der liebt, befindet sich im Licht Gottes; derjenige, der bewusst Menschen und die Welt liebt, befindet sich nicht nur im Licht Gottes, sondern kann selbst anderen Menschen ihren Weg im Leben beleuchten - nach dem Willen Gottes.

Das Wort ist eine große Handlung und ein großes Wunder für alle Menschen und für die ganze Welt.

Das Wort ist deswegen groß, weil es das innere Wesen jedes Menschen widerspiegelt und die Welt, den Menschen und Gott verbindet. Durch das Wort kommunizieren wir und verstehen einander. Mit den Worten fangen wir unser Geschäft an und nehmen ein herzliches Wort mit auf den Weg. Durch das Wort danken wir und bringen unsere Gedanken zum Ausdruck. Deswegen ist das Wort für uns ein Helfer, manchmal sogar wie ein Mensch.

Dieses Thema kann man unendlich entwickeln, Sie selbst können es auch machen. Spiegeln Sie in Ihrem Inneren und in der Kommunikation mit anderen Menschen nur herzliche und klare Worte wider, sagen Sie nur die Worte, die Sie in der Seele haben. Dann können Sie Ihre Welt öffnen - die Welt des Menschen. Dadurch können Sie die Welt aller Menschen öffnen.

Ich bedanke mich bei Ihnen für die Unterhaltung. Ich wünsche Ihnen noch mehr Güte und Glück, Frieden und Prosperität, fröhliche Ereignisse und Menschen, die Sie lieben.

Danke.

23.10.2010

Die Energiequelle im Raum des Menschen

Auf dem heutigen Treffen werden wir aus den Themen und Gesprächen unserer Treffen Schlüsse ziehen. Die Treffen waren verschieden, manche konnte man sofort verstehen, für manche hat man Zeit gebraucht, um zunächst über das Thema des Treffens nachzudenken. Aber sie alle waren interessant, sonst hätten wir uns nicht getroffen und Sie hätten mich nicht eingeladen. Es war für mich ebenso interessant, mich mit jedem von Ihnen zu treffen, ich hoffe, Ihnen geht es genauso in Bezug auf mich. Vieles, was ich Ihnen erzählt habe, haben Sie in die Abteilung „nützlich" zugeordnet.

Menschen leben dank dessen, dass sie sich treffen und miteinander kommunizieren. Es ist sehr schwer für den Menschen, ohne Kommunikation zu leben. Ausgerechnet die Kommunikation füllt den Menschen damit auf, was es um alle Menschen herum gibt und immer gab. Menschen haben in allen Zeiten den Schlüssel zu verschiedenen Geheimnissen der Natur uns des Universums, der Energie und des Raums gesucht und suchen immer noch. Offensichtlich ist die Zeit reif, um diesen Schlüssel zu finden und zu verstehen, was das für ein geheimnisvoller Schlüssel ist.

Wissen sie, der Schlüssel, den alle suchen, ist nichts anderes als die *Möglichkeit des Menschen.* Haben Sie je daran gedacht, warum manche Menschen etwas sehr gut und andere gar nicht können. Wir alle sind doch Menschen, nicht wahr? Worin liegt der Sinn? Der Sinn liegt darin, dass manche Menschen die Möglichkeit entdeckt haben, sich in ihrem Leben damit zu beschäftigen, was ihnen Spaß macht. Der *Schlüssel* ihrer *Tätigkeit* ist die *Möglichkeit, sie auszuüben. Der Schlüssel ist die Möglichkeit, die jeder hat.*

Allerdings müssen entsprechende Ereignisse im Leben jedes Menschen passiert sein, aber er muss selbst diese erkennen und verstehen können. Wenn jeder eine Möglichkeit hat, heißt das, der Mensch kann in seinem Lebensraum eine unabhängige Quelle der Energie erschaffen. Unsere Treffen sind zum Beispiel für mich eine der Energiequellen. Diese Quelle regeneriert sich selbst, indem sie in sich neutrale Energie erzeugt, die für den Aufbau der Ereignisse des Lebens notwendig ist. Bücher, die sich im Lebensraum des Menschen befinden, können ebenso eine Energiequelle sein, die dem Menschen Kraft für die Realisierung seiner Lebensaufgaben und -programme gibt. Viele Menschen haben in ihrem Leben noch keine Energiequelle geöffnet, sie haben erst vor, es zu tun, allerdings wissen sie nicht, wie. Sie machen alles Mögliche dafür, gehen zu verschiedenen Menschen, aber werden nur enttäuscht. Sie fahren in verschiedene Länder, suchen dort nach der Quelle und finden diese nicht, sie entleeren sich innerlich. Aber es ist doch alles neben dem Menschen.

Erlauben Sie sich selbst, Ihre Energie in vollem Umfang zu spüren, dann können Sie in die schöne und große, in die unendliche innere Welt des Menschen hineinschauen, mit anderen Worten - in sich selbst. Es gibt verschiedene Energiequellen, es gibt viele Energiequellen, aber sie alle sind dafür da, um Ihnen zu helfen. Sie warten nur darauf, dass Sie sie um Hilfe bitten, aber Sie machen es nicht.

Es gibt so viel Energie rings um Sie herum und Sie wissen nicht, wie Sie diese nehmen sollen; damit nicht genug - Sie verzichten ständig auf sie. Warum machen Sie das? Sie sollen sich mindestens ein Mal dafür lieben, dass Sie ein Mensch sind. Weisen Sie andere nicht zurück, denken Sie nicht daran, dass es für Sie unbequem ist oder es nicht das ist, woran sie sich gewöhnt haben, Sie leben anders. Sehen Sie das alles aus einem anderen Blickwinkel. Aus dem Blickwinkel eines anderen Menschen. Vielleicht ist es für ihn wichtig, Ihnen etwas Gutes zu tun. Und Sie haben ihm durch Ihre Zurückweisung den Weg zu der Realisierung seiner Pläne gesperrt. Sie haben ebenso sich geschlossen, indem Sie das, was der Mensch für sich selbst machen wollte, nicht angenommen haben, weil Sie gedacht haben, dass er es für Sie machen will. Wenn ein Mensch Ihnen Hilfe leisten will, macht er das in erster Linie für sich selbst. Er hat so eine Aufgabe in seiner Seele, die er durch die Hilfe für Sie erfüllen soll. Also führt Ihre Zurückweisung zu nichts Gutem. Denken Sie darüber nach. Vielleicht ändert sich dann vieles in Ihrem Leben. Somit können Sie in Ihrem Raum eine Energiequelle erschaffen - und zwar ohne Anstrengung, die in letzter Zeit von vielen Menschen so geliebt ist - die Sie und Ihren Körper, Ihr Leben und Ihre Ereignisse auffüllen wird. Ausgerechnet dies öffnet vieles vor dem Menschen und in seinem Inneren.

Menschen suchen nach diesen Energiequellen, indem sie zum Beispiel Geld verdienen, um sich selbst im Leben zu stimulieren, es auszugeben. Es ist sehr gut, aber - ich wiederhole mich - es kann viele Energiequellen im Raum des Menschen geben. Bestimmte Quellen funktionieren so, dass sie selbst dem Menschen helfen, wohlhabend zu werden. Es ist besonders interessant. Somit *spielen die Energiequellen im Lebensraum des Menschen die Rolle von Helfern,* auf die Sie nicht verzichten sollen, da Sie mit ihnen die Welt in Ihrem Inneren und natürlich die Welt rings um alle Menschen herum sehen und öffnen können.

Ich bedanke mich noch Mal bei Ihnen, wir werden uns noch sehen und danach werden unsere Treffen zu Ende sein, da ich in meinem Leben noch andere Aufgaben habe - so wie Sie auch. Diese sind ebenso sehr interessant und mit vielen Menschen verbunden.

Danke für die Einladung und bis zum nächsten Mal.

03.11.2010

Die Energiequellen sind die Helfer des Menschen

Auf dem heutigen Treffen werden wir wieder über die Energiequellen des Menschen sprechen. Die *Quellen an sich sind die ursprüngliche Energie,* deswegen nennt man sie zu Recht Energien und Helfer. Wenn der Mensch sein Leben und den Raum seiner Helfer - der Helfer, die ihm von Gott gegeben worden sind - öffnet, fängt er an, interessant zu leben. Diese Helfer helfen dem Menschen, sich mit Energie aufzufüllen, auf seine Gesundheit aufzupassen, zu sehen, was rings um ihn geschieht, ohne das Haus zu verlassen und elektronische Kommunikationsmittel zu benutzen. Sie helfen dem Menschen, positive Ereignisse im Leben zu erschaffen und füllen diese mit Freude, Liebe und herzlichen Treffen auf. Damit alle es hundertprozentig verstehen können, möchte ich ein kleines Beispiel aufführen.

Kaltes Wasser spült negative Energie vom Menschen weg. Ja, der Mensch selbst muss sehr viel in seinem Inneren machen, um das Negative los zu werden. Und das Wasser hilft dem Menschen, den größten Teil davon abzuspülen oder wegzumachen. Wenn man diese saubere Methode in Anspruch nimmt, macht man nicht nur das Negative weg, sondern verstärkt auch seine Gesundheit und bringt seine Psyche ins Gleichgewicht.

Die Helfer im Raum des Menschen sind für den ganzen Raum und für die innere Energie verantwortlich. Natürlich muss der Mensch selbst es wollen und darauf bedacht sein. Wenn er aber weiß, dass er Helfer hat und diese für ihn offen sind, wird es dem Menschen viel leichter fallen und er kann alles richtig machen. Ich sage nicht, wie es gemacht werden soll, ich führe keine Methoden und Beispiele auf, ich zeige Ihnen nur, was es in Ihrem Leben gibt und dass, wenn Sie sich ein Ziel setzen, können sie es auch erreichen.

Der Mensch kann allein nicht viel im Leben machen - ihm wird die Kraft nicht reichen oder - was oft geschieht - er kann sich übernehmen. *Die Kraft des Menschen ist die Energie und eine klare reine Energie ist der Helfer des Menschen.*

Öffnen Sie Ihre Welt den Helfern entgegen und sie werden Ihnen helfen. Versuchen Sie es zu machen, Sie schaffen es, vielleicht nicht gleich nach dem ersten Mal, aber Sie schaffen es. Menschen wissen nichts über Helfer, Menschen haben überhaupt keine Ahnung, was es sein sollte. Erlauben Sie ihnen nicht, Sie in eine Falle zu locken: es ist gefährlich, weil das Innere dadurch entleert werden kann. Wenn der Mensch weiß, was es ist, ist er mit Licht und Freude erfüllt und überfüllt, er ist bereit, es anderen Menschen zu übergeben, da er ein innerliches Verlangen danach hat. Man darf es nicht damit, was wer machen kann, oder mit „muss" und „soll" verwechseln, es ist ein innerliches Verlangen, Menschen aus der Patsche zu helfen. Na bitte, sie haben somit einen einfachen Orientierungspunkt.

Ich denke, sie werden keine Werbung für die Fähigkeiten des Menschen oder etwas Ähnliches sehen, obwohl es eigentlich nicht schlimm wäre, Sie werden innerlich fühlen, dass Sie es brauchen.

Sie können sich an Ihren Lieblingsorten auffüllen, an den Orten der Kraft, dort, wo Sie willkommen sind und wo sich vieles für Sie im Leben öffnet, an den Orten, wo sie Antworten auf Ihre inneren und nur Ihnen bekannten Fragen bekommen. Es ist eigentlich nicht kompliziert, man darf sich einfach nicht beeilen, während man versucht, das Leben zu sehen und zu verstehen. Führen Sie ein volles Leben und geraten Sie nicht in Abhängigkeit von anderen Menschen und von Umständen.

Unsere Treffen gehen in Zukunft in eine andere Ebene, in eine andere Kommunikation über, ich denke, wir alle sind dafür bereit.

Das Gespräch zwischen zwei Menschen ist sehr interessant, besonders die Themen, die man unbedingt hören will, um entscheiden zu können, was man weiter machen soll. Viele Dinge werden im Bewusstsein des Menschen abgespielt und treten in eine Entscheidungsphase bereits auf der Ebene der gedanklichen Aufarbeitung. Der Mensch denkt über vieles nach und weiß genau, dass es manchmal eine Kleinigkeit oder etwas, was den Menschen zum Dialog mit anderen Menschen, zu der Kommunikation und Handlungen bewegt, fehlt. Vielleicht kann ein lebhaftes Gespräch helfen, darum geht es. Deswegen bleibe ich als Autor nicht allein, sondern werde das alles zusammen mit Ihnen schreiben. Es ist das, zu dem ich als Mensch so lange gegangen bin.

Ich bedanke mich bei Ihnen für die Unterstützung und das Verständnis, dank Ihnen konnten andere Menschen alle diese Bücher lesen. Unsere Kommunikation wird gerade aufgebaut, sie erschafft einen neuen Raum mit reiner Energie, mit interessanten und für jeden Menschen nützlichen Helfern.

Danke Ihnen und bis zum nächsten Mal.

04.11.2010

Der Raum der Gedanken des Menschen

Auf dem heutigen Treffen werden wir über den Raum der Gedanken des Menschen sprechen. Damit Sie verstehen können, worum es geht, betrachten wir zunächst das Wesen des Menschen, der Welt, des Staates und das von Gott. Wir werden nicht alles auf einmal betrachten, wir werden jede Richtung für sich betrachten, um zu verstehen, dass das alles das Eine ist.

Also lassen Sie uns ein bisschen darüber philosophieren, was für uns eigentlich der Mensch, die Welt, der Staat und Gott ist. Was ist Gott für den Menschen ist? Ist es vielleicht sein Staat, sein Land, wo er geboren wurde und groß geworden ist und wo er lebt? Was ist für uns alle das Wertvollste? Denken Sie darüber mindestens eine Weile nach, lassen Sie alles liegen, stellen Sie alle Ihre Gedanken zur Seite. Später können Sie wieder zu Ihren Gedanken zurück, um wieder von ihnen müde zu werden. Was mögen wir einfach so, wonach streben wir und wo möchten wir so schnell wie möglich hin: in unsere Heimat, zu unserem Land, zu unserer Luft und Natur.

Was ist für uns alle unser Land? Für uns alle ist es offensichtlich Gott, den wir alle kennen und lieben. Wir kennen ihn so, wie wir unsere Heimat kennen, nicht wahr?

Wen schickt uns Gott zu unseren Orten? Menschen, die für uns heimisch werden - so wie die Welt, in der wir leben, so wie der Staat, der sich zunächst außerhalb von uns befindet. Und dann, wenn wir mit unserer Seele verstanden haben, dass es unser Land, unsere Angehörige und unsere Welt sind, lassen wir auch unseren Staat in unser Inneres. Ohne dieses tiefe Verständnis können wir aus unserer Heimat wegziehen, aber wenn wir es verstehen, bleiben wir in unserem Land für immer. Unser Land - unser Gott - gibt uns Lebenskraft für die Verwirklichung unserer Wünsche und Träume. Unser Land beschützt uns und öffnet uns seine Natur - die Welt, in der wir leben. Und durch unser Land erkennen wir Gott. Daraus folgt, dass unser Gott der allein einzige Gott ist. Aber jedes Land, jedes Volk haben ihr eigenen Gott.

Warum geschieht es? Weil ein Volk ohne Gott ein Volk ohne sein Land und ohne seine Angehörigen ist. So ein Volk hat keinen Staat. Und der Staat, der mit Händen von Menschen aufgebaut wird, kann nicht lange existieren, da es in diesem Statt kein Gott, keine Menschen, die es verstehen und brauchen, keine Heimat und keinen innerlichen Frieden gibt.

Was ist Frieden im Inneren des Menschen? Es ist der Gott des Landes, in dem der Mensch lebt.

Der Mensch ohne Gott ist der Mensch ohne Land, ohne treue Freunde, die ihrem Wesen und Gewissen nach wahre Menschen sind. Ich erzähle Ihnen das alles, damit Sie den Anfang der Technologie der Rettung des Menschen und der Welt verstehen können: wer soll gerettet werden, wofür, wer braucht sie und was ist überhaupt die Rettung. ......Wer ist Gott, ob alle gerettet werden sollen, was ist die innere Welt des Menschen und ob der Mensch einen Statt braucht? Was bedeutet für jeden von uns der Staat? *Der Staat ist der Weg für den Menschen und die Gesellschaft.*

Der Mensch ohne Staat ist der Mensch ohne seinen Weg. Aber ein Staat wird dann widergespiegelt und aufgebaut, wenn der Mensch eine innere Welt hat - und ihm ist es bewusst - die dem Land, in dem der Mensch lebt, entspricht.

Der Mensch ohne Welt ist der Mensch ohne Land und somit ohne Gott in seinem Inneren und ohne äußere Vereinigung der Menschen. Kann der Mensch auf diese Weise existieren? Natürlich, nein.

In dem Fall werden die Freiheit des Menschen und seine Handlungen verständlich, die Rolle des Staates und seine Politik werden ebenso verständlich - ob diese für oder gegen Menschen ist. In diesem Sinne sind auch die Gesetze verständlich. Dann wird auch verständlich, dass der Mensch mit so einer Lebenseinstellung unzerstörbar ist.

Man kann das Land des Menschen, seine Welt, die Grundsätze der Menschen und ihres Gottes nicht zerstören. Man kann so ein Volk nicht erobern oder niederzwingen.

Solange der Mensch sich auf seinem Land befindet, ist er unbesiegbar. Solange der Mensch sich an seine Angehörigen hält, den Gott seines Landes und seiner Welt sieht, ist er unabhängig und selbständig. So ein Volk wird nie Schwärmen und Bummel wissen, es wird nie fremden Glauben und fremde Sprachen, fremde Sitten und Bräuche, fremde Kultur, Denkweise und Schöpfung übernehmen. So ein Volk - wie jeder Mensch dieses Volkes - geht seinen eigenen Weg, und sein Weg ist das Erschaffen seines Landes und Glaubens, seiner Sprache und Denkweise, in denen es immer den Gott aller Menschen gibt.

Was sind Technologien der Rettung des Menschen? Es ist der Raum seiner Gedanken, in dem der Mensch und Gott das Eine sind. Wenn man denkt, dass die Rettungstechnologien nur die Heilung der Menschen sind, kann es so sein, dass er die ganze Welt seiner Seele, der Seele, in der es Gott gibt, nicht sieht und erkennt. Wenn man Gott nicht kennt – den Gott seines Landes - kennt man sich selbst sowie seine Angehörigen nicht, man kennt die Menschen, die in seiner Nähe sind, nicht, man weiß nicht, wozu man auf dieser Erde lebt.

Wenn Sie die Sie umgebende Natur kennen, besitzen Sie einen großen Schatz, den Schatz Ihrer Seele - der Seele des Menschen. Der schöne Raum Ihrer Gedanken, Ihrer Bilder und der Bilder von Gott und Menschen öffnet sich vor Ihnen und Sie werden endlich Ihren Weg sehen können. Wo sollen Sie weiter hingehen? Sie werden die Gedankenbilder derjenigen erkennen können, die im Land vor Ihnen gelebt und Ihr - und in Wirklichkeit unser - Land beschützt haben. Unser Land, Menschen rings herum, Gott - das alles hilft uns und anders kann es gar nicht sein, da es nie anders war.

Erinnern Sie sich an Sie selbst, an Ihre Angehörigen, an Ihre Familienwurzeln und die Verbundenheit mit der Natur, gehen Sie zurück nach Hause, zurück zu Ihrer Seele. In Ihrer Seele werden Sie selbst alles sehen und jedes Wort verstehen können. Ohne all das kann man nie die Welt und Menschen sehen, es wird ihnen nicht gelingen zu verstehen, wer wir sind und wozu wir hier sind, was unser Glauben ist und wer unser Gott ist - Gott, der uns allen hilft.

Der Raum der Gedanken des Menschen hat ein tiefes Verständnisniveau und den Sinn sofort zu erkennen und zu verstehen ist vielleicht nicht leicht, aber möglich. Wenn Sie Ihre Orientierungspunkte im Leben und Ihr Zuhause kennen, können Sie alles mit Ihren eigenen Augen, durch den Blick der Seele, durch den geistigen Blick sehen. Deswegen fühlt sich derjenige in seinem Land, an seinem Ort gut, der das alles verstanden hat; er wird auch den Sinn meiner Geschichte verstehen.

Denken Sie darüber nach und dann schauen Sie in den Raum der Bilder und Gedanken hinein und vieles, was Ihnen früher als geheimnisvoll und außerweltlich vorgekommen ist, wird sich widerspiegeln und seinen Platz nehmen. Und Sie selbst werden vieles verstehen.

Danke Ihnen noch Mal und bis zum nächsten Mal.

07.11.2010

Der Raum der Gedanken des Menschen

Auf dem heutigen Treffen werden wir das Gespräch über den Raum der Gedanken des Menschen fortsetzen. Über den Raum, in dem Gott ein Mensch ist, in dem es die Welt, den Raum selbst, die Erde und alles, was jeden Menschen umgibt, und den Staat - aber nicht als ein Machtzweig, sondern als eine Grundlage der Verbindung der Menschen - gibt. Wenn man den Staat gesondert betrachtet, wird er auch so sein. Egal welche Gesetze und Vorschriften erschaffen werden, wird diese mächtige und wichtige Struktur als gesondert gesehen werden. Egal wer was sagt oder macht, wenn man den Staat als eine Vereinigung der Menschen auf der Erde - da, wo es Gott gibt - sieht, kann so ein Werkzeug wie ein Staat, allen Menschen, die auf der Erde leben, sehr von Nutzen sein und eine große Hilfe leisten. Die wichtigste Komponente in diesem Sinne stellt das Verständnis des Menschen dar.

Sobald jeder verstanden hat, dass alles, was es in seinem Inneren sowie rings um ihn herum gibt, seine persönliche Welt ist - die Welt aller Menschen, findet die geistige Auffüllung statt, die unbedingt zu einer äußeren Auffüllung führen wird, unter anderem auch zu einer materiellen. Das Materielle, das vom Menschen erschaffen und mit dem Inhalt seiner inneren Welt aufgefüllt wurde, hilft Menschen, sich geistig zu öffnen, das heißt, Menschen und der Gesellschaft eine Hilfe leisten zu können.

Geistige Menschen sind in der Lage, die innere sowie äußere Schönheit des Menschen, seinen geistigen Bestandteil und die Erfüllung mit der Schöpfung des Lebens wahrzunehmen. Solche Menschen kommen zu der einheitlichen Denkweise, nämlich, dass der Gott ihres Landes, ihres Raums der Welt und der Menschen höher als all das und eine Persönlichkeit gestellt ist, und jeder eine Möglichkeit sowie ein Beispiel vor Augen hat, wonach man streben und wohin gehen soll. Menschen, die ihr Land nicht kennen, die den Raum rings um sie herum, die Welt und Menschen nicht beachten, sind verdammt. Das, was sie angeblich erschaffen, ist seelenlos und innerlich leer.

Es ist sehr schwer, das alles zu beobachten, noch schwieriger ist es, das alles zu ändern, umzubauen. Es entsteht ein riesiges Problem: es kann so was nicht geben, und wenn doch, muss es anders aussehen. In diesem Moment spielt sich ein für das Auge des Menschen unsichtbares Drama ab: um etwas zu erschaffen, muss man etwas zerstören. Denken Sie darüber nach: eine Erschaffung auf Grund der Zerstörung. Wie viel davon haben wir in unserem Leben? Die innerlich unaufgefüllten freudlosen Menschen, die das Leben überhaupt nicht verstehen, haben sich zu ihren Lebzeiten riesige und kostspielige Denkmäler errichtet. Diese sind sehr hoch im Preis, sie schrecken Menschen ab, sie unterdrücken innerlich Menschen, ihre Persönlichkeit, ihre Energie und ihren Raum und machen ihnen das Leben schwer.

Wenn man das alles versteht, versteht man den Glauben des Menschen an Gott, die Rettung des Volkes, des Schöpfers von Himmel und Erde, von allem Inneren und Äußeren; man versteht, wie alles entstanden ist. Dabei hat man im Grunde genommen nur eins - den Glauben an Gott als einen Ansatzpunkt mit dem Wissen, wie und wohin weiter zu gehen, was man auf diesem Weg erwarten kann - welche Entdeckungen und worauf diese in Wirklichkeit gerichtet sind. Man fängt an, zu verstehen, dass wir uns sehr langsam in Bezug auf die zwischenmenschlichen Beziehungen bewegen, da wir niemandem trauen, unter anderem auch sich selbst nicht, wir stellen alles und alle in Zweifel, und wissen nicht, was wir machen sollen.

Wenn der Mensch sich geistig auffüllt, fängt er an, den Raum zu sehen; den Raum, in dem es Gott gibt, den Raum, in dem er selbst und andere Menschen leben, in dem sie die Stimme und Position jedes Menschen sehen und verstehen. Sie sehen und verstehen die Einstellung der Menschen, ihre Beteiligung oder Uninteresse, die Akzeptanz des Glaubens oder dessen Verleugnung.

Man fängt an, jedes Wort der Menschen zu verstehen; man versteht, dass jeder Mensch seinen Weg sucht, aber vieles über sich und über andere nicht weiß, er kennt und sieht die Welt der Menschen, den Raum und Gott ebenso nicht. Er weiß und versteht nicht, dass es sein Land gibt, dass dieses Land für alle Menschen ist und er auch ausgerechnet dort geboren worden ist, dort und nicht woanders.

Unser Land ist sehr reich, das bedeutet, dass wir alle uns an unsere Wurzeln, an uns selbst erinnern müssen. Wie reich innerlich müssen wir sein, um in diesem Land zu leben und es sowie seine Schätze zu besitzen? Die Schätze, die sich unseren Menschen, unserem Volk öffnen - nicht irgendjemandem, sondern nur denjenigen, die in diesem und mit diesem Land leben.

Das Verstehen von sich selbst und eigener Schätze öffnet uns den Weg zu Gott. Es wird niemandem gelingen, uns auf diesem Weg zu täuschen oder uns von diesem Weg abweichen zu lassen. Eine Täuschung ist für diejenigen eine Waffe, die unseren äußeren Schatz - den Naturschatz - in ihren Besitz nehmen wollen. Aber dafür müssen sie die Orientierungspunke unserer inneren Welt niederschlagen, unsere inneren Schätze bis zu dem Niveau herabsetzen, auf dem wir selbst diese nicht sehen können und stattdessen uns ihre falschen Schätze als ein Geschenk präsentieren, als einen äußeren Schatz, der unseren inneren angeblich entwickeln soll.

Demzufolge müssen wir alle sehr aufmerksam in unserer Einstellung in Bezug auf fremde Schätze sein, die glänzen, aber innerlich absolut leer sind. Da der Sinn dessen darin liegt, jeden von uns von seinem ureigenen Inneren und Geistigen wegzubringen. Viele können sich selbst vergessen, man kann das Äußere dem Menschen wegnehmen und ihn täuschen, aber man kann das Innere dem Menschen nicht wegnehmen, da die Welt im Inneren sowie rings um den Menschen herum von Gott gegeben wurde. Wie kann man das, was Gott gegeben hat, beeinflussen oder wegnehmen? Es geht nicht. Man kann den Menschen, seine Handlungen und Gedanken beeinflussen, um sein eigenes Ziel zu erreichen. Aber wenn dieses Ziel mit dem inneren Zustand des Menschen nicht in Einklang ist, wird es sich selbst durch verschiedene Ereignisse im Leben zerstören. So wird es immer sein. Die verschwendete und verlorene Zeit bekommt der Mensch nicht zurückerstattet, darauf muss jeder und immer bedacht sein. Wenn der Mensch sich mit Lebensenergie auffüllt, indem er gute schöpferische Taten verbringt, verlegt er sich den Weg im Raum der Menschen. Dadurch hilft er nicht nur sich selbst, sondern auch anderen Menschen und somit lebt er.

Was ist das *Leben? Bewusste Handlungen des Menschen, wenn alles nicht chaotisch, sondern harmonisch verläuft.* Deswegen, wenn wir das Leben, den Raum rings herum, die Welt im Inneren der Menschen schätzen, können wir Gott sehen und verstehen. Wenn wir keine Zeit haben, um das alles zu sehen, kann man ahnen, wie das Leben des Menschen in diesem Fall sein wird: mal Jagd nach schimärischem Glück, nach Faulheit, mal Jagd nach dem Materiellen, nach dem Geld, dabei weiß man sogar nicht, wozu er es in seinem Leben braucht. Nur um es auszugeben? Wofür haben Menschen Geld erfunden?

Wenn es Gott in Ihrem Inneren, in Ihrem Raum, in den Menschen, im Glauben, in Ihrem Land geben wird, dann wird offensichtlich das Leben, auf das Menschen so lange warten, kommen. Menschen suchen nach diesem Leben, und es ist ganz in der Nähe. Ich bedanke mich noch Mal für das Treffen.

10.11.2010

Die Gedanken des Menschen

Auf dem heutigen Treffen werden wir aus dem, was uns in der letzten Zeit bekannt geworden ist, Schlüsse ziehen. Einiges werden wir wiederholen, Einiges - aus dem neuen Blickwinkel betrachten. Es ist manchmal sehr nützlich, dieselben Sachen von einem anderen Blickwinkel zu betrachten. Genauso ist es nützlich, wenn sich Ihr Bekanntenkreis erweitert und erneuert, da sich somit der Raum der Möglichkeiten des Menschen vergrößert. Wissen Sie, viele konnten am Anfang meine Wörter als nicht ganz verständlich und meine Sprache als nicht bündig wahrnehmen. Aber sobald alle gelernt haben, den Faden des Lebens, der alle Wörter miteinander verbindet, zu sehen und zu spüren, haben sie angefangen, das Gesagte mit ihren Gefühlen, die aus ihrem Inneren kommen, zu verstehen - bis es ihnen den Atem verschlägt, wie interessant und nützlich, wie einfach und verständlich alles ist.

Wir alle in der ganzen Welt benutzen fast die gleichen Wörter, wir wohnen angeblich getrennt und verschieden, aber in einem Raum Gottes. Viele denken und sagen, dass es keinen Gott gibt, dabei kennen sie elementare Dinge nicht. Wenn wir im Raum Gottes nicht gelebt hätten, hätten wir überhaupt nicht existiert; aber wir leben und viele nutzen es aus, um zu sagen, was ihnen gerade so passt. Und das ist übrigens auch Gott.

Wir denken über viele Wörter, die wir in unserem Alltag aussprechen, gar nicht nach. Auf der Straße wird gebettelt. Menschen haben diesbezüglich verschiedene Einstellungen, aber sie alle verbindet folgender Satz: *Gott wird geben*. Es ist interessant: jemand läuft hinter Ihnen und gibt dem Bettler Geld. Heißt es, dass er in seinem Inneren Gott erkannt hat, er hat doch einem Bedürftigen geholfen? Gott hat den Bettler gehört und ihm Geld gegeben, er hat ihm durch einen anderen Menschen geholfen. Beobachten Sie Ihre Gedanken und die Hilfe von Menschen, dann findet alles wieder seinen Platz, Sie verstehen vieles, wenn Sie sich dafür Zeit nehmen.

Übrigens lassen Sie uns über die Zeit und den Lebensraum Gottes, in dem wir leben, sprechen. Die Zeit existiert, deswegen existieren wir auch, es könnte anders gar nicht sein. Wir könnten in anderen Erscheinungsformen existieren. Es gibt vieles um uns herum, was auf verschiedene Zeit deutet - Wasser, Berge, Wald, Natur. Das alles ist die Zeit, die uns von Gott gegeben wurde, allerdings wissen wir nicht immer, wie wir diese Zeit behandeln und steuern können. Daher finden immer wieder verschiedene Fälle statt, in denen wir nichts verstehen - wir verstehen uns, andere Menschen, unsere Handlungen sowie die anderer Menschen nicht und schon gar nicht die Natur.

Es ist einfach, weil alles, was wir zum Leben brauchen, in unserem Leben bereits vorhanden ist. Es ist kompliziert, weil wir uns von der Natur innerlich entfernen, um das, was für uns angeblich wichtig ist, zu erledigen. So geschieht es durchgehend. Und das ist nicht gut. Manchmal versuchen wir, außerhalb der Grenzen der Welt Gottes zu gehen, es führt meistens zu Revolutionen und Katastrophen. Wer und wozu das braucht, wird allen, denke ich, mit der Zeit klar. Es gibt nichts, was nach einiger Zeit nicht klar wird. Es wird sich finden, das heißt, wir werden es auch verstehen. Wenn etwas verborgen und unverständlich ist, kommt es ganz schnell von allein zum Vorschein und alle werden es sehen können. Ein Schatten kann nicht lange unbemerkt bleiben, wenn er seit langer Zeit im Dunkeln bleibt, unter den Menschen, unter ihren hellen Seelen. So auch das Heimliche. Es ist für das Heimliche sehr schwer, im Licht zu sein. Es will nach außen, nach oben, so auch der Mensch - er strebt immer nach positiven Änderungen. Allerdings können es nicht alle verstehen und für sich und andere entschlüsseln. Es ist wie mit der DNS: es gibt Matrix in einer Zelle, rings um sie herum gibt es Millionen verschiedener Kombinationen, aber sie funktionieren aus irgendwelchen Gründen. Aber wo soll man nach dem Grund suchen, ist nicht immer klar: entweder in der Materie oder in der Seele. Materie wurde untersucht, es scheint alles überschaubar zu sein; mit der Seele ist nicht so einfach, alles ist abstrakt.

Sieh mal einer an, aber wirklich, wie haben wir gelebt und wie leben wir, wenn wir unsere Seele vergessen haben, wenn wir sie überhaupt nicht verstehen und hören können? Wie sollen wir weiter gehen, mit wem und wozu? Es gibt so viele kluge Fragen und so wenig verständliche und klare Antworten. Ich wiederhole mich: wir alle leben im einheitlichen Raum Gottes, aber wir kennen manchmal Gott nicht, wir kennen uns selbst und unsere Möglichkeiten nicht. Es ist schade, dass wir in unseren Gedanken uns manchmal verbieten, gut zu leben, wir sollen es aber versuchen. Lassen sie uns Schlüsse ziehen und noch mal die Haupt- und Lebensgrundsätze formulieren.

Freude plus Energie des Menschen ist gleich Glück.

Energie ohne Glück ist gleich Unglück.

Die folgende Situation ist Ihnen bereits bekannt: der Mensch hat goldene Hände, kann alles machen, ist ein positiver Mensch und immer bereit zu helfen, aber er trinkt. So ein Problem, und wir wissen nicht, was wir machen sollen.

Lassen Sie uns es entschlüsseln. Das Gleichgewicht und die Harmonie des Menschen sind zwei Energien - männliche und weibliche. Männer haben eine männliche und Frauen - eine weibliche Energie. Es kann keinen Mann ohne Frau und keine Frau ohne einen Mann geben. Unser Hormonhaushalt funktioniert auf dieselbe Weise, auf die der Mensch läuft und handelt. Gleichgewicht. Männliche Hormone - ein Schritt mit dem linken Bein, weibliche Hormone - ein Schritt mit dem rechten Bein. Daran schließen sich die Ereignisse im Leben an. Wenn eine Lücke entsteht, tritt sofort ein Problem hinein. So funktioniert es auch in unserem Inneren. Es gibt dort sowohl positive als auch negative Energie. Stellen Sie sich vor, dass der Mensch aus verschiedenen Gründen etwas für eine Weile aus sich ausgesetzt hat. Er ist dann in Wirklichkeit für alle, außer sich, positiv. Obwohl nicht alle können es sehen und verstehen. Wenn der Mensch absolut positiv ist und vieles kann, sagen Menschen in dem Fall: „er hat goldene Hände und ist immer bereit zu helfen". In dem Fall zieht der Mensch das Gegenteil an sich an, um den Menschen ins Gleichgewicht zu bringen. Nehmen wir zum Beispiel Alkohol - der Mensch fällt aus dem Leben anderer Menschen aus und in seinem Leben hat er noch gar nicht gelebt. Er weiß sogar nicht, wie er sich in seinem Leben verhalten soll, aus diesem Grund erscheint er dort gar nicht. Er hatte doch in seinem Inneren das Positive gehabt und hat das Negative für das Gleichgewicht gefunden - allerdings nur äußerlich.

Solche Experimente sind für jeden Menschen in jeder Beziehung unheilvoll. Der Mensch soll das innere Gleichgewicht haben und es selbst pflegen, es wird dort sowohl das Positive als auch das Negative geben. Ausgerechnet im Gleichgewicht liegt die Aufgabe des Menschen: der Mensch weiß, dass er sowohl das Negative als auch das Positive hat und trotzdem erlaubt es nicht, dem Negativen in seinem Leben zum Vorschein zu kommen. Es ist offensichtlich die innere erforderliche Ausbildung des Menschen. Der Mensch kann sehr ausgebildet sein, aber er kann trotzdem in seinem Leben elementare Sachen nicht sehen und diese nicht merken - in Bezug auf seine Kommunikation mit anderen Menschen. Deswegen besteht die *Geistigkeit des Menschen* - aus meiner Sicht - aus *seiner inneren Ausbildung und Erziehung,* da solche Menschen sich keine Erniedrigung und Unwissen gestatten, sie streben sich nicht nach einem normalen Leben, sie denken nicht über ihren Profit, da der Maßstab ihres Lebens und ihrer Handlungen immer ihr Gewissen bleiben wird. Sie werden nie und unter keinen Umständen ihr Gewissen verlieren und immer wahre Menschen bleiben.

Und zum Schluss. Freude ohne Energie ist gleich Ruhe, nach der viele Menschen in der Welt streben. Warum geschehen uns peinliche Sachen und aus dem Nichts tauchen Probleme auf? Man wollte das Beste machen, hat es aber nur schlimmer gemacht. Man wollte helfen, hat sich gefreut, aber nach einer Weile wurde man schnell müde und seine Freude hat sich in Luft aufgelöst. Jetzt weiß er nicht, was er tun soll: Menschen helfen oder nicht. Vielleicht soll man sich von all dem erholen - von Menschen auch? „Ich habe mich erholt - sagt der Mensch - habe angefangen zu helfen, wieder müde geworden, Freude hat mich für lange Zeit verlassen. Ohne Freude, ohne inneren Wunsch ist es nicht möglich, etwas zu erledigen".

Also was sollen wir - Menschen - tun? Wo ist die Energie und Ruhe, die wir alle brauchen? Wahrscheinlich in der Seele des Menschen. Wir brauchen sie doch für Hilfe, nicht einfach so. Wir brauchen Freude im Leben und wir alle haben sie. Energie brauchen wir für die innere Handlung und sie ist immer da. Dieselbe Formel, nur für den Alltag. Wenn Sie innerlich positiv geladen sind, werden Sie negative Ereignisse oder die Menschen, die innerlich negativ geladen sind, zu sich ziehen - für das Gleichgewicht und damit Sie daraus lernen können. Also was ergibt sich? - Dass der Mensch immer seine Augen offen halten und vorsichtig sein soll? Überhaupt nicht, der Mensch soll immer fröhlich sein und unendliche Energie in seinem Inneren, in seiner Seele haben. Es ist die stärkste Energie des Menschen, da es eine Lichtenergie ist, die nicht immer für das Auge des Menschen sichtbar ist. Aus diesem einfachen Grund - weil man diese Energie nicht sehen kann - glauben Menschen nicht daran und somit streben sie nicht danach, einen anderen Menschen zu verstehen. Aber diese Energie gibt es und gab es immer, man soll darüber nicht schreien, man soll einfach würdig und nach bestem Wissen und Gewissen leben und alles wird gut sein.

Es ergibt sich also, dass viele einfache Dinge im Leben nicht verstehen. Sie haben manchmal große Probleme, sie finden keine Lösungen, sie bitten um Hilfe diejenigen, die es auch nicht wissen und Probleme vergrößern sich, was den Menschen daran hindert, frei und ruhig zu atmen, zu leben, zu existieren, zu schlaffen und manchmal einfach in Ruhe nachzudenken. Manchmal spüren Menschen eine gewisse innere Unruhe - andauernde und scheinbar grundlose, aber äußerlich scheint alles gut zu sein. Es ist

© И.В. Арепьев, 2014

für das menschliche Auge unsichtbar, bis man es verstanden hat. Daraus folgt also, dass die Provokation auf das Besitzergreifen der inneren Energie des Menschen gerichtet ist. Diese Aufgabe wird einfacher, wenn eine Energie da und die andere durch den Menschen selbst unterdrückt ist - unter anderem auf Grund verschiedener Ereignisse in seinem Leben. Wenn der Mensch negative Energie bekommen hat, muss man ihm positive Energie geben, damit er Hoffnung bekommt. Wenn der Mensch positive Energie bekommen hat, muss man ihm negative Energie geben, damit der Mensch Schuldgefühle bekommt: „Dass bei dir alles gut ist, ist an sich schlecht, schau dich doch aus einem anderen Blickwinkel an." Der Mensch schaut sich aus einem anderen Blickwinkel an und sieht, dass alles wirklich nicht so gut ist, da dieser Blickwinkel eine für den Menschen negative Energie hat. Der Mensch wird von seinem Blickwinkel beeinflusst. All das sind Tricks und Kniffe, die dazu noch im Leben unnützlich sind. Verzichten Sie auf diese und leben Sie glücklich, fröhlich und herzlich, schenken Sie Menschen Ihr Lächeln und Licht, gute Laune und positive optimistische Lebenseinstellung. Sie bringen Menschen Freude zusammen mit Energie und somit die Ruhe in ihr Inneres, in ihre Seele. Dann werden alle Tricks und Kniffe, die Sie im Leben nicht brauchen und die Sie nur bremsen, Ihnen nichts tun können.

Ich bedanke mich bei Ihnen, ich freue mich immer auf unsere Treffen und Gespräche, sie alle helfen mir und füllen mich auf. Ich hoffe sehr, dass es Ihnen genauso geht.

23.11.2010

TEIL DREI

TECHNOLOGIEN IM LEBEN DES MENSCHEN

KAPITEL 8

PHILOSOPHISCHE GESCHICHTEN

Begegnungen der Leute

Bei dem heutigen Treffen fahren wir unser Gespräch fort über die Technologien der Rettung des Menschen, genauer gesagt über das einfache Leben, das viele von uns aus irgendeinem Grund vergessen haben, weil sie beschlossen haben, dass ein schwierigeres Leben es einem, wie bei anderen Leuten auch, verständlich machen wird, wie man zu sein und zu leben hat.

Schwierigkeiten bei der menschlichen Wahrnehmung entstehen dort, wo der Mensch alles erschwert und nicht vereinfacht, wie es eigentlich sein sollte und in vielen Fällen aus irgendwelchen Gründen nicht geschieht. Und wenn man über das Einfache spricht, muss man als erstes von unseren Treffen erzählen. Dies sind keine Themen, wie es früher war, sondern einfach Treffen mit Ihnen allen, dies ist ein Gespräch normaler Leute von Herzen, d.h. über das, was im Inneren eines Menschen ist. Was daraus wird, schauen wir uns später zusammen an. Ich denke, dass alles gut wird, da wir im Prinzip uns auch dafür versammelt haben. Ich denke, dass auch ohne genaue Bezeichnung klar sein wird, wovon das Gespräch handelt. Es geht um verschiedene Dinge, und jeder von Ihnen an sich ist ein sehr interessanter Mensch, deshalb, wenn wir miteinander sprechen, versuchen wir den Sinn herauszufinden, der für unser Verständnis notwendig ist. Ich denke, wir werden uns nicht auf die Schwierigkeiten konzentrieren, sondern versuchen, offen und klar zu sprechen, damit deutlich wird, was in uns und um uns herum geschieht. Wenn Sie einverstanden sind, bin ich bereit, unser Gespräch zu beginnen.

Warum wurde so ein Kommunikationsmittel gewählt? Na weil es in der Welt ein Problem, wenn man es so nennen kann, zwischen den Leuten gibt – die Kommunikation. Wenn die Menschen es schaffen würden, in einer für alle verständlichen Sprache zu kommunizieren, würden viele Probleme gelöst werden und viele würden aus Überflüssigkeit verschwinden.

Heutzutage gibt es sehr viele Diskussionen über die Vereinheitlichung der Religionen. Und wenn man es von der Seite betrachtet ergibt sich ein interessantes Bild. Derjenige, der selbst einer Religion ist, ist gegen die Vereinheitlichung der Religionen, vielleicht nicht explizit, aber er befürwortet es auch nicht. Vielleicht ist der Wissensstand, der definitiv sehr hoch ist, stellt Barrieren von Missverständnissen auf, und wozu brauchen die Leute das? Denn diejenigen, die sich in einer Art Religion befinden und irgendwie dagegen sind, - und sie sind genauso Menschen wie alle anderen, deren

Stimme muss man hören und miteinbeziehen. Die, die nicht Teil einer Religion sind, und das sind genauso Menschen wie in der Religion selbst, sind für die Vereinigung der Religion in der Welt, ohne die Einzelheiten zu verstehen, und wo ist der Sinn, warum jemand dagegen ist und wie rechtfertigt er das. Deshalb ist alles eine sehr einfache Regel: Menschen gehen in ein fremdes Kloster mit ihrem eigenen Rüstzeug, ohne zu verstehen und zu sehen, wozu sie selbst das alles brauchen.

An diesem nicht einfachen Beispiel sieht man, dass es ein Missverständnis dessen gibt, was tatsächlich geschieht. Vielleicht liegt es wieder an der gewöhnlichen Interaktion der Menschen, dass die Menschen sich wieder hören und die Meinung der anderen respektieren, und nicht zerstören sondern erschaffen, eine Richtung für die Kommunikation miteinander erstellen ohne jegliche Rahmen, Einschränkungen und Verbote,- manchmal klare und manchmal absurde. Die gibt es natürlich überall, trotzdem ist es wichtig, ihnen nicht von der Seite zu weichen, und sich als Menschen von verschiedenen unnötigen und schweren Gewohnheiten in seinem Leben zu befreien. Und das ist vor allem eine unnötige Gewohnheit, obwohl man das so vielleicht nicht sagen sollte, oder es nicht ganz richtig ist, denn wenn diese Gewohnheit im Leben des Menschen aufgetaucht ist, dann war sie für den Menschen für irgendwas gut.

Damit können wir eine bestimmte Regel ableiten: wir brauchen unsere Treffen für den einfachen, menschlichen und offenen Umgang miteinander. Auf eine ruhige und gute sowie positive Art muss man versuchen zu lernen einander zu hören und dementsprechende Schlüsse zu ziehen. Das alles wird uns helfen, auf eine verständliche Art und Weise Beziehungen zueinander aufzubauen, die harmonisch und positiv sind.

Nun das Wichtigste. Wir werden lernen, ja ja Sie haben richtig gehört, voneinander das lernen, worüber wir sprechen werden. Deshalb meine Freunde, wird jeder von uns gleichzeitig Lehrer und Schüler sein. Vorausgesetzt Sie sind nicht dagegen. Vielleicht möchte jemand einfach Schüler sein und vieles im Leben doch nicht gelernt haben, bitte, niemand grenzt Sie ein außer Sie selbst, - versuchen Sie es selbst und erhalten Sie die für Sie notwendigen Ergebnisse. Und wenn alles mehr oder weniger klar ist, lassen Sie uns einfach über ein beliebiges Thema sprechen, und wir werden es im Prozess vervollständigen und unser Gespräch entsprechend unserer inneren Welt korrigieren. Denn wir haben früher festgestellt, dass das innere Bild des Menschen – das Wichtigste für alles ist und ohne die notwendige Aufmerksamkeit zur geistigen Entwicklung des Menschen können wir wenig erreichen. Natürlich braucht man nicht zu denken und zu glauben, dass es ohne äußeren Wachstum und Beteiligung des Menschen selbst am Alltag geschieht. Man muss offensichtlich nur den richtigen und präzisen Fokus setzen: das Äußere wächst und erfreut den Menschen durch innere Handlung und Erfüllung. *Das Äußere ist immer gut und notwendig für alle Menschen, wenn der Mensch selbst innerlich daran interessiert ist.* Sein Interesse – ist die Freiheit des Gedankens, in dem er zum Nutzen aller Menschen erschafft, und dabei hat der Mensch zweifelsfrei einen inneren geistigen Wachstum.

Und zuletzt. Ich denke, wir können über das alles reden, da unsere Kommunikation niemand behindert und nicht die Rechte von jemandem angreift oder bestehende Gesetze, sondern im Gegenteil die innere geistige Entwicklung, und durchblickende Menschen waren schon immer von Nutzen für den Staat. Sie haben durch ihren inneren Zustand direkt auf die geistige Sphäre des Menschen eingewirkt, d.h. auf sein inneres Verhalten, dass sich in der äußeren Erscheinung der Ruhe und Entschlossenheit der Menschen widerspiegelt, und das hat einen unschätzbaren Beitrag zur Entwicklung der Gesellschaft, der Menschen und des Staates selbst eingebracht.

Die klare und korrekte Kommunikation zwischen Menschen beseitigt viele Probleme der Menschen, indem es lang unlösbare Probleme löst, wenn viele schon aufgehört haben zu glauben, dass es in ihrem Leben möglich sei. Damit entsteht der Raum der Aufgaben der Menschen, und nicht einigen ungelösten Problemen, die sich über Jahre hinweg angestaut haben und als Last auf den Schultern vieler liegen, und dadurch Druck auf ihren Raum, Leben, Gesundheit und Ereignisse ausüben, die zum Verlust von regem Interesse zum eigenen und dem Leben anderer führen. Deshalb stellen wir das innere Wachstum und Entwicklung des Menschen als Hauptpunkt der geistigen Welt des Menschen dar, wo wir auch unsere Reise beginnen.

Vielen Dank, bis zum nächsten Treffen.

29.11.2010

Begegnungen der Menschen, ihr Leben

Bei dem heutigen Treffen sprechen wir über das Leben des Menschen und versuchen bestimmte Richtungen zu betrachten, die es ermöglichen, die Welt und des Menschen in ihr von neuem zu betrachten. *Der Sinn des Lebens oder eine der Richtungen der Entwicklung des Menschen ist die Kommunikation miteinander.* Die Leute Leben nicht gut ohne Kommunikation und können sich nicht normal, dynamisch und harmonisch entwickeln.

Der Sinn einer normalen Kommunikation von Menschen – sind innere geistige Verbindungen durch die jeder Teilnehmer innerlich mit Freude erfüllt wird, die er durch Kommunikation über beliebige Themen des Lebens und deren verschiedene Richtungen mit anderen Menschen erhält, obwohl die Themen selbst auch ungewöhnlich sein können.

Vorher haben wir mit Ihnen über die Erde des Menschen als Manifestation der Kraft Gottes gesprochen bei der Hilfe für den Menschen selbst. Wenn man viele Menschen von einer bestimmten Seite betrachtet, spricht die Erde nicht mit Menschen, sie schweigt die ganze Zeit. Wenn man die Menschen von der anderen Seite betrachtet, sieht man, dass die Erde lebendig ist und dass die Natur drum herum uns helfen soll, und ihre Hilfe – ist diese lebendige Kommunikation, durch die Gott selbst mit den Menschen spricht. Und der, der fähig ist, die ganze Schönheit der Natur um uns herum zu sehen, versteht die Sprache der Kommunikation des Menschen mit Gott und des Gottes mit dem Menschen durch die äußere Schönheit und Harmonie, innere Ruhe der Natur, der Welt und des Menschen. Alles, was uns umgibt, alles was im inneren der Natur vorhanden ist, alles was dem Blick des Menschen verborgen ist, alles – Lebendige, ist nicht nur fähig zu kommunizieren, sondern ist auch immer bereit anderen Menschen zur Hilfe zu eilen. Hauptsache der Mensch selbst bittet die Natur um Hilfe, die ihn umgibt und eine gute Wirkung auf die Seele, den Körper, Verstand und den Raum eines jeden ausübt, der sich in ihr befindet und lebt.

Versuchen Sie, die Schönheit zu sehen, die alle umgibt. Denn es ist ein riesiger Raum mit einer Unendlichen, Positiven und innerlich Erfüllbaren eines jeden Menschen, der sich ihr mit der Seele geöffnet hat. Viele sagen, dass es nach dem Ausscheiden des Menschen keine Kommunikation gibt und geben kann. Und viele sagen und bekräftigen sogar, dass man ständige mit Verstorbenen kommuniziert und diese einem sehr helfen. Wie ist es denn nun in Wahrheit?

Schauen wir uns folgendes Beispiel an. Der Mensch lebt. Was organisiert und entwickelt er in seinem Leben? Die Antwort ist offensichtlich. Jeder Mensch widmet sehr viel Aufmerksamkeit seinem inneren und äußeren Raum. Und je entwickelter der innere geistige Raum des Menschen ist, desto mehr äußere, darunter auch materielle, Möglichkeiten hat der Mensch – sein Handlungs- und Erschaffungsfeld ist riesig. Was hinterlässt ein Mensch dem anderen in diesem Fall, das Materielle ausgenommen? Er hinterlässt seinen äußeren Raum, mit dem er fest verbunden ist, mit sehr viel Energie für den anderen Menschen, für den, den er sehr stark liebt. Und was kann der Mensch tun, wenn er den riesigen Raum der zusätzlichen Energie von dem anderen Menschen angenommen hat? Er kann seine positivsten und mutigsten Träume erfüllen, Aufgaben, die für ihn selbst im Leben notwendig sind. Das ist sie, die ständige Verbindung von Generation zu Generation, von Älteren zu Jüngeren. Wie kann sie aussehen, diese Hilfe? Anscheinend immer unterschiedlich – bei der Gesundheit, bei manchen Aufgaben, Ereignissen, Entdeckungen und bei der Hilfe für andere Menschen. Wie kann man jetzt noch sagen, dass es keine Kommunikation mit den Verwandten gibt? Natürlich ist hier eine nicht unwichtige Tatsache die Beziehung der Menschen während der Zeit des Lebens, ihr Respekt und Fürsorge sowie Aufmerksamkeit füreinander. Aber wir alle müssen daran arbeiten, lernen und zu harmonischen Beziehungen streben und zu Respekt vor Älteren. Deshalb wird es so einen Dialog und Hilfe immer geben und gab es auch schon immer. Deshalb bekommen viele von Ihnen den Raum Ihrer Verwandten als Geschenk mit viel nützlicher Energie für die Vereinigung der Generationen, ohne es zu wissen und dementsprechend ohne die dazu wichtigen Schritte zu machen.

Weiterhin muss man auch über den Menschen selbst erzählen, über seinen inneren Zustand und darüber, dass der Mensch in seinem Inneren immer kommuniziert und dabei auch mal sehr komplizierte Aufgaben löst. Wer sieht und weiß das? Niemand außer dem Menschen selbst. Aber die Kommunikation geht weiter fort. Und kann der Mensch mit Gott kommunizieren und was ist dafür nötig? Vielleicht etwas Äußeres, eine Einstellung, ein Ort, oder eine bestimmte Gesellschaft? Vielleicht braucht man für den Anfang den inneren Wunsch des Menschen? Denn der Mensch kommuniziert mit sich selbst. Wer sieht das? Niemand. Wer kann es glauben? Und wer soll wissen, worüber der Mensch in seinem Inneren für sich spricht? Kann nun der Mensch in seinem Inneren mit Gott kommunizieren und wer wird es sehen? Fast niemand. Was nun, kann es nicht sein? Warum denn? Oh doch es kann sein und ist auch so. Aber wie spricht der Mensch in seinem Inneren und woher weiß er, dass er ausgerechnet mit sich selbst kommuniziert? In seinem Leben klappt alles, sein Dialog mit dem, der im Inneren ist, mit seinem Gewissen? Das Gewissen ermöglicht es, richtige und präzise Entscheidungen zu treffen. Und wenn der Mensch sich und andere hintergeht, das sieht doch niemand, für längere Zeit nicht, ist doch so? Ja es ist so. In Wirklichkeit ist der innere und äußere Betrug - eine Krankheit, Krebs. Denn im menschlichen Körper geschieht es genauso: der Mensch betrügt und wird krank, die Zellen wachsen unkontrolliert weiter und betrügen den ganzen Körper, ohne auf alles andere zu achten, Hauptsache sie haben es gut. Eine egoistische Einstellung, bei der der Mensch durch eine verzerrte Einstellung betrügt, dass bei ihm alles gut ist. Der Mensch darf weder sich selbst, noch andere hintergehen. Deshalb ist diese Krankheit sehr jung, sie kam zu uns mit dem menschlichen Betrug und Lügen. Und sie wird so lange bleiben, solange der Mensch betrügen wird.

Wie ist es denn nun mit der Kommunikation mit Gott, gibt es sie? Denn niemand kann Gott sehen, wie auch die Natur um uns herum, das Leben, man kann es wohl nicht anfassen, und den Betrug im Inneren des Menschen, man kann ihn nicht sehen? Wie kann man das Gewissen erkennen? Es ist alles sehr einfach. Lebe mit einem guten Gewissen, im Einklang mit der Natur und der Welt um uns herum, ohne sich und andere zu betrügen. Liebe den Gott der Erde und den Gott deiner Art in dir selbst, dort wo du alltäglich mit ihm wie mit dir selbst kommunizierst, und ihm alles anvertraust, was du in der Seele trägst und im Leben hast. Und dein Leben wird mit Frieden und Freude erfüllt sein, mit deren Hilfe der Mensch fähig sein wird, anderen zu helfen.

Vielen Dank für Ihre Kommunikation und die harmonische Einstellung.

03.12.2011

Energie der Menschen

Bei dem heutigen Treffen sprechen wir über die Energie der Menschen. Es ist eine ungewöhnliche Energie, wir werden öfter auf sie zu sprechen kommen. Wir haben uns lange nicht gesehen. Das hat seine Gründe, Menschen lernen mit anderen Menschen zu kommunizieren, ich lerne auch ständig diese Art von Kommunikation. Denn viele erschaffen ihre Welt und ihren Freundes- und Interessenkreis, dabei eingegrenzt von der ganzen Welt der Menschen, so wie sie selbst. Die Welt ist ständig im Wandel, sie steht nicht still auf einem Platz. Mit der Welt verändert sich auch der Mensch, jeder von uns, unser Raum und die Energie in uns und um uns herum verändert sich, die Energie in der ganzen Welt, aus der wir auch bestehen.

Viele Menschen sagen, dass es sehr viele Energien gibt, aber es gibt zwei Hauptenergien im Inneren des Menschen – die kosmische und die auf der Erde, die aufsteigende und die absteigende. Wenn wir ihnen jeden Tag Aufmerksamkeit widmen, sie visualisieren und mit ihnen durch sie hindurch rauf und runter gehen, wird der Körper gesund nicht nur durch die Entfernung verschiedener innerer Blockaden, in vielen Fällen ist es eine veraltete, erstarrte Energie, die den Menschen seit langem daran hindert, sich zu entwickeln und weiter zu gehen, sondern auch vieles zu lernen, die Welt mit Glück wahrzunehmen und vor allen Dingen sich gut zu fühlen. Und das ist eine sehr wesentliche Sache im Leben des Menschen – seine Gesundheit, das heißt eine gute innere Ausrichtung des Geistes. Denn der Geist des Menschen ist der Herrscher dieser ungewöhnlichen Lebensenergie, die grundlegend das Leben eines Menschen verändert oder erfüllt. Und nun genauer.

Die Energie im Inneren des Menschen und die äußere sind wie zwei Gefäße, die miteinander verbunden sind. Und diese Energie fließt von einem Gefäß zum anderen und erfüllt jeden Menschen bis oben hin mit Freude, Licht und manchmal mit einem riesigen Aufstieg dieses Menschen. Die Richtigkeit der Kommunikation, Bescheidenheit, ohne jeglichen Druck aufeinander – sind Kriterien einer normalen und ruhigen Kommunikation zwischen Menschen. Jede beliebige Idee, egal wie sie ist, groß oder einfach, muss immer die Zustimmung im Inneren der Leute finden: ob sie sie annehmen oder nicht, die äußeren Gründe verstehen oder nicht kennen, sich nur auf den äußeren Druck des Menschen orientierend.

Die Welt füllt uns mit Kraft, die Welt ist immer offen und bereit uns zu helfen. Aber sind wir bereit – die gesamte Welt um diese Hilfe in Form von Energie zu bitten, die wir alle brauchen? Bei Vielem versuchen wir uns durch verschiedene Bedenken abzugrenzen, um nicht zu sehen, zu hören und von der Welt nichts zu wissen. Wie früher bereits gesagt, versuchen wir unsere Welt weit weg von der realen Welt aller Menschen aufzubauen. Wir sehen um uns herum und in der bewussten Welt das, was uns erschreckt.

Aber das, was die Gefahr in sich trägt, ist auch von Menschen gemacht. Viele von uns, ich denke sogar die Mehrzahl, sind nicht bereit miteinander zu kommunizieren und das nicht, weil sie einander weder sehen noch hören, sondern weil sie einfach kein Interesse zeigen wollen am Leben und den Ereignissen der Welt aller Menschen und überhaupt des Menschen im Sinne der Gesellschaft der Menschen und auch wegen dem enormen Druck aufeinander.

Kommen wir noch mal zurück zu unseren inneren und äußeren energetischen Gefäßen. Stellen wir uns einen einfachen Dialog vor – ein Gespräch von zwei Leuten, von denen einer Druck auf den anderen ausübt und etwas für sich fordert. Der, von dem gefordert wird, der viel im Leben und in der Kommunikation nicht versteht, ist innerlich mit diesem Ton und mit solchen Worten nicht einverstanden und seine Energie fließt von einem Gefäß ins andere – in das Gefäß der ganzen Welt. Denken Sie nicht, dass es irgendwo weit weg ist. Schauen Sie aus dem Fenster. Die Welt, die Straße und Natur, in der sich das andere energetische Gefäß des Menschen befindet. Er ist in der Lage, die innere Energie des Menschen während eines solchen Gespräches anzunehmen. Aber der Mensch selbst entleert sich in dieser Zeit. Und dabei sagen die Leute: dieser Mensch ist sehr schwer, oder dieser Mensch ist ein Energievampir, oder es gibt noch etwas anderes, was die Energie raubt. Dabei leidet nicht nur der Mensch selbst, sondern auch sein Raum, sein Wohnraum, seine Arbeit, Interessen und Aufgaben. Der Einfluss kann in verschiedenen Fällen sehr stark sein, bis hin dazu, dass der Mensch nach so einem Gespräch oder Aktion sogar krank werden kann, was natürlich niemand möchte. Man kann viele Beispiele nennen, aber der Sinn ist klar: der Mensch fühlt sich schlecht, unwohl, mal hat er Kopfschmerzen, mal Lustlosigkeit oder ist einfach nur müde. Nach der Trennung von diesem Menschen, vor allem nach dem Schlaf, kommen die Kräfte wieder zurück, die Energie des Gefäßes der Welt wird im inneren Gefäß des Menschen wiedergeboren. Die Grundlage dieser ganzen Handlungen ist das Nichtwissen der Menschen über das Leben, das andere Leben. Viele erklären sich mit allem einverstanden und sagen niemals nein, und sie werden vollbeladen von anderen Leuten mit deren ungeklärten und unklärbaren Problemen, die die Menschen hätten selbst lösen können, aber aus irgendeinem Grund haben sie beschlossen, sie auf die Schultern anderer Menschen zu laden. Diese Schwere ist am Anfang des Gespräches unsichtbar, alles ist schön scheint richtig, aber gleichzeitig verschwindet die innere Energie des Menschen aus einem Gefäß in das andere, geräumigere. Und der Mensch, der den anderen mit seinen Problemen volllädt, hat es schwer etwas zu erreichen, da diese Energie nicht vorhanden ist, wegen der das ganze Gespräch stattfindet. Die einen sind auf die Hilfe für andere Menschen gerichtet, die anderen – auf den Erwerb negativer Energie für sich. Denn anfangs ist sie hell und rein bei dem Menschen, aber nachdem man sie durch seine Probleme gefiltert hat, wird diese Energie sehr schwer, wie auch die ungelösten Probleme der Menschen selbst. Wozu brauchen die Menschen sie? Vielleicht um seine innere Krankheit, Ambitionen und Stolz zu füttern? Vielleicht um das Böse und Aggressionen zu säen? Oder vielleicht um die Leute untereinander zu zerstreiten? Bei jedem ist es anders, aber der Sinn ist derselbe – die reine Energie wird hier nicht verwendet, und dies ist ein Zeichen. D.h. der, der es macht, freut sich im Leben nicht für andere, weil er aus irgendwelchen Gründen die Fähigkeit verloren hat, im Inneren geistig diese Energie zu produzieren. Also gibt es eine andere Aufgabe: die Leute zum Negativen und zu Aggressionen zu provozieren, und ihnen die negative Energie für sich selbst zu entnehmen, durch so einen Gedankenfilter die reine, ursprüngliche und innere Energie der Menschen durchgehen zu lassen. Sobald der Mensch sich innerlich an sich erinnert, ist er fähig solchen Angriffen zu wiederstehen seitens deren, die es ausnutzen, weil er im Inneren die Verbindung mit der ganzen Welt und der ganzen Energie hat und dies auch weiß. Und wenn es ein Gespräch über ein solches Thema mit einem anderen Menschen gibt, dann kann man so viel Energie geben, dass der andere nachdenklich wird über sein Leben und seine Taten, da die Menge und das Licht einer solchen Energie für lange den Raum des anderen Menschen erleuchten und ihm seine Taten zeigen.

Im ersten Fall treiben die Leute sich in die Ecke, weil sie nicht wissen, wie sie dem anderen absagen können durch falsche Bescheidenheit. Und wirklich, wie kann man sich mit dem nicht treffen, mit dem man es nicht will, denn es liegt nicht an diesem Menschen sondern an Ihnen. Kommen Sie zuerst mit sich selbst ins Reine. Und im zweiten Fall ist der Mensch vorbereitet, er hat viele Lektionen im Leben gelernt, er sagt nicht mehr „nein", aber innerlich ist er so ruhig, man kann ihn durch nichts erschüttern, deshalb gibt er selbst so viel reine Energie, die er besitzt, sodass der, der andere provoziert, über seine Taten nachdenklich wird und natürlich beginnt, sich selbst in eine gute Richtung zu verändern. Ein Tropfen Weihwasser auf ein ganzes Fass und das Wasser bekommt Heilwirkungen und wird niemals schlecht. Und wie viele Leute kann man dadurch heilen. Der Tropfen - ist Ihre reine innere Energie, verwenden Sie diese nach ihrem vorgesehenen Zweck und Sie werden Ihre innere ungewöhnliche Energie selbst vermehren.

Bis zum nächsten Treffen. Es hat mich gefreut alle zu sehen.

24.11.2011

Die Energie der Menschen

Bei dem heutigen Treffen setzen wir unser Gespräch fort über die Energie der Menschen.

Die Energie im Inneren eines Menschen – ist die Energie, die einerseits *es den Menschen erlaubt, seine Pläne zu realisieren,* und andererseits – *die Lektionen des Lebens zu lernen.*

Woraus können diese Lektionen bestehen? Daraus, dass wenn ein Mensch positive Energie hat, er auch negative hat. Und sie tritt dann in den Vordergrund, wenn der Mensch gar nicht mit ihr rechnet, in einem ungünstigen Moment. Der Mensch ist irgendwie wütend auf jemanden und anscheinend auch zu Recht, und weiter – lässt er ihn nicht los. Der Mensch führt einen inneren Dialog mit sich selbst, mit einem anderen Menschen, was man hätte richtig machen können, was man nicht machen sollte, was man aus seiner Sicht hätte ändern müssen. Es ist manchmal eine sehr gefährliche Sache – der innere Dialog. Der Mensch kämpft mit sich selber, mit einem anderen Menschen, mit Feinden, die er selbst benannt hat, und mit noch etwas anderem, und dabei merkt er nicht die schweren Worte in seiner Rede und den Verlust der Energie, der inneren Energie, die jeder von uns unbedingt braucht. Die Kräfte verlassen den Menschen, aber er hört nicht auf, geht in seinem Inneren noch weiter, er hat er schwer, aber er hält es aus, ohne es sich äußerlich irgendwie anmerken zu lassen. Die Energie wird weniger, äußerlich reduziert der Mensch die Kommunikation, und seine auf verschiedene Arten sehr interessanten Anfänge und Aufgaben, um hauptsächlich jemanden oder etwas in seinem Inneren zu bekämpfen. So kommt die Situation zu einem Stillstand und leert den Menschen komplett. Es stellt sich heraus, dass der Mensch, wenn er seine negative Energie benutzt, er sich in eine schlechte Lage bringt oder sogar krank wird, weil er die Energie für die Entwicklung des Körpers weg genommen hat für den Kampf mit dem, das es gar nicht gibt, dabei seine Zellen und Organe leer gemacht und sein Bewusstsein erschöpft hat. Wahrscheinlich muss man stehen bleiben und alles neu betrachten, mit einem anderen Blick, mit einer anderen Laune. Vielleicht wird dann vieles klarer und rückt an seinen Platz. Anscheinend lernen nicht viele diese Lektion mit der negativen Energie im Inneren, diese Lektion ist sehr schwierig und nicht einfach, wie es möglicherweise erscheinen mag. Aber man muss sie lernen und sich aneignen. Manche beachten diese Energie gar nicht, manche sind ganz ruhig dabei, manche behalten in ihrem Inneren Neutralität, und manche kämpfen mit ihr, ohne auch nur einen Kompromiss oder ein Entgegenkommen. Jeder hat seinen eigenen Zugang dazu. Deshalb erscheint bei jedem sein eigenes Problem, das er lösen muss, ohne es auf andere abzuwälzen. Hier kann es viel Gräuel und überschweifende Emotionen und Provokation geben. Es kann alles sein. Und im Leben gibt es das natürlich auch.

Zum größten Teil die Nichtlösung ihrer Aufgaben, die bewusste Abwendung vom Glück des Lebens, führen die Menschen zum Wechsel zu solchen Energien, und manchmal ist die Zeit einfach vergangen, und der Mensch ist bereit diesen Weg in seinem Leben zu gehen.

Wie viel diese Energien im Leben des Menschen bedeuten, deshalb muss man vorsichtig mit ihnen umgehen, aufmerksam sein. Wahrscheinlich werden viele von Ihnen sagen, warum erzählt er mir das alles, wir brauchen doch etwas ganz anderes? Und vielleicht kommen die Antworten auf Ihre Fragen gerade während dieses Gespräches zu Ihnen. Vielleicht sind wir im Leben von etwas ganz anderem abgelenkt und wollen das nicht sehen, was es wirklich gibt, und glauben an das, was wir gerade wirklich brauchen. Die Ereignisse ändern sich, erst dann ändern sich die Menschen, wozu also jetzt? Die Ereignisse geschehen auf irgendeine Weise im Leben, also sollen sie ohne uns geschehen. Gibt es das, dass die ganze Welt sich entwickelt und wächst ohne die innere Welt des Menschen? Wahrscheinlich nicht. Und wenn ja, dann sind *die Welt und der Mensch ein Ganzes.* Und der Mensch entwickelt sich nach den Gesetzen der Welt, in der er die Hauptrolle spielt.

Bis zum nächsten Treffen.

25.11.2011

Die Energie des Menschen

Bei dem heutigen Treffen setzen wir unser Gespräch über die Energie des Menschen fort.

Dies ist eine besondere Richtung im Leben der Menschen, und das Verständnis der inneren Prozesse, die mit der Energie im Inneren und um jeden herum verbunden sind, ist meiner Meinung nach die Priorität der Persönlichkeitsentwicklung. Warum können viele Leute in ihrem Leben nicht mit ihren Aufgaben vorwärts kommen in der Richtung, die sie wirklich interessant finden? Anscheinend wird die Antwort einerseits sehr einfach, andererseits nicht sehr klar sein. Alles dafür ist da, aber manchmal ist gar nichts da, von dem bisschen, was den Menschen wirklich vorwärts bringt, - nützliche und ausreichende Energie. Was ist das für eine Energie? Das ist die Energie des Lebens des Menschen.

Erinnern Sie sich an sich als Kind, denn damals haben Sie sich über vieles keine Gedanken gemacht, aber dabei hatten Sie genug Energie für alles. Als Sie erwachsen wurden – wurde auch die Energie mehr, aber vieles von dem, was Sie erreichen möchten, können Sie nicht erreichen, als ob jemand Sie davon abhält. Vielleicht lässt Sie Ihre unsichtbare Energie nicht weiterkommen im Korridor des Lebens bis zu der für Sie richtigen Tür? Sie sehen sie, fühlen sie, wissen es im Inneren oder treffen sogar Leute in Ihrem Leben, die Sie auch treffen sollten, aber Sie können den Schritt nicht gehen, es klappt nicht. Und andere gehen diese Schritte vor Ihren Augen und kommen weiter, gehen durch die von Ihnen ersehnte Tür, kommen wieder heraus und gehen weiter mit dem, was sie brauchen. Vielleicht denken sie einfach nicht darüber nach und leben einfach und erschaffen das, was sie im Leben brauchen? Denn vieles, was der Mensch erschafft, passiert nicht dadurch, dass er es kann oder weiß, wie man es macht, sondern dadurch, dass er sich einem bestimmten Raum dieser Kreation befindet, wo ihm vieles gelingt.

Wahrscheinlich wird dieses Buch «Treffen der Menschen» heißen, da es für mich eine verständliche Art der Kommunikation ist, und ich verstehe, dass es bedeutet, dass ich in sie nicht nur als Mensch eingetreten bin, sondern mich auch in ihr befinde. Und dieser Raum

Ist sehr interessant für mich, der Raum der Kommunikation eines Menschen mit einem anderen. Schauen Sie sich und Ihre Handlungen von der Seite an und analysieren Sie sie, schauen Sie wenigstens etwas dorthin, wo Sie sich jetzt befinden, und sinnen Sie darüber nach. Denn genau das ist Ihre Energie, und wie diese ist, hängt in erster Linie von Ihnen selbst ab.

Frage: «Sie zum Beispiel, in welchem Raum sind Sie?»

Antwort: «Ich bin ein Schüler, ich versuche viel von verschiedenen Leuten zu lernen, unter anderem auch jetzt gerade».

Frage: «D.h. Sie nehmen die Energie jetzt und häufen sie an in Form von Wissen. Und dann haben Sie vor diese wegzugeben? Habe ich Sie richtig verstanden?»

Antwort: «Ich denke, Sie haben mich richtig verstanden».

Frage: «Ist das Ihre Position, Raum und Energie?»

Antwort: «JA».

Jetzt eine Frage an Sie: «Wer und wo sind Sie jetzt?»

Antwort: «Ich bin ein Lehrer, ich lehre andere Menschen verschiedene Technologien, in meinem Raum bin ich allein, und die Menschen kommen zu mir, um sich Wissen zu holen. Hier mit Ihnen allen schöpfe ich für mich neue Ideen und Richtungen, ich finde es interessant».

Frage: «Ist es nicht schwer für Sie, die Menschen das zu lehren, was Sie lehren?»

Antwort: «Ja, sogar sehr schwer. Was die Ursache ist, weiß ich noch nicht, ich habe sehr wenig Energie und weiß nicht, wohin sie geht. Ich dachte, es wird umgekehrt sein, aber das ist nicht geschehen».

Frage: «Sie haben gesagt, Sie haben wenig Energie und, dass Sie Lehrer sind und allein sind. Habe ich Sie richtig verstanden?» Antwort: «Ja, richtig».

Frage: «Und warum sind Sie allein, wenn Sie in Ihrer Richtung Lehrer sind? Wie kann man lehren, ohne Befürworter in seinem Raum zu haben? Wie kann man seine

Energie mit jemandem teilen, wenn du niemanden in der Nähe hast? Nicht, weil es keine Menschen gibt, sondern anscheinend, weil der Mensch sie nicht sieht und nicht wahrnimmt. Der Raum des Buches – sind Wörter, und die Energie – das Wissen in diesen Wörtern. Was ist dann der Raum für Sie und wo ist die Energie?»

Antwort: «Wahrscheinlich ist der Raum für mich – die Menschen selbst, und unser Dialog mit ihnen – die Kommunikation – ist die Energie, und das, worüber wir sprechen – ist das Wissen. Sie wissen, dass ich mich jetzt besser fühle».

Frage: «Sie wissen, wir alle hier fühlen uns jetzt besser, da die innere Anspannung eines Menschen durch seinen Raum und Energie übertragen wird auf den Raum anderer Menschen. Die Welt – ist auch ein Raum. Und die Energie, das Verhalten der Menschen, ihre Reaktion, Absichten und Handlungen haben direkten Einfluss auf den Raum der Welt und seine Energie, die Reaktion auf Sie alle. Das heißt wir – sind Helfer der Welt oder Feinde, schaden uns selbst. Die Welt hat keine Feinde, die Welt um uns herum – ist die Energie Gottes, so schön und wirkungsvoll, dass sie uns als Hilfe gegeben ist, aber wir tun so, als ob wir es nicht wussten, wo das alles her kommt, und benehmen uns vernünftig, wie wir glauben, und verbessern ständig etwas und denken, dass es gut ist. Offenbar haben wir alle irgendwelche Probleme in Verbindung mit dieser Verbesserung. Vielleicht muss man vieles im Leben gar nicht verbessern, sondern einfach so annehmen, wie es ist, mit der Energie der Welt, und unser Leben wird sich zum Besseren verändern? Was ist das Böse? Das ist doch Energie, und wenn wir es nicht unterstützen und vermehren, wird es verschwinden. Denn in unserem Leben gibt es alles, wir müssen nur lernen es anzunehmen und die Welt darum zu bitten, den, der das alles erschaffen hat – wohin ohne ihn? Wohl nirgendwohin. Wir tummeln uns in einem langen Korridor miteinander, ohne etwas wirklich verstanden oder gesehen zu haben, und verteilen unsere Energie nach rechts und links, und wissen noch nicht mal, warum wir es tun und schätzen nicht mal jeden Tag. Eine Frage an Sie: «Warum sind Sie hier und was denken Sie, wo und in welchem Raum sind Sie?»

Antwort: «Ich lebe einfacher, bemühe andere nicht, indem ich den ganzen Raum mit Frieden und Natur fülle, mit Glück und Freude, dabei habe ich in der materiellen Welt alles, was ich will. Mir gefällt alles und ich bin mit allem zufrieden, habe genug Energie, ich teile Sie sogar mit anderen Menschen – ich habe dieses Bedürfnis. Was den Raum der Treffen angeht, bin ich einverstanden, denn es ist interessant, denn es ist Kommunikation und gegenseitige Lehre gleichzeitig. Es ist toll, dass ein solches Verständnis entstanden ist. Denn meistens verschließen die Menschen sich selbst ihre Energiekanäle. Sie wurden im Leben provoziert und sind wütend, sie glauben, dass es richtig ist und sie Recht haben, und die Energie ist durch sie selbst blockiert. Und nach einiger Zeit meldet sie sich. Der Mensch versucht die Ursache zu finden, und es ist sehr schwer zu erraten, dass diese in der Lösung vom Menschen selbst liegt. Deshalb lebe ich anders, diese Lektion habe ich in mein Leben integriert. Danke. Kann ich Ihnen eine Frage stellen?» «Ja, sicher».

Frage «Ausgehend von der Richtung, über die wir gerade sprechen – wie leben Sie denn?»

Antwort: «Ich lebe nicht einfach. Einerseits habe ich alles, aus meiner Sicht habe ich genug, andererseits würde ich gern ins Niemandsland fahren und mich erholen. Nicht in Bezug auf Arbeit, sondern in Bezug auf den Raum, die Menschen und Stille. Meine Gedanken ordnen, das will ich schon lange. Ich hoffe, dieses Vorhaben geht in Erfüllung, ich möchte sehr gern mit der Natur allein sein, sodass niemand stören kann». «Die Antwort ist klar».

Zum Schluss unseres Treffens, wie sich heraus gestellt hat, sind die Worte der Menschen mit deren Energie erfüllt. Dies ist der Weg und Schlüssel zur ersehnten Tür zur Welt. Kein Grund zur Eile, kein Grund wütend zu sein, sich zu beschimpfen, zu lästern, aggressiv zu sein, kein Grund sich und anderen das Leben schlechter zu machen durch seine Worte, die auf den ersten Blick harmlos scheinen, indem man für diesen Prozess enorme Energie verschwendet. Man muss bitten können fähig sein zu helfen, wenn man gebeten wird. Man muss im Raum des Lebens und Glücks leben, und nicht sich Probleme schaffen, die an anderen widergespiegelt werden, man muss die Welt um sich herum lieben und die Menschen in ihr. Man muss offen gegenüber den Energien der Welt und guter Menschen sein.

Bis zum nächsten Mal.

02.12.2011

Die Energie des Menschen in seinem Raum

Bei dem heutigen Treffen sprechen wir über die Energie des Menschen in seinem Raum.

Das ist eine sehr interessante Geschichte, obwohl man nicht alles im Raum eines Buches beschreiben kann. Es gibt sehr viele interessante Richtungen, die für den Menschen gut sind aus Sicht seiner Aufklärung, d.h. der inneren Bildung, die ihn unbedingt zum Verständnis der Welt und der Menschen um ihn herum führen wird. Wenn der Mensch die Struktur der Welt versteht, wird er seine innere Anordnung verstehen und dadurch genau wissen, wohin und in welche Richtung er gehen muss. Manche Erzählungen sind auf den ersten Blick unklar, aber der, der wenigstens für einen Augenblick durch diese Bereiche stehen bleibt, wird fähig sein, im Leben sehr vieles zu sehen. Also, eine kurze Geschichte über die Energie im Raum eines Menschen.

Die Seele des Menschen besteht aus Zellen, von denen es so viele gibt, wie viele Menschen es in der Welt gibt, in allen Zeiten. Jeder kann jeden kennen und über alles

Bescheid wissen, wo auch immer man wohnt und wo auch immer man sich befindet. Die Seele ist riesig und global, sie wächst und füllt sich mit neuen Zellen, neuen Gestalten von Menschen. Wir – sind andere Menschen, wir haben eine andere Technik, die sich von der derer unterscheidet, die früher da waren: vor zehn, zwanzig Tausend Jahren. Wir haben eine höhere Dichte der Seele und wir sind mehr. Aber deren Technik, nennen wir sie so, ist interessanter als unsere. Aber warum? Es gab doch weniger von ihnen. Deren Raum war breiter und es gab mehr Energie als bei uns jetzt. Wir haben mehr Leute, unsere Erfindungen sind mikroskopisch, sie enthalten sehr wenig Energie, aber sehr viele Funktionen. Wofür ist es gemacht? Nicht nur für die Nachfrage der Verbraucher, obwohl dies die Priorität in der Entwicklung der heutigen Welt ist, sondern dafür, dass das Winzige über seine Rahmen hinausgeht. Genau das ist die Leistung des menschlichen Denkens.

Wie wächst die Seele des Menschen? Durch ungewöhnliche Lebensenergie, die Energie, die wir meist nicht sehen und von der wir nichts wissen. Aber es gibt sie nicht nur, sie ist die Grundlage von allem und des ganzen Lebens. Stellen Sie sich nur vor: wir haben medizinische Apparate erfunden, um uns von Innen im Spiegel zu sehen. Das ist eine ungewöhnliche Energie, sie ist so dicht, dass sie nicht nur Zellen und Organe spiegelt, sondern auch Gewebe, den Körper und die Welt sowie die Realität drum herum. Was machen wir mit Hilfe von instrumentellen Methoden der Diagnostik und des Scannens? Wir betrachten uns von der Seite, und wir sehen und fixieren. Aber verstehen es auf unsere Art, entschlüsseln es sehr eng gesehen und sagen: krank oder gesund. Und was ist eine Krankheit? Ja, es ist eine gewisse Abweichung einer gewissen Norm. Ja, ich stimme zu. Vielleicht ist es nicht realisierte Energie im Inneren des Menschen, sehr dichte Energie, oder sogar ein Bündel von ihr? Ja man sieht es im Käfig wie ein Problem, aber es ist trotzdem die Energie des Menschen. Wir heilen die Krankheit beim Menschen oder bringen die gegebene Energie zur Norm? Ja, diese Energie ist ungewöhnlich, wenn der Mensch und sein Bewusstsein daraus besteht und die Welt drum herum.

Die Energie des Lebens – ist Gott, den die Menschen nicht sehen und über den sie ständig streiten: die einen sagen, dass es ihn gibt, die anderen verneinen es immer, als ob mit Absicht, und sagen dabei «Zeigt ihn uns doch». Was kann man hier sagen, wenn Menschen sich und ihren Körper betrachten durch dafür erfundene Geräte? Wir sind die Welt, Gott – das alles ist eins, eine Energie – die Energie des Lebens. Zweifelsfrei ist Gott größer als die Welt und wir, aber Gott ist in uns, mit uns in jeder Seele und in der ganzen Welt. Warum ist keine einzige je Seele auseinander gefallen, das gab es noch nie und wird es nie geben? Weil in ihr immer Gott ist durch verbindende Kraft und Struktur – der Schöpfer der Welt und des Menschen. Wie auch immer man ihn nennt, um ihn von Menschen fern zu halten, Gott ist alles, und in ihm sind wir und unsere Welt. Wie wir uns benehmen – ist eine Frage für sich, und vielleicht kommen wir irgendwann auch bis zu Ihm. Wenn es so eine Idee geben wird, wird es auch das passende Gespräch dazu geben.

Die Erschließung und Vision dieser Energie – ist die größte Leistung aller Menschen. Der, der solche Erleuchtung erreicht hat, hat diese Energie vor den Augen der Menschen versteckt, bis zu dem Moment, wenn der Zeitpunkt kommt. Und wir wissen nicht, wann er kommt, aber vermuten, dass es ihn geben wird. Und jeder Mensch in der Welt wird leben und einfach die Quelle des Lebens in seiner Seele kennen. Davon ausgehend gibt es in uns diese versteckte Energie mit ungewöhnlicher Kraft, wir können uns gar nicht vorstellen, was das ist. Wenn man eine mächtige Waffe nimmt, ist das nur eine kleine Projektion dessen, was wohl in uns steckt. Aber es ist auf das Wohl und Glück des Menschen ausgerichtet, und nicht auf Zerstörung. Der Mensch benutzt die gewonnene Energie in vielen Fällen als Kraft der Zerstörung, wohl wieder etwas nicht verstehend, sich in aktuelle Prüfungen verguckend, und wundert sich über seine versteckten inneren Reserven, denkt über Gesundheit nach, - wenn die Energie okay ist und der Mensch harmonisch und ausgeglichen ist, und denkt über Krankheit nach, - wenn der Mensch hin- und hergerissen ist durch Pflichten, Menschen oder den Ereignissen seines Lebens oder des Lebens anderer. Eine Krankheit – ist Energie, schlechte Energie, aber jeder hat sie, aber nicht jeder ist fähig mit dieser Energie fertig zu werden und zu verstehen, was es ist. Stellen Sie sich nur schlechte Energie im Inneren eines Menschen vor, die den Körper von Innen aufrüttelt und versucht, ins Innere des Inneren zu gelangen, und sobald sie dort hinein kommt, verschließt sie sich in sogenannten Ringstrukturen. Und das Organ wird tut weh und erfüllt seine Funktion nicht. Und manchmal wird es aus medizinischen Gründen zusammen mit dieser schlechten Energie entfernt. Und dem Mensch geht es besser, nicht nur physisch, sondern auch durch viele Ereignisse, darunter auch die Menschen, die auf die schlechte Energie im Inneren des Menschen Einfluss hatten, sogar mit der Krankheit gekämpft haben, mit dieser Energie, und dachten, dass sie diese in vielen Fällen besiegen könnten. Und diese Energie der Krankheit hatte Einfluss auf alle drum herum. Deshalb sind alle, die um den Kranken herum sind, ständig angespannt, müde, kraftlos, energielos, als ob jemand Unsichtbares sie geklaut hat. Aber wenn wir uns umschauen – ist niemand da.

Weiterkämpfen? Muss man denn in diesem Fall mit der Krankheit des Menschen kämpfen, vielleicht ist es besser dem Menschen zu helfen und nicht der Krankheit? Deshalb kann der, der sich wenigstens einen Schritt an das Verständnis dieser Energie angenähert hat, dem Menschen wirklich helfen, die Beschwerden loszuwerden. Und der, der nichts darüber weiß, wird nicht lange erfolgreich in der Heilung der Menschen sein. Wir sind mit Ihnen erst zum vorbereitenden Teil gekommen, die Geschichte selbst liegt noch vor uns.

Bis zum nächsten Mal.

03.12.2011

Die Energie des Menschen

Bei dem heutigen Treffen sprechen wir über die Energie des Menschen. Aber zu Beginn unseres Gespräches würde ich gern einige Richtungen des Buches klären, für Sie und für mich. Wenn jemand von Ihnen wenigstens ein Wort oder einen Satz vom ganzen Buch versteht, ist das schon sehr gut. Das Buch wurde nicht umsonst geschrieben. Überhaupt, alle Bücher entstehen nicht umsonst, jedes Buch hat seinen Sinn und seinen Leser. Wenn ein Teil des Buches oder die Hälfte klar ist, ist das schon eine große Leistung. Und wenn das gesamte Buch klar ist, ist das wunderbar. Was ist dazu nötig? Wissen Sie, ich denke, dass man sich nicht darauf vorbereiten muss, man braucht nichts zu verkomplizieren, man muss einfach ruhig lesen, soviel und dann, wenn es für einen am besten ist, und so viel, wie Ihnen verständlich ist. Ich denke, es ist eine gute Richtung im Leben und für das Buch. Denn Sie leben einfach, bereiten sich im Grunde nicht darauf vor, sondern leben einfach. So ist es auch mit dem Buch, Sie lesen einfach, wenn wir dafür Zeit haben, um etwas Neues zu lernen. Sie machen keine Anstrengungen. Warum muss man seine Energie hergeben und das Wissen und die Texte des Buches überwinden? Sie lesen einfach, so viel, wie das Buch und Ihr innerer Zustand es Ihnen ermöglicht, und füllen sich mit der Energie dessen, was im Buch geschrieben ist. Ein solcher Ansatz und Richtung werden anscheinend dem Geist des Buches entsprechen, und dann wird das Wissen und die Texte des Buches sich viel einfacher manifestieren.

Betrachten wir die Frage der Buchtitel. In den Texten gab es bereits Erklärungen, und diese Erhalten aus meiner Sicht keinerlei Schwere. Und wieder bekommen die Technologien der Rettung – das, was unser täglich Leben erfüllt – einen anderen Sinn und Übersetzung. Dadurch ist die Welt die Welt, und der Mensch bleibt Mensch, die Technologien sind ein bestimmter Zugang, und das Wort Rettung – ist ein Instrument, das dem Menschen zur Verfügung steht. Wenn man natürlich alles anders wahrnimmt, dann kann die Schwere der Worte, deren Ernsthaftigkeit und Einschränkungen wie eine schwere Last sich auf die Schultern des Menschen legen. Dadurch wird es nicht nur schwer sein, das Buch zu lesen, sondern auch etwas zu verstehen. Ich rufe nicht dazu auf, alles zu vereinfachen, sondern öffne die Tür zu meinen Büchern durch ein Verständnis ohne jegliche Erschwerung und freue mich über alle Menschen, die mich so akzeptieren, wie ich bin. Die Worte *«danke»* nach jedem Treffen gibt jedem so viel Energie der Welt, wie viel ein Mensch in sich hinein bekommt. Und hier gibt es kein

Geheimnis oder Wunder, dies sind einfach Worte, die jeder von uns kennt. Und jeder kann sie anderen Menschen gegenüber unendlich oft öffnen, indem er sich einfach nur bei ihnen bedankt. Und was braucht man noch, was für ein Wunder? Die einfache Dankbarkeit des Menschen anderen Menschen gegenüber. Ich bedanke mich bei Ihnen für da Lesen meiner Bücher. Ich verstehe es so, sehe es so und sehe es in den Wörtern der Texte so, unter Berücksichtigung meines inneren menschlichen Auges. Nicht etwas anderes, sondern genau der Blick des Menschen auf das Leben der Menschen und die Welt in direktem und vollem Sinne dieses Wortes. Ich mache hier nichts Irreales und erschaffe keine Geheimnisse, sondern spreche einfach in meiner Sprache, so wie ich es kann, darüber was ich selbst sehe. Ja ich gebe zu, es ist vielleicht ungewöhnlich, einiges dadurch unklar, das gebe ich auch zu, aber ich bestehe nicht darauf und versuche nicht, jemandem die Technologien und der Rettung aufzuzwingen. Ich spreche einfach nur darüber, was ich selbst sehe und verstehe, da es sich mir im Leben als Mensch eröffnet. Ich konkurriere mit niemandem, ich lehre und heile niemanden auf diese Weise, sondern eröffne einfach nur. Jemand heilt auf diese Weise, das ist sein gutes Recht, und man hört auf solche Menschen, das ist klar. Jemand lehrt die Leute auf diese Weise, und das ist das Recht des Menschen, d.h. er sieht wie die anderen auch, die von ihm lernen, seinen Weg genau so, und das ist das Recht der Menschen. Und ich spreche offen und direkt darüber.

Welche Aufgaben stelle ich mir? Die einfachsten und verständlichsten – das ist ein Dialog mit sich selbst, mit dem, der in dir drin ist, um nicht nur sich selbst im Inneren zu sehen, sondern auch zu verstehen – und am wichtigsten – sich mit sich selbst zu vereinen. Das geschieht bei allen unterschiedlich, unter anderem durch Bücher. In dem man das Leben durch das innere Bild entdeckt, öffnet man sich selbst, - ich bin froh, dass es auch so geht,- und in Wirklichkeit, aus meiner Sicht, im Leben der Menschen. Ich wiederhole mich – aus meiner Sicht. Manche leben und denken nicht darüber nach. Das ist okay. Ich gehe ruhig mit Meinungen und Entscheidungen der Menschen um – das ihr gutes Recht. Jemand denkt über den Sinn des Lebens nach. Auch sehr gut, das ist ihr Recht, ihre Entscheidung. Wenn man in seinem Inneren zu sich selbst gekommen ist, möchte man nicht stehen bleiben. Mein Traum – ist ein einfaches und verständliches Buch, das ist das Ideal, aber bis dahin muss man erst kommen, unter anderem durch diese Bücher, die vor allem auch ich sehr brauche. Wie ich Ihnen vorher schon gesagt habe, lerne ich selbst noch, und studiere die Welt durch sie auf diese Weise. Ich habe eine ungewöhnliche Verbindung durch das kosmische Internet gewählt: ich gehe überall herum, schau mir alles an und teile meine Eindrücke. Vielleicht sind deshalb unsere Gespräche und Treffen alle sehr unterschiedlich. Irgendwo verlese ich mich selbst darin, was ich sehe und wahrnehme, das ist wirklich sehr interessant, weshalb es auf den ersten Blick so erscheinen kann, dass die Bücher kein System haben. Es ist darin, wo es erschaffen wurde, und dort, was ich selbst lese. Es gefällt mir sehr und ich widme dem so viel Zeit, wie es nötig ist. Diese Bücher werden wahrscheinlich nie kommerziell, und ich habe nie darauf bestanden, ich schreibe für die Seele und in der Seele, und sehe jeden Text und jedes Wort in der ganzen Welt und bin froh darüber.

Wissen Sie, ich habe mit vielen Leuten Kontakt gehabt zum Thema der Verbreitung von den Büchern, die ich geschrieben habe. In dieser Zeit offenbaren sich bestimmte Richtungen der Entwicklung der Beziehungen zu ihnen. Hier sind einige Beispiele und es ist erstaunlich, dass die Menschen verschieden sind, aber die Tendenzen der Entwicklung streng definiert.

Die ersten – sind Menschen, *die verstehen* was der Stand des Wissens in der Hierarchie der Prioritäten der Gesellschaft ist, sie wollen Rechte erhalten, die den Menschen den Nutzen des Erwerbs der Bücher für die Verstärkung deren Wohlbefindens aufzeigen.

Bücher sind für sie – vorteilhaft – eine Bestätigung ihres Status.

Die zweiten — *aktive* Menschen, die ihre Position in der Gesellschaft festigen mit Hilfe der Wechselwirkungsenergie mit denen, die wissen, wie man Ergebnisse erreicht durch Methoden, die über den Rahmen des Gewöhnlichen hinausgehen durch das Benutzen des Potentials, welches in den Büchern liegt.

Die Bücher sind für sie – eine Chance Ergebnisse zu erreichen – das Potential der Selbstentwicklung.

Die dritten - *vernünftige* Menschen – die, die ein rationales Korn in den Büchern sehen, wollen es auf dem eigenen Feld sähen und ihre Position in der Gesellschaft stärken als Menschen, die wissen, dass dies gut ist.

Die Bücher sind für sie - wirtschaftlicher Erfolg – eine bedeutende Selbstverwirklichung.

Die vierten - *gebildete* Menschen, die den Sinn in neuen Tendenzen der Entwicklungen des Wissens kennen und jede Möglichkeit nutzen, auf eine neue Ebene der Wahrnehmung dessen aufzusteigen, was im gesellschaftlichen und persönlichen Realitätsbewusstsein geschieht.

Die Bücher sind für sie – ein materieller Anreiz der Entwicklung – ein Grund für das Treffen.

Alle diese Beispiele sind sehr ähnlich den inneren Fragen der Menschen selbst, die sie selbst offensichtlich zur Antwort führen, welche sie selbst für sich in den Büchern finden, und erzählen dabei die eigene, aber bereits eine andere Geschichte.

Die Wahrheit hat in dem allem einen Platz und ein solches Beispiel ist für den Menschen sehr interessant, und meine Meinung klar, weil sie nicht aufgezwungen wird, sondern zum Gespräch über das Leben einlädt. Einem solchen Menschen muss man einfach anbieten, die Bücher zu lesen als eine Möglichkeit, sein Leben aus einem anderen Blickwinkel zu betrachten. Interessant ist, dass es für diesen Menschen sowohl vorteilhaft als auch wirksam für seine Anfänge ist und ein Erfolg in seinen Taten und auch ein Grund, Menschen zu treffen. Ich bin mit einer solchen Position einverstanden, mir ist dabei ruhig und wohl.

Das, meine Freunde, sind meine Beispiele. Deshalb nehmen Sie alles so wahr, wie es ist, da viele Leute in der Vergangenheit leben und andere – in einer Art von Zukunft, manche interessieren sich für deren eigenen Lebensstil und nur wenige Leben in der Gegenwart.

Ich danke Ihnen, bis zum nächsten Treffen.

10.12.2011

Die Energie des Menschen, der Philosoph

Bei dem heutigen Treffen setzen wir unser Gespräch fort über die Energie des Menschen. Dafür schlage ich vor, andere Blickwinkel zu betrachten. Ich lade ein zum Dialog des Philosophenmenschen und des Forschermenschen des Lebens, ich möchte betrachten, wie aus der einzelnen Meinung eines jeden Menschen eine allgemeine Vorstellung darüber entsteht, dass wir gemeinsam diskutieren, - wie die Energie des Menschen zur Energie des Verständnisses der Menschen wird und dabei die Vorstellung darüber entwickelt, was drum herum geschieht.

Zu Beginn betrachten wir den Blickpunkt des Philosophen über die Energie des Menschen, danach wird der Forschungsblickwinkel auf das Leben das Diskussionsbild vervollständigen.

Philosoph. Ich biete Ihrer Aufmerksamkeit eine praktische Formel des Lebens an. Hier ist kurz dessen Kern.

Wenn wir über die Energie des Menschen sprechen, sprechen wir über die inneren Benchmarks des Menschen, über seine Prinzipien, die Pfeiler der geistigen Komponenten, die von Generation zu Generation wandern. Dadurch kann der Mensch, wenn er seine Nächsten kennt, die Vergangenheit kennen und betreten, d.h. kann die Zukunft sehen und verstehen, kann sie in seinem Bewusstsein modellieren und dadurch in der Gegenwart leben. Denn wir leben in der Gegenwart, da die meisten Systeme in Welt darauf ausgelegt sind und die Menschen es überall praktizieren. Wir halten keine Vorträge – das ist das erste und wichtigste, was Sie wissen sollten. Und Beispiele sind eine sehr hartnäckige Sache. Schließlich werden Sie nur Bücher erwerben, deren Kosten gering sind. Es gibt Vorlesungen – wo zu Beginn erst das Geld kommt und dann der Inhalt. Verstehen Sie, was ich Ihnen sage? Oder erst das Geld – und dann die Heilung, - nicht die Gesundheit, wegen der der Mensch gekommen ist, sondern eine gewisse Heilung. Und wenn es nicht hilft? Was dann? Niemand weiß es. So ist die heutige Gegenwart.

Weiter wird es noch interessanter, denn wir sprechen über die Energie des Menschen. Also, der Mensch ist krank geworden, d.h. er verliert seine Energie; wir reden jetzt nicht über die Ursachen der Krankheit. Er kommt und trifft das Schema: zuerst die Bezahlung für die Heilung und dann die Heilung selbst. Anders gesagt, der Mensch hat eh schon gelitten, hat seine Lebensenergie verloren, und muss dann auch noch dafür bezahlen, was es noch gar nicht gibt und es unklar ist, ob es das noch geben wird. D.h. der Mensch hat das Letzte gegeben, was er hatte – die Energie, aber diesmal nicht die der Gesundheit, diese ist eh bereits gestört, sondern die seines Geldes. Er gibt seine Energie, denn es ist sein Geld, und es ist das Äquivalent der Energie der Menschen. Wollen wir also über die Gesundheit sprechen oder hat an dieser Stelle bereits alles seinen Platz gefunden? Alle diese Fragen sind in der ganzen Welt sehr, sehr schwierig und erfordern ein ausgeglichenes Verständnis und das Treffen von Entscheidungen.

Und jetzt das wichtigste. Viele Menschen in der Welt streben zu materiellem Wohlstand. Nicht zum Wohl des Lebens, sondern eben zu materiellem Reichtum. Das ist auch die Energie des Menschen, und eine sehr starke und heftige übrigens. Meine Bekannte hat gesagt, als man sich an sie um Hilfe gewandt hat: «Ich kann nicht heilen, das machen Sie alles selbst, und ich kann Ihnen auch nicht so gut helfen, da es Ihre Aufgabe ist – die Energie, also die Hilfe, und der Anstoß von meiner Seite ist nur das Wort *mit*. Ihre Energie – ist die Kraft, und meine Aufgabe ist mit, und zusammen ergibt es die Hilfe für Sie, die Sie offensichtlich brauchen, da Sie selbst gekommen sind und Ihre Energie, die Kraft geöffnet haben. Hier gebe Ihnen offenbar Recht und dadurch helfe ich Ihnen, indem ich Sie dahin lenke, wohin Sie persönlich gehen müssen, und das entscheiden nur Sie selbst, ich unterstütze Sie, helfe Ihnen in diesem Fall und diesem Verständnis». Übrigens, sehr interessant, Sie hat sich verständigt und tatsächlich den Menschen geholfen.

Also über das Materielle - die Energie des Menschen ist eine kolossale Energie. Je mehr es von ihr gibt, umso mehr verschieben sich die inneren geistigen Benchmarks des Menschen und mit ihnen die Prinzipien der Menschen. Die Verschiebung geschieht nach unten, manchmal mit dem geistigen Verschwinden des menschlichen Anfangs. Wie auch sonst, denn um das Materielle zu erreichen, zu erhalten und zu vermehren, braucht es eine riesige, kolossale Energie. Und wie behält man das alles äußerlich, denn Ungeduld und Ängste kommen auf? Diese fressen sehr viel innere Energie auf. Die Verbindung der Zeiten bricht – der Zukunft und der Vergangenheit, die Verbindung der Verwandten und Nahestehenden – es ist nicht genug Zeit, um sie mit ihnen zu verbringen, einfach zu reden, man hat erst recht keine Kraft sie bei etwas zu unterstützen. Und wenn eine solche Hilfe erfolgt ist, wird sie vom Menschen als golden eingestuft, und für immer in Erinnerung behalten, - wenn es bequem ist, und wenn es unbequem ist – mit denen, die der Mensch kennt und nicht kennt. Und das ist auch nicht mehr wichtig.

Das Gold der Hilfe, die wie der Mensch selbst bewertet hat, die Realität blendet, sowie den Verstand und Geist des Menschen. Und der Mensch selbst sieht alles, vor allem seine Hilfe in diesem Fall, als sehr groß an. So passiert es sehr häufig. Deshalb rufe ich Sie nicht dazu auf, dem Materiellen zu entsagen, ganz und gar nicht. Aber man muss über dieses Thema nachdenken. Wenn Sie den Horizont des inneren geistigen Raums erweitert haben, und darin erscheint das Materielle von allein, dann sollte es so sein, und Sie brauchen es tatsächlich, und sie entsagen dem nicht. Es gibt keine Angst und Verlust der Energie aus diesem Grunde, und egal wie viel es davon gibt, es bedeutet, dass Ihr Raum es Ihnen schickt, anscheinend weil es Ihre ganz persönliche Aufgabe und Herausforderung ist.

Das innere Licht der Materie des Menschen vergisst, was für den Menschen im Leben notwendig ist, um etwas eigenes zu verstehen und weiterzugehen, nicht auf der Stelle zu stehen, sondern zu gehen. Außerdem, das was so zum Vorschein kommt, war früher bei den dir nahen Menschen, deinen Verwandten, in der Vergangenheit und wird auch in der Zukunft sein bei dir und deinen Kindern. Aber dafür müssen auch die Kinder in ihrem Leben sehr viele Richtige Schritte machen analog zu ihrer Aufgabe. Das ist der Unterschied des Erwerbs des ein-und desselben. Im ersten Fall – damit es da ist, für die Frage, wofür? Warum so viel? Stört es Sie denn nicht? Nein, aber was ich damit machen soll, weiß ich nicht. Und im zweiten Fall – braucht man das alles, um weiterzugehen und nicht dabei stehenzubleiben, sondern andere Beispiele zu studieren. Und niemand hat weder psychische noch energetische Belastung. Alle benutzen dieses Materielle zusammen, alle haben es bequem und genug Platz dafür. Im ersten Fall – es ist nur für einen Menschen, für niemand sonst, das ist nur für ihn. Es gibt viele finanzielle, materiell-energetische Verluste, aber wofür sie da sind, weiß der Mensch immer noch nicht. Die energetische Belastung ist sehr groß, so wie das Materielle an erster Stelle, und der Mensch an irgendeiner, nicht mal an der zweiten.

So ein ungewöhnliches Beispiel.

Wenn wir dem *Philosophen* Dankbarkeit für den ungewöhnlichen und interessanten Blickwinkel auf die Energie des Menschen entgegenbringen, warten wir auf die Fortsetzung dieses Themas in der Darstellung des *Forschers*, aber dann nächstes Mal. 03.01.2012

Die Energie des Menschen, der Forscher

Bei dem heutigen Treffen setzen wir unser Gespräch fort über die Energie des Menschen, indem wir den Blickwinkel des Forschers des Lebens auf dieses Thema betrachten.

Der Forscher. Aus meiner Sicht – ist es eine Ergänzung zur Philosophie des Verstehens der Lebensenergie und mein Einverständnis mit dieser Ansicht.

Aus dem gezeigten Beispiel geht hervor, dass die materielle Komponente nicht nur Angst und Ungeduld Menschen gegenüber hervorruft, sondern den Menschen auch zu bestimmten Handlungen bringt, wie zum Beispiel die Anlage und weitere Vermehrung des Geldes. In vielen Fällen bringt es den Menschen zurück zur anfänglichen Angst es zu verlieren, und natürlich zum Kampf um dessen Vervielfältigung, zur ständigen Kontrolle um dessen Menge und Schicksal. Wie viele Spieler kommen mit einem mal ins Leben des Menschen? Und um das alles zu verwirklichen, muss man es ausleben. Hier haben Sie die Antwort, obwohl man weitermachen könnte, - es ist immer zu wenig Geld und man muss immer hinterher sein, sonst entsteht eine Wende und ein Bruch. In einem anderen Fall gibt der geistige Raum Geld und hilft es richtig zu verteilen analog der Seele des Menschen, für die Hilfe für Menschen, dafür, was im Leben wirklich notwendig ist, und nichts Überflüssiges, da Überflüssiges lästig und unnötig im Leben ist. Es ist auch nicht nötig, Energie dafür aufzuwenden.

Der innere geistige Raum eröffnet vor dem Menschen die Türen des Lebens. Das Materielle gibt in den meisten Fällen dem Menschen nicht das Verständnis, wie man durch die offenen Türen des Lebens eintritt, und nichts weg schmeißt, aber man kann nicht hinein, etwas stört. Niemand hat gesagt, dass Reichtum - eine Sünde ist, auf gar keinen Fall. Aber wenn der Reichtum stört, wie es aussieht, gibt es auch sowas, erlaubt er dem Menschen nicht, voll und ganz glücklich zu leben. Denn es scheint, als wäre alles da, aber etwas fehlt. Wahrscheinlich Freude. Damit verbunden stören auch die Handlungen des Menschen die Umgebung, Natur und die Welt. Obwohl äußerlich der Mensch wohl nichts Verbotenes macht. Aber das, worüber wir jetzt sprechen, hat sich im Leben als sehr ernst erwiesen, und das macht das Leben sehr schwer, man muss anders leben, freudiger. Deshalb, wenn Sie Ihren Weg wählen, vergessen Sie nicht die Natur, die Welt, das Leben, die Menschen, das Gewissen und natürlich sich selbst. Sonst wird das Materielle Ihr ganzes Leben unterwerfen zusammen mit Ihnen selbst.

Vielleicht sind viele Worte nicht sofort klar, und klingen nicht so, wie man es will, aber ich habe Ihnen natürlich kein Geheimnis eröffnet. Sie haben auch schon öfter darüber nachgedacht. Viele Dinge haben Sie erfreut, wenn vieles im Leben geklappt hat, - als die Sachen viel teurer wurden, ist diese Freude verschwunden. Und wenn es sie gibt, dann verkleinert, minimal. Sie wissen es, denn das ist nicht überraschend. Sie haben doch versucht, Ihren Raum mit verschiedenen, teuren und billigen Sachen zu füllen. Und dieser Raum hat sich gefüllt. Und jetzt? Kann man denn nicht viele Leute treffen, hat man keine Zeit dafür? Aber es ist wirklich so. Denn es gibt viel Arbeit, so ist es. Von Fischen, Hobbies und Erholung kann keine Rede sein, schon gar nicht von der Gesundheitsfürsorge. Und wenn man in den Wald zum Pilzesammeln soll? Man möchte doch ausschlafen und sich reichlich satt essen am Wochenende. Es ist alles so schwierig. Geben Sie mir Recht? Sehen Sie, wie kann man sein lassen, wovon man abhängig ist, denn du selbst hast es gemacht, darüber hinaus ist es unangenehm vor den anderen, denn sie haben dir geholfen, diese Abhängigkeit zu schaffen, die sie auch haben. Man kann nicht vieles gleich verstehen, denn man muss sich beeilen, und die Bücher zu solchen Themen zu lesen ist schwierig, denn man muss denken, und das ist langweilig. Aus diesem Grund bleibt vieles im Leben der Menschen wie es ist und war, und nichts ändert sich. Wie kann es sich auch verändern ohne große Veränderungen im Inneren des Menschen? Man will immer alles schnell und dabei nichts tun. Aber so geht es nicht. Manchmal ist es umgekehrt. Das Land der Illusionen und Träume führt den Menschen dahin, wo er früher war – nirgendwohin.

Wenn Sie meine Geschichte verstanden haben, ist es sehr gut, und wenn Sie « es verstanden, und nicht gelesen haben, ist das auch gut, d.h. Sie haben in eine andere Richtung geschaut, die für Sie interessanter ist.   04.01.2012
Ich danke Ihnen und bis zum nächsten Treffen.

KAPITEL 9

DIE ENERGIE DES MENSCHEN, DER FORSCHER

Die Energie des Menschen, der Forscher

Bei dem heutigen Treffen setzen wir das Gespräch über die Energie des Menschen fort. *Der Forscher* des Lebens des Menschen erzählt weiter über seine Vision - nicht nur von der Energie, sondern auch von dem Weg, den jeder von uns wählt.

Wer was auch immer wählt, dieser Weg wird der richtige sein, weil wir alle Menschen sind, und wir alle haben unsere Lektionen und die passende Zeit sie zu lernen. Wir halten keine Vorlesungen und geben keine Unterrichtsstunden, falls Sie es bemerkt haben sollten. Wir sind keine Lehrer, und unser Wissen ist Teil der Welt, die wir allen Menschen eröffnen, um auf die Ebene des Verständnisses zu gelangen, in der jeder Mensch die Welt der Menschen verstehen wird als eine Welt des Lebens.

Unser Wissen ist bloß ein Teil dessen, was der Mensch alles erkunden kann, um sich selbst und andere Leute zu sehen und zu verstehen. Auf diese Weise stellen wir eine sehr einfache und klare Aufgabe sich selbst und den Menschen – auf die Kommunikationsebene zu gelangen, auf der die Menschen in einer ihnen klaren Sprache, Stimme und Wissen der Seele sprechen könnten. Vielleicht ist mein Beispiel nicht sehr einfach, da die meisten Menschen auf der ganzen Welt bestimmte Kommunikationsformen gewählt haben, und die umfangreichsten von Ihnen – sind Vorlesungen, und die, die sie

halten, geben somit das Wissen weiter. Wir bekommen doch unser Wissen durch Offen-
legungen des Verständnisses des Menschen von der Welt, seines Lebens und der Natur
drum herum, und helfen dem Menschen auf eine gewisse Art die Kommunikationsebene zu erreichen, bei der er fähig ist, sich selbst zu helfen und auch anderen Menschen,
der Welt nicht zu schaden und ihre Harmonie nicht zu stören.

Das Wesen unserer Kommunikation ist das Wesen der Nichtstörung der Gesetze des
Universums. Dafür ist es notwendig, sie zu kennen und zu verstehen, um den Dialog
zu diesem Thema führen zu können. Damit wiedersetzen wir uns nicht irgendjemandem, da wir nicht das Ziel haben Lehrer zu sein und wir es nicht nötig haben, um diese
Macht zu kämpfen. Wir gehen ursprünglich nicht auf schwierige finanzielle Fragen
ein, da z.B. das Halten der Vorlesungen – den Aufwand der persönlichen Zeit erfordert
und diese muss bezahlt werden. Und wir führen unsere Aktionen frei aus, weil es uns
liegt, und das ist ein signifikanter Unterschied. Natürlich muss man verstehen, dass
wir in keinster Weise etwas gegen das Halten von Vorlesungen oder Seminaren haben,
ganz und gar nicht, wir sprechen nur über unsere Position, damit Sie, die bereit sind,
uns richtig verstehen. Und überhaupt, einander richtig zu verstehen – ist schon eine
große Sache. Wenn wir einander verstehen, verstehen wir das, womit jeder von uns im
Leben beschäftigt ist. Deshalb steht bei uns an erster Stelle der aufrichtige Wunsch des
Menschen – sich auf dem Gebiet des Lernens zu helfen. Dementsprechend wird jeder
Kommunikationsprozess aufgebaut. Und wenn man zum Beispiel irgendeine Heilung
nimmt, dann kann es sie im Wesentlichen nicht geben, da primär die Frage so nicht
gestellt wird. Wenn der Mensch einen Wunsch hat, wird er selbst die passende Antwort finden. Man kann ihn natürlich orientieren, zum Beispiel durch die Gesundheit
– im kleinsten Detail erzählen, was im Inneren des Körpers passiert. Und so bekommt
nur der Mensch eine zufriedenstellende Antwort über seine Gesundheit, und sagt, dass
diese ihn in vollem Maße befriedigt, er wird selbst entscheiden, wo und wie er geheilt
werden will, weil der Prozess einer stationären Behandlung – eine medizinische Einrichtung ist. Lassen Sie uns dieses Beispiel noch mal betrachten, damit es deutlich wird.
Wir erstellen keine Diagnosen, damit wir dann mit ihnen kämpfen. Wir kämpfen nicht
mit der Krankheit, geben ihr unsere Kräfte und verstehen nicht, dass es gegen den Menschen verwendet wird. Wir erzählen davon, worin die Ursache des Menschen bei dem
ein oder anderen Problem liegt, der Mensch wählt selbst, wohin er weitergeht. Man soll
sich in seinen Urteilen nicht beeilen, und dabei denken, wenn man die innere Ursache
sieht, dass man sie beseitigen kann und dem Menschen damit das Leben erleichtern.
Aber in Wahrheit ist es nicht so. Die Wahrheit liegt darin, was der Mensch selbst wählt,
das Wichtigste wurde getan und gehört – die Ursache des Problems in dem ein oder
anderen. Ist es nicht so? Und zweitens. Man kann nicht immer aus offensichtlichen
Gründen dem Menschen helfen, und nicht, weil es etwas nicht gibt oder es nicht klappt,

sondern weil der Mensch selbst dieses Problem lösen muss mit seinen Kräften, indem er seine Energie benutzt und nicht die von jemand anderem. Wenn dadurch das gesagte Wesentliche klar wird, freut es mich.

Man kann sehr viel über die Gleichheit der Menschen sprechen, viel darüber schreiben, dazu aufrufen, aber doch keinen einzigen Schritt in diese Richtung machen. Nach meinem Verständnis ist die Gleichheit der Menschen – das Wissen der Welt, das es gibt und das auf der Oberfläche und in der Tiefe unserer menschlichen Seele liegt. Sobald der Mensch Zugang zu aller Information haben wird, dann denke ich, wird er selbst entscheiden, auf welcher Seite und wo er wirklich ist. Sonst kann man auch sein ganzes Leben leben ohne zu erfahren, wie du gelebt hast und mit wem, was du getan hast, was der Sinn deines Lebens ist, des Lebens der Menschen, des Geistes deiner Erde und warum diese Erde deine ist. Wer und wann hat sie uns hinterlassen, warum leben wir jetzt so, und wie könnten wir leben, wie haben die, die uns und für uns unsere Erde und innere persönliche Freiheit hinterlassen haben, gewohnt? Woran haben sie gedacht, worüber geschrieben, was und wo haben sie für uns alle hinterlassen? Und das Wichtigste, warum haben sie an uns alle gedacht und denken wir denn an all die, die nach uns sein werden? Wie werden sie leben, auf wessen Erde und werden sie an uns alle denken?

Dies ist die Geschichte *des Forschers*. Danken wir ihm und warten auf das nächste Treffen.

Vielen Dank an Sie und wenn möglich, könnten wir uns noch mal wiedersehen.

05.01.2012

Die Energie des Menschen, der Forscher

Bei dem heutigen Treffen werden wir über die Energie des Menschen sprechen und *der Forscher* wird weiterführen.

Wie früher schon gesagt wurde, was im Inneren des Menschen ist, ist auch um ihn herum, wie auch das, woraus er besteht. Wenn wir über die Energie des Menschen sprechen und unser Gespräch weiterführen, nähern wir uns dem, dass die innere Orientierung des Menschen eine prioritäre Rolle in der Entwicklung des Menschen und seinem geistigen Wachstum spielt, spielte und immer spielen wird. Ohne das Geistige fängt der Mensch an zu degradieren und fällt in den Abgrund, aus dem es schwer wird rauszukommen, und manchmal ganz unmöglich. Deshalb, wenn wir über die Jagd nach dem Materiellen sprechen, und darüber, sein Leben der Aufgabe des materiellen Wohlstandes zu widmen, geht der Mensch geradezu auf eine gefährliche Schlucht zu, aus der schwer rauszukommen ist, wenn man einmal drin ist, manchmal sogar unmöglich, da bei so einer Orientierung im Leben der geistige Raum des Menschen kleiner wird bis zu dem Maße, wo auch das Wachstum und die Möglichkeiten des Menschen sich verkleinern und dem Ende zugehen. Was ist eine Krankheit? Eine Krankheit ist die letzte Grenze eines physischen Körpers, auf den die Zerstörung des Bewusstseins folgen kann. Und wenn das eintritt? Und das tritt dann ein, wenn der Mensch z.B. nicht das tut, was er braucht, nicht in die richtige Richtung geht, geistig arm ist, d.h. durch seine Taten, Gedanken und Handlungen hat er sich vom Sinn des Lebens entfernt. Auf den ersten Blick kann man das nur schwer begreifen, und das Schema selbst im Leben ist auch nicht einfach. Als ob der Mensch richtig denkt, irgendwie verstehst du es selbst. Er spricht, hört und glaubt richtig, aber auf der letzten Etappe, der dritten, der Handlung, macht er das, woran er nicht gedacht und worüber er nicht gesprochen hat, d.h. macht alles andersrum. Und so entstehen die Probleme als ob aus dem Nichts. Dabei kommen sie – die Probleme, gerade eben daher – aus dem Menschen. Die Internen und die Externen sind sich nicht einig – die Gedanken des Menschen mit seinen Handlungen. Man hat gedacht und gesagt, dass alles richtig rum sein wird, und hat er direkt doch alles andersrum gemacht. Und wie sollte das Ergebnis aussehen bei so einer Auslegung der Position? Denn *das Ergebnis – sind die Handlungen des Menschen.* Ein ständiges geistiges Wachstum oder das Potential des Menschen erschafft im Raum die Möglichkeit des Erscheinens ungewöhnlicher Energie, nennen wir sie psychisch stabil. Sie erlaubt dem Menschen nicht nur sein Bewusstsein qualitativ anders zu benutzen, auf einer höheren menschlichen Ebene, sondern auch unendliche reine Energie der Welt und des physischen Körpers zu haben, die fähig ist den Menschen zu halten, korrekter gesagt, gibt ihm die Möglichkeit, sich in einem bestimmten Zustand des Geistes und Körpers zu befinden, bei dem jegliche Krankheiten fern bleiben und der physische Körper sich in einer idealen Norm befindet. Darüber hinaus ist es immer mit dieser besonderen unendlichen Energie gefüllt, die fähig ist den physischen Körper zu verbessern sowie die Qualität der Gesundheit, sowie auch die Parameter der Physischen Zellen und des Blutes, es ist fähiger für die verschiedenen benötigten und klaren physischen Belastungen und zu einer sehr schnellen physischen und psychischen Regeneration. Darüber hinaus, befindet sich gerade der psychische Zustand des Menschen auf einer hohen Bewusstseinsebene, da diese Energie ein ungewöhnlicher Schutz für den Menschen selbst ist. Ich denke, dass sie für den Menschen immer und überall notwendig ist, vor allem in unserer Zeit, wenn die Gesellschaft uneinheitlich und die Menschen verschieden sind – verschiedene Kultur, Erziehung, Ort und klimatische Bedingungen. Mit anderen Worten, die Vielzahl der Menschen mit ungewöhnlicher, ihnen innewohnender Energie passen nicht immer zueinander.

Natürlich sind alle Menschen gleich. Aber was macht man mit dieser menschlichen und anderen inneren und äußeren Energie? Offensichtlich gibt es noch keine Antworten, aber in den meisten Fällen ist gerade diese Energie, bestimmte Ereignisse und Umwelt des Aufenthaltes dieser Individuen der Auslöser für dessen Verbrechen. Es ist nicht so, dass sie das Geschehen nicht verstehen und nachverfolgen können, aber sie wissen nicht, was es ist und wie man sich verhält. D.h. die Energie der Menschen baut an einem bestimmten Ort und mit bestimmten Menschen bei unerklärlichen und grundlosen Aggressionen gegen andere Menschen auf. Und in Wirklichkeit gibt es nichts Verwunderliches. Stellen Sie sich nur ein kleines Beispiel vor. Sie leben in einem heißen Land, in Ihnen brodelt auf besondere Weise eine Energie, für einige Zeit kommen Sie in ein nördliches Land. Und hier haben die Menschen und der konkrete Ort der Erde eine andere, ruhige Energie – so ist es und wird es immer sein. Was passiert mit dem Menschen? Er braucht seine Energie, die, an die er gewöhnt ist. Man braucht eine Explosion im Sinne einer Energie und nichts anderem, und diese emotionale Explosion und Ausbruch passiert, ein Ausbruch der Aggressionen; wenn es einen Glücksausbruch gäbe, wäre es viel besser. Aber das ist ein anderes Thema und eine andere Erziehung. Was kann man damit machen, wenn du nicht weißt und zu allem nicht bereit bist, was du gesehen und gefühlt hast? Denn dies ist die Auswirkung. Deshalb würde die geistige Entwicklung des Menschen, die es ermöglicht, diese besondere und lang vergessene schlafende Energie des Menschen zu fühlen, alles wieder auf seinen Platz rücken. Aber in den meisten Fällen geben die verschiedenen, wie es heißt, entwickelten Systeme, darunter auch das materielle, dem Menschen keine Möglichkeit sich frei zu öffnen. Für viele lohnt es sich aus verschiedenen Gründen nicht. Aus diesem Grund entstehen und sammeln sich und wachsen unklärbare Probleme unterschiedlicher Ursachen. Nicht, weil es nicht möglich ist, sie zu lösen, sondern weil sie in der flachen Ebene der ewigen Probleme sind, die nirgendwohin gehen werden und niemals gelöst werden können, vor allem gibt es nichts, womit man sie lösen kann – diese Energie des Menschen, die nötig ist, ist nicht da. Geld ist da, aber nicht die notwendige Energie. Wenn man also bestimmte Probleme betrachtet, wird einem klar, warum es so ist und nicht anders: man kann entfernen, aber kann nicht z.B. heilen. Und in dieser Ebene heilt man nicht, niemals und fast niemand von denen, die heilen. Und in eine andere Ebene kommt im Großen und Ganzen niemand.

Aus diesem Grund halten wir auch keine Vorlesungen, nehmen keine Schüler usw. Und wozu, denn diese Ebene verstehen wir, die meist ins Nirgendwo führt. Aber ich möchte wieder sagen, verstehen Sie mich richtig, im Rahmen unserer Überlegungen, sowie im anderen Verständnis des Haltens der Vorlesungen - dies ist eine direkte Weitergabe von Wissen. Hier gibt es keine Widersprüche, alles ist abgestimmt auf eine bestimmte Verständnisebene des Menschen. Wir bekämpfen niemanden, das ist nicht nötig, es ist nur nötig für das Erklären und Verstehen der Richtigkeit der Beurteilung und Ihren bewussten Schlussfolgerungen.

Deshalb *braucht der Mensch das geistige Wachstum wie das Leben,* da in der Realität es auch das Leben des Menschen ist, würdig und erfüllt. Und das andere sind bestimmte Instrumente, unter anderem auch materielle, die eine Schwere in sich tragen, sowie Unruhe, Angst, Eifersucht und Angst vor Verlust. Das ist kein Instrument geistigen Wachstums mehr, sondern eher ein System des Aufzwingens von Krankheiten, Problemen und dem Einwirken auf die Psyche und Energie des Menschen, übrigens nicht in eine bessere Richtung, die den Menschen zu einer direkten Abhängigkeit führt. Verstehen Sie das Geschehende und lassen Sie sich nicht täuschen, um Sie zur Abhängigkeit zu führen, egal was oder wer es ist. Stehen Sie über dem ganzen, haben Sie einen besonderen energetischen Schutz, binden Sie sich nicht an das Materielle. Sie müssen unabhängig sein, nicht Sie unterwerfen sich dem Materiellen, sondern umgekehrt, es soll sich Ihnen unterwerfen, und es muss so viel davon geben, dass es Freude im Leben gibt, und keine Trauer, Leichtigkeit statt Schwere, gute und helle Gefühle, und kein erdrückender Zustand. Deshalb leben Sie in Freude, seien Sie erfüllt, und Ihre Gedanken, Worte und Handlungen werden immer in Einklang mit Ihnen sein. Und nur dann werden Sie Sie selbst sein und niemand anderes wird etwas für Sie in Ihrem Namen machen.

Ich danke Ihnen für die für mich aufgewendete Zeit. Damit können wir Ihr Treffen beenden, ein besonderer Dank gilt *dem Forscher* für die informative Geschichte.
Bis zum nächsten Mal.
07.01.2012

Die Energie des Menschen, der Forscher

Bei dem heutigen Treffen setzen wir unser Gespräch über die Energie des Menschen fort.

Wir haben viel Aufmerksamkeit dieser Richtung gewidmet und das nicht umsonst. Es ist das Wichtigste im Leben des Menschen und wir werden noch mehrmals darauf zurückkommen. *Der Forscher* wird dieses Thema fortsetzen.

Dies ist wirklich ein umfangreiches Thema oder sogar Richtung, und die Feststellung des Sinns dieser Frage – ist das Verständnis des Lebens selbst des Menschen. Man kann viele Momente nicht immer für alle in einer sehr einfachen Form erklären, aber vieles ist trotzdem verständlich, denke ich. Das Leben des Menschen ist eben diese ungewöhnliche Energie, die der Mensch ständig verbraucht, jeden Tag, jede Minute, Tag täglich. Man muss natürlich verstehen, dass der Energieverbrauch nicht endlos sein kann, man muss diese auffüllen – entweder gleich in großen Mengen oder nach und nach, wenn man die Ereignisse versteht, die bei dem Menschen im Leben ablaufen. Ein helles, leichtes und energetisch starkes Ereignis – ist die Geburt eines Kindes. Die Kraft und Energie, die diesem Ereignis innewohnen, erfüllen alle. Obwohl solche Situationen auftreten, wo Menschen aus unterschiedlichen Gründen von selbst von diesem

Licht und Energie sich abwendeten, und durch sie auch andere Menschen, alle die drum herum sind. Menschen finden unterschiedliche Gründe, um das helle Licht nicht in ihr Leben zu lassen – das sind ihre Verbote in ihrem Kopf und Bewusstsein und das wars. Denken Sie selbst: es entsteht ein sehr helles, energetisch erfülltes Licht des Kindes und dessen Raums. Dort wird alles hineingezogen, was das Kind braucht, und auch die Eltern. Alles, wovor die Eltern Angst hatten: wie wird es, etwas fehlt, nicht genug, wie werden sie sein – das alles taucht im Licht der Geburt des Kindes auf und dessen Raums. Und in seinem Raum taucht das auf, was die brauchen, die drum herum sind. Hauptsache sie lieben einander und nehmen das an, was zu ihnen kommt und in ihren Händen landet, und geben das nicht auf, was ihnen gegeben wird. Überhaupt ist es ein großes Durcheinander mit diesen Ablehnungen im Leben und Bewusstsein des Menschen und irgendein Problem in den Menschen selbst. Der Mensch in seinem Inneren ruft die Welt um sich herum und Gott um Hilfe und die Hilfe kommt natürlich.

Die Welt und Gott sind riesig, und darin gibt es alles, was der Mensch braucht. In der Tat hat der Mensch das alles in seinem Leben, um ihn herum und in ihm, aber aus irgendeinem Grund sieht er das nicht. Es wird ihm von oben gezeigt, eröffnet, gegeben, er stimmt zu und in seinem Inneren passiert er diese Benchmark und versteht, dass dieses Ereignis geschehen ist. Diese Energie hat sich in seinem Inneren eröffnet, es gibt sehr viel davon, er kann gehen und sich weiter entwickeln. Gut, dass es genauso ist und nicht anders, wenn Probleme bei den Menschen auftauchen und die Menschen selbst davon wissen oder es vermuten. Dort, wo Sie verzichten zum Negativen für sich selbst, und andere Leute belasten sie noch mehr, als ob mit Absicht. Das festigt sich nicht mal im Bewusstsein. Aber sind wir uns einig, brauchen Sie das? Ja natürlich, ja sehr, und die Leute verschwinden, die belästigt haben, und vieles Unnötige geht weg, das viel Zeit in Anspruch nimmt, und am wichtigsten, es gibt keine Schwere durch das Leben oder die Menschen. Und in Wirklichkeit, denken Sie selber nach, sollte sie sein oder nicht? Natürlich nicht, denn das sind Menschen, das Leben.

Ändern Sie sich, meine Freunde und Ihnen wird alles gelingen, glauben Sie mir. Ihre Veränderungen – ist einfach nur wichtige und einfache – Zustimmung von Ihnen. Die Zustimmung zum Leben eröffnet dieses in all seiner Schönheit und mit allen Vorteilen. Wozu brauchen Sie Nachteile, davon gab es früher zu viele! Lassen Sie uns mit den Vorteilen und über die Vorteile beginnen. Denn das Leben ist toll, egal was. Dann lassen Sie uns auch so leben. Man kann viele Beispiele bringen, die nützlich sind für Sie. Lassen Sie uns doch endlich ehrlich sein, Sie brauchen es ja auch. Erinnern Sie sich, erschaffen Sie und schenken Sie es anderen. Alles Gute und bis zu neuen Treffen.

Danke an *den Forscher* für das Aufladen mit positiver Energie, so einfach und in einfacher Sprache hat er alles erzählt.

Damit ist unser Treffen beendet. Ich danke Ihnen und bis zum nächsten Mal.

09.01.2012

Die Energie des Menschen, der Forscher

Bei dem heutigen Treffen setzen wir unser Gespräch über die Energie des Menschen fort.

Für mich ist wie auch für Sie die Meinung des Forschers des Lebens über die Ereignisse, die Menschen und sich selbst sehr interessant. Dank seiner Geschichten werde ich nachdenklich, wozu brauche ich einen anderen Blickwinkel auf das Leben und braucht man ihn überhaupt von der praktischen Sicht aus gesehen? Und ich verstehe, dass es nicht nur interessant ist, sondern das ist wichtig, er stimmt mit meinen Vorstellungen über die Vorteile einer Diskussion der Lebensfragen überein. Deshalb gibt es keine Notwendigkeit den Menschen zu stoppen, sowie andere Menschen, in seiner Geschichte, dabei verstehend, dass der Mensch selbst weiß, wann genug ist, und am wichtigsten ist, er sagt selbst, was er für wichtig hält, und so viel und das, was er wichtig für sich und andere hält in diesem Moment seines Lebens. Und auch der Forscher ist in nichts und überhaupt nicht eingeschränkt, das ist sehr wichtig im Leben. Ja wir können ihn auch nicht einschränken, der Wahrheit in die Augen schauend, wir können nur uns einschränken durch unsere Verbote und Verzichte, und merken es manchmal im Leben gar nicht, sowie wir es auch nicht für wichtig erachten, aber das ist wichtig für uns. Das ist noch ein echtes Beispiel für Sie, ich habe das gesagt, was ich für nötig hielt und so viel, wieviel nötig war. Es gibt immer eine Wahl, sagen oder sich einschränken darin, was man und wann man es sagt – das ist sehr wichtig im Leben. Bei dem Wichtigen darf man sich nicht beeilen, wenn Sie sich gerade bei etwas beeilen, denken Sie nach, ob es wirklich wichtig für Sie ist, oder vielleicht ist es das, was Sie vom Leben ablenkt, von sich selbst, den Menschen? Oder wenn es wirklich wichtig ist, muss man es so machen und in welchem Tempo? Wo ist der Kern: in der Eile oder im Leben, im Sinn? Vielleicht geht der Sinn des Lebens genau wegen dieser Eile verloren, nicht das Leben, auf keinen Fall, aber der Sinn. Da der Mensch nicht versteht, warum er lebt, wie er auch die Noten des Lebens nicht einfängt, lebt er denn auch so. Und nun das Wort an den Forscher.

*Der Forscher. Das Interesse zu den Worten eines anderen Menschen und die Dankbarkeit ihm gegenüber dafür – das ist das Wichtige im Gespräch über das Leben. Des*halb ist unser Gespräch heute einfach und schwer gleichzeitig.

Es tauchen bestimmte Fragen auf, aus der Tiefe der Seele tauchen darauf bestimmte Antworten auf. Es gibt ein System der Schulung, bei der man selbst vom Leben belehrt wird, in dem man auf die Fragen der Leute antwortet. Der einfache, gewöhnliche Mensch und oft dir unbekannte Menschen – das sind ihre eigenen oder irgendwelche anderen Fragen des Lebens und irgendwelche Fragen von ihnen, bei dem du dich selbst verstehst, wenn du sie beantwortest. Ein sehr interessantes System, ich selbst praktiziere es immer noch, es ist immer aktuell, für mich persönlich ist es interessant und nützlich. In der Welt, im Leben der Menschen gibt es viele solcher Programme. Wenn du sie verstehst, verstehst du die Ebene der Entwicklung des Menschen selbst, an seinen Handlungen verstehst du, wer er ist: ein Schöpfer, d.h. er erschafft das Gute in seinem und im Leben anderer, oder ein Zerstörer, d.h. er zerstört alles, überall und immer in seinem und dem Leben anderer. Obwohl es neutrale Leute gibt, sie leben sehr gut und glücklich, und Sie wissen, dass sie niemanden stören. Niemanden und niemals. Sie sind auch in der persönlichen Kommunikation so, nichts Überflüssiges haftet an ihnen, und sie selbst machen auch nie etwas in der Art. Es auch gibt neutrale Leute, denen es materiell gesehen sehr schlecht geht. Aber ihr Verhalten ist gleich und unterscheidet sich nicht. Viele Menschen haben irgendwie aufgehört das zu verstehen und bezeichnen es als Magie, dabei ist es ganz einfach das Unwissen vom Leben.

Die Menschen leben in einer Gemeinschaft und tun viele Dinge zusammen und das ist richtig. Aber durch das Unwissen der Menschen der einfachsten Regeln des Lebens können sie in die allgemeine Zerstörung von allem hineingezogen werden. Stellen Sie sich mal vor, welches Ergebnis sie zum Beispiel zu zweit erzielen werden. Einer bekommt es auf jeden Fall zu hundert Prozent, das ist das, wozu er offensichtlich oder heimlich gestrebt hat – zur Zerstörung. Und in Regel kommt sie auch. Und der andere hat auf ein positives Ergebnis gewartet und es nicht bekommen. Was soll er tun, wenn er es nicht gesehen und nicht gewusst hat? Ich rede nicht davon, diejenigen um uns herum genau zu betrachten. Das ist überhaupt nicht nötig. Ich rede nur vom Gesetz des Lebens der Menschen, das niemand entfernt hat. Übrigens sieht man an diesem Gesetz sehr gut, wie Menschen, ganze Völker und der Staat leben. Und egal wer was sagt, welche Fakten der Geschichte er nennt, man sieht es sehr gut. Vielleicht betrachtet die Geschichte deshalb die Fakten und nicht die Menschen. Sie sind eigentlich nicht mehr da. Deshalb schauen sie auf gewisse Pyramiden und sagen: jetzt verstehen wir, dass sie dafür nötig sind, sie wurden von denen gemacht, die hier leben, das gehört überhaupt alles ihnen, wir danken ihnen, dass sie erlaubt haben, das alles zu sehen, was wir jetzt sehen. Aber die Sache mit den Pyramiden wird diskutiert. Da, wo die Pyramiden sind, wissen die Leute nicht, wem sie wirklich gehören und was man damit machen soll. Wie sie auch nicht wissen, wer sie gebaut hat und für welche Zwecke. Wichtig ist, dass es ganz bestimmt nicht sie waren und nicht ihr Volk. Wenn man anfängt das alles zu verstehen, ist man erstaunt – zuerst über die Größe der Pyramiden und dann über das, was um sie herum geschieht. Wenn man die Leute studieren würde und ihre Handlungen verstehen würde, ihre Worte und Handlungen entschlüsseln würde, würden viele Unklarheiten im Leben ihren richtigen Platz einnehmen und sich uns von Vorne zeigen und nicht andersherum, wo es uns total unklar ist und wir nicht verstehen, worum es geht und für wen.

Also vieles im Leben sieht in Wirklichkeit anders aus, und das wahre Gesicht befindet sich auf der Ebene des langsamen Denkens und nicht des schnellen. Jedes Stadium hat seine eigene Geschwindigkeit der Wahrnehmung, Reserven und Energie. Und alle unsere Gespräche handeln von der menschlichen Energie. Meine heutige Geschichte – ist ein Schema, das wir nach und nach zu entwickeln versuchen werden. Wir gehen sehr sorgfältig mit diesen Begriffen um wie Bewusstsein, Unterbewusstsein und Überbewusstsein. Es ist nur ein Schema und wir werden uns nicht auf den Worten versteifen. Abgemacht? Das führt zu nichts – weder jetzt noch später.

Also, *das Bewusstsein – sind unsere Handlungen, das Unterbewusstsein — sind Prinzipien, und das Überbewusstsein — ist unsere unendliche Energie der menschlichen Prinzipien,* und nicht nur des Menschen, sondern auch des Weltraums, und der Weltraumenergie in uns, übrigens, mehr als unserer. Das klingt zwar ungewöhnlich, aber wenn man die physischen Zellen des Menschen betrachtet, ist es erstaunlich, dass sie hauptsächlich durch die Weltraumenergie bestehen, - das ist übrigens unsere menschliche Aufgabe und Ziel, - und erst dann auf Kosten der Erde. Vor allem aufgrund der Nahrungsaufnahme. Wie die Weisen Leute sagen, alle Krankheiten des Menschen entstehen durch die Nahrung. Essen wir zu viel, werden wir krank und essen das, was wir nicht brauchen. Der Kult vom leckeren und reichhaltigen Essen – ist in Wirklichkeit ein Kult der Krankheit. Die Nahrung muss normal und natürlich sein, man braucht nur so viel davon, wieviel der Mensch wirklich benötigt und nicht mehr. Davon ausgehend wird es so viel Weltraumenergie in uns geben, wieviel wir brauchen, so wie beim Essen auch, um drei Räume durch einen sicheren Korridor zu vereinen für den Anfang der Sphäre unserer Seele.

Was sehen wir und was passiert? Es gibt viele Optionen und Sie können diese sehen, wenn Sie wollen. Dies ist nur das Schema meiner Geschichte. *Im Unterbewusstsein — sind die Prinzipien des Lebens und Wachstums des Menschen — Gewissen, Freude, Güte, Liebe.* Ich habe das ausgesucht, was ich auch in mir selbst habe. Wenn man einen von ihnen im Inneren des Menschen verändert oder austauscht, was oft in der Gesellschaft geschieht, wie die alten Verbindungen der Zeiten und Völker, der Menschen und deren Ahnen zerstört werden, monströses Austauschen führt zum Verlust der Weltraumenergie, und der Mensch hat keine Unterstützung mehr von oben, wird irdisch – als ob mit Bewusstsein und ohne es. Er wird anfällig, krank – es gibt keine Energie des Weltraums, nur der irdischen, nicht seelischen sondern irdischen Nahrung. Und sie reicht so lange, wie lange wir jetzt leben – sehr wenig. Erst waren wir klein – und mussten lernen, dann heiraten, dann hatten wir Kinder und Enkel und dann – Ende, und wo das Leben geblieben ist, kann der Mensch gar nicht sagen. Und kann es anders sein? Wahrscheinlich schon. Obwohl es so auch okay zu sein scheint, in diesem Beispiel. Unsere inneren Grundsätze und Prinzipien sprechen nicht immer darüber, und wenn, dann oft so verwirrend, das man es kaum versteht.

So sind die Menschen, die von Geburt an himmlisch waren, irdisch geworden und alles ist so geworden, wie Sie es jetzt sehen - mal interessant, mal absurd. Jeder wählt selbst, obwohl die Auswahl in diesem Fall nicht groß ist. Natürlich ist die Erde – unser Zuhause, denken Sie nicht, dass ich etwas anderes gemeint habe, es gibt und gab keine Probleme mit der Erde – das ist unsere Erde, wir lieben und achten sie. Der Kern — liegt in der Energie. Denn mit Hilfe von dieser Energie haben die Menschen vor uns Pyramiden gebaut und gewusst, wo man es macht und wozu, wie und für wen. Sie sind ja nicht kaputt gegangen - haben uns erreicht. Richtig? Denken Sie über das gezeigte Schema nach und die Prinzipien des Lebens, und dann wird vielleicht alles in seine richtigen Bahnen gelenkt, bei uns allen.

Und noch eine Antwort. Ich wurde gefragt über Heilung, Hellsehen, Geld. Das sind Dinge, die nicht miteinander verbunden sind. Denn, wie schon vorher erwähnt, das ist keine einfache, alltägliche Energie, sondern eine, die dem Menschen von oben gegeben wurde, und hier muss man alles richtig verstehen. Wenn diese Energie vorhanden ist, sieht der Mensch entsprechend auch Dinge, die normale Menschen nicht sehen. Die Energie von bestimmtem Geld – nicht von jedem – sondern nur von bestimmtem, sie ist riesig und irdisch. Wenn man sie anschaut, dann schaut sie dich irgendwo an, wie schon gesagt, und absorbiert dich in ihre Abgründe. Viele kommen damit nicht klar und fallen herab, aber anhand der Ereignisse denken sie und die anderen, dass sie nach oben steigen und sie alles haben. Der Mensch braucht es nicht immer und in so einem Maße. Es lenkt die Menschen nicht nur ab, sondern hindert sie daran zu leben – das ist das Wichtigste. Deshalb, wenn der Mensch diese ungewöhnliche, von oben gegebene Gabe für Geld verkauft, ist das Materielle fähig, die Gabe des Menschen zu verschlingen, indem es die inneren Prinzipen durch sich ersetzt. Deshalb können sich viele Systeme in der Gesellschaft der Menschen nicht weiter bewegen, sie haben keine Entwicklung wegen dem Austausch der inneren Orientierungspunkte. So bleiben die Menschen in ihrer Entwicklung stehen, in ihrem Inneren gab es Austausch und Spaltung und drastische Veränderungen, oft nicht zum Besseren. Was ist ihnen geblieben? Das Materielle? Und es ist manchmal sehr teuer, denn zuerst mal braucht das Materielle ständige Aufmerksamkeit, es hat die Fähigkeit, sich zu verkleinern und man muss es auffüllen, es nimmt dem Menschen viel Energie usw. Es ist also alles nicht so einfach wie es scheint. Viele Systeme sind nicht zum Vergnügen der Menschen erschaffen worden, sondern für etwas anderes. Deshalb muss man solche Alternativen wählen, bei denen es für Sie wirklich interessant und komfortabel im Inneren ist. Aber das ist schon ein anderes Thema.

Ich danke Ihnen.

15.01.2012

Die Energie des Menschen, der Forscher

Bei der Fortsetzung meiner Geschichte würde ich gern ein einfaches Beispiel aufzeigen. Aber ich möchte Sie noch darauf hinweisen, dass mache Menschen, wenn man es so sagen kann, manche Wörter und Aussagen sowie ganze Texte in Formen der Heilung der Menschen transformieren. Ich denke, es ist nicht korrekt oder nicht genau, und alles, was ich Ihnen jetzt erzähle, ist zum größten Teil auf das Verständnis der eigenen Seele gerichtet, sowie sich selbst, des Lebens, seines inneren Wesens. Zum größten Teil ist es die Entwicklung des Geistes des Menschen und zum Teil einige Richtungen dessen Verstehens in seinem Inneren, die man benutzen kann für die Wiederherstellung, wenn man innere Energie besitzt.

Die Harmonie des Menschen — ist ein besonderer Zustand, bei dem die innere Energie genauso ist wie die äußere. Die Welt im Inneren des Menschen und die Welt um den Raum herum und die Energie sind ausgeglichen, d.h. der Mensch ist in seinem Inneren mit Energie gefüllt, die um uns alle herum ist. Ein kolossaler Energieaustausch geschieht, es gibt keinen Verlust der Energie des Menschen, da die Energie der Welt ihn ständig auffüllt. Und die Verluste für die Hilfe für anderen sind bei so einem Menschen meist gering, und für die Prozesse der Heilung in der Medizin – manchmal kolossal. Zum größten Teil sind es materielle und unwiderrufliche Verluste. Ich will nicht sagen, dass es persönlich oder schwer ist, ich will sagen, dass das alles von innen heraus klar ist und dann ist es erfüllt.

Jetzt lassen sie uns kleine Beispiele auseinander nehmen, auf deren Basis wir nochmal die Energie im Inneren des Menschen betrachten. Nun, das erste Beispiel. Es geht um die Gesundheit des Menschen, besser gesagt um die Prozesse im Inneren des Menschen. Wir haben bereits informative Beispiele betrachtet, die in Zusammenhang stehen mit der Zeit im Körper des Menschen sowie in seinen Organen und Zellen. Nun sehen wir uns den Raum und die Energie in ihnen an. Für den Anfang einigen wir uns, dass der Mensch in eine ungewöhnliche psychische Energie gehüllt ist, die sich regeneriert und erscheint, sie beschützt den ganzen Menschen von Innen und Außen, in seinem Bewusstsein und in der Tiefe des Unter-und Überbewusstseins, - in den Räumen auch durch die Energie, wenn der Mensch schon gelebt hat und einen großen Erfahrungsschatz mit der Arbeit mit der Energie der Welt und seines Bewusstseins und des physischen Körpers hatte. Diese besondere psycho-physische Energie kann verbreitet sein über beliebige Entfernungen und kann beliebige Hindernisse meistern. Einfacher gesagt, für diese besondere Energie gibt es keine Hindernisse oder irgendwelche Geheimnisse.

Nun, im Inneren der Zelle des Menschen gibt es einen Raum und eine Energie. In anderen Zellen — sind andere Räume und Energien. Im Raum der Zellen — ist ein dritter Raum und die nächste Stufe der Energie, eine größere.

Im Organ und in den Organen – ist die nächste, in den Systemen des Organismus noch mal höher und im Körper selbst – die höchste. Das sind Noten, Noten der Musik, jede hat ihren eigenen Laut, ihren Raum, Vibration, Energie, ihren Klang und Ergebnis, d.h. die Reaktion. Und das alles ist in besondere Energie um den Menschen herum gehüllt. Unsere Gedanken, Handlungen, Taten – sind ein Musikschlüssel um den Klang verschiedener Noten einzustellen. Von dieser Einstellung hängt ab, ob der Körper des Menschen klingen und funktionieren wird oder nicht. Natürlich gibt es auch eine Reaktion auf die Umwelt. Und der Mensch freut sich und füllt sich mit ihr, oder sie nimmt ihm die inneren Kräfte und erschafft einen bestimmten Raum der Unruhe. Die Einwirkung auf den Menschen von außen und die Einwirkung direkt auf den Menschen selbst geschieht dank seinem Wunsch, er selbst wünscht es so und ist im Inneren darauf eingestellt. Die Einstellung des Menschen ist in der Tat – eine große Sache, da es vom Menschen selbst abhängt, was er aussucht, wer er wird, wohin er geht, was er erreicht, was er erwirbt und was er in sich selbst eröffnet.

Wenn zum Beispiel eine Störung aus irgendeinem Grund im Bewusstsein des Menschen geschehen ist, seiner besonderen Energie, in Form von Angst zum Beispiel, dann ist die Information darüber hängen geblieben und eine Zelle des Körpers gelangt. Nicht realisierte Energie, die Ablehnung im Leben von dem, was der Mensch braucht, einfacher Eigensinn. Man versucht den Menschen zu überreden, ihm zu helfen, aber er lehnt ab und stellt sich als etwas dar. Die Ablehnung ist erfolgt, die positiven Alternativen sind geschlossen, die negativen offen. Die Energie im Inneren des Menschen ist kooperativ, hat im Kollektiv nicht funktioniert, es gab eine Belastung im Leben, in den Ereignissen und Gesundheit des Menschen, er selbst schafft es nicht, und keiner kann helfen, denn er hat zu seiner Zeit bereits die Hilfe abgelehnt und sich in allem eingeschränkt. Was soll man jetzt machen? Denn dadurch hat er den Zugang der äußeren Energie in seinem Inneren gekappt. Das ist ein Beispiel. Versuchen Sie, die Schlüsse selbst zu ziehen. Zweitens. Kommen wir zurück zu der Zelle des Menschen. Sobald etwas Negatives in den Raum gelangt, sieht es niemand, schon gar nicht die Methoden der medizinischen Instrumentaldiagnostik. Blutuntersuchungen und andere Indikatoren – sind in Ordnung. Wir haben ja unsere Geschichte über den Raum und die Energien dort angefangen. Die Blutanalyse, eine allgemeine oder biochemische – ist eine bestimmte Stufe, Energie und Raum. Deshalb zeigen sich in solchen Stadien keinerlei Abweichungen. Das Negative im Raum der Zelle hat die ganze Energie des Raums weg genommen und fängt an, ein ganz anderes Signal im Körper des Menschen zu bilden, das sich unterscheidet von dem, das wir haben und an das wir gewohnt sind. Deshalb sind negative Ereignisse, Beispiele und eine gewisse Realität gefährlich. Dieses andere Signal, das niemand sieht und versteht, drängt sich zum Raum der nächsten Zellen wegen deren Energie, um neue Gebiete zu ergreifen. Bis zu dem Punkt, wo man es instrumental noch nicht sieht und es physisch nicht stört. Jetzt wird Ihnen klar, wie es von Innen aussieht. Wenn man diese Signale in frühen Stadien durch medizinische Methoden diagnostizieren könnte, würde das Bild der Gesundheit anders aussehen. Aber es ist wichtig zu verstehen, dass es in erster Linie nicht von dem Werkzeug abhängt, das man erschaffen muss, sondern vom Verständnis der Prozesse, die im Inneren des Menschen vor sich gehen. Das Ergreifen und Verändern dieser Energie legen den Pfad zu verschiedenen Störungen, die im Nachhinein als Krankheiten des Menschen gelten. Man kann sie wirklich schwer heilen, weil das innere negative Signal schwer zu modifizieren ist, darum hat die Störung in einem Organ den Anfang in den Gedanken und im Signal dieser Gedanken in der Zelle des Menschen, im Raum, der mit der Energie des Menschen gefüllt ist. Je mehr Verbote im Kopf des Menschen sind, umso schwerer sind seine Lebensereignisse, umso schwerer ist manchmal der Heilungsprozess des Menschen durch die Gegenwehr des Menschen in seinem Bewusstsein.

Zum Schluss möchte ich sagen, dass der Mechanismus der Hilfe sehr einfach ist. Der Mensch möchte aufrichtig und offen einem anderen Menschen helfen. Er gibt einen Teil seiner Energie dem anderen. Und der andere akzeptiert sie mit Dankbarkeit. Das ist manchmal genug, damit der Mensch sich ändert, und das Signal in einer Zelle, das den ganzen Körper aus dem Lot bringt, verschwindet. Darum ist manchmal ein Blick, ein Wort, ein guter Wunsch ausreichend.
Alles Gute für Sie, bis zum nächsten Mal.
06.03.2012

Der Philosoph

Das heutige Treffen – ist die Fortsetzung unserer Gespräche mit dem Forscher, aber in der Interpretation des Philosophen. Unsere Aufmerksamkeit zum einen gibt uns die Möglichkeit, das andere zu hören.

Der Philosoph. Ich möchte die entstehenden Fragen beantworten, um das Gespräch auf den Punkt zu bringen, nennen wir ihn - Seitenansicht. Von der Seite sieht man immer klarer, wie die Menschen reden.

Sobald der Mensch sich dem Leben öffnet und sein Biofeld schwächer wird, kann in seinen Raum der Gedanken und Energien und des Körpers fremdartige Information oder Energie eindringen, die ein anderes Signal senden kann als der Mensch selbst und seine

Gedanken und ihm damit schaden. Durch die Schwächung des Biofeldes, das durch die Energie des Menschen aufrecht gehalten wird, welche durch die Liebe des Menschen zur Welt, zum Menschen, zur Natur, zu guten Taten und zu Gott entsteht, wird die Kette der Wechselwirkungen gestört. Das kann auch ein Austausch der menschlichen Werte gegen das Materielle sein oder Lügen oder Ziele, die den Menschen in eine Sackgasse führen, die nicht auf das Leben antworten sondern ihm widersprechen. Sie müssen verstehen, dass jeder von uns keine neue Wissenschaft oder Lehre eröffnet, wie viele es gern sehen würden – sie brauchen das, aber wir nicht, und wir führen Gespräche zum Thema des Lebens des Menschen. Das sind verschiedene Richtungen, kein Aufruf zu etwas, sondern nur Richtungen, das ist auch keine Religion, das ist ein Gespräch über das Leben ohne innere und vor allem äußere Einschränkungen. Das zu verstehen ist sehr wichtig.

Das Signal, das sich im Inneren des Menschen bildet, in seinem Körper, ist nicht irgendeine Substanz, die einfach so für sich selbst ist, sie hat einen Egregor – das sind Leiden, Schmerz, das Negative und eine gewisse Unfähigkeit alles zu ändern, Zeitverschwendung und Verschwendung der Jahre und menschlicher Kraft. Entsprechend ist in diesem Signal auch ein konkretes Programm zur Zerstörung des Menschen, welches der Mensch selbst aus irgendeinem Grund physisch nicht sieht. Wahrscheinlich weiß der Mensch nicht, wie man es sehen kann und wie man das alles mit einfachen Worten erklären kann. Wir sind heute den Antworten auf diese Fragen nur etwas näher gekommen. Das Signal der Zerstörung ist also nicht in der Zelle sondern daneben. So viel, wie viel dieses Signal braucht, weil der Mensch selbst von vielen Situationen abhängig ist. Die Abhängigkeit des Menschen im Leben, den Ereignissen, Wissen und Situationen hat Einfluss auf die Verkürzung der Räume um die Zelle des Körpers herum. Mit anderen Worten verkürzt das negative Signal den Raum der Zelle bis zu einer Größe, bei der sich die Zelle nicht wehren kann oder dem Problem widerstehen kann, das in der Folge in eine Krankheit übergehen kann, die man in unserer Welt in der Regel dann heilen muss. Man heilt den Körper ohne die offensichtlichen Dinge zu bemerken. Es ist doch alles in unserem Kopf, unserem Bewusstsein und Verhalten, in unserer Orientierung im Raum des Lebens und der Ereignisse, des Geistes und der Beziehungen des Menschen mit der Welt und der Natur drum herum. Warum ist das möglich geworden? Weil die Menschen diesen Weg gehen. Ich sagte nicht, dass sie ihn ausgesucht haben, ich sagte nur, dass die Mehrheit ihn geht. Wahrscheinlich ist das die Wahl des Menschen, wenn er darüber Bescheid weiß und versteht, was passiert und was er tut.

Der Mensch selbst zeigt seine Kräfte und Fähigkeiten in einem Kollektiv, wo seine Mühe zu sehen ist und nützlich sowie verständlich für alle ist. Das ist offensichtlich eine andere Mühe und Herangehensweise. Die Besonderheit liegt darin, dass in einem solchen Kollektiven Bemühen das innere Wesen des Menschen sich komplett öffnet.

Dadurch öffnet der Mensch in seinem Inneren solch eine Energie, die der Manifestation von persönlichen Eigenschaften in der Familie zugutekommt. Die Familie – ist die Basis eines solchen Kollektivs - ist friedlich, liebevoll, und das heißt, eine gesunde Familie ist ein wesentlicher Teil der Energie eines solchen Kollektivs der Menschen. Bei diesem Kollektiv gibt es keine Trennung, da sie alle eine gemeinsame Energie haben und einen starken Geist, eine Tradition und Lebensart. Auf solche Menschen kann man keinen Druck ausüben oder sie zu etwas zwingen, sie betrügen oder zu etwas Materiellem verführen, da die Grundlage der Persönlichkeit viel Stärker ist als all diese Signale. Dadurch haben diese Menschen keine verzehrten Signale, es gibt und kann keine Krankheiten geben. Sie werden sagen, dass das nicht sein kann? Mag sein, denn ich bin doch ein Philosoph. Aber eines ist sicher, dass es mich gibt, und Menschen, von denen ich Ihnen gerade erzählt habe. Das ist ein anderes System der Wahrnehmung und des Verständnisses der Welt, sie haben eine andere Energie und einen anderen Raum des Lebenssinns, anders als die, die wir gewohnt sind wahrzunehmen. Genau darin liegt der Kern, das Korn des Wissens, das wir manchmal nicht sehen, und wenn wir es sehen, können wir es nicht unterscheiden von dem, was es wirklich ist. Wir irren uns nicht, weil wir das Leben nicht erraten, sondern weil wir es fast nicht kennen. Das Leben ist in Wirklichkeit anders, das Leben – ist Freude. Erfreuen Sie sich im Leben an allem, was Sie haben, oder leben Sie anders?

Denken Sie nach und wir fahren fort.

12.03.2012

Der Philosoph

Bei dem heutigen Treffen setzen wir unser Gespräch mit *dem Philosophen* fort. Nun, wir haben mit Ihnen darüber gesprochen, dass im Körper des Menschen ein Signal entstehen kann, dass auf das anziehende Negative von außen einwirkt, das, was sein kann und durch andere Menschen erschaffen werden kann aus verschiedenen Gründen. Darum führen unterschiedliche Situationen im Leben die Menschen dazu, dass sie sich an einem Ort in sehr großen Städten sammeln; zu einem gewissen Grad ist das Negative aus dieser Sicht sehr gefährlich, da Menschen es aus verschiedenen Gründen aufweisen, ohne manchmal zu wissen, wie es zu halten, kontrollieren oder verändern ist. Ohne darüber nachzudenken, dass dieses Negative, was von den Menschen ausgeht, nirgendwohin geht, und sich im Raum dieser Stadt befindet und sich vermehrt wegen anderen und nachfolgenden Negativen, und es ist nicht wichtig, aus welchem Grund es jetzt aufgetaucht ist. Und ein paar Worte über den Raum. Wenn es nicht so viel vom Negativen gibt, kann es sich zwischen den Menschen fortbewegen und ist unsichtbar für das Auge des Menschen bis zu dem Zeitpunkt, an dem es anfängt zu wachsen und es viel davon gibt, danach kann es nicht mehr zwischen den Menschen wandern und an ihnen haften bleiben, besonders an denen, die etwas davon auch im Inneren haben. Und es klebt sich an Wände von irgendeinem Raum und sieht mit der Zeit aus wie ein Spiegel, der als Verstärker der einen oder anderen schlechten Situation wirkt. Mit anderen Worten ist das ein Spiegel eines Teils eines Raums, der ein negatives, d.h. dunkles und verzerrtes Futter hat, das mit der Zeit den Raum selbst verzerrt und noch mehr Negatives in sich saugt.

Manchmal kann man von den Menschen selbst hören: was man auch macht, es ändert sich nichts. Offensichtliche und notwendige, wie es scheint, Dinge, klare und von allen Menschen unterstützte, stehen auf ihrem Platz und verändern sich nicht zum Besseren. An diesem Platz, bei diesem System erfolgt eine ständige Verzerrung des Raums, und die Menschen, die darin leben, sind als ob sie schliefen, obwohl sie nicht schlafen, mit ihrem Bewusstsein, da ein solcher Einfluss das Bewusstsein der Menschen verändert, indem es durch das verzerrte Feld dieses Raums auf das Denken und die bewussten Impulse des Menschen Einfluss nimmt.

Eines der Modelle des Lebens des Menschen – ist in der Natur, die Vereinigung mit der Natur führt tatsächlich zu innerer und äußerer Harmonie des Lebens und zum Verständnis untereinander und der Welt sowie mit Gott in seinem Inneren. Und der verzerrte Spiegel lädt die Menschen auf und drängt sie zu schlechten Taten und Handlungen verschiedener Arten. Die Natur selbst hilft dem Menschen, Ruhe und Gleichgewicht mit der Welt zu erlangen, mit den Menschen und mit Gott. Ein verzerrter Spiegel führt den Menschen zu Unzufriedenheit, zur Reizbarkeit, Irrationalität und Egoismus, zu immensen Forderungen, was zu innerer Leere des Menschen führt, zum Verlust des Persönlichkeitsgefühls, zum Verlust des Verstehens darüber, dass wenn man Gutes gibt, man es auch wieder zurück bekommt in größeren Mengen und zum Weg der Kreativität und des Wohlbefindens gelangt, anstatt zu dem Weg, der unweigerlich zu Zerstörung führt.

Schauen Sie aufmerksam um sich herum, vielleicht sehen Sie Quellen des Guten und Impulse, die zur Zerstörung führen, und dann werden Sie fähig sein, die im Leben richtige Entscheidung zu treffen und dabei das Gute zu verstärken und die Zerstörung zu vernichten.

Damit beende ich unser Treffen. Ein großes Dankeschön an Sie.

21.03.2012

Der Philosoph

Bei dem heutigen Treffen führen wir unser Gespräch über die Natur der inneren Welt des Menschen fort, über den Raum und die Energie, die wir meist nicht kennen, aber in Wirklichkeit aus ihr bestehen. Das Impulssystem der inneren Welt des Menschen ist riesig und unendlich, interessant und geht in so eine Tiefe des Wissens, bei der der Mensch gerade erst auf der Erde erschienen ist. Wir glauben an vieles nicht, was wir wissen, da wir nicht wissen, wie wir damit umgehen sollen. Und das, was wir sehen und hören, bleibt nicht in unserem Bewusstsein aus einem einfachen Grund – wir sind verschlossen vor dem, was jeden von uns erfüllt.

In der Seele des Menschen gibt es viele Zellen, die mit einem besonderen Raum und Energie gefüllt sind und es gibt so viele von diesen Zellen, wie es Menschen in der Welt gibt. Wir sind alle miteinander verbunden, durch die Welt durchdrungen und durch unsere Gedanken verbunden zu einem einzigen Lebensraum des Menschen, ein Raum, bei dem Gott die Grundlage von allem ist. Sein erster Impuls – ist der Impuls des Lebens. Das Leben, das von Gott gegeben ist, kann nicht endlich sein, das ganze Leben ist in Gottes Verständnis - unendlich. Wir Menschen sprechen nur darüber, ohne uns den ganzen Mechanismus des Lebens und der Welt vorzustellen. Warum gibt es Leid? Weil die Impulse unserer Seele ewig sind und das äußere Leben endlich ist. Wenn der Mensch früh stirbt (bis zu 100 Jahren), ist es meist unnatürlich, mit Gewalt erzwungen. Von der Natur ihrer Seele aus wollen die Menschen leben, das ist ihnen nicht von irgendjemandem gegeben, sondern durch Gott selbst, und wenn jemand von den Menschen aus verschiedenen Gründen im Alter von 50 von uns gegangen ist, von welcher Natürlichkeit kann da die Rede sein? Man kann über irgendein Ereignis sprechen, über ein Tragödie, eine Krankheit oder noch etwas, aber das Wesentliche bleibt – das ist unnatürlich und widerspricht dem Willen des Menschen. Und wenn man sich die inneren Impulse der Seele genauer anschaut, sieht man, dass wenn Gottes Impuls entsteht, dann kann man sagen, wird ein Raum geboren und die Energie des Menschen. Der Impuls selbst der inneren Welt des Menschen ist durch unendlichen Raum des Wissens über den Geburtsort erfüllt, über die Erde des Menschen, seine Art, die Natur der Menschen drum herum, ihre Bräuche, Weisheit und den Weg der natürlichen Entwicklung.

Die Wahl des Menschen ist riesig, und in der Aufgabe zu leben ist auch die Aufgabe sich und die Welt sowie neue Menschen zu entwickeln und dabei das ganze neue Wissen über das Leben des Menschen und der Welt zu erlangen. Die inneren Parameter der Entwicklung des Menschen bestimmen seine weitere Entwicklung und mit ihm auch die der ganzen Menschheit, und die Impulse der ganzen Menschheit bestimmen die Entwicklung eines einzelnen Menschen. Eine solch natürliche und konstante Bewegung gibt allen die Möglichkeit, sich zu entwickeln. Andere Völker haben andere innere Impulse und Entwicklung. Dort, wo die Aufgaben von zwei Völkern sich in der Kreativität treffen, können beide Völker nur gewinnen, da der Raum des Lebens von Gott selbst in Form von kolossaler Energie für sie offen ist, welche das Baumaterial des Lebens darstellt. Sie zum Beispiel, Sie machen etwas in Ihrem Leben, und wie geschieht denn das Ganze? Z.B: Sie bauen etwas, helfen jemandem, denken etwas.

Staaten werden erschaffen, in ihnen leben Menschen, es gibt Gesetze, die die Menschen verabschieden, und wie und auf wessen Kosten geschieht das alles? Sie werden sagen aufgrund der Menschen. Ich bin natürlich einverstanden, aber dennoch, auf wessen Kosten machen es die Menschen? Auf Kosten ihrer Energie. Bei den Völkern und Menschen, die mehr Energie haben, und diese auch noch reiner ist, werden die Ergebnisse im Leben immer größer und höher sein. Es geht natürlich nicht darum, wer erster im Leben ist und wer nicht, es geht um die Energie, um diese besondere innere Energie, auf der im Leben alles aufgebaut ist. Es gibt ganze Räume und Bereiche in der Welt, wo es riesige Mengen dieser besonderen Energie gibt. Und diese Bereiche fasst der Mensch meist nicht an und eröffnet sie nicht. Vielleicht ist es auch unnötig? Wahrscheinlich wissen die Menschen noch nicht mal etwas darüber.

Noch ein Beispiel aus dem Leben. Warum wollen die Menschen in große Städte, wo viele materielle Werte zusammenkommen? Na darum, weil es an diesen Orten riesige Reserven der inneren Lebensenergie gibt. Viele alte und uralte Städte der Welt gehen langsam ins Nichts über, wenn man das so sagen darf, das merken vor allem hinzugekommene Leute, wie z.B. Touristen. Und es scheint Finanzen zu geben, und der Staat ist reich, es ist alles deshalb, weil die Menschen die Energie dieses Ortes aufgebraucht haben. Viele tragen sogar ganze Städte und ihre Hauptstädte an ganz andere Orte, und das Leben der neuen Hauptstadt und des ganzen Staates beginnt von neuem. Auf der Erde gibt es uralte und erste Völker und Menschen, in ihren Seelen sind viel mehr Zellen geöffnet, sehr viel in den Menschen, und diese Menschen dieses Volkes helfen ihnen immer, auch wenn es heute nicht mehr so viel von dem Volk selbst gibt, wie es geben sollte oder wünschenswert wäre. Da alles und alle in der Welt verbunden sind und die Menschen vereint sind unter einem inneren Impuls der Seele im Leben des Menschen und eines ganzen Volkes. Die Menschen sind sehr gut, hell, großzügig, aufrichtig, gewissenhaft und fair. Wo auch immer Sie auf der Welt sein mögen, Sie werden immer diese Menschen und dieses Volk sehen. Wie auch immer sich die Umstände im Leben entwickeln mögen, diese Menschen sind im Leben von einer Tatsache geführt – dem, dass das natürliche Leben nach ihrem inneren Willen - der größte Schatz ist; das ist das, was in deinem Inneren ist und das, was du mitnehmen kannst, immer und überall und mit allen, helfe allen, die es wert sind, deine innere Welt zu erreichen, dann wirst du auch selbst fähig und bereit sein, mit dem Menschen auf denselben Bereich der Impulse im Leben zu sprechen.

Das, was eben gesagt wurde, wird nicht immer und durch alle entschlüsselt. Ich selbst lebe und handle so und sehe das Potential im Inneren des Menschen. Viele, die nichts Äußeres besitzen, darunter auch nichts Materielles, versuchen es zu erreichen, und du hilfst ihnen dabei, investierst aufrichtig kolossale Energie, aber sobald sie es erreichen, halten sie aus irgendeinem Grund an. Sie glauben, dass sie alles erreicht haben, aber in Wirklichkeit haben sie nicht einen einzigen Schritt in Richtung der Entwicklung der inneren Welt gemacht. Die Ausrichtung des Menschen auf seine eigenen Aufgaben ist erfolgt, die er selbst sich gestellt hat und selbst danach gestrebt hat, sie zu erreichen. Du hast mit deiner Energie nur geholfen, Hindernisse zu überwinden, materielle Fragen zu klären, in vielen Fällen lebensnotwendige Fragen. Aber man muss doch weiter gehen, die notwendigen Schritte machen und dabei seine innere Welt entwickeln. Wertvoll ist das, was du selbst erreicht und entdeckt hast, indem du dein inneres Potential entwickelt hast bis zur Ebene des Raums des Wissens des Lebens, der Energie der Welt und des Menschen, bis zum Raum der natürlichen Kommunikation mit Gott. Ich werde nicht über die Geschichte der Frage sprechen, über Verbote, Einschränkungen, verschiedene Dogmen. Sobald du in diesen Raum gehst, wirst du überschüttet von leeren und unnötigen Fragen, und dann wirst du noch beschuldigt, dass es nicht so ist und alles anders ist und es wird nur ein Ziel dabei verfolgt – der Mensch soll in ihrem Raum bleiben.

In vielerlei Hinsicht sind wir nicht soweit und kennen unser Leben nicht, wir können es nicht entschlüsseln, davon ausgehend entstehen wieder natürliche Fragen, auf die die Menschen oft keine natürliche Antwort erhalten. Während wir uns in einer Art Illusion befinden, verkürzen wir selbst unsere Lebenszeit, weil wir denken, dass es sich nicht gehört, sich für das Leben zu interessieren, für dessen Entwicklung – kennen unsere Sprache nicht, hören unsere Worte nicht und wissen manchmal nicht, wohin wir gehen sollen. Genau hier entsteht die Leere im Leben – das Gefährlichste, was sein kann – Schwäche, Müdigkeit, Leere, Verlust des Interesses zum Leben, der Welt und den Menschen, was zum Tod der Identität des Menschen führt, und mit ihm auch zum Verlust des Körpers, der energetischen Substanz, die berufen ist, den Willen ihrer Seele zu erfüllen.

Jetzt kennen Sie den Grund vieler Krankheiten. Sie brauchen nicht jemanden zu beschuldigen oder zu kritisieren, wie z.B. die Ärzte. Achten wir auf uns, unsere unerfüllten inneren Aufgaben, den direkten Widerspruch zu uns selbst. Das alles führt anfangs zu Zerstörung, dann zum Tod des Körpers des Menschen, zur Verkürzung der Entwicklung des Raums des Bewusstseins bis zur Ebene des Lebensanfangs, wo die Aufgabe der Seele des Menschen und das Potential des Bewusstseins sich auf der Ebene befinden, auf der die Übereinstimmung der Impulse gleich der Harmonie ist. Wenn wir die Impulse unserer Seele verstehen und entschlüsseln, verstehen wir die Aufgaben unseres Lebens, die in ihren inneren Verbindungen übereinstimmen mit dem Raum und Energie aller Menschen, die sich in der Seele des Menschen befinden.

Unsere Treffen sind im Moment nicht sehr häufig, der Stoff ist aber oft sehr schwer, aber Sie sind bereit, diesen aufzunehmen, deshalb wird er in einer komprimierten Form wiedergegeben. Sie selbst können ihn umdrehen, öffnen und ergänzen durch die Beispiele, die es im Leben gibt. Die Treffen mit dem Philosophen gehen weiter, da sie sehr interessant sind.

Bis zum nächsten Mal.

20.04.2012

Der Philosoph, die Impulse der Seele

Wir setzen unsere Treffen mit *dem Philosophen* fort, dabei eröffnen wir das Thema «Impulse der Seele».

Es ist wichtig zu verstehen, dass die Impulse der Seele, wenn sie in Harmonie mit dem Bewusstsein des Menschen sind, zur Erweiterung des Raums führen, in dem die Persönlichkeit – der Mensch – geboren wird. Das Auffüllen dieses Raums geschieht durch tiefes Wissen der Seele selbst, bei denen die Persönlichkeit des Menschen das Wissen seines Weges erlangt, sowie die Energie seines physischen Körpers, den Aufbau der Materie, mit dessen Hilfe sie sich im Raum der Menschen und der Welt orientiert. Das Übereinstimmen von Seele und Bewusstsein führt zur Realisation des Wissens der Seele auf Ebene des Bewusstseins des Menschen. Mit anderen Worten realisieren wir unsere inneren Aufgaben – und die Welt ist für uns die eine, entfernen wir uns von unseren inneren Aufgaben – und die Welt, wie uns scheint, ist eine ganz andere für uns. Obwohl die Welt um uns herum sehr schön für jeden Menschen ist. Das ist unsere innere Ausrichtung zur Wahrnehmung der Welt, die uns das Mosaikbild eröffnet, das durch die Wahrnehmung eines jeden für viele sich sehr von anderen Ansichten über die Welt unterscheidet. Das geschieht, weil wir das Wissen unserer Seele nicht in vollem Maße nutzen.

Die Welt der Seele – ist eine riesige Welt, sie beinhaltet die Welt, die wir physisch jeden Tag sehen und wahrnehmen. Und wir sehen manchmal uns bekannte Menschen und denken, dass das die ganze Welt ist. Die Welt ist viel breiter, höher und tiefer, abwechslungsreicher und interessanter als wir sie uns vorstellen. Die Welt ist so faszinierend, dass die Menschen, die in Harmonie mit der Natur leben, uns in der heutigen Zeit wie Sonderlinge vorkommen. Und in Wirklichkeit ist die Harmonie des Menschen und der Natur – der natürliche Weg der Entwicklung des Menschen. Das Füllen mit inneren Gefühlen durch die Natürlichkeit der Natur erhebt die Seele und das heißt auch den Menschen, anstatt sie zu Erden. Man kann sogar sagen, das Leben vereint ohne die Natürlichkeit der Farben nicht, dadurch drückt es auf die Persönlichkeit durch leere Sorgen und Schwere, die es in den Ereignissen gibt, was sehr interessant ist und es gibt viel davon, aber in Wirklichkeit gibt es sie nicht und kann es auch nicht geben. Man denkt oft nicht über den Sinn der Frage nach, hat keine Zeit dazu, man muss ständig irgendwas machen, und der Sinn ist sehr einfach und klar.

Wissen Sie, meine Freunde, ich würde unsere Treffen gern irgendwie ändern und schlage jedem vor, nach Möglichkeiten das zu erzählen, was er im Leben sieht und für ihn sehr interessant ist. Das können verschiedene Themen und Richtungen sein, irgendwelche Geschichten. Ich erkläre, warum ich Ihre Aufmerksamkeit gern auf ein freieres und offeneres Gespräch lenken möchte. Ich brauche diesen Dialog auch, um weiter zu gehen und das Leben des Menschen weiter zu erkunden, sowie sein Leben und seine Seele. Sie nehmen meinen Vorschlag an und das, wo es ehrlich gesagt viel gibt zu erzählen, wird schon schwer, Sie erwarten innerlich von mir etwas, was ich nicht habe und was nicht in meinen Plänen beinhaltet ist. Das Wissen um des Wissens Willen – das ist jetzt das Motto unserer Treffen. Es kann das Wissen des Lebens sein oder vielleicht ist das Wissen – das Leben. Niemand von Ihnen erwartet mich als den, der jetzt kommt und anfängt, Ihnen interessante Dinge zu erzählen, in dem Falle kann es nicht lange anhalten durch das Fehlen der inneren Aufgabe beim Menschen. Und wenn es das im Inneren nicht gibt, wird das auch äußerlich nicht erfolgen. Es muss innere und äußere Berührungspunkte der Menschen miteinander geben. Warum leben Ehemann und Ehefrau lange glücklich zusammen? Nicht weil sie aneinander gewohnt sind, sondern weil sie einander lieben und ihr Zusammensein für die interessant ist, sie haben was zu besprechen. Wenn es diese Berührungspunkte nicht gibt, wird es keine Freundschaft geben, und was kann man ohne Freundschaft aufbauen, und auch noch zusammen? Wahrscheinlich nichts. Und aus nichts wird auch nichts. Wenn mein Gedanke klar ist, sprechen Sie sich bitte aus, lassen Sie uns die Situation entschärfen und eine neue Seite unseres Wissens öffnen. Wer möchte in der Fortsetzung erzählen? *Der Forscher* des Lebens.

— Ich erzähle Ihnen einige meiner Beobachtungen. Wir reden viel über verschiedene Ereignisse in der Welt, den Staaten, über Völker, über verschiedene Entdeckungen und Hypothesen. Im größten Teil unseres Treffens – ist es ein Vorschlag unserer Weltansicht und der Ansicht über das Leben der Menschen. Manche sind mit ihnen einverstanden, manche nicht, dazu hat jeder sein volles Recht. Natürlich ist es besser über das Positive als über das Schlechte zu sprechen. Und mit diesem Positiven immer im Leben gehen, aber oft muss man viel erleben und lernen, um das Gute im Leben wirklich vom Schlechten unterscheiden zu können.

Nun, es wird in letzter Zeit viel über Information gesagt, diese Information ist in den Vordergrund gerückt. Aber denken Sie nicht, dass die Information den Menschen früher unzugänglich war, sie wurde genutzt, genau wie jetzt, bei den sehr persönlichen Zielen und die gewünschten Ergebnisse wurden erreicht. Seltsamerweise, als es weniger Menschen gab, war es schwerer, sie informationsmäßig zu steuern, als jetzt, in unserer Zeit des Internets und Fernsehen und Rundfunk rund um die Uhr. Wie ein Mensch gesagt hat, er hat angerufen und vergessen, was er gesagt hat, aber ein Brief ist immer da und man kennt jedes Wort davon, obwohl bei jedem Mal lesen sich etwas neues eröffnet und es hält sich das ganze Leben lang. Dadurch ist Information eine sehr wichtige Richtung der Entwicklung im Leben des Menschen. Beim letzten Treffen spricht der Philosoph über Städte, bei denen wohl die ganze Energie aufgefressen wurde, und die Information wurde eröffnet und verbreitet, und es gibt keine neue Quelle der Regeneration der Stadt, der Menschen, Energie und Information und die Stadt beginnt zu verblassen. Die Information ist überall und um uns herum, die Information – sind wir selbst, unser Körper, Gesundheit, Zellen und die Verbindungen mit Ihnen. Information - ist eine Substanz in unserem Raum, die aussieht wie ein bestimmtes und festes Gerüst, was nicht älter wird und beim richtigen Verständnis auch nicht weniger. Wenn man denn Sinn des Lebens und deren Fragen kennt, genaue Informationen hat, gibt es keine Konflikte und Streit, Missverständnisse und das, was das Leben erschwert.

Information sind riesige Bereiche im Raum, die berufen sind, dem Menschen bei allem zu helfen. Stellen Sie sich nur eine riesige Stadt und die Information in ihr vor, stellen Sie sich den Druck und die Anspannung jede Sekunde auf den Menschen vor. Stellen Sie sich vor, wie und in wie viel Zeit man Fragen unterschiedlicher Natur klären kann, die zum Wohle des Menschen dienen. Und wo ist die Freiheit des Raums, wo man seine Gedanken ändern kann, und die schlechten entfernen kann, ihnen nicht seine Energie geben und sie verschwinden. Die Guten kann man verstärken und zum Ende bringen, indem man die Energie des umgebenden Raums des Menschen anzieht. Wie es sich herausgestellt hat, spielt Information im Leben des Menschen eine wichtige und entscheidende Rolle. Manche denken über das Ende des Lichts nach, andere ängstigen, wieder andere wissen angeblich über alles Bescheid. Ich weiß nichts darüber, aber ich weiß ein bisschen über die Information des Menschen und der Welt, des Menschen und des Raums, in dem sich viele befinden. Z.B. die Mitarbeiter eines bestimmten Unternehmens, sie sind gut und positiv, die Menschen sind fröhlich und glücklich. Aber sobald etwas schlechtes passiert, was alle angeht, wollen die Leute nicht, dass es da ist, wollen es verjagen, aber es ist da. Die Information gelangt in das Feld des Menschen und ist nicht immer bereit, den Raum des Menschen gleich zu verlassen. Die Einwirkung durch Information, durch Geschichte, ist als ein Beispiel, riesig.

Die Information in den unterschiedlichen Religionen – ist kolossal. Die Information der Seele des Menschen, seiner Gesundheit, des Körpers, Persönlichkeit und Entwicklung – ist unbezahlbar. Das Wissen, vor allem das seelische, das die Wahrheit des Lichts enthält, ist durch nichts zu ersetzen, die Information darin ist manchmal auch die ganze Welt des Menschen. Das ist das, was den Kräften der Zerstörung widerstehen kann. Sobald jemand irgendein Informationsvirus verbreitet, wie im Computer, in das Feld und die Information des Menschen, wird es für einen unvorbereiteten Menschen sehr schwer sein, diesem zu widerstehen. Solche Angriffe auf die Menschen kommen ständig vor: AIDS, Vogel- und Schweinegrippe. Was ist deren Sinn? In einem sehr einfachen Verständnis: sie beschleunigen oder versuchen die Informationssteuerung des Vogel-, Tier-, Menschenkörpers zu zerstören. Und diese ganze Kette ist die Welt und die Lebensphasen des Menschen.

Der Raum der Menschen und der Stadt – ist in erster Linie ein Informationsraum. Wenn man in ihn gute Korrekturen einbringt, und die Energie der Information beginnt zu verschwinden, wird es Störungen beim Menschen und der Technik verschiedener Schweregrade geben. Ich möchte Sie auf keinen Fall erschrecken, dieses Ziel habe ich mir nie gestellt. Ich spreche nur über die innere, seelische, wirklich die Seele des Menschen erfüllende Information über das Leben und die Welt der Menschen. Um im Leben weiterzugehen, muss man wissen, und um zu wissen, muss man dieses Wissen sehen, und um zu sehen, muss man diesem Wissen gegenüber offen sein mit der Seele des Menschen.

Die Information nach unserem Verständnis – ist eine wirklich erstaunliche Quelle der Erkenntnis und Praxis im Leben des Menschen, die Information – ist das Schutzgestell des Menschen. Aber all das, worüber ich ihnen gerade erzählt habe, muss man in Ruhe überdenken und in seinem Inneren irgendwie sortieren, um zu wissen und wirklich weiter gehen zu können.

Bis zum nächsten Treffen.

23.04.2012

KAPITEL 10

Der Philosoph, das Informationsfeld

Bei dem heutigen Treffen setzen wir unser Gespräch über das Informationsfeld fort, aber in erster Linie führen wir unsere Diskussionen fort. Der Forscher des Lebens des Menschen würde gern das begonnene Gespräch fortsetzen.

Der Forscher. Wie schon früher gesagt wurde, in der Seele des Menschen sind so viele Zellen, wie es Menschen in der Welt gibt, alle Menschen. Ja ich spreche über die Menschen, Sie haben mich richtig verstanden. Und alle diese Zellen können bei manchen Menschen geöffnet sein, ich rede nicht davon, dass es bestimmte Menschen sind, mit ungewöhnlichen Möglichkeiten, ich spreche jetzt generell über Menschen.

Entschuldigen Sie mich, kann ich eine Frage stellen, ich möchte Sie nicht unterbrechen?

Ja, natürlich.

Können Sie über mich erzählen, genauer gesagt von meinem Beispiel, ich denke so wird es allen klarer und mir auch?

Ja ich bin einverstanden anhand von Ihrem Beispiel zu erzählen, aber im Allgemeinen. Sie sind ein Mensch und in Ihrer Seele sind so viele Zellen offen, wie viele es Menschen in der Welt gibt. Das sind Ihnen nahe stehende Menschen, nahe und ferne Verwandte, - Ihre ganze Abstammung, das ganze Volk und alle Menschen, die leben und gelebt haben seit Beginn von Allem. Der Anfang ist im Inneren jedes Menschen – das ist der Funke Gottes in uns allen, und jeder einzelne hat diesen Funken – unser gemeinsames Leben. *Die Energie des Lebens in unserem Inneren* kann niemals enden oder schwächer werden, da sie *unsere Seele ist. Die Offenbarung des Geistes in der Seele ist unsere Persönlichkeit, in einen materiellen Körper gekleidet, was die Energie unserer Seele und der Liebe Gottes ist.* Dadurch ist jeder Mensch und alle Menschen miteinander verbunden und sind ein Ganzes, das mit der Seele und Energie von Gott selbst durch einen sichtbaren und unsichtbaren Faden verbunden ist – das Leben, das jeder von uns und wir alle haben und entwickeln, da wir wissen und das Innere und Äußere verstehen können, welches wir oft auch selbst aufbauen. Stellen Sie sich nun vor, welche Kraft in uns liegt, welches Potential wir besitzen und es immer noch nicht wissen.

Unser Bewusstsein – ist unser Körper, das Bewusstsein mit dem Wissen und alles Wissen ist in der Seele, wo es eine direkte Verbindung für jeden mit Gott gibt, - denn in unserer Seele können wir mit Gott kommunizieren. Es gibt die Aufgabe, das Leben zu entwickeln, einfach zu leben, nicht irgendwohin zu eilen, ohne zu wissen wohin und wozu, sich nicht zu beeilen ohne etwas zu merken, sondern einfach leben. Für viele ist es jetzt sogar schwer vorstellbar, was es heißt einfach zu leben, es schwirren so viele Fragen in der Luft herum. Sie alle sind ähnlich: Wovon leben? Was ist mit der Arbeit? Mit wem leben? Von diesen Fragen gibt es sehr viele.

Und wo sind die Antworten? Einfach leben.

Und was ist mit Krankheiten und verschiedenen Möglichkeiten des Ausscheidens aus dem Leben – ist es natürlich oder nicht? Das ist nicht natürlich, weil das in seinem Kern im Gegensatz zur Natur steht.

Und was ist dann mit unserem Bewusstsein und der Logik, denn das ist doch unlogisch? Die Seele ist das Feld, das Bewusstsein die Sphäre, die Harmonie – beim Erlangen von Wissen und dessen Entschlüsselung im Leben mit anschließender Anwendung und Erfüllung mit Freude, Liebe, Güte und Licht.

Und wenn der Mensch z.B. denkt, dass er logisch eine Stufe höher ist als alle anderen und man sieht es, er weiß alles, was dann? Dann verwandelt sich die Sphäre in einen Ball, in dessen Innerem etwas drückt, um nach draußen zu kommen. Die Logik drückt, die Verbindung kann gestört werden, dann bildet sich ein Loch in der Sphäre und der Mensch wird krank. Zuerst gibt es Probleme im Bewusstsein des Menschen, er glaubt nicht, danach schließt er selbst in seinem Inneren die Kanäle, die in die Außenwelt führen und von der äußeren in die innere, der Körper fängt an zu leiden und krank zu werden. Zum größten Teil geschieht der Druck auf den Körper des Menschen durch die Psychologie des Menschen – das Plasma. Und letztendlich gibt es ein Ungleichgewicht im Körper. Das Bewusstsein verliert die Verbindung mit dem Wissen, der Seele, ohne die inneren Aufgaben der Seele wahrzunehmen und zu hören – Aufgaben über die Entwicklung des Lebens, dadurch sich der Lebensenergie beraubend. Der Mensch hat solche Fähigkeiten, Kraft und Energie und er wird krank und es ist schwer für ihn wieder gesund zu werden. Denken Sie nur: der Mensch kann sich so weit einschränken, dass er sich ein Haufen Probleme schafft. In seinem Inneren ist eine Million der Zellen der Seele geöffnet, allein die Übertragung der Gestalt mit der Energie des Lebens erfüllt eine Million Zellen des physischen Körpers. Und der Mensch ist krank, und schränkt sich weiter ein, verbietet sich in seinem Bewusstsein und lehnt die Hilfe von anderen Menschen ab. Oder er wartet dort auf sie, wo sie bestimmt nicht gegeben werden kann oder konnte: entweder wissen sie es nicht oder sie wollen oder können nicht.

Und wohin geht währenddessen der Mensch selbst? Überall hin, nur nicht in sein Inneres. In der Seele des Menschen, in den Zellen sind auch Menschen mit unendlicher Energie in ihrer Seele, mit der Quelle des Lebens, und so ist es bis zu dem Zeitpunkt, an dem wir unseren Körper und die physischen Zellen sehen. *Unser Blick in unser Inneres ist die Erfüllung aller Zellen mit der Energie des Lebens.*

Was ist bei dem Ganzen unsere Seele? Die Seele ist das Leben. Und was ist unser Leben für uns? Das Leben ist Gott. Da haben Sie die direkt Verbindung zwischen uns und Gott durch das Leben. *Gott ist für uns ein direkter Verwandter und wir können mit ihm durch das Leben sprechen.* Wenn wir unsere Seele nicht hören und nicht auf sie achten, verlieren wir die Verbindung mit Gott selbst und dem Leben, d.h. auch mit uns selbst. Dann suchen wir Gott überall, versuchen, etwas für Gott zu tun und sind stolz darauf. Und das ist alles sehr schön und wo sind wir bei dem Ganzen? Niemand weiß was wir in dem können, was wir für Gott tun. Was braucht denn Gott? Das Leben, da er es uns selbst gegeben hat – jedem. Vielleicht muss man es entwickeln, unser Leben, nach dem Gewissen und der Gerechtigkeit, d.h. offen und ehrlich – wirklich frei zu leben? Nicht frei sein – ist eine große Einschränkung. Wir selbst schränken uns ein oder werden nach unserem Willen eingeschränkt. Also, wen suchen wir, während wir eine direkte Verbindung zu Ihm haben? Wohin gehen wir und wissen wir noch, wer wir sind, erinnern wir uns an Verwandte, andere Menschen, unser Volk und unsere Erde? Die Geschichte der Menschheit ist nicht einfach, jetzt ist die Geschichte, die wir alle beobachten, auch ungewöhnlich und mit Geheimnissen bedeckt. Warum? Es ist doch nicht schlecht, wenn der Mensch alles über sich und die Menschen weiß? Das sind wohl keine einfachen Fragen und die Antworten darauf sind sehr schwierig. Nun, wir werden sehen wie es sein wird, und bis dahin müssen Sie wissen, dass in Ihnen eine riesige gute Kraft vorhanden ist, und Sie sind wirklich nicht allein, alle sind mit jedem, wenn der Mensch es nur sehen und verstehen wollen würde.

Danke an den *Forscher* für seine Geschichte, weiter setzt der Philosoph fort.

Ich würde zum Abschluss gern noch folgendes ergänzen. Die Psychologie des Menschen, seine Psyche – ist eine riesige Energie, die eine entscheidende Rolle spielt bei der Wahl des Weges und der weiteren Schritte des Menschen. Davon, was sich in diesem Feld befindet oder rein kommt, wird die Richtung der Lebensenergie abhängen in die eine oder andere Richtung – in eine gute und aufbauende oder schlechte und zerstörende. Deshalb ist das Informationsfeld des Menschen der Zeiger und Erfüller des Menschen: wohin er geht und womit – so wird es auch sein. Es ist besser die Wahrheit zu kennen und nicht die Illusion. Die Illusion erfüllt nicht, sie leert nur. Deshalb ist die Erfüllung des Informationsfeldes des Menschen und der Gesellschaft – die primäre Aufgabe von allen. Jetzt ist es doch unwichtig, wer zuerst den Krieg begonnen hat, wichtig ist, wer was gesagt hat, daran glaubt die Mehrheit. Es ist nicht das Wichtigste darüber zu reden wie es ist, man kann darüber reden, dass alles schlecht ist, und sich dann aufrichtig wundern, warum alles Sie persönlich betrifft, aber wir sind doch alle zusammen und niemand kann allein sein. Man kann sogar heilen ohne zu wissen wovon. Ja man vieles tun ohne zu wissen warum es genauso ist. Nicht alles ist so, vieles verläuft anders, und dafür sind die Menschen selbst verantwortlich. Schützen Sie Ihr Informationsfeld, seien Sie nicht gleichgültig und passiv, schaffen Sie gute Ereignisse und unterscheiden Sie sich durch gute Taten. Vielen Dank für Ihre Wärme und Ihr aufrichtiges Licht. Bis zu neuen Treffen. Unsere Treffen erschaffen auch ein Informationsfeld, bei dem Verständnis auftritt, das direkt mit der Entwicklung des Lebens verbunden ist.

25.04.2012

Die Erzählung des Philosophen

Bei dem heutigen Treffen kommen wir erneut zu der Geschichte über den Weg des Menschen. Das ist ein ungewöhnlicher Teil aus dem Leben des Menschen. Die ganze Ungewöhnlichkeit – ist in Ihrer Einstellung. Wenn Sie das Gefühl haben, dass vieles aus den Worten des Philosophen mit Ihrem gegenwärtigen Heute oder Morgen sowie Gestern übereinstimmt, eilen Sie nicht etwas zu tun, lenken Sie Ihre Aufmerksamkeit auf Ihre innere Einstellung zu leben. Dann wird Ihr Leben so und dahin verlaufen, wohin auch Sie gehen, nach Ihrem Willen, und das ist, denke ich, das Wichtigste. Wir bieten dem Philosophen an, über seine Sicht des Weges des Menschen zu erzählen anhand der Beispiele aus dem Leben der Menschen.

Der Philosoph. Ich erzähle Ihnen darüber, was ich im Leben der Menschen gesehen habe – das ist eine persönliche Sichtweise darauf, wie die Menschen auf den einen oder anderen Weg gehen. *Das Hauptgesetz des Lebens des Menschen — ist die Freiheit des Willens* und man darf es nicht stören, es ist auch nicht möglich. Die Menschen wollen selbst oft, dass es bei ihnen so ist und oft wird es auch so. «Ich wünsche, dass bei allen alles gut ist», aber jeder wählt nach seiner Freiheit aus und versteht nur seins.

Nehmen wir den Beginn von der Geburt des Menschen. Das ist nur meine Sicht von der Seite, ich kann es nicht einmal als Beispiel aus dem Leben bezeichnen. Verstehen Sie mich bitte richtig, da von dem richtigen Verständnis das komplette Bild des Lebens entsteht. Die Geburt des Kindes, der Mensch gibt ein volles Bild der Wahrnehmung der Welt im Inneren und des Lebens aller und eines konkreten Menschen. Die Fülle des Lebens – in der Fülle der Geburt der Welt des Menschen, *die Welt des Menschen und die Welt drum herum — das ist die Seele.* Die Seele führt uns in die Welt, die Seele ist die Welt selbst, sie macht uns mit allen in dieser Welt bekannt. Die Welt ist harmonisch, wie die Farben in ihr auch harmonisch sind, keine dominiert. Die Gesamtheit der Farben der ganzen Welt ist ein helles weißes Licht. Die Gesamtheit ist diese Dominante, die alle auf der Erde verbindet, alle Menschen von klein bis groß. Das Leben entwickelt sich und fließt, wie die Gewässer eines reinen und unendlichen Flusses.

Meine Geschichte ist kurz und ich werde an den Bezugspunkten des Weges des Menschen halt machen. Wenn es nötig sein wird, werde ich viel erklären, aber später, nach der ganzen Geschichte. Okay?

Die Zeit vergeht, der Mensch wächst und das System der Beziehungen, das oft von den Menschen gewählt wurde, fordert ein was nötig ist. Der Mensch beginnt von dem Ort seiner Geburt weiter zum Wissen der Welt zu gehen. Wie ihm scheint, ist es richtig, aber die ganze Welt ist dort, wo der Mensch geboren wurde. Dadurch entfernt sich der Mensch von seiner Welt und die Welt des Menschen – ist sein Zuhause. Wie kann der Mensch ohne sein Zuhause leben? Es hat sich gezeigt, er kann. Mehr noch, viele gehen so weit, dass sie niemals in ihrem Zuhause sind und verlieren die Verbindung mit ihrer Welt. Das führt zu unterschiedlichen Folgen. Aber in unserer Geschichte vereinen sich die Menschen zu Gemeinden und Gruppen, gehen den Weg als ob zusammen. Warum sage ich «zusammen» nach den Worten «als ob»? Deshalb, weil es in ihrer Vereinigung keine Welt gibt und der gemeinsame Weg ist nicht von dem Zuhause der Welt der Menschen erfüllt. Die Menschen haben ein vorübergehendes Zuhause bei diesem Weg, aber es ist nicht ihr Zuhause, sie sind dort nicht die Gastgeber sondern nur Gäste. Sie haben bestimmt schon den Ausdruck bei vielen Menschen und Autoren gehört: «Auf dieser Erde sind wir alle nur Gäste». Das ist offensichtlich wahr. Wir sind Gäste, da unser

Zuhause an einem anderen Ort ist, wir haben auch keine Zeit dort zu sein, wir müssen fahren und es ist weit weg, niemand lässt uns weg - die Arbeit, außerdem ist es dort nicht gemütlich, denn wir wurden dort ja nur geboren und sind fast gleich anschließend dort weg. Was nun? Weitergehen zusammen mit allen? Andere gehen und lächeln, heißt das, dass alles gut und richtig ist? Wahrscheinlich ja. Kann man denn jemanden fragen? Wen denn? Denn alle sind auf diesem Weg. Dann ist es auf jeden Fall richtig. Geld, eine angesehene und schwierige Arbeit, man muss sich beeilen alles zu schaffen, d.h. die Beschleunigung des Lebenstempos – der Bekannten- und Freundeskreis, wichtige Bekanntschaften – das hat jeder und es soll auch sein auf seiner Ebene. Und das, was angeblich sein soll, ist da. Es hält den Menschen manchmal fest oder der Mensch selbst hält es fest, denn er hat es selbst für sich und sein Bedürfnis geschaffen und hält eisern daran fest. Alles nervt, aber man kann nicht gehen. Wohin denn? Man kann doch nirgendwohin. Wie denn? Und auch wenn es nicht so ist, lässt man nicht alles fallen, was schwer ist und freudlos und manchmal angeeignet wurde. Wie soll man sein, wenn man keine Kraft mehr hat, einfach sein? Und das System der Beziehungen schmeißt den Menschen über den Rand des Weges, auf dem alle gehen, die diesen Weg ausgesucht haben. Und was ist weiter? Abgrund? Vielleicht ist da unten das, was der Mensch sucht? Und warum ist dieser Weg so nah am Abgrund, wie eine Linie, die jeden, der daneben steht, einlädt seine Chance zu nutzen, die Chance, die das System auf diesem Weg vorschlägt, künstlich von jemandem geschaffen für die, die zu ihr kamen und sich gewünscht haben so zu leben? Die, die in den Abgrund gefallen sind, kann man schwer wiederbringen, die die an der Grenzlinie stehen, kann man noch holen, indem man ihnen das ganze Schema inklusive dem einfachsten Mechanismus erklärt. Wie ist der Weg nach Hause, werden Sie fragen? Zu sich – in seine Welt der Seele, in die Welt des Lebens und der Menschen – in die Welt des natürlichen Lebens nach der Natur des Menschen. Er liegt von dem Abgrund zu sich selbst über die Straße und alles und allem, was du weißt und dabei kannst du unnötige Lasten loswerden. Aber das ist nicht einfach, werden Sie sagen. Ja natürlich — antworte ich, aber möglich. Wer sucht aus und wie? Der Mensch selbst: das System oder der Mensch sein, der sich entwickelt, wie auch andere Menschen, das Leben auf der Erde.

Die zweite Prüfung ist nicht einfacher als die erste. Im ersten Fall haben Sie gesagt, dass man Geld braucht, um gut zu leben, und im zweiten, umgekehrten, sagen Sie allen, die Sie kennen, dass das Glück nicht darin liegt, sondern im Leben und der Welt der Menschen, in ihrer persönlichen und menschlichen Welt, im Glück und der Freude. Wie schön ist es, in seine Welt zurück zu kehren, wenn man daran denkt, wie einfach man sie getauscht haben könnte gegen Nutzen und Last, unbekannt durch wen sie erschaffen wurde auf so einem schrecklichen Weg von vielen Menschen, die sagen, dass genau das das Ziel des Lebens ist. In der Welt der Menschen, in ihrer Seele, in ihrem Zuhause ist

Freude, Freude darüber, dass alles klar ist, alles ist wie immer auf seinem Platz und niemand muss irgendwohin eilen, mit anderen Menschen um das Leben kämpfen, darum dass sie sie nicht von ihrem Weg raus schmeißen. Kann man denn nicht einfach leben? Natürlich kann man einfach leben, ohne das Leben sich oder anderen Menschen zu erschweren oder jemanden in irgendetwas zu stören. In der heutigen Welt ist es schwer zu erreichen, aber man möchte es gern. Wir sind mit ihnen auch einen nicht einfachen, aber sehr schweren und gefährlichen Weg gegangen. Wo ist der Himmel und wo der andere Ort, das haben wahrscheinlich alle erraten. Wenn sie denken, dass wenn sie vor einigen Problemen davonlaufen und in den Abgrund springen, sie eine Leichtigkeit und den Himmel erreichen sowie einen gewissen Komfort, den man auf dem erwähnten Weg erreicht, für den Sie ständig einen hohen Preis zahlen müssen, haben Sie unrecht. Man muss für das zahlen, was du selbst erschaffst und was dir gehört nach dem Geburtsrecht. Aber das ist schon eine andere Geschichte, in unserer Geschichte sind alle am Leben und bei ihnen ist alles gut gegangen, das ist das Wichtigste. Vielleicht leben nicht alle so, aber wir haben auch nicht darauf bestanden, wir haben nur einige Schleier eines gewissen Geheimnisses über das Leben und Abgründe hinter der Linie, die sich für manche aus irgendeinem Grund auf dem Lebensweg befindet, gelüftet.

Damit beende ich meine Geschichte. Danke für die Aufmerksamkeit.

Dank *dem Philosophen* für seine Geschichte. Hat jemand Fragen? Es gibt wie nie zuvor keine Fragen, aber es gibt genug zum Nachdenken.

09.07.2012

Fortsetzung der Erzählung des Philosophen

Bevor wir den Philosophen darum bitten, mit seiner Geschichte fortzufahren, möchte ich anmerken, dass nicht alles sofort klar ist und im Verlauf der Erzählung entstehen Fragen, auf die man gern eine Antwort hören würde.

Der Philosoph. Ich bin einverstanden noch mal zu wiederholen, was ich erzählt habe.

Manche Leute denken über folgende Frage in ihrem Leben nach: kann man die Zeit anhalten und sie umkehren? Ich antworte denen, die die Antwort im Inneren erwarten. Man kann und viele Lebende haben das nicht nur verstanden sondern auch getan und leben auf so eine Art, dass bei vielen die Zeit stehen geblieben ist, und bei vielen geht sie sogar rückwärts. Aber das habe ich nur für die gesagt, die auf diese Antwort gewartet haben, die in ihrem Leben die Anzeichen des Rückwärtsgehens der Zeit gefühlt haben. Kann ich eine Frage stellen? Sehen diese Leute für ihr Alter jung aus?

Das sind junge Menschen, vor allem innerlich, in ihrer Gesundheit und der Psychologie des Verstandes.

Was meinen Sie?

Ich meine, dass wenn sie sich in einem bestimmten Alter befinden, haben sie eine große Lebenserfahrung und bauen sehr leicht Kontakte auf mit jungen Leuten. Denn das Problem der Erwachsenen und Jungen liegt darin, dass sie keine Kommunikation aufbauen können, einander nicht verstehen. Die Erwachsenen verstehen die Jungen nicht, die Jungen verstehen nicht, warum bei Erwachsenen alles so kompliziert ist. Diese Fragen über die Zeit und den inneren Zustand sind in der Tat sehr wichtig. Vielen, wenn nicht sogar alles, hängt davon ab. Wie lange wirst du leben, fünfzig oder hundertfünfzig Jahre, oder so viel, wie viel du willst? Das ist wirklich wichtig. Ich denke, dass Ihre Horizonte des Wissens nach unserem Gespräch weiter geworden sind und die Wahrnehmungsgrenzen sich vergrößert haben. Wichtig ist, wie Sie in Ihrem Leben die Zeit wahrnehmen, die Zeit in Ihrem Inneren, die direkten Einfluss auf die Außenzeit hat. Aber zu dieser Diskussion kommen wir noch.

Nun, *der Geburtsort — ist Ihr Zuhause, Ihre Erde, Ihre Welt und Ihr Bezugspunkt.* Den Mann zieht es an diesen Ort, weil er dort sich innerlich auffüllt, da dies das Zuhause des Menschen ist. Und die Frau, weil sie diesen Mann liebt und in ihrem Leben durch ihn aufgefüllt wird. Das Zuhause des Mannes ist ein Zuhause, das mit Freude für die Frau erfüllt ist. In diesem Zuhause ist es sehr gut, da wir Kinder sind und in der Liebe unserer Eltern leben und wir ihren Raum mit Freude füllen. Wir lieben unsere Eltern, unser Zuhause, diesen Ort und unsere Erde, wir lieben alles drum herum. Wir leuchten förmlich vor Glück. Wir sind beschützt, wir wissen nicht, wovor oder vor wem, aber es geht uns gut und das ist die Hauptsache. Manchmal schimpft man dort mit uns, aber es ist für uns trotzdem eine Freude. Und so muss es ewig sein, aber irgendwie werden wir erwachsen, das sagt man uns so und wir gehen weiter, zu dem Weg, auf dem alle zu gehen scheinen. Wir glauben, da wir wissen, dass es etwas anderes gibt, dieses Andere haben wir nie gesehen, obwohl es uns gesagt wurde. Aber aus irgendeinem Grund haben wir es vergessen und das ist gut so.

Wir leben im Raum der Liebe der Eltern und es geht uns gut. Wir sind erwachsen und unsere Kinder leben im Raum unserer Liebe, sie befinden sich ständig darin. Dieser Raum wird verstärkt durch den Raum der Liebe unserer Eltern und sogar auch der Eltern unserer Eltern, das ist wichtig. Und so sind wir alle geschützt vor allem Negativen in der Welt durch die Liebe unserer Verwandten. Deshalb achten Sie gut auf Ihre Eltern und deren Eltern, achten Sie gut auf Ihre Kinder. Sie alle befinden sich unter einem riesigen Schutz Ihrer Verwandten und Vorfahren, bei Ihnen herrschen Frieden und Harmonie. Da wo es keine Eltern gibt sind die Kinder offen wahrzunehmen, was ihre Seele nicht sehen oder wissen soll, ihre Psyche ist noch nicht reif und gefestigt. Man muss sie beschützen, das ist sehr wichtig, da es zukünftige Eltern sind, sie werden eigene Kinder haben, und wir werden alle zusammen leben und es ist sehr wichtig mit wem und wie du lebst. Davon wird dein Lebensweg abhängen, mit wem und du wie du gehen wirst.

Man muss allen diesen Fragen besondere Aufmerksamkeit widmen. Wenn man viele Fragen des Lebens nicht kennt, kann man mehr Schaden zufügen als helfen. Deshalb sollten sich mit Kindern Menschen beschäftigen, die geistig sind und hoch entwickelt, mit einer speziellen Vorbereitung und einem starken Vorfahrengedächtnis, die ihre Vorfahren kennen und die Menschen und die Lebensweise mit ihren Leuten, die fähig sind zu arbeiten, insbesondere etwas aufzubauen.

Der Aufbau steht über allem. Wer aufbauen kann, ist fähig, die Fülle seines Lebens wahrzunehmen und die Freude darin, der kann sich innerlich wirklich erfüllen, indem er anderen Menschen hilft. Die Fähigkeit zur inneren Erfüllung mit Freude ist genau das Unterscheidungsmerkmal der Menschen.

Wir fahren beim nächsten Mal fort.

14.07.2012

Erzählung des Philosophen

Wir führen unser Gespräch über den Raum der Liebe des Menschen fort. In diesem Raum wächst der Mensch selbst geistig, in diesem Raum leben und entwickeln sich seine Kinder. Das ist das Wichtigste, was Menschen haben können. Die Grenzen dieses Raums – ist die ganze Welt, da es keine Grenzen für Liebe gibt, nur das Licht im Inneren des Menschen bestimmt, wohin und mit wem die Liebe des Menschen geht. Das innere Licht des Menschen ist genau der Ausdruck der Liebe, der die ganze Fülle der uns umgebenden Welt eröffnet. Und wir alle sind von der Welt und der Gesellschaft umgeben, die wir sehen wollen, wir selbst haben sie erschaffen und dank ihr werden wir alle innerlich mit dem erfüllt, was diese Gesellschaft hat und hervorbringt. Auch in einer Familie verwenden die Kinder das, was die Eltern selbst in ihren Beziehungen hervorbringen. Wenn die Eltern den Raum drum herum auffüllen und die positiven Ergebnisse ihrer Kinder sehen, werden die Eltern selbst mit dem allem erfüllt, was sie hervorbringen, was ihre Kinder nehmen und den Erwachsenen wiedergeben. Dann müssen sie die Kinder dorthin lassen, wo sie selbst waren und was sie selbst erschaffen haben – auf den Weg mit allen Menschen.

Eines unserer heutigen Beispiele – ist ein materieller Weg, er selbst frisst ohne Erklärungen riesige Mengen an Energie. Mehr Aufwand – mehr Energie, mehr Kraft, entsprechend mehr Geld.

D.h. noch eines der Beispiele – ist eine hohe Geschwindigkeit des Lebens, mit anderen Worten, alles ist nicht nur unsichtbar, man hat auch keine Zeit es zu sehen. Die Materie ist das – was wir gemeinsam erschaffen, wie merkwürdig das auch klingen mag. D.h. die materielle Welt ist und wird durch uns alle erschaffen. Und offensichtlich brauchen wir das aus irgendeinem Grund. So eine Welt ist an sich nicht einfach, da sie einen großen Platz im Leben des Menschen einnimmt. Obwohl es offensichtlich anders sein müsste – zuerst der Mensch, dann erst das, was er erschafft. Aber irgendwie kommt es anders – zuerst die materielle Welt, und dann die Quelle ihrer Nahrung, also der Mensch. Die materielle Welt hat ihren eigenen Raum und der ist in vielen Dingen besonders, nicht einfach.

Und was ist mit dem Raum der Liebe des Menschen, indem er lebt und sich entwickelt, denn die materielle Welt entwickelt den Menschen, denn genau das ist – der Fortschritt? Obwohl in der materiellen Welt und dem Raum dieser Welt viel Zeit dem Geistigen gewidmet wird. Welchem Geistigen, fragen Sie? Dem Materiell-Geistigen. Viele von Ihnen haben es nicht nur gehört, sondern mir auch davon erzählt, dass sie sich damit beschäftigen und gute Ergebnisse erzielen. Was ist nun in diesem Fall an erster Stelle – das Materielle oder wirklich das Geistige? Und was ist dieses Geistige in der materiellen Welt? Sich voneinander Geld leihen – ist das geistig? Ich sehe, bei Ihnen sind viele Fragen aufgekommen. Vielleicht ist es gut, dass Sie mich gebeten haben, genauer zu berichten? Bei dieser Geschichte fing meine Sichtweise sich an zu zeigen, und nicht die, die man selbst zurechtdenken muss, indem man sie in verschiedene Richtungen verbiegt.

Wir sind also von unserem Zuhause auf den allgemeinen Weg gekommen, in jedem Fall geht eine Menge Menschen diesen Weg und dieser Weg hat sich als materiell herausgestellt. Lassen Sie uns als ein Beispiel sich an diesen Weg gewöhnen, zur Arbeit gehen und Freunde finden, dann sehen wir weiter.

Bis zum nächsten Mal.

16.07.2012

Erzählung des Philosophen

Bei dem heutigen Treffen führen wir unser Gespräch fort.

Der Mensch hat sich also dem materiellen Weg der Entwicklung genähert und man muss, wie früher schon erwähnt, sich an diesen Weg gewöhnen, eine Arbeit finden, von der man möchte, dass man dort auch eingestellt wird und gute Freunde finden. Nicht alles ist so einfach und rosig, wie es anfangs schien, niemand eilte zur Hilfe, und in manchen Fällen wurde man sogar von dem Weg abgestoßen und gesagt, dass auch so zu wenig Platz da sei und neue sollen sich nicht rein drängen. Vielleicht sollten Sie es an einem anderen Platz versuchen? Versuchen wir es woanders. Wieder dasselbe. Niemand will in den frühen Phasen der Entwicklung helfen, und die, die angeblich helfen, versuchen die ausweglose oder schwierige Situation des Menschen für ihre Zwecke zu benutzen, ohne auf den Menschen und sein Inneres zu achten, Hauptsache sie bekommen das, was sie wollen.

Versuchen wir also weiter unsere Energie, Zuhause und unsere Verwandten um Hilfe zu fragen. Es ist, als hätte sich der Traum erfüllt, der Mensch ist in dem Weg drin, auf dem alle Menschen gehen. Freunde begannen zu erscheinen, da auf diesem gewählten menschlichen Weg solche gehen, wie man selbst, und sie alle brauchen die Kommunikation, die Freundschaft und das Aufrichten gegen jemanden. Generell hat sich die Sache verschoben. Es ist sehr interessant geworden, vorher war es schwer – neue Leute, Treffen, Gespräche, Zustimmung und Ablehnung sogar mit denen, die man gerade erst kennen gelernt hat und für seinen Freund hielt. Alles ist wie bei anderen. Das Leben kocht und bringt neue Aufgaben mit sich, und mehr und mehr von irgendwelchen Problemen, auf die man noch versucht nicht zu achten.

Der Weg, den alle gehen, hat auch bei unserem Held begonnen. Noch ist alles interessant und neu, da man das alles nicht kennt und nicht kannte. Man rechnet damit, dass es auch weiterhin so sein wird und nicht anders. Man lebt. Man hat keine Zeit, sich an den Raum der Liebe und des Zuhauses zu erinnern, man hat viel zu tun, man muss sich beeilen und alles schaffen. Man muss Geld verdienen. Alles dreht und wendet sich, wie es weitergeht – wird die Zeit zeigen, und es gibt immer viel, viel zu wenig Zeit. Aber sobald man von diesem unnötigen Rennen zurück tritt, bleibt die Zeit stehen, die Energie des Menschen und des Raums verschwindet nicht, im Gegenteil, sie füllt sich auf und die Welt eröffnet sich in all ihrer Schönheit für uns. So kommt alles im Leben näher und wenn man es nicht weiß und nicht sieht, ist alles so weit weg und unverständlich. Auf dem Weg gibt es mehr Freunde, Bekannte – gibt es sehr viele, die Situation verändert sich grundlegend, jeder versucht dir auf seine Weise zu helfen. Das ist sehr gut, das freut uns. Es gibt viele, die Hilfe brauchen, aber man selbst lebt gerade so, deshalb weiß man auch nicht, wie und womit man helfen kann. Manchmal hilft man mit Worten, indem seine Lebens-, Körper und Raumenergie investiert, aber das brauchen die Menschen nicht immer, sie warten auf materielles Geld oder auf irgendeine besondere Hilfe. Darüber hinaus geht es meistens nicht. Das Leben und der Weg des Menschen füllen sich mit etwas auf, auf womit ist noch unklar. Der Weg des Menschen ist nicht einfach, es ist sogar schwer darüber zu sprechen. Deshalb haben wir uns den ersten Schritt angeschaut und fahren weiter fort.

Ich danke Ihnen allen, bis zum nächsten Mal.

23.07.2012

Erzählung des Philosophen

Wir setzen unsere Reise in der materiellen Welt fort, das ist kein einfacher Schritt in unserem Verständnis mit Ihnen. Und wenn Sie sich die Ihnen angebotene Antwortmöglichkeit bewusst machen, betrachten Sie das alles mit der Würde eines Menschen und nicht eines Verbrauchers oder Spießbürgers. Gerade ein vernünftiger Mensch ist in der Lage, das Wirkliche zu unterscheiden und die richtigen Schlussfolgerungen in seinem Leben zu ziehen. Genau von diesen Erkenntnissen wird das weitere Bild aller Menschen abhängen. Warum rede ich von einem Menschen, wenn es um die Wirklichkeit für alle geht. Einfach weil, wenn einer es versteht, dann auch andere, wohin sie auch gehen mögen, in diesem Fall haben sie immer eine Chance abzubiegen und dem angebotenen Weg zu folgen, weil dies der Weg des Menschen ist, zwar eines gewöhnlichen, aber eines Menschen.

Oft scheinen viele Menschen ihren Weg zu gehen, ohne zu wissen, wer ihnen diesen Weg angeboten hat und wo derjenige ist, der den Weg gewiesen hat, und ob er mit ihnen geht oder gegangen ist und in Wirklichkeit gab es ihn vielleicht sogar gar nicht. Jeder ist selbst auf die anderen zugegangen – zusammen ist es lustiger zu gehen, sie sind gegangen, Probleme traten auf, sie fingen an sie zu lösen, zusammen oder alleine, ohne zu analysieren, woher diese Probleme gekommen sind und wer von den Menschen sie braucht. So gehen viele, ohne zu wissen wohin, mit wem und wozu sie gehen. Ich würde dazu gern etwas über die Gedanken des Menschen sagen: natürlich sieht man sie und versteht sie, aber das geschieht dann, wenn der Mensch alles sieht um den anderen Menschen herum, alles was ihn umgibt, und er kann für eine gewisse Zeit alles ausblenden und sich auf eine Sache konzentrieren, auf den Menschen selbst, dann kann er die Gedanken des anderen ohne jegliche Störung verstehen. Es gibt viele Beispiele und Methoden, im Leben ist alles viel einfacher, man hat bloß einen Menschen gesehen, indem man seine Gedanken gesehen und verstanden hat, die ihm voran gehen. Vielleicht erscheint es, als ob ich Ihnen vieles nach dem Zufallsprinzip erzähle, einige könnten vielleicht diesen Eindruck bekommen, aber in Wirklichkeit eröffne ich Ihnen das, was jetzt in Ihnen drin ist. Im Weiteren lernen wir mit Ihnen alle Wörter zu hören und zu verstehen, über die wir sprechen, und dann werden unsere inneren Absichten uns allen klar werden.

Wir sind also mit einem gewissen Repertoire an Wissen in die materielle Welt der Menschen eingetreten, uns wird Hilfe und Freundschaft angeboten, viele wollen sie nicht, aber es ist falsch Hilfe zurückzuweisen von denen, die nahe sind, von denen, die uns helfen wollen und können, von denen, die in unseren Ereignissen von oben gesandt wurden. Wenn wir zustimmen, werden die Ereignisse gut verlaufen. Das Hauptproblem der Menschen liegt darin, dass sie nicht miteinander reden können, kommunizieren. Wenn die Menschen einander und aufeinander hören würden, könnten sie alles in ihrem Leben lösen, zumindest vieles, sowohl für sich als auch für andere. Aber leider erlaubt die Stufe, auf der die Menschen stehen, noch nicht das zu nutzen, was in einem Menschen drin ist, aber wichtig ist, dass der Mensch weiter geht, eine Stufe nach der anderen überwindet, in seinem Inneren ist das, womit er lernt und erkennt, d.h. er eröffnet für sich und andere – die Welt aller Menschen.

Die Welt ist so interessant und wunderbar, wie sehr es der Mensch selbst ist. Die Welt ist deshalb so schön und voller wunderbarer Dinge, weil der Mensch in Wirklichkeit im Inneren so schön und voller Wunder ist. Die Welt um den Menschen herum – ist die Welt im Inneren des Menschen, die Menschen werden dort geboren und leben dort, wo sie es selbst auswählen. Später verstehen sie die Welt und erhalten diese, sie erhöhen ihre innere Schönheit mit dem, was sie Außen sehen. Die anderen sind nicht gut oder schlecht, sie sind einfach anders, vernichten die Schönheit der Welt und sagen dabei sehr logische und schöne Worte. Jetzt ist es nicht wichtig, welche Worte klang finden, jetzt ist es wichtig zu verstehen, dass sie nicht nur die Schönheit um uns herum vernichten, das ist wichtig, sie vernichten innere Grundlagen der Welt in unserem Inneren. Das ist sehr gefährlich. Der Mensch ist kein Mensch ohne die innere Welt, ohne das Bild und die Bewahrung der Welt drum herum, ohne das Verständnis von sich und den Menschen. Das kann jeder sein und wie ein Mensch aussehen, aber im Inneren ist es kein Mensch. Entsprechend wird es sich Menschen gegenüber anders verhalten, nicht menschlich. Ein neuer Blick auf das Leben – ist wie eine neue Wissenschaft, nicht, dass man etwas eröffnet, es ist nicht immer so, sondern dass man sich einfach als Mensch akzeptiert hat. Hier ist das Ergebnis der Arbeit der Menschen: akzeptiere dich selbst als Mensch, dann wird der Weg der Menschen, auf dem alle gehen, als Weg der Menschen bezeichnet. In der materiellen Welt gibt es alles, das muss man alles sehen und versuchen, über vieles zu erzählen.

Hier mache ich für heute Schluss, bis morgen, morgen fahre ich weiter.
28.07.2012

Erzählung des Philosophen

Bei unserem heutigen Treffen setzen wir unser Gespräch fort über den Weg des Menschen.

Wir sind auf diesen Weg gekommen und es scheint, als ob alles sich zum Guten wendet: Familie, Zuhause, Arbeit, Kinder. Verschiedene Schwierigkeiten treten auf, die man lösen kann und muss, und ehrlich gesagt, wenn wir sie nicht lösen werden, wird es jemand anderes für uns tun? Die Option, die wir mit Ihnen gewählt haben, ist in der Tat sehr gut. Denn es gibt Optionen, wo es mit der Familie nicht klappt, d.h. es gibt kein Zuhause, und nicht, weil es das gar nicht gibt, sondern wozu braucht es der Mensch alleine? Man muss im Leben etwas Interessantes finden, um das Zuhause mit Energie und Sinn zu erfüllen und das ist z.B. ohne Familie sehr schwer. Eine sehr interessante Arbeit, so scheint es immer anfangs. Erst dann beginnt man zu verstehen, dass es etwas nicht gibt oder es fehlt, und was – versteht man nicht genau. Oftmals gibt man viel Kraft und Energie an diese Arbeit, aber es gibt keine vollwertige Gegenleistung oder diese ist dann so, wie der Mensch sie nicht braucht. Die Belastung auf den Menschen wächst, aber es gibt nicht so viel Energie wie früher, aber mehr Jahre auf dem Buckel. Das ist eine regelrechte Diskrepanz, welche man nicht gleich sieht und versteht. Obwohl äußerlich alles gut aussieht. Man trifft unterschiedliche Menschen, lernt sie kennen, befreundet sich, nach einiger Zeit verändern sie sich alle oder viele und das ist gut so. Manchmal will man sie innerlich nicht loslassen und sie bleiben für immer und für lange, die Beziehung ist anders als früher, aber man lässt es trotzdem so sein. Die Frag ist: wozu? Die Menschen wissen die Antwort nicht, es hat sich so ergeben. Es entstehen neue Hacken im Leben und zwar ungelöste. Und wer soll sie lösen? Niemand will Zeit und Kraft verschwenden für etwas, das es gar nicht zu geben scheint und man hat eh genug anderes zu tun. So bilden sich viele Fragen im Leben nicht auf ebenem Grund und finden keine normalen und positiven Antworten. Und Fragen ohne Antworten im Leben des Menschen – das ist sehr schwer. Wie geht man den Weg und erfüllt sich mit Freude, löst dabei seine und vielleicht auch die Fragen anderer Leute indem man darauf klare Antworten gibt? Im Leben, auf diesem Weg gibt es viele Unklarheiten und Täuschung seitens der Menschen. Das ist nicht wegen schlechten Absichten, sondern nur im Zusammenhang mit den eigenen Absichten und Vorhaben. Dieses Interesse des Menschen selbst ist oft wichtiger as alles andere, sogar als das, was als menschliches Gewissen bezeichnet wird. Es entsteht kein einfacher Weg, er konnte hier gar nicht einfach sein, weil auf diesem Weg viele Menschen sind und jeder hat sein eigenes besonderes Interesse, welches oft mit dem menschlichen Gewissen nicht übereinstimmt. Darin liegt die Antwort und das Geheimnis, worüber es für jeden unangenehm ist zu sprechen. Wie dem auch sein möge, so ist es.

Als Grundlage haben wir sowohl ein verallgemeinertes Beispiel als auch reelle Menschen und ihr Leben. Wir haben zu der Erzählung einfach vieles hinzugefügt, was die meisten Menschen interessiert. Kinder wachsen, meistens gehen Frauen vollkommen in ihren Kindern auf, das ist richtig, das ist ihre Natur, obwohl Frau offensichtlich in ihrem Mann aufgehen soll und dann wird auch mit den Kindern alles gut. Da die männliche und weibliche Energie diese Kinder geschaffen hat, können sie ihnen gemeinsam das geben, was notwendig ist. Das Leben ist nicht einfach, wenn man es nicht kennt, und wenn man es kennt, ist sehr interessant und verlockend. Wenn Sie die Frau öffnen, die an Ihrer Seite ist, werden Sie Ihr Leben kennenlernen, welches Sie selbst leben und welches Sie von der Seite sehen wollen, aber oft klappt es nicht. Achten Sie auf die, die in der Nähe sind, denn sie sind nicht zufällig in Ihrem Leben. Wenn es kein Zufall ist, ist es ein Gesetz, d.h. für Sie und alle anderen ein Hinweis, wie man sein soll, wie man leben soll, wohin und mit wem man gehen soll. Obwohl wir nicht über das Zuhause des Menschen gesprochen haben, seinen Raum, seine Erde, Natur, Eltern. Wissen Sie, auf diesem Weg gibt es immer die Zeit sich an alles zu erinnern, man muss ständig für etwas zahlen, irgendwohin gehen und etwas erreichen. Und bei den anderen hat sich hier auch der eigenen Raum gebildet – Familie, Kinder, die eigene Energie, wie man damit umgeht, was man selbst oft nicht. Wieder Freunde, Arbeit, Bekannte, Gehalt, Pflichten, Versprechungen. Versuchen Sie mal bei dem allem aufzuschauen. Und wann soll man das auch tun, man hat zu viel zu tun. Seine innere Bildung ist das wichtigste Ziel, es ist in den Hintergrund gerückt, so sollte es nicht sein, aber so ist es. Wir ruhen uns aus, denken nach und gehen weiter, dann kommt es wie es kommen soll. Man hätte irgendwann sein und das Leben anderer Menschen betrachten müssen.

Bis zum nächsten Mal.

30.07.2012

Erzählung des Philosophen

Bei dem heutigen Treffen setzen wir unser Gespräch über den Weg des Menschen fort.

Jeder Weg ist mit einer Wahl verbunden, wie denn auch ohne? Man muss Geld verdienen, man muss dort sein, wo eine große Menschenansammlung ist. Wo es viele Menschen gibt, ist immer auch Geld. So haben es die Menschen für sich definiert: da, wo es viele von Ihnen gibt, wird mit viel Geld gehandelt, da ist Macht, da gibt es viel von dem, was nicht jeder aus seinem Außenraum innerlich raustragen kann. Und in Wirklichkeit brauchen es nicht alle. Das ist auch eine Wahl – der Mensch wünscht selbst dort zu sein, wo Menschen sind, wo viele Menschen sind, wo es Geld gibt. Und ein anderer Mensch wählt den Weg dort, wo es einen riesigen Raum gibt und wenig Menschen, Geld gibt es eigentlich keins, wozu auch dort? Das wichtigste – sind normale, menschliche, freundschaftliche Verhältnisse. Und alles, was man im Leben braucht, ist immer da, es kommt dann aus dem Raum der Beziehungen der Menschen, wenn der Mensch selbst es braucht. Wir wählen das, was sich uns im Inneren manifestiert. Wenn wir innerlich wählen und es äußerlich nicht annehmen, wird es für uns u.a. physisch sehr schwierig. Wie denn sonst? Viele sprechen und zeigen die ganze Zeit auf andere. Aber so ist es nicht, es liegt an dem Menschen selbst, er wollte es innerlich, äußerlich hat sich das Ereignis physisch gefüllt und fing an, sich materiell zu manifestieren, und der Mensch hat sich äußerlich einfach von dem ganzen abgewandt. Wozu, fragt man sich? Der Mensch antwortet äußerlich, ich brauche nichts. Aber in Wirklichkeit ist es überhaupt nicht so. Der Mensch wollte innerlich das, was sich daraufhin für ihn realisiert hat und er hat es einfach abgelehnt. Im Inneren des Menschen ist - das eine und Außen – etwas ganz anderes. Das ist der Hauptgrund verschiedener Probleme in den

Ereignissen der Menschen und deren Gesundheit. Unerfüllte Aufgaben, Ereignisse und die riesige für sie genutzte Energien waren Anstoß für die ein oder anderen Negative, mit anderen Worten nicht realisierte innere Energien, die im Weiteren keinen Anstoß den äußeren Energien gegeben haben. Wenn der Mensch sich dessen dann bewusst ist, versucht er das zu reparieren, was er vorher nicht oder falsch gemacht hat, wobei andere z.B. sich nur medikamentöser Behandlung unterziehen. Meist ohne jeglichen Erfolg. Woher sollte dieser auch kommen? Denn das alles sind Energien des Menschen selbst, er hat sie entweder eröffnet oder wurde selbst geöffnet, oder er hat sie nicht angenommen, und hat vor sich die Tür mit seinen eigenen Händen zugemacht, durch Handlungen und vor allem Gedanken. Viele wissen nicht, wie man niemals über schlechte Dinge nachdenkt. Und viele haben nicht Angst vor jemandem, sondern vor sich selbst, beschreiben viele Geschichten, viele von denen sind nie passiert. So geht der Weg des Menschen weiter. Und hier fängt man an über die Wahl nachzudenken: wo und wie leben, leben oder auf eine schöne Weise sich treiben lassen? Sich treiben zu lassen ist einfacher, zu leben ist schwieriger, man muss sich anstrengen, man hat keine Lust dazu. Über Probleme und Unglück sprechen – das geht. Sie nicht zu erschaffen und sich ihnen nicht zu nähern klappt nicht, irgendetwas fehlt immer. Und was – das sagt keiner. Dort weiß man es nicht und dort will man nicht. Oder vielleicht leben sie selbst so?

In jedem unserer Treffen gibt es ein Wissenskorn, es ist nicht schwer es zu finden, es ist auf der Oberfläche unserer Gedanken und Worte. Man muss nur das erschaffen, was man möchte, so erschaffen, wie man es braucht, und um uns herum wird alles gleich erscheinen, aber neu aussehen. Und wir alle werden zu dem ein echtes Interesse entwickeln.

Bis zum nächsten Mal.

28.08.2012

Erzählung des Philosophen

Bei dem heutigen treffen setzen wir unsere Geschichte über den Weg des Menschen fort.

Dort, wo viele Menschen und viel Geld sind, und viele zu mehr streben, weil ihnen scheint, dass genau dort das Leben ist und genau dort auch das Geld. So ist es auch in Wirklichkeit: das Bewusstsein des Menschen richtet sich nach der Mehrheit und schwimmt mit dem Strom zur Ansammlung der Menschenmassen. Und es ist nicht wichtig, welche Bedingungen dort herrschen und wie man dich behandelt und wahrnimmt, ob du überhaupt als Mensch gesehen wirst, wichtig ist, dass du dich wohl fühlst im Zentrum all dieser Menschen und Probleme, die diese Menschen ständig haben in ihrem Raum. Denn du willst sie auch haben und lösen, Tag für Tag, weil das aus deiner

Sicht das Leben ausmacht. Dann bist du im Zentrum dieses Weges, der das alles hat. Dann hast du Geld, besser gesagt, du hast Geld, um es jeden Tag anderen Menschen zu geben. Du kannst nichts damit machen, und wenn man genauer hinsieht, dann muss man tatsächlich auch nichts machen. Geld ist dazu da, um es auszugeben und damit zu erwerben, was du brauchst. Und das, was du erworben hast, wird immer mit dir sein oder so lange, wie du es brauchst. Wenn man innerlich dann eine der Sachen los lässt, geht sie zu jemandem über, der es nötiger hat. Das ist ein Gesetz, da es in so einem engen Raum und materieller Welt immer Angebot und Nachfrage gibt. Keine Dinge bleiben ohne die Aufmerksamkeit irgendeines Menschen.

Die Menschen treffen selbst in ihrem Inneren die Entscheidung, danach passiert es dann alles. Die Menschen haben es oft schwer, da sie ihrem Körper und Bewusstsein einen Haufen Sorgen auferlegt haben, sowie auch Pflichten und noch mehr Aufgaben, die kein Mensch braucht, schon gar nicht sie selbst. Für die Seele ist es schwer, das alles zu sehen, die Seele überredet den Menschen nicht, sondern schlägt eine Lösung vor, in der Regel geht der Mensch nicht darauf ein, wünscht sich etwas mitzunehmen, von vielem, er braucht es nicht, er will nicht absagen, er will hören, wie man ihn versucht zu überreden es nicht zu tun. Dahaben Sie verschiedene Krankheiten und Situationen. Aber ohne geht es nicht, man braucht diese Ereignisse. Aber das wichtigste ist, dass die Menschen in ihrem Leben davon wissen, aber aus irgendeinem Grund machen sie stur weiter und merken es nicht. Da kannst du gar nichts sagen, niemand wird auf dich hören, in dieser Situation braucht es niemand, wenn der Mensch selbst es nicht braucht. So gibt die Seele einen Teil ihrer Energie für ihren Körper und Bewusstsein für die geistige Entwicklung und Wachstum. Aber der Weg des Menschen, seine Ereignisse und Wünsche verbrauchen diese Energie nicht für geistiges Wachstum, sondern für Materielles, in diesem Fall nie endende Wünsche der materiellen Welt. Je mehr Menschen, desto mehr Sorgen, desto mehr verschiedene Aufgaben, desto mehr Geld. Je mehr Geld – umso mehr verschiedene, seinem Niveau entsprechende Aufgaben und Ereignisse, an denen viele Leute beteiligt sind, die von Ihnen Geld nehmen, oder Sie geben es selbst ab für Ihre Aufgaben, d.h. für die Gewährleistung Ihrer Aufgaben, sowie Ihrer Energie, der sowohl gute als auch schlechte Energie gleichzeitig hinzugefügt wird.

Man muss noch ein paar Worte über die Zeit verlieren. Es wurde bereits viel über die Zeit gesagt: sie ist bequem, profitabel, vertretbar, organisiert die Ereignisse der Menschen und deren Raum. Am wichtigsten ist, dass klar ist, was und wann zu tun ist. Die Zeit begrenzt den Menschen auch nicht stark. Zum Beispiel, viele Menschen – viel Geld und wenig Zeit, wie auch anders? Man muss sich beeilen, sonst könnte man es nicht rechtzeitig zu dem Geld, den Ereignissen und der Zeit schaffen. Ob der Mensch es selbst bestimmt oder ob es die Zeit vorschreibt, indem es in sein Bewusstsein einflösst, dass man sich beeilen muss, oder ob es so ein materieller Raum ist, Zeit – ist Geld. In diesem Raum wird die Zeit oft in Geld gemessen, oder umgekehrt, das Geld selbst wird in Zeit gemessen. Das alles ist so und nicht so. Dort, wo kein Geld ist, läuft die Zeit langsam und die Leute sind dort ruhig, wie auch ihr Raum, und sie schaffen alles in ihrem Leben im Vergleich zu denen, die Geld haben und denen die Zeit immer im Nacken sitzt. Warum geschieht das so? Vielleicht geben sich die Leute selbst immer einen gegenseitig Schubs in einem bestimmten Raum? So bekommt man einfacher Geld. Und es ist einfacher es auch dort gleich auszugeben. Und da, wo es wenig Menschen oder nicht so viel Geld gibt, und die Menschen sind so ruhig wie ihr Raum. Wo ist der Sinn, die Zeit zu beschleunigen und an ihr zu rütteln und dadurch auf die Menschen einzuwirken? Entweder ist das Leben so ruhig oder es gibt diese Eingrenzungen nicht, die im Bewusstsein der Menschen entstanden sind dort, wo es viele von ihnen gibt. Vielleicht sind es auch aus einem bestimmten Grund viele von ihnen und nicht nur durch Chaos bedingt? Vielleicht werden sie gegenseitig durch ihr Bewusstsein angezogen? Denn sie sind alle zusammen, z.B. in einer großen Stadt, die meisten von Ihnen sind einsam, sie können mit niemandem über das Leben sprechen oder über sich selbst, aber man hat auch keine Zeit für das Leben, man muss sich beeilen. Wohin und wozu weiß niemand. Aber das Gefühl verlässt die Menschen nicht: man muss sich beeilen, man muss es rechtzeitig schaffen. Wozu so rennen? Die Menschen wissen es nicht, es ist auch keine Zeit dafür, denn morgen früh muss man wieder irgendwohin eilen. Und wenn der Mensch sich in diesem Raum nicht beeilt, wird es kein Geld geben, und wenn es kein Geld gibt – gibt es gar nichts, und das System, das die Menschen selbst erschaffen haben, fängt an dich herauszustreichen. So ist der Mensch abhängig geworden. Und eine Abhängigkeit – ist eine Krankheit und sie kommt zu den Menschen. Und die Menschen haben es wieder eilig sie loszuwerden. Aber das ist ein Spiel, du musst es spielen wenn du schon auf dem Spielfeld bist. Geh aus dem Spiel und verlasse das Spielfeld. Aber wie? Denn dort sind die Spieler und die Spielregeln, die der Mensch gelernt hat. Wie soll man ruhig leben, was ist das und wozu braucht man es, viele wissen es nicht und haben auch nie darüber nachgedacht. Und so sie die Seele um den Menschen besorgt. Aber das ist nur eine Skizze für den Weg des Menschen, er kann auch ganz anders aussehen, das kann alles der Mensch selbst, wenn er nur will, und das kann nur dann sein, wenn der Mensch versteht, wozu er es braucht.

Damit beende ich unser Treffen. Bis zum nächsten Mal. Ich danke Ihnen **allen.**

02.09.2012

KAPITEL 11

Erzählung des Philosophen

Bei dem heutigen Treffen setzen wir unser Gespräch fort über den Weg des Menschen. Kommen wir nochmal zu der Aussage: je mehr Menschen, desto mehr Geld, und betrachten wir es näher. Zeit – ist Geld, und der Mensch denkt, dass wenn er mehr Zeit hätte, er auch mehr Geld hätte. Ich führe Sie nicht zufällig immer wieder zu diesem Thema – es ist für die meisten Menschen das Hauptthema und das ist ein großer Haken im Leben. Es kann nicht so viel Geld geben, wie der Mensch gerne hätte, und nicht, weil es das nicht gibt, es gibt es, aber es ist einfach nicht der Kernpunkt. Sondern der Punkt ist, dass Geld, egal wie viel – ist eine Beschränkung und Unfreiheit. Sie haben richtig gehört, Geld wurde erschaffen, damit der Mensch sich in einem geschlossenen Raum seines Bewusstseins wiederfindet und nicht weiß, wo der Ausweg aus der entstandenen Situation ist. Geld sollte von Anfang an der Haken für jeden Menschen sein, der den Mechanismus verschiedener Programme dazu bringt, dass der Mensch immer abhängig ist und dadurch auf eine bestimmte Weise das verliert, was er im Inneren hat – das Streben zur Entwicklung geistigen Wissens und zum geistigen Wachstum. Je mehr Geld, umso höher die Abhängigkeit – das muss man wissen und verstehen. Deshalb befreit Geld den Menschen nicht, im Gegenteil, es sperrt den Menschen innerlich ein, von Außen.

Natürlich fällt es den Menschen schwer auf Geld zu verzichten, man muss wissen und zu anderen Formen der menschlichen Kommunikation gehen, aber noch wurden sie nicht angeboten. Aber die materielle Form der Kommunikation, die Geldform, war nie gerechtfertigt, da sie in ihren Eigenschaften ein Falle für das Leben und die Seele des Menschen darstellt, da die Mittel zur Entwicklung der Seele der Körper und das Bewusstsein des Menschen sind. Wie kann man das Bewusstsein blockieren und damit auch den Körper, ein Programm auferlegen, das abhängig macht und die Persönlichkeit des Menschen zerstört? Was ist das für ein Programm? Ganz einfach – es sind Geld und Beziehungen, die auf materiellen Beziehungen miteinander aufgebaut werden. Wie kann man die Freundschaft an der Höhe des investierten Geldes in das gemeinsame Business messen? Was ist denn mit dem geistigen Wissen, wer und wozu braucht es? Entwickelt sich dabei die Persönlichkeit und wächst im persönlichen, gesellschaftlichen Bereich? Äußerlich scheint es so, aber in Wirklichkeit ist es nicht nur eine Null, sondern auch noch mit einem großen Minus davor. Und auf den ersten Blick schien alles ganz anders. Das Glück ist im Geld. Es gibt Glück, aber nicht im Geld, das muss man wissen und seine Ansichten auf die Entwicklung des Lebens richtig ausrichten und sich dabei die richtigen und zuverlässigen Helfer aussuchen.

Und zweitens. Was ist denn mit der Zeit, die es nicht gelingt zu zügeln? Wozu soll man die Zeit beeilen, man muss sich mit ihr anfreunden, seine Aufgabe erledigen, die Aufgabe der Entwicklung der gemeinsamen menschlichen Beziehungen. Dann wird die Zeit für den Menschen kein limitierender Faktor seines Lebens mehr sein, sondern ein Helfer in seinem Leben. Zeit ist die Hilfe, denn es ist Energie, berufen um zu helfen, auf keinen Fall, um den Menschen zu schaden. Wenn Sie an etwas denken, ohne sich zu beeilen, ohne Gewusel, schaffen Sie alles und fühlen sich dabei auch gut. Und wenn man etwas unter Zeitdruck machen muss, stoßen Sie oft auf kolossale Anstrengung und Verlust von innerer Kraft. Was tun, die Zeit nicht zu beachten ist auch nicht logisch, aber was soll man dann tun? Mit sich selbst im Reinen sein, sich nicht selbst in zeitliche Rahmen einzwängen, in manchen Fällen sich dabei im Leben eingrenzend. Ja es gibt Zeit und das ist gut, Sie haben einen tollen Helfer im Leben. Leben Sie dort, wo Sie die Hilfe der Zeit brauchen, scheuen Sie nicht, diese zu nutzen, nehmen Sie sich so viel Zeit, wie Sie brauchen, und arbeiten und erholen Sie sich in ruhe und frei. Zwängen Sie sich nicht selbst in die Ecke, verstärken Sie die Haken nicht. Frei ist der, der Geld druckt, durch Geld, Papier, kann er alles. Und nur deshalb, weil wir es ihm alles erlaubt haben, da wir selbst von Geld abhängig sind, wir können nicht ohne Geld, wie wir selbst jetzt glauben, kommen wir ohne Geld nicht weit.

Wir selbst müssen den richtigen Ausweg finden, wenn wir den Weg der geistigen Entwicklung unseres Bewusstseins gehen. Niemand sagt, dass man auf Geld verzichten muss, man muss einen Plan machen. Wohin und wozu gehen wir mit Geld, was bringt uns das alles? Was geschieht weiter und welches Ergebnis bekommen wir? Wie wird die Gesellschaft der Menschen dabei sein und wie viel Zeit wird vergehen, und sollten wir uns davon etwas versprechen? Und ist in diesem Fall die Zeit für uns ein reeller Helfer oder umgekehrt, ein Einschränker unserer Aufgaben der Seele? Was und nach welcher Zeit wir wirklich bekommen haben, alle zusammen und jeder einzelne? Und welche Rolle hat dabei die Zeit gespielt, wir sind geistig eine Stufe höher aufgestiegen und haben neues Wissen erworben, oder haben wir umsonst viel Zeit vergeudet?

Vergeuden Sie keine Zeit, achten und schätzen Sie sich, und Ihre Zeit wird immer mit Ihnen sein, Sie werden immer und überall rechtzeitig sein, da Ihre Zeit bei Ihnen sein wird, sie wird Ihr Helfer sein. Sie werden auf die Entwicklung Ihres Lebens aus-gerichtet sein, und nicht darauf, eine große Geschwindigkeit zu entwickeln, um immer mehr Geld zu verdienen, sich dabei zu vergeuden und es ist doch immer noch zu wenig Geld. Vielleicht ist die Zeit gekommen, das alles von der anderen Seite zu betrachten und selbst, ohne die Einwirkung auf Sie von Geld- und Zeitmangel, die richtige, Sie und die Gesellschaft der Menschen entwickelnde Entscheidung zu treffen, die alle und jeden einzelnen nicht in unvorstellbare Grenzen einengt?

Danke Ihnen. Bis zum nächsten Mal. 05.09.2012

Erzählung des Philosophen

Auf dem heutigen Treffen können wir mit Ihnen weiter den Weg gehen, den der Mensch ausgesucht hat. Alles, was ich Ihnen erzähle, ist bloß ein sichtbarer Teil für mich und eine unsichtbare Seite für Sie. Sie haben mich selbst gebeten zu erzählen, was da ist, auf dieser Seite, die Sie nicht sehen, aber die Sie selbst in Ihr Leben gebracht haben und ich erzähle Ihnen davon. Wir kommen noch zurück zu dem Weg des Menschen, bisher haben wir hier schon viel erreicht, wir können weiter gehen und von dem Weg abgehen, um noch höher als viele andere Menschen zu kommen, im sozialen und materiellen Bereich, und sehen, was es im Leben aus unserer Sicht sonst noch Interessantes gibt. Sehen Sie meine Worte nur als eine Geschichte, eine gewöhnliche Geschichte über einen gewissen Weg des Menschen.

Wir sind also vom Weg abgebogen, viele Menschen tun das und denken darüber nach, dass danach sie ein Höhenflug erwartet, was kann der Logik nach sonst auf sie warten, nur die Perfektion und sie ist schon nah dran. Aber nah dran ist ein verlockender und unsichtbarer Abgrund, und zu ihm muss man nicht gehen, er ist leider sehr nah dran, auf der anderen Seite des Weges, auf dem der Mensch geht. Und am Rand stehen gewöhnliche Spiegel, in die fast jeder Mensch sein leben lang hinein schaut. In diesen Spiegeln versucht jeder, wie in einer Art Welt, seine Welt und sein Glück zu sehen. Dabei kann Glück nur für alle Menschen sein, und im Glück aller sieht der Mensch selbst, d.h. findet auch sein Glück. Es ist schwer sein Glück zu finden, wenn die Menschen um einen rum unglücklich sind. Es ist schwer selbst geistig zu wachsen, die Formen der Perfektion zu erreichen, während alle um einen rum versinken im Dunkel ihres Bewusstseins. Er ist schwer sich selbst zu retten und zu wissen, dass man nur sich allein rettet. Und wozu brauchst du selbst das alles? *Das Glück aller Menschen – das ist dein Weg, der Weg eines geistigen Menschen.* Jedenfalls habe ich keine Menschen getroffen, die auf ihr eigenes Glück und gleichzeitig auf das Glück aller Menschen verzichtet haben.

Der Mensch sieht also sich selbst in diesem Spiegel, ohne sich zu sehen, manchmal ohne sich zu hören oder gar zu fühlen. Nach welchem Maß lebt der Mensch – nach seinem oder dem von anderen? Der Mensch lebt oft das, was ihm gezeigt wurde, aber weg es gezeigt hat, sieht man nicht. Es ist auch sehr schwer, seinen Körper von Innen zu sehen, das kann auch nicht sein, das Bewusstsein wird es nicht zulassen. Obwohl das Unterbewusstsein nur darauf wartet. Das Bewusstsein – ist eine Hilfe und Einschränkung zugleich. Und wie soll man damit umgehen, werden Sie fragen? Einfach sein, werde ich antworten! Sein und leben! Wie sein und leben, werden Sie fragen? Glücklich werde ich antworten! Aber man sollte sich von den Einschränkungen seines Körpers und Bewusstseins entfernen. Und der Körper des Menschen – ist das Bewusstsein, wie auch seine Zellen und der Raum drum herum. So tritt das Unterbewusstsein sofort seine Rechte an und baut einen Weg nach Hause, zu sich, zum Glück und zur Freude. Der Spiegel lockt den Menschen nach Innen, weil der Mensch im Inneren eine Welt erschafft, in der er gern leben würde, und geht in sie hinein, verliert dabei das Wichtigste – sein Leben und das von ihm Erschaffene, verliert nicht nur den Sinn, sondern auch den Kernpunkt und damit auch alle reellen Formen. Es ist schwer zu sich zurück zu kehren, zu sich nach Hause. Was soll man tun, werden Sie fragen? Und ich antworte — sein und leben in Freude und Glück. Sobald man sich vom Spiegel entfernt, wird der Blick und die Gedanken des Menschen leicht und richtig, der Körper wird durchsichtig und alle Zellen sichtbar und damit auch die anhaftende fremde Energie. Denn eine Krankheit ist nichts anderes als Energie – eine verzerrte Energie, deren Kraftfelder von der einen Seite mit ihrem Plus auf das Problem eingestellt sind und mit ihrem Minus auf den Körper und Raum des Menschen. Obwohl im Leben alles genau andersrum sein sollte. Das Plus auf den Menschen und gute Energie und das Minus nach Außen zu allem, was dem Menschen und seinem Bewusstsein schaden könnte. Manche Wege des Menschen haben das Bewusstsein und somit die Pole gewechselt, und der Mensch fing an sich unwohl zu fühlen und sein Körper hat ihm ständig Unannehmlichkeiten bereitet. Die Aufregung des Körpers wurde durch verstärkte Impulse weitergegeben mit einer Verzerrung des Bewusstseins, wie auch der Psyche, es fing an sich in eine für den Menschen und sein Umfeld negative Richtung zu verändern. Sobald man von den Einschränkungen im Leben weg geht, entfernen sich die Aufregung und die Krankheiten vom Menschen, die Umwelt beginnt den Körper und das Bewusstsein zu füttern mit reiner, nützlicher und notwendiger Energie. Der Mensch sieht und eröffnet sich von einer anderen Seite, von der Seite des Lebens, und er lebt glücklich so lange, wie lange er selbst wünscht, sieht seinen Körper und die Zellen darin und erweitert sein Bewusstsein, indem er es aus einem langen Traum in Richtung Leben hinaus führt.

Wir führen unsere Geschichte nächstes Mal fort, sonst besprechen wir alles heute und haben morgen nichts mehr zu tun.

Bis zu nächsten Mal.

08.09.2012

Erzählung des Philosophen

Bei den heutigen Treffen setzen wir unser Gespräch fort über den Weg des Menschen und den Spiegel, der am Rand des Abgrunds steht, und vielleicht auch im Leben der Menschen neben ihnen. Während sie hinein schauen, versuchen sie ihr Leben aufzubauen, merken meist nicht, dass sie von der Vergangenheit und der Zukunft getrennt sind und es gibt im Leben wenig von dem, was sie in der Gegenwart halten könnte.

Hier, durch das Unwissen davon, was es reell in der Welt gibt, entstehen die riesigen Probleme. Manchmal, vielleicht auch häufig, sieht der Mensch es nicht, versucht nach den Regeln zu leben, die andere Menschen vorgeben. Die anderen reden nicht immer aus reinstem Gewissen, meist reden die Leute so, wie es für sie am besten ist in der jeweiligen Situation, oder sie reden so, wie sie es verstehen, ohne selbst richtig zu wissen, worum es geht.

In der Welt und im Leben gibt es viel Interessantes, aber aus unterschiedlichen Gründen sehen wir es nicht und glauben nicht daran. Offensichtlich lässt uns der Mangel an Glauben das nicht sehen, was in Wirklichkeit da ist. Was folgt daraus, dass der Spiegel, in den die Menschen schauen –auch der Unglaube ist, auch das Abbild ihres Unwissens? *Das Wissen des Menschen — ist die ganze Welt, alle Menschen*, und das Unwissen — ist bloß der Spiegel daneben, in den der Mensch schaut und daran denkt, dass genau dort seine reale Welt ist. Sobald der Mensch die Welt sieht, sich und alle Menschen, verschwindet der Spiegel aus seinem Leben. Mit dem Spiegel ist es natürlich einfacher, man muss nichts machen, man muss sich davon überzeugen, dass es schwer ist, es zu tun und das ist einfach unmöglich. Man muss einfach daran glauben, sich davon überzeugen, dass es genau so ist und der Spiegel wird zeigen, dass es auch genau so ist. Sollen die Menschen doch das Gegenteil sagen, denn der Mensch hat für sich eine Erklärung gefunden, und das ist ihm alles recht.

Wenn du willst, dass etwas wirklich geschieht, lass in deinem Inneren dafür Platz und halte es fest, wie einen bestimmten Gedanken. Und nach einiger Zeit wird es tatsächlich so eintreffen, wie der Mensch es wollte, die Welt wird auf den Ruf des Menschen antworten.

Zu Beginn unseres Gespräches haben wir davon gesprochen, dass jeder Mensch sein Zuhause hat. Aber viele haben ihren Weg ausgesucht und sind ihm gefolgt, nach einiger Zeit haben sie ihr Zuhause vergessen und auch sich selbst. Und während wir mit Ihnen den Weg des Menschen studieren, sollten wir unser Zuhause nicht vergessen. Wer bis zum Spiegel gekommen ist, sollte wissen, dass der Weg zurück nicht einfach sein wird. Man muss so zurückgehen, wie man gekommen ist und allen Situationen und Menschen begegnen. Man wird das alles klären müssen, was man früher bei Seite geschoben hat und vergessen wollte. Zum Teil wird man irgendwo helfen müssen, zum Teil jemanden finden und sich bedanken, man wird sich bei jemandem entschuldigen oder vielleicht auch alles von Vorne anfangen müssen. Wie sich herausgestellt hat, ist es für viele nicht einfach. Damals war es einfacher es zu vergessen, niemandem etwas zu sagen, nichts zu klären, sondern einfach wegzugehen. Aber das Leben hat sich als interessanter erwiesen und das, was der Mensch getan hat, hat sich für immer im Raum manifestiert, da es seinerzeit nicht geklärt worden ist. Und vieles hängt immer noch da. Ich kann nicht sagen, dass es gut oder schlecht ist. Vieles, das ungeklärt ist, kann auch

gut sein, da es nach einiger Zeit anders betrachtet wird und damit schneller geklärt werden kann. Und vieles, was man früher hätte klären müssen, kann man jetzt klären, aber
man braucht viel Kraft und Zeit dafür, da die Zeitverzögerung sich sehr negativ ausge-
wirkt hat. Und die Zeit ist wie immer knapp, eigentlich hat man gar keine. Da haben
Sie einen ganz einfachen Spiegel, wird sind wieder bei uns angekommen und jeder von
uns muss seine Aufgaben selbstständig lösen. Einfach losgehen und lösen. Zuerst muss
man in seinem Inneren klären, dass man es wirklich braucht.

Der Weg nach Hause hat sich als nicht einfach erwiesen – der Weg zu sich selbst,
der durch den Weg der Menschen führt, der Weg, nach dem viele von uns streben und
gestrebt haben. Und die Freude an vielen Dingen verlässt sie genau auf diesem Weg.
Bei unseren weiteren Treffen werde ich bestimmte Beispiele aus dem anbieten, vielleicht werden sie Ihnen nützen.
Bis zum nächsten Mal.
10.09.2012

Erzählung des Philosophen

Bei dem heutigen Treffen setzen wir unser Gespräch über den Weg des Menschen
fort.

Die Zeit ist offensichtlich gekommen, über die Krankheit wie über eine Frage zu erzählen, die oft gestellt wird und wo ein Rezept für alle Fälle erwartet wird oder eine
Antwort für alle Zeiten. Eine solche Antwort gibt es in der Tat, sie ist sehr einfach. Es
ist kein Fakt, dass ich es schaffe, sie so zu eröffnen, wie sie ist, aber ich versuche Ihnen
meine Sichtweise dieser Frage zu erklären.

Fangen mit dem an, was am weitesten weg ist und für uns am nähesten – unser Bewusstsein. Unser Körper ist die Manifestation und Erweiterung des Bewusstseins, das
ist das Bewusstsein im wahrsten Sinne des Wortes. Und wenn es so ist, dann trägt unser
Bewusstsein, wenn es die Welt und die Menschen wahrnimmt, alles in unser Inneres
und speichert alles in unseren Körperzellen – den Informationsträgern. Im Leben und
den Ereignissen gibt es vieles, viele verschiedene Situationen, Eindrücke, Emotionen,
Enttäuschungen und auch das Negative. Wie kann man sich davor schützen, wenn viele
von uns davon angezogen werden und viele Leute würden alles geben – stellen Sie sich
das mal vor – alles geben, was sie besitzen. Und was alles, außer seiner Gesundheit,
Freude und Energie, um so etwas zu sehen und daran teilzunehmen und dabei auch
noch viel Geld zu verdienen. Denn Geld – ist Energie, die Energie der Kommunikation
der Menschen miteinander – persönliche Kommunikation, und man denkt gar nicht
gleich daran, wozu man dieses Geld braucht. Dazu hat es oft noch viele komplizierte
Zeichen – es ist ein Code, der den Sinn darstellt, der in vielen Schichten und Räu-

men dieser Energie verstaut ist, die durch bestimmte Tunnel miteinander verbunden sind, für das Auge des Menschen unsichtbar, sie tragen codierte und verschlüsselte Informationen. Das was wir also durch unser Bewusstsein aufgesogen haben, bleibt in unserem Inneren. Und wo in unserem Inneren? In unserem Bewusstsein. Denn unser Bewusstsein kann sehr viel Information speichern, die unterschiedlich in ihrem Sinn ist, unterschiedlich in der Ladung ihrer Pole – mit Minus oder Plus der Information, die Wirbelbewegungen im Uhrzeigersinn haben kann und die für uns notwendigen Mechanismen im Inneren des Menschen anregen kann, oder die Mechanismen der Zirkulation der Energie in die andere Richtung starten, gegen den Uhrzeigersinn, und die Prozesse in unserem Körper auf Zellebene hemmen oder zerstören kann. Da unser Bewusstsein der größte Informationsträger ist, mehr noch, es kann sich mit dem umliegenden Raum verbinden, sogar mit dem größten, dann berühren die stattfindenden Prozesse, darunter auch die äußeren, riesige kolossale Flächen und Lebewesen, die sich auf diesem Bereich befinden, unabhängig davon, was sie darüber denken.

Mit anderen Worten, wir haben ein Lebensprogramm, und wir halten uns daran, aber andere tragen ihre Korrekturen dazu bei, die unseren Lebensansichten nicht ähneln. Unser Bewusstsein nimmt sie auch auf und unser Lebensprogramm muss Platz machen. Eine kleine Anmerkung: wenn Sie wollen, dass das ein der andere Ereignis in Ihrem Leben geschieht, dann halten Sie diesen Gedanken, diese Information in Ihrem Bewusstsein fest. Lassen Sie Platz dafür und geschieht auf jeden Fall, es wird wahr. Das heißt, dass unterschiedliche Information, die durch unsere Erlaubnis oder unser Unwissen in unser Bewusstsein kommt, sogar die, die unserem Lebensprogramm fremd ist, dort bleibt, sich festigt und nach einiger Zeit anfängt zu wirken, und wirkt dadurch, dass sie entweder Einfluss auf unsere Zellstrukturen in unsrem Körper hat oder diese sogar verschlechtert oder zerstört. Die Frage, woher Krankheiten kommen, ist Ihnen klar. Ich stelle die Frage umfangreicher: warum waren wir früher krank, woher oder von wem kamen diese Krankheiten zu uns, früher gab es sie doch nicht? Und jetzt, wo wir viele Informationen nicht durch das Gehör wahrnehmen, gibt es immer mehr Krankheiten und das sagen auch kompetente Leute. Woher wissen sie das?

Haben sie das studiert? Bei dem haben sie das gelernt und kann man das auch lernen? Und wenn ja, bei wem? Und wer sind die, die über Krankheiten lehren? Oder vielleicht sollte man das ganze anders nennen, dann wird alles seinen richtigen Platz einnehmen. Ansonsten ist nichts klar, niemand ist krank geworden, nur dieser eine Mensch. Und warum ausgerechnet er? Er hat sich erkältet, es hat gezogen, es gab Stress, eine schwierige Situation. Das gibt es doch? Natürlich gibt es das. Vielleicht hat sein Bewusstsein es der Krankheit erlaubt, in sein Inneres zu kommen? Dann muss man es wirklich lernen um zu wissen, zu verstehen und nicht krank zu sein. Vielleicht rückt dann alles auf seinen Platz? Für jede Heilung bezahlen wir – es ist ein Laden, im Laden kann man alles kaufen, so viel, wie viel Geld du hast. Und der Besitzer des Ladens, oder der, der über dem ganzen steht, verkauft alles. Mit der Gesundheit klappt es oft so nicht: man kann nicht irgendeinen Teil des Bewusstseins für seine Gesundheit kaufen.

Wie sich herausgestellt hat, hat die Lebensart des Menschen direkten Einfluss auf das Bewusstsein des Menschen und seine Gesundheit. Und die verschiedenen Programme, die von dieser Tatsache entfernt sind, können diese Situation in keinster Weise verbessern oder auch nur teilweise beeinflussen.

Die Lebens- und Denkart der Menschen ist der wichtigste und entscheidende Faktor im Leben jedes beliebigen Menschen. Wenn man das versteht und weiß, erhält es nicht nur die Gesundheit, sondern festigt diese auch, multipliziert damit alles um den Menschen herum und erfüllt ihn mit Freude.

Unsere Lebens- und Gedankenart, der Orientierung in der Welt, gibt uns eine hervorragende Gelegenheit, um alles drum herum aufzubauen, dabei seine Gesundheit zu verstärken und jede Zelle mit reiner Energie und heller Information zu füllen.

Zum Abschluss sage ich noch, dass man uns Menschen auf den einfachsten Sachen festnageln kann, auf Verpflichtungen. Denn wir sind sehr verbindlich, bürden uns selbst die ein oder andere Handlung auf, die wir gar nicht brauchen. Wir arbeiten oft gegen uns und bemerken es nicht. Wir selbst sagen dem Feind, wann und wo wir sein werden und dann machen wir es auch so. Und dann sind wir beleidigt, wissend, dass es so kommen wird, und wissend, dass etwas geschehen wird: ich werde krank – und bitteschön – ich bin krank geworden. Warum hast du es so gemacht, wissend, dass es passiert, die Verpflichtung war schuld? Nutze deine Verpflichtungen anders und an anderer Stelle, wo es für Sie und andere gut ist, - alles wird zum Vorteil genutzt werden und nicht zum Nachteil. Das Bewusstsein ist selektiv, nutzen Sie es auch genau so und nicht anders. Das, was wir uns aussuchen, passiert auch mit uns deshalb oder im Gegenteil, in bestimmten Situationen mit unserem Bewusstsein. Unser Bewusstsein, Körper und Zellen – sind bestimmte Formen, indem wir diese Formen stören oder verzerren, wenn wir sie äußerlich in unser Inneres bringen, bekommen wir die verschiedenen Probleme mit unserer Gesundheit. Eine verzerrte Form in dem einen oder anderen Organ stört den Körper und das Bewusstsein des Menschen. Und wie stört es? Durch Schmerz, Krankheit, damit der Mensch darauf aufmerksam wird, wenn es vorher nicht geklappt hat: aus Unwissen oder Sturheit oder weil er es nicht wollte. In eine verzerrte Form im Inneren des Menschen wird dieselbe Information angezogen – das Gesetz der Gleichheit, und so ist das Problem entstanden, man kann es nicht immer durch Spritzen und Tabletten heilen, aber immer durch sein Verständnis der sich ergebenden Prozesse im Leben und den Ereignissen und im Körper des Menschen.
Damit beende ich unser Treffen.

Danke für die Aufmerksamkeit. Nächstes Mal setzen wir über die Formen des Bewusstseins fort.

16.09.2012

Erzählung des Philosophen

Bei dem heutigen Treffen setzen wir unsere Geschichte fort über den Weg des Menschen.

Solange wir kommunizieren, geht unser Mensch zu sich nach Hause, in sein Zuhause, genauer gesagt, zu sich selbst – das ist unser wichtigstes Ziel. Zu sich zu kommen, zu verstehen, wer du bist als Mensch, ohne Fanatismus, einfach und gelassen, wer du bist als Mensch. *Der Mensch ist der, der in seinem Inneren ist. Gott im Inneren des Menschen ist das Gewissen, Ehrlichkeit, Nettigkeit, Hilfe, Liebe und Licht.* Und wenn die Menschen es weder im Inneren noch Außen haben, haben sie etwa – einen anderen Gott? Ganz genau, sie haben einen anderen Gott, und sie beten ihn an, und haben innen und außen ihre Gesetze des Daseins. Können sie näher kommen zur geistigen Ebene? Klar können sie, aber dafür müssen sie alles erkennen und an sich arbeiten wollen, auch zum Wohle der anderen. Und das ist gar nicht einfach, so war es immer und wird sich wahrscheinlich auch nicht ändern. Die Arbeit an sich selbst kann den Menschen verändern und die Stufen des geistigen Wachstums vor ihm öffnen. So ein Weg ist nicht einfach für jeden Menschen, und auf diesem Weg triffst du alle und alles Mögliche.

Wir sprachen über Zeiteinführungen unserer Gespräche – das ist eine davon und es wird noch sehr viele geben. Wenn du den riesigen Weg gehst, zu dem der Mensch selbst wollte, nimmst du viele deiner Bekannten anders wahr. Es ist Zeit vergangen und du hast sie erneut getroffen, und du lernst ihren Lebensstrom erneut kennen und versuchst zu verstehen, was es bei ihnen Neues gibt, was sich geändert hat. Viele freuen sich über dich über versuchen nicht, irgendwelche psychologischen Haken anzuhängen, sondern im Gegenteil, sie helfen. Und viele, wie früher, geben anderen die Schuld an ihren Misserfolgen, haben Feinde unter ihren Bekannten, kämpfen mit ihnen, kämpfen in ihrem Inneren, verstecken sich, nehmen keinen Kontakt auf aus einem einfachen Grund: sie haben gesagt, dass sie helfen können, dabei haben sie es von sich aus angeboten, haben dem Menschen die Energie genommen, Hoffnung gesät, sind verschwunden und tun so, als ob nichts passiert sei. Das kommt vor und zwar sehr häufig. Die Leute denken, dass sie etwas tun könnten. Aber es tut sich nichts. Und nicht, weil sie selbst es nicht tun können. Ganz und gar nicht. Sie tun es nicht, weil sie keine Lust haben und noch nie darüber nachgedacht haben. Sie haben es einfach nur gesagt und eine Illusion als Realität ausgegeben. So, ich denke wir sind damit jetzt klar, wir können fortfahren.

Die Energie auf dem Weg des Menschen. Wie sie aus unseren Treffen durch die Erzählungen über die Energie wissen, *die Energie – ist die Grundlage der Kommunikation von Menschen untereinander.* Wenn man die allgemeine Energie entwickelt, bekommt man ein allgemeines positives Ergebnis, das sich auf alle ausbreitet. Und um weiter zu gehen, stellen wir uns vor uns auf Ebene unserer Augen eine Grenze vor und schauen, wie alles geschieht.

Ein Beispiel aus dem Leben. Der Mensch bewegt sich wenig, aber isst gut und viel. Er kommt höher als diese Grenze und seine innere Energie geht in einen Zustand inneren und äußeren Stillstandes über. Das Gewicht wird größer, das Bewusstsein fauler, man hat auf nichts Lust, der Horizont wird kleiner, keine Wünsche mehr außer einem – lecker zu essen und zu schlafen. Der Mensch übertritt die Schwelle einer gewissen Sicherheit des Körpers. Die Zellen seines Körpers und Bewusstseins sind so weit vergrößert, dass sie nicht mehr fähig sind Verzerrungssignale wahrzunehmen, d.h. Krankheiten und Probleme. Und der Mensch ist anfällig für die unterschiedlichen Haken. Genau hier entsteht ein Energieloch – ein Durchschlag. Die Energie beginnt aus dem Menschen zu gehen. Er versucht natürlich, diese mit allen Kräften im Inneren zu halten. Es gelingt ihm nicht, er ist genervt, aufbrausend, unaufmerksam, ungeduldig und wird böse. Seine Hoffnung auf eine schnelle Genesung schwindet. Wie gern würde er alles zurück bringen. Aber es ist unklar, wie weit zurück. Deshalb auch unklar, wann er gesund wird. Die Gefahr – ist im Inneren des Menschen. Der Ausweg: man darf in dieser Richtung nicht zu weit gehen, es ist gefährlich sich zu überfressen und noch gefährlicher nichts zu tun, nichts zu schaffen, und damit sich selbst und die Menschen herum zu entleeren. Man kann natürlich auch schnell genesen, aber es gelingt nicht immer. All dieser Stress wirkt sich negativ auf den Menschen aus, damit nimmt er dem Menschen die notwendige Energie. Das nennt sich Alter, das Alter – ist eine Krankheit, sie kann auch geheilt werden. Dadurch, dass der Mensch seine Energie nicht grundlos verschwendet. Der zweite Teil dieser Grenze. Dem Menschen wurde seine Energie genommen, die Gründe brauchen wir nicht zu besprechen, der Mensch kommt immer tiefer und tiefer dieser Grenze. Die Nahrung wird nicht verdaut, Gewichtsverlust, Appetitlosigkeit, Gleichgültigkeit. Viele Elemente, mit denen der Körper des Menschen harmonisch funktioniert, beginnen weniger zu werden, mit der Nahrung gelangen sie nicht in ausreichender Menge in den Körper, und die, die doch rein gelangen, werden schnell aus dem Körper geschleust durch ausscheidende Flüssigkeit – Verlust der Kräfte und Interesse zum Leben. Gewichtsverlust unter der zulässigen Grenze – die Probleme kommen ungehindert ins Leben und den Körper des Menschen. Der Gesundheitszustand ist sehr gefährlich, man braucht natürlich sofortige Hilfe: Unterstützung, Energie für den Menschen, helle und aufrichtige Worte und Handlungen. Die innere geistige Bildung ist genau das, was in den Vordergrund rückt. In manchen Situationen muss man sich vor solchen Blicken wie Neid und Energieverlust schützen. Wenn man diese bildhafte Grenze der Gesundheit und der Psychologie des Menschen versteht, kann man viel lernen und verstehen. Das Ungleichgewicht des Menschen und seines Körpers führt durch einfache Gründe zu riesigen Problemen seiner Gesundheit. Und was einige Elemente im Körper angeht, führt dessen Verlust genau zu diesen Problemen und zu einer instabilen Psyche. Es ist notwendig, bei Möglichkeit seinen Körper mit diesen Elementen aufzufüllen, die notwendig sind für eine normale Lebensfähigkeit des menschlichen Körpers, seine Funktionalität und Auffüllung mit Energie. So ein Mangel an für den Körper notwendigen Elementen programmiert eine frühe Alterung und Erkrankung des einen oder anderen Menschen. Nicht alles können wir durch die Nahrung bekommen, die sich auf unserem Tisch befindet. Daher hat eine sinnvolle Auffüllung ihre Ergebnisse und balanciert die Funktionalität des Körpers des Menschen bis zu einem idealen Zustand aus. Die notwendige Auffüllung mit diesen Elemente ruft eine vorbeugende Wirkung hervor, die nötig ist bei Krankheiten und Entzündungen und den Menschen nicht krank werden lässt. Deren Auffüllung öffnet Schutzmechanismen und den Zufluss neuer Kräfte, und mit ihnen neue Möglichkeiten. Die Auffüllung des Menschenkörpers mit notwendigen Elementen verlängert das Leben, und die sich erneuernden Energiekräfte lassen den Körper nicht aus dem Lot geraten in diesen abstrakten Grenzen und erhalten damit das würdige Leben des Menschen. Wenn man auch den anderen Teil betrachtet, den psychologischen, ist es ein Anschwingen des Pendels – gut oder schlecht, Stimmungswechsel, schlagen stark ins Innere des Bewusstseins des Menschen ein und fügen ihm tiefe Wunden zu. Die Stabilität der Psyche – ist die Garantie und Stabilität der Gesundheit. Gesunde Menschen – sind psychologisch ausgeglichene Menschen.

Damit beenden wir unser Treffen. Bis zum nächsten Mal.

13.10.2012

Erzählung des Philosophen

Bei dem heutigen Treffen setzen wir unser Gespräch über den Weg des Menschen fort.

Natürlich kann man vieles nicht gleich sagen, vieles nicht gleich erklären, aber in der ganzen Zeit unserer Kommunikation hoffe ich, dass vieles, was vorher in Ihrem Bewusstsein keinen Sinn ergeben hat, nun alles an seinem Platz ist. Es gibt vieles, was ich Ihnen zu erzählen habe, es ist gewöhnlich und einfach, aber gleichzeitig nehmen es die meisten Menschen gleich ungewöhnlich und nicht einfach wahr. Anscheinend hängt es von Ihrem inneren Zustand und Wahrnehmung ab. Lassen Sie sich nicht in einen Rahmen dessen drängen, was ich Ihnen alles erzähle, was schwer und unklar ist.

Betrachten Sie das alles von Ihrer anderen, ungewöhnlichen Ansicht auf das Leben. Ist es praktisch so oder nicht so? Wenn es das ist, was man genau so sagt, dann müssen Sie es offensichtlich wissen, und der, der es weiß, wird solche Fehler nicht machen in seinem Leben oder wird versuchen sie gering zu halten, wird zumindest bei dem ersten Abschnitt verstehen, dass er in die falsche Richtung geht und wird schlussendlich anhalten und sich umorientieren. Zu Beginn des Weges achten Sie nicht darauf, was ich Ihnen erzähle und in der Praxis die direkte geistige Sichtweise nutze. Und jedes Wort, das ich Ihnen sage, ist für mich ein ganzes dreidimensionales Bild, das ich in meiner inneren Welt sehe. Meine Seele ist fähig und bereit, sie mit Freude zu empfangen. Sie nehmen meine Worte ja hauptsächlich akustisch wahr, durch das innere Gefühl und Empfindungen. Ich nehme sie ganz anders wahr, aber das ist jetzt nicht so wichtig. Wichtig ist, dass wir mit Ihnen auf derselben Ebene kommunizieren, und das ist die Grundlage von allem. Wenn es das nicht gäbe, gäbe es keinen Kontakt und keine Kommunikation. Wir sind alle gleich im Leben und dem Wissen unserer Seelen, vor allem dort, wo wir offen sind gegenüber der Kommunikation selbst. Ungleichheit entsteht dort, wo der Mensch selbst vor anderen Menschen verschlossen ist, vor Glück und Freude, verschlossen vor Verständnis. Diese Ungleichheit sieht aus wie Aggression des Menschen anderen Menschen gegenüber, es ist so im Inneren des Menschen, dass der Mensch selbst den Kontakt mit Menschen meidet aufgrund der Verschlossenheit in seinen Gedanken im Inneren.

Der Mensch – sind alle Menschen und sobald der Mensch anderer Menschen müde ist, müde vom Leben und sich selbst, innerlich abgebrannt ist, wobei er seine innere Energie der Liebe zum Menschen umsonst abnutzt, in Tatenlosigkeit und Faulheit, so entsteht die Leere zu sich selbst, den Menschen und zum Leben. Der gefährlichste Zustand, in den ein Mensch geraten kann. Unwichtig, was und wie viel der Mensch hat, solange er alles um sich herum schafft und ordnet, das alles steuern kann, und es ihn alles äußerlich erfreut, ist bei dem Mensch alles gut und harmonisch. Wenn alles, was ihn umgibt, zu groß ist, mit anderen Worten, er selbst ist nicht reif und bereit gedanklich das alles zu ordnen, d.h. äußerlich gibt es mehr Raum und der ausgedehnte Gedanke, das Verständnis davon, dass es drum herum kleiner ist. Und um and die Grenze dieses Raumes drum herum zu kommen, braucht der Mensch mehr Energie. Wo soll man sie hernehmen, eigentlich nur von seiner Gesundheit, von anderen nehmen, jemanden betrügen, dadurch mehr Energie zu bekommen und bis zur Grenze dieses gewissen Raums zu kommen? Die Psychologie des Menschen erlaubt es nicht, das alles zu erfassen und zu ordnen. Daraus folgt, dass nicht alle im Leben steuern können. Sie können nicht und sind nicht fähig, zu sehen und zu wissen, schon gar nicht nicht nur ihre Räume zu ordnen, ganz zu schweigen von Räumen und Aufgaben anderer Menschen darin. Sie selbst müssen innerlich ständig lernen und wachsen. Dadurch kann ein Problem entstehen, welches komplett die innere und äußere Welt des Menschen verschlingt, und innerlich einige Bedenken zum Vorschein bringt. Und das ist wiederum keine einfache Sache, wenn der Mensch unter ständiger Anspannung steht. Er verliert kolossale innere Kräfte, unklar wann und wodurch sie kommen und ihn auffüllen werden.

Die andere Situation ist nicht einfacher, wenn der Mensch gar nichts hat, aber innerlich schwappen seine Gedanken über seinen äußeren Raum hinaus. Aus so einem Menschen kann sich ein Mensch bilden, der mit allem unzufrieden ist, alles kritisiert, sagt, dass alles schlecht ist, obwohl es äußerlich gar nicht so ist. Solche Menschen sind Revolutionären ähnlich, sie haben nichts zu verlieren, manchmal haben sie keine Vorstellung von ihrer Heimat, ihrem Volk, ihrem Glauben. Das Ziel wird um jeden Preis erreicht, und was man ihnen auch sagt, sie werden niemals damit einverstanden sein, und nicht, weil es gut oder schlecht ist, gerade das ist unwichtig, wichtig sind nur ihre Ziele und Aufgaben, ihre Überzeugungen und der Eigensinn. Warum, werden Sie fragen, vielleicht macht es Sinn zu sprechen und zu überzeugen, zu erzählen und irgendwelche Beispiele zu bringen? Wissen Sie, die Antwort liegt in einer anderen Ebene – in der Energie des Menschen, er ist mit seinem Leben unzufrieden, seinen Energieüberschuss nutzt er zur Betrachtung der Energien und Räume anderer Menschen, unabhängig von allen Umständen. Das ist nicht mal er selbst, sondern seine Energie wirbelt seinen Verstand auf, sein Bewusstsein, und richtet ihn als eine Waffe dorthin, wo die Menschen in Ruhe leben und das Leben friedlich verläuft.

Das muss man alles wissen, um im Leben zu bestehen und im Reichtum, der sich mit nichts zufrieden gibt und in der Armut, die gefährlich und grausam ist. Der Mensch muss in Hülle und Fülle leben, und dafür hat er alles in der Welt, und ordnet seinen inneren Raum und den Rum um sich herum durch seine innere Welt, die mit Freude erfüllt ist, Verständnis und Liebe, von den Grundlagen des Lebens nicht abweichend, wer auch immer wohin rufen möge und was auch immer er gezeigt bekommt.

Es kann nichts Schöneres geben, als das, was in Ihrem Inneren ist, nichts, was es nicht in Ihrer Seele gibt. Ihre Seele eröffnet Ihnen das, was Sie brauchen, Hauptsache Sie werden in der Lage sein, mit Ihrem Bewusstsein das alles richtig in den Griff zu bekommen auf dem richtigen Niveau. Hier sind einige Anzeichen, die Sie auf Ihrem Weg unbedingt kennen sollten. Wir kommen bald zu dem direkten Weg zu dem Zuhause des Menschen und das ist sehr gut. Zu Gast ist es schön, aber Zuhause ist es immer besser. Bis zum nächsten Mal.

20.10.2012

Erzählung des Philosophen

Bei dem heutigen Treffen fahre ich fort mit meiner Geschichte, sie wird uns auf den Weg nach Hause führen, an den Ort, an dem wir geboren sind, wo unser Zuhause ist, das Glück, Freude und wo es uns gut geht, wo es uns immer hinzieht, man möchte dort sein und sich mit dem auffüllen, was drum herum ist. Für uns alle sind unsere Lieblingsorte – unser Zuhause. Und solange wir nach Hause gehen, betrachten wir das, was uns diesem Geburtsort näher bringt. Aber bevor wir unser Gespräch über den Weg des Menschen beginnen, überlasse ich das Wort dem Forscher des Lebens, er würde uns gern vieles erzählen, was wir meist nicht sehen, aber wissen könnten.

Der Forscher. Unser Gespräch wird die Folge des Übergangs des gewissen Weges, den viele von Ihnen gegangen sind, um zum Hafen zu gelangen oder zu dem gewissen Spiegel, oder zu einer gewissen Illusion im Leben, dass angeblich alles gut ist, aber im Inneren des Menschen ist es aus irgendeinem Grund leer. Aber es scheint doch alles gut zu sein? Ja, alles gut. Aber etwas fehlt. Was fehlt, seien Sie genauer? Ich weiß nicht, da es leer ist. Wo ist es leer, im Inneren? Das sind die Zeichen des äußeren Wohlstandes und inneren Leere. Das ist wirklich sehr gefährlich, da es anders sein sollte. Innere Erfülltheit öffnet jedem Menschen eine ganze, ich wiederhole, eine ganze Welt der Freude und Wärme. Wenn der Mensch innerlich mit Freude erfüllt ist, ist er bereit, seine Freude auch anderen zu schenken. *Freude — ist immer eine positive und in allen Situationen helfende Lebensenergie.* Und die Lebensenergie - ist die Manifestation des Menschen selbst. Nun würde ich gern kurz eine Formel anbringen, die mehr einem gewöhnlichen und einfachen Beispiel ähnlich sieht. Man muss dieses Beispiel nicht unbedingt von der Seite der Heilungspraxis betrachten, offensichtlich ist es am besten, es in der Ebene des Verständnisses des Gesagten und Gesehenen drum herum zu betrachten.

Erstens. Entstehende Probleme, die zusammenhängen mit Erkältungen der oberen Atemwege, führen oft zu Belastungen des Immunsystems und auch des gesamten Körpers. Und im größeren Sinne belasten sie auch den Magen-Darm-Trakt, die Flora, den Säure-Basen-Haushalt, weiterhin den Urogenitalbereich, wodurch sie den Weg für andere, nicht immer schnell vorübergehende Krankheiten, eröffnen. Und um z.B. eine lang anhaltende Krankheit zu heilen, die bereits in eine chronische Form übergegangen ist, muss man etappenweise, nachdem man ihren Weg von oben nach unten erforscht hat, das selbe machen – die Krankheit in Form von Infektionen und Entzündungen der oberen Atemwege umwandeln: Nase, Hals, Bronchen; die Richtige Funktion des Magen-Darm-Traktes einstellen durch Methoden der Prophylaxis, und damit die Ursache im Urogenitalbereich beseitigen. Wenn der menschliche Körper von einer Krankheit befallen ist, hat er großen Stress, der die Gesundheit des Menschen sowie seinen psychologischen Zustand und Aufgaben im Leben stark zurück wirft. Daran muss man unbedingt immer denken. Man darf seiner Gesundheit gegenüber nicht sorglos sein, denn das ist das wichtigste, was Sie im Leben haben, in Ihrem Inneren, für die Erfüllung der Aufgaben, die Sie für sich im Leben bestimmt haben.

Zweitens. Viele sagen, dass der Körper des Menschen – sein Bewusstsein ist. Ich stimme dem zu und füge hinzu, den Gedanken fortsetzend. Natürlich sind der Körper des Menschen, seine physischen Zellen – auch das Bewusstsein des Menschen. Dadurch nimmt der Mensch und sein Bewusstsein in den ersten Etappen seinen Körper und alle Zellen des physischen Körpers gleich wahr, d.h. bei der Entstehung irgendeinen Problems im Inneren des Menschen, und äußerlich ist dieses Problem nicht immer sichtbar. Sprich, das Bewusstsein unterscheidet die Zellen nicht in gute und böse. Wie doch alles ähnlich ist. Die Menschen nehmen auch meist im Prinzip andere Menschen wie sich selbst wahr, ruhig und positiv, ohne um sich Angst zu haben oder ein Gefühl der Bedrohung. Das ist doch natürlich für jeden Menschen. Das Bewusstsein sendet gleiche Impulse sowohl den gesunden Zellen als auch den kranken. Den Unterschied sieht man später und wird alarmiert. Offensichtlich ist das das Wertvolle einer frühen Diagnose: sie kann frühe, noch nicht begonnene Probleme aufzeigen. Aber wichtig ist nicht mal das, sondern, dass das Bewusstsein es nicht sieht oder besser gesagt, diesen Zustand seiner inneren Norm vergessen hat. Und wie ist sie, die Norm des Menschen? Sehr einfach – nicht krank zu sein. Warum ist sie so wichtig? Weil sie die wahren Gründe der Ereignisse aufdeckt.

Mit anderen Worten ist die Welt ohne Krankheiten – eine ganz andere Welt, als wir sie jetzt sehen und fühlen. Damit es Krankheiten gibt, ist eine menschliche Basis nötig – das ist die Energie der Menschen und ihr Bewusstsein, und das wichtigste – ihr innerer Raum. Ohne diese Bedingungen und die unbewusste Beteiligung des Menschen wird es das nicht geben. Die Krankheit kann sich nirgendwo entwickeln. Und sie kann es auch nicht. Von ihrer Natur aus ist sie nicht fähig, es zu tun. Das sind ganz andere Programme als in unserem menschlichen Bewusstsein. Ihre Aufgabe ist es nicht nur in unseren Körper zu gelangen, sondern auch unsere Aufgaben zu erschweren oder sie aufzuhalten. Das ist meist genug, um den Menschen von seinem Weg abzubringen. Wenn diese beiden Teile mehr oder weniger klar sind, bin ich bereit, Ihnen beim nächsten Mal den Rest zu erzählen.

Bis zum nächsten Mal.

25.10.2012

Erzählung des Philosophen

Bei dem heutigen Treffen setzen wir unser Gespräch fort mit dem Forscher des Lebens, er wird uns erzählen, was er uns letztes Mal erzählen wollte.

Der Forscher. Wir führen unseren Plausch fort. Bei der Fortsetzung des dritten Teils kommen wir zum Ganzen, indem wir ihn von verschiedenen Seiten greifen. Über das Ganze. Nehmen wir die Regeneration der Schilddrüse nach einer operativen Entfernung, wo es keine Engen gibt, gibt es keine Teile. Und was gibt es? Es gibt einen Raum, der wie geschlossen ist im Inneren des menschlichen Körpers. Auf der ersten Etappe der Regeneration bei der Analyse auf Schilddrüsenhormone, gibt es die Hormone, die nur die Schilddrüse im Körper produziert, die Hormone, die Iod produzieren. Noch mehr, in bester Norm. Aber die Methode der Ultraschalldiagnose zeigt sofort, dass es keine Drüsen im Körper gibt. Was passiert, denn die Analysen auf Hormone haben die Norm angezeigt? Sie sind bei der Diagnostik empfindlicher als Ultraschall. Kommen wir zurück zum Raum der Schilddrüse. Unser Impuls, der aus dem Inneren unserer Welt in die innere Welt des Menschen kommt, hat diesen Raum geöffnet, in den noch viele leere, unaufgefüllte Zellen rein gekommen sind. Warum sind sie leer, haben sie keine Hülle oder Inhalt, oder vielleicht keine Information? Das gibt es alles, außer der Energie, die nicht nur alle Zellen einschließt, sondern auch das Organ, indem sie es in den ganzen Körper einführt, indem sie es mit dem Bereich des Bewusstseins des Menschen selbst verbindet. Sobald der Impuls in bestimmte Zellen eintritt, schaltet er den Mechanismus der Produktion der Energie in diesen Zellen durch seine Energie ein. Das ist wohl der Grund, warum man das Innere nicht verwechseln kann, ob du dem Menschen wirklich geholfen hast oder nicht. Darum ist es wohl auch sehr schwierig die Unwahrheit zu sagen, man hat ein Gewissen, es ist sogar unmöglich sie zu sagen, mehr noch, es ist sehr schwer dieser Unwahrheit nahe zu kommen.

Wir kommen zu noch einem Beispiel, wie besprochen, und danach kommen wir wieder zum Anfang. Nun, die Krankheit der Schilddrüse: das Entstehen einer kleinen Zyste, die Beispiele können unterschiedlich sein, wie Sie verstehen. Wie kommt es, woher kommt sie überhaupt im Körper? Erinnern wir uns an den Anfang unseres Gesprächs. Im Inneren des Raums der Schilddrüse gibt es eine horizontale Linie, die in diesem Raum die Energie eröffnet. Der Mensch wurde im Leben zerrupft, so kommt es vor und diese Energie hat sich geöffnet, nachdem sie ins Wanken gebracht wurde. In diesen Raum und Energie sind gewöhnliche Körperzellen gelangt mit der Information und Energie mit einem fremdartigen Programm, mit einem Negativ. Wissen Sie, manchmal ist es schwer die richtigen und nötigen Worte zu finden, um das Thema einfach und klar zu erklären. Woher sind diese Zellen also gekommen? Das sind Zellen unseres Körpers, die gerade für den Aufbau und Ersatz von alten Zellen in unserem Körper unterwegs waren. In unserem Inneren findet ständig eine Erneuerung statt. Und das kann aufhalten oder genauer gesagt wirkt es sich direkt auf Stress aus sowie Krankheiten, Entzündungen, Müdigkeit, negativen psychischen Zustand und vieles mehr. All diese Symptome und Umstände wirken sich direkt auf die physischen Zellen aus, mehr noch, sie klammern sich an die Information der Zellen unseres Körpers mit ihrer Information. Im Inneren ist also der offene Raum des Körpers und der Organe, er zieht diese Zellen in diesen Raum und sie stellen sich vertikal auf, heben den Raums dieses Organs immer höher und höher und dadurch rücken sie die Räume der anderen Organe von ihren Plätzen und das ist nicht sehr gut, wie Sie verstehen.

Und zweitens. Die Eröffnung des Raums dieses Organs und die Auffüllung mit ungeformten, deformierten Zellen, geben dem Problem, der Krankheit die Möglichkeit, sich zu entwickeln. So gelangt die Krankheit hinein. Damit es geschieht, ist es notwendig, dass das Bewusstsein des Menschen nicht wach ist, sondern schläft, was auch so passiert. Die Krankheit kann nicht nur sich selbst nicht entwickeln, sondern auch nicht von selbst auftauchen. Sie existiert im Raum des Menschen und seines Bewusstseins, mehr gibt es von ihr nicht, wie sie auch sein mag. Wir selbst unterstützen sie, provozieren sie und ziehen sie an. Mehr noch, schauen Sie selbst, unser Bewusstsein ist impulsiv, offenbar unterscheidet es nicht gesunde und kranke Zellen, sie sind für ihn alle gleich. Und das besagt, dass wir es nicht sehen. Und warum? Na weil unser Bewusstsein schläft. D.h. große Mengen von Wissen gehen verloren oder jemand verbirgt sie vor uns. Anders kann man es nicht erklären.

Drittens. Prozess der Heilung. Kann man denn eine Krankheit entfernen, umformen aus dem Organ im Körper? Ja man kann. Und die Krankheit ist dann weg? Ja weg. Aber der Raum mit den Zellen, über den ich gesprochen habe, ist da. Dann stellt sich heraus, dass ein neues Problem auftreten kann? Ja, vielleicht können statt der Zyste Knoten auftreten – jetzt ist unwichtig, welche Krankheiten genau es sind. Sie sind überhaupt nicht das wichtigste, wie Sie verstanden haben – wichtig ist das Verständnis des Menschen, Ihr Verständnis. Wenn Sie Wissen in Ihrem Inneren eröffnen, und Wissen – ist Licht, und Licht – ist Energie der Seele, sind Sie beschützt. Sind Sie schon müde, das Thema ist nicht einfach? Dann weiter. Was sind das für Zellen? Leere, aber auf den Körper und die Organe einwirkende. Ist diese Energie denn in ihnen? Ja, in diesem Beispiel – die Energie der Krankheit. Im Beispiel der Regeneration – die Energie der Seele des Menschen. Weiterhin, wenn man so einen Raum und solche Zellen hat, und zwischen ihnen in der Mitte sind besondere Zellen, d.h. es sind Zellen von genau diesem Raum, aus ihnen schaffen wir die Kontur der Schilddrüse bei der Regeneration, und wenn wir durch sie gehen, differenzieren sich die hohlen Zellen in Drüsenzellen und füllen sich bereits mit der Energie der Zellen der Kontur der Organe, mit ihrer Energie des ganzen Körpers, - das ist der Schlüssel zur Regeneration. Und der innere Impuls, den Sie dem anderen Menschen geben, in dem Ihre Energie ist – das ist auch ein Schlüssel zu allem, zur Erschließung des Raums des Organs und des Körpers des Menschen.

Nun über die Entfernung der hohlen Zellen aus dem Raum des Organs bei der Krankheit, wenn die Krankheit nicht mehr da ist. In diesem Fall ist die Krankheit eine Verzerrung, das andere – was den Parametern des Körpers und Bewusstseins des Menschen und seiner Norm nicht entspricht. Überall gibt es besondere Zellen. In diesen Zellen sind diese hohlen Zellen. Nun genauer. Erinnern Sie sich an die Analysen der Hormone der Schilddrüse, die in Ordnung waren, aber die Schilddrüse gibt es noch nicht? Warum ist es so? Alles nur, weil im Inneren dieser besonderen Zellen eine große Anzahl an leeren, noch nicht aufgefüllten Zellen ist, aber es gibt sie bereits und die Laboranalysen zeigen die Normwerte. Weiter. Hohle Zellen, Krankheit, schlechte Werte und warum? Alles wegen diesen hohlen Zellen, ihre Anzahl wächst, und die Krankheit wächst, die Werte verschlechtern sich. In diesen Zellen ist andere Information, aber bereits über die Krankheit. Immunschwäche – dort sind besondere Zellen, die mit hohlen Zellen infiziert sind, die ständig im Inneren dieser Zellen wachsen. D.h. im Inneren einer Zelle sind hundert kranke, und diese Zelle ist von riesiger Energie umgeben. Was ist dann in den Zellen des Tumors, auch hohle, noch nicht ganz wiedergeborene Zellen, aber es gibt eine riesige Informationszahl von ihnen auf diesem kleinen Raum? Das ist schon Pathologie. Was ist der Körper des Menschen? Das sind klare Formen und die Wechselwirkung des Raums und der Zellen darin. Was ist ein Tumor? Ein kleiner, winziger Raum und ein riesiges, verzerrtes Konglomerat von ungeordneter Zellmasse. Welchen Menschen gelingt alles im Leben, bei wem ist alles normal und gut? Bei denen, die in ihrem Inneren und um sich herum alles ordnen können. Sie müssen nur über die gesagten Worte nachdenken, und alles wird auf seinen Platz rücken. Besondere Zellen sind genau die, die den Rahmen des Körpers und der Organe ganz halten.

Die Bereiche des Bewusstseins, die mit dem Licht der Seele erfüllt sind, d.h. mit Wissen, geben dem Menschen die Möglichkeit, sich der ganzen Welt gegenüber zu öffnen, in seinem Inneren die Welt um ihn herum zu öffnen, die Welt der Menschen, die Welt und den Raum Gottes. Jeder hat seinen Weg, jeder muss ihn selbst finden und öffnen. Und schlussendlich: bei der Regeneration hat das Drüsengewebe im Inneren der Zellen einen Energieraum, dessen Formen durch besondere Zellen des Körpers gefestigt sind. Jedes Organ hat seinen Raum und seine Energie, die mit der allgemeinen Energie des Bewusstseins des Menschen verbunden ist. Deshalb gibt es auf dieser Etappe auch Unterschiede: das sind die Zellen der Leber, der Milz, der Nieren, die Zellen der Schilddrüse.

Damit beende ich unser Treffen. Wenn noch Fragen auftauchen, treffen wir uns noch und besprechen diese.

27.10.2012

Erzählung des Philosophen

Bei dem heutigen Treffen setzen wir unser Gespräch fort über den Forscher des Lebens.

Der Forscher. Die Kommunikation von Menschen untereinander und die Schaffung solcher Bedingungen, bei denen die Menschen kommunizieren können, ist in Wirklichkeit die größte und wertvollste Errungenschaft der Menschheit. Wenn die Menschen kommunizieren, machen sie in ihrem Inneren alle Eröffnungen für alle Menschen. Nur bei dieser Kommunikation von Menschen miteinander tritt der Sinn des Lebens in den Vordergrund, der den Menschen den Weg der weiteren Entwicklung eröffnet. Deshalb ist unsere Kommunikation miteinander das Wertvollste für mich, und ich hoffe, Sie verstehen nun warum.

So wie jeder von Ihnen eröffne auch ich in meinem Inneren das für mich notwendige Wissen, das mir die ganze Welt von Innen zeigt und das ganze Leben des Menschen, seine Wünsche und Bedürfnisse, die Welt wahren Lichts und Liebe, und am wichtigsten, das sind keine allgemeinen Worte, hinter denen nichts steckt, sondern unsere tatsächliche menschliche Welt. Es ist kein Geheimnis, dass nicht alle Leute mit Energie anstecken, nicht alle Leute den Weg eröffnen. Es ist kein Geheimnis, dass die gewöhnlichsten Leute, Sie und ich, wenn wir miteinander kommunizieren, gerade dann das für alle notwendige Ergebnis bekommen – das Verständnis der Welt und des Lebens, das Führen der Prozesse der Welt und der Menschen, die es in Wirklichkeit gibt, gab und immer geben wird. Das Bewusstsein des Menschen schläft meist bei dem Menschen selbst. Davon kommen die größten Probleme. Aber es erwacht, wie die Praxis im Leben zeigt, viele wollen es, aber nicht alle wissen, wozu sie es brauchen. Ihre Psyche ist nicht bereit mit so einer Energie fertig zu werden, es gelingt nicht, sie für persönlichen und materiellen Wohlstand einzusetzen, aber nicht alle wissen es, obwohl es sie nicht von der großen menschlichen Verantwortung für sich und alle anderen befreit. Deshalb, wenn Sie das eine für sich wünschen, vergessen Sie nicht das andere für alle Menschen.

In meinen Worten gibt es keine Geheimnisse, der Sinn ist klar und deutlich, vor allem dann, wenn man selbst anfängt, alles genau zu begutachten, zu tun, zu analysieren, zu fühlen und zu verstehen. Viele sind nur auf die Energie des Menschen gerichtet, nicht im Sinne der Hilfe für Menschen, sondern im Sinne sie einem bestimmten Menschen wegzunehmen, davon erhoffen sie sich selbst besser zu leben. Aber alles hat sein natürliches Ende, wie in der Natur: das Efeu z.B. versucht immer zu Leben durch das Korn des Weizens. Und es scheint, als ob dem Efeu alles gelingt und ihm nichts dafür geschieht. Aber es kommt ein Tag, wenn der Mensch reif ist, vieles deutet darauf hin, das Korn schöpft an Kraft und Energie in dieser Zeit, und der Mensch schöpft auch seine Kraft, das Wissen und die Kommunikation untereinander, mit dem ganzen Bereich der Menschen. Das gereifte Korn – ist Brot, die Nahrung des Menschen und der ganzen Welt, das ist seine Kraft, und das Wissen ist auch Kraft des Menschen, das ihm Lebensenergie gibt, die dem Efeu widerstehen kann, es gibt sehr viel Efeu, es ist immer und überall. Aber die Erkenntnis des Menschen – genau das ist im Inneren das gereifte Korn des Wissens, aus dem sich anderes Wissen eröffnen wird, in anderen Bereichen des Lebens und der Welt der Menschen. Und der Mensch kann und benutzt es auch zum Wohle aller Menschen und sich selbst. Der Efeu verbrennt sinnlos, was im Leben auch geschieht. Die ganze ausgedachte Wichtigkeit verschwindet in einem Augenblick, wie auch die Fähigkeit dem Menschen seine Energie heimlich zu klauen und ihn zu belügen. Der aufgeweckte und erleuchtete Mensch kann bestimmte, innere Formen bei allen Organen und jeder Zelle im Inneren des Menschen sehen. Und das ist für die Menschen sehr wichtig: normale, natürliche Formen zu sehen, die in jedem Menschen durch reine Energie und den Geist von oben hereingelegt wurden, die für jeden von uns durch Gott aufgezeichnet wurden. Und wer auch immer etwas darüber sagen mag, dass er wichtiger und sogar näher ist zu dem, wer da irgendwo bei ihnen ist.

Unser Menschliches ist immer in uns, und am wichtigsten, Sie wissen ja, dass es uns nicht wichtig ist, wer, wo und was wichtiger ist, denn wir sind für die Welt und für das Leben. Was kann wichtiger und essentieller sein als das alles? Warum dich an etwas fest krallen, was dir nicht gehört? Was kann wichtiger sein als deine Fähigkeit und dein Wissen über das Erschaffen? Die Fähigkeit zu sehen und Gutes für die Menschen schaffen. Deshalb bin ich Ihnen Menschen sehr dankbar dafür, dass es Sie gibt, dass wir miteinander kommunizieren, niemanden stören, wir auch in Wirklichkeit niemanden stören, selbst das Efeu hat großes Interesse an uns. Obwohl wir es im Leben gar nicht brauchen. Denn wir sind für das Leben und sie sind Parasiten – sie sind für den ständigen Konsum, ohne ihre Lebenskräfte einzusetzen. Nur aufgrund unserer menschlichen Ressource. Deshalb können sie ohne uns nicht überleben, aber wir können ohne sie. Wir haben im Inneren eine Energie von oben, sie haben keine und werden auch keine haben, aufgrund ihrer Bildung in einer anderen Welt, die sich von unserer komplett unterscheidet. Es gibt natürlich Unterschiede, sie sind nicht nur auf der Oberfläche, sie liegen darauf ganz oben. Würden wir nur aufwachen. Jemand könnte denken, dass es eine Massenrevolution ist, es ist in seiner Natur natürlich nicht so. Die Revolution, wie sie auch sein möge - ist reine Provokation. Alles geschieht im Inneren des Menschen, in seiner inneren Welt, dann beginnt der Mensch das alles zu sehen, was außen und im Inneren von allen ist. Worin liegt das Geheimnis unseres Lebens? In der inneren Welt, in der geistigen Bildung. Wer widerspricht dem? Natürlich der Efeu. Obwohl er selbst noch nicht ganz versteht, dass er ohne die Ähre des Weizens nicht existieren kann. Die ganze Idee –liegt im Weizen, im Brot, aber ich hoffe, dass auch diese Frage mit der Zeit für alle klar wird, vielleicht ist es noch nicht Zeit, obwohl alle Zeichen in der Welt sind, dass genau jetzt Zeit ist, nach so langer Zeit ist es da.

Und zum Schluss. In unserem Körper gibt es Gestalten und Formen jeder Organe, die Gestalt und Form des ganzen Körpers. Auf ihn haben natürlich unsere Gedanken, Handlungen, Ideen und Aufgaben direkten Einfluss. Kennen Sie Ihre Gedanken und verstehen Sie Ihre Ziele, Aufgaben, für was Sie sie brauchen und am wichtigsten - wozu. Sind es Ihre Gedanken oder fremde? Lassen Sie sich nicht auf sprachliche Provokation ein, seien Sie fähig, das und darauf zu hören, was Ihnen gesagt wird. Seien Sie in der Lage, dies zu entschlüsseln, eilen Sie nicht, alles zu tun und zu befolgen, schauen Sie Ihre Seele an und hören Sie auf diese, ob ein inneres Ungleichgewicht vorliegt. Leben Sie in Harmonie mit sich selbst, der Welt und den Menschen, reden Sie mit dem Gott in Ihrer Seele, erhalten Sie innere, natürliche Formen im Inneren Ihres Körpers und Ihres Lebens, das sind psychologische Formen und diese sind Gesundheit, Verstand und Langlebigkeit. Eignen Sie sich von anderen keine Tricks und Haken an. Das verschlechtert nur Ihren Zustand, es verbessert ihn nicht. Leben Sie mit denen, die Sie lieben, die nahe sind, da dies die Gestalt Ihres Körpers in Ihrem Inneren ist, in Ihren Chromosomen, das ist Ihre Energie und Kraft. Lieben Sie Ihre Erde und alle Menschen auf Ihrer Erde, da dies Ihre vereinte Familie ist. Seien Sie gesund und munter in Ihrem Bewusstsein, lassen Sie in Ihr Inneres und in Ihre Welt keine verzerrten Formen hinein.

Bis zum nächsten Mal. Danke. Seien Sie selbstbewusst und ruhig, Sie sind nicht allein, da Sie in Ihrem Inneren alles dazu haben.

01.11.2012

KAPITEL 12
Erzählung des Philosophen

Auf dem heutigen Treffen setzen wir unsere Geschichte fort über den Weg des Menschen nach Hause und in dessen Fortsetzung – unser Gespräch mit dem Forscher des Lebens.

Der Forscher. Wir sind komplett zum direkten Weg gekommen, der zum Zuhause des Menschen führt. Und in der Ferne sieht man schon die Gestalt des Menschen selbst – das ist seine innere Gestalt, seine innere Welt, eine Welt, die mit Gedanken und Handlungen des Menschen erfüllt ist, eine Welt der Energie und neuer Erfolge, Entdeckungen, Kreativitäten, nützlicher und wohltuender Arbeit für den Menschen. Dort gehen wir nicht hin, diese Welt gibt es schon immer, aber wir vergessen sie: durch unsere Faulheit oder irgendwelche wichtigen Dinge, die uns von unserem Zuhause entfernen. Nicht alle verstehen und nicht gleich, dass der Mensch nichts Wertvolleres auf der Welt hat als seine innere Welt. Aber aus irgendeinem Grund ist es schwer es zu verstehen und zu hören, die Jagd nach dem Äußeren, angeblich Schönem und Gesundem, das man jetzt und ständig braucht, lockt den Menschen immer weiter von sich fort, wo er nicht nur sich selbst verliert, sondern auch am wichtigsten seine menschliche Natur, den Sinn, bei der Jagd nach dem Geist des Lebens, den es nicht gibt.

Die innere Welt und die Ruhe darin, eine gewisse Gemächlichkeit des Lebens – ist das Pfand des Erfolges der Entwicklung des Menschen und des Verständnisses des Lebens des Menschen selbst und der ihn umgebenden Menschen. Die innere Welt ist die Grundlage des Lebens, das heißt sie fordert besondere Aufmerksamkeit und bestimmte Prinzipien, die sich nicht beim Einfluss der Umstände und verschiedener Gründe verändern, die von verschiedenen Menschen ausgehen, die die Tatsache mancher kurzer und instabiler Ereignisse nicht feststellen, sondern das wahre Bild der Welt und aller Menschen spiegeln und entwickeln. Der Ausdruck seiner Gedanken ist richtig und korrekt, ohne Täuschung und Verzerrung – das ist der erste Schritt zu seiner Spiritualität, da nur Sie in Ihrem Inneren in Ihre Welt eintreten und dies wahrnehmen. Es wird schwer für Sie sein, etwas in Ihrem Leben schlecht zu machen und das heißt, es wird nicht möglich sein dadurch das Leben anderer Menschen schlecht oder negativ zu beeinflussen. Sie haben richtig gehört, das ist genau so, wenn Sie selbst gut leben, dann können die Leute um Sie herum gar nicht schlecht leben.

Haben Sie in Ihrem Leben folgende Ereignisse bemerkt: sobald bei Ihnen alles gut geht und alles klappt, fängt auch bei anderen Menschen alles an gut zu laufen? Oder wenn es bei anderen gut läuft, kommt auch zu Ihnen gleich oder nach einiger Zeit eine gewisse Hilfe und Norm des Lebens. Diese Wechselbeziehung lässt sich immer und überall beobachten. Die Energie der Menschen, die mit Positivem aufgeladen ist, wenn sie auch noch verbunden ist mit einem gemeinsamen Gedanken, erschafft Wunder, einen Durchbruch in den Ereignissen, sie werden besser, d.h. auch interessanter, und da wo Interesse ist, geht es den Menschen wirklich gut. Und im Guten lässt es sich besser leben als im Schlechten. Deshalb ist der Prozess der Heilung in Wirklichkeit — eine Übereinstimmung über die gemeinsame Sache, die Bewegung zum gesetzten Ziel, in diesem Sinne bleibt eine gewisse Krankheit allein mit sich selbst und die Menschen vereinen sich und gehen zum gemeinsamen Nenner, bei dem es einzeln manchmal nicht genug Kraft, Zeit und notwendige Energie gibt. Das ist das Ergebnis und ohne dies kann keine Sache vorwärts gehen, wie auch die Genesung und die Gesundheit.

Zwei Menschen bekommen gleich Anteile aus ihrer Abmachung sowie ihr Interesse. Einer bekommt die Norm der Gesundheit, die er aus irgendwelchen Gründen verloren hat, der andere ein positives Ergebnis, was sehr wichtig ist – es ist die Gesundheit des anderen Menschen. Wenn man andere Prinzipien in dieses Schema einschließt, können Sie selbst sehen, was daraus wird. Aber verstehen Sie mich an dieser Etappe richtig: die Schemata aus dem Leben der Menschen sind echt. Das gemeinsame Ziel, wenn es gemeinsam ist, ist beim ersten – die Gesundheit zurück zu bekommen, bei dem anderen – Geld für die Gesundheit des ersten zu verdienen. Es sieht so aus, dass der erste eh Probleme hat, Kummer, er ist krank und der zweite bittet für seine Hilfe ihn um Geld für die Heilung, ohne zu verstehen, dass er um einen Teil des Kummers bittet. Der erste gibt das Geld und Geld – ist Energie, von der er eh zu wenig hat. Wie wäre er denn krank geworden, wenn er zu der Zeit genug Energie gehabt hätte? Gar nicht. Das ist der Punkt, der Mangel und die Unterschlagung, die exorbitant und wahrscheinlich falsch ist, haben genau zu diesem Energieverlust geführt, was wiederum der Auslöser und erste Schritt zu der Krankheit des Menschen war. So haben nun zwei Menschen je einen Teil des Kummers erhalten: der eine – Geld, der andere – den Verlust seiner inneren Energie durch äußeres Geld. Jetzt achten Sie sehr genau auf das, was ich Ihnen gerade gesagt habe – in den Vordergrund ist für Sie alle unbemerkt das Geld getreten. Ich möchte Sie nicht zu etwas aufrufen. Ein einfacher Fakt: Geld, aber es gibt keine Freude. Die Hausaufgabe wird sehr einfach sein. Im ersten Beispiel hatte ich sowohl Freude als auch ein Ergebnis und einen gesunden Menschen. Im zweiten Beispiel haben Sie selbst alles gesehen und gehört, einige von Ihnen können es machen und machen es offensichtlich: sie erfreuen sich an nichts. Schaffen Sie Ihre eigene Variante, es geht gar nicht um die Praxis, man heilt die Leute im Krankenhaus und nicht Zuhause, gehen Sie in Ihrem Bewusstsein diesen Weg der Gesundung des Menschen und des Erhaltens des notwendigen Ergebnisses, wo alle sich über so ein Ereignis freuen und wirklich zufrieden sind.

Ich danke Ihnen. Wir sind schon sehr nah an unser Zuhause gekommen, da wir angefangen haben darüber nachzudenken, was es im Leben wirklich gibt. Das gibt es im Leben und überall, seien es Ärzte, das Krankenhaus, es muss die Einstellung, das Verständnis und Motiv dessen geben, was die einen und die anderen bekommen wollen. Gesundheit und das Ergebnis – gleicht der Freude, ist das eine. Krankheit und das Unwissen, wie man heilt, weilt es nicht interessiert – ist das andere. Es gibt auch andere Möglichkeiten und ich denke, im Leben gibt es sehr viele von ihnen.
Bis bald.
07.11.2012

Erzählung des Philosophen

Bei dem heutigen Treffen setzen wir unseren Weg zum Zuhause des Menschen fort. Wir hören uns die Fortsetzung der Auslegung der Sicht auf das Leben des Forschers des Lebens an.

Der Forscher. Offensichtlich hat es sich so ergeben, dass Sie ausgerechnet mit mir das Zuhause des Menschen erreichen werden, Ihr Zuhause, die Freunde. Letztes Mal habe ich Ihnen von der Heilung erzählt, und in Wirklichkeit von den Beziehungen der

Menschen zueinander. Die Grundlage dieser Beziehungen und Ereignisse ist das Gesetz des Maßes, ein Gesetz, das das Geschehen erklärt. Denn um krank zu werden, muss sich der Mensch im Leben verheddert haben, etwas sehr stark wollen, was er im Leben eigentlich gar nicht braucht. Aber der Mensch selbst hat es verstanden, aber nicht komplett realisiert, hat auf niemanden gehört, auch nicht auf sich selbst, und ist auf diese Weise auf seine Illusionen hereingefallen, dabei hat er viel von seiner inneren Energie für das aufgebraucht, was er gar nicht braucht. Und am wichtigsten ist, er hat gar nicht erst darüber nachgedacht, dass seine Energie nicht zu ihm zurückkehren wird. Und so ist der Tag gekommen, an dem der Mensch das langersehnte und nicht gebrauchte Ergebnis bekommen hat, seine Energie verloren hat und seine Lektion in Form einer Krankheit bekommen hat. Man möchte nicht über das Traurige sprechen. Im Leben und in der Welt ist alles in Wirklichkeit offen, alles in Sichtweite. Man braucht es bloß zu nehmen und für sein Wohl und das der anderen Menschen zu nutzen. Aber anscheinend ist es so für viele Menschen uninteressant, aber das ist schon eine andere Geschichte. Das Interesse des Menschen im Leben – ist Freude. Und das Interesse der Freude – ist das Leben. Wenn diese beiden Begriffe unzertrennbar sind, ist das Leben Freude, und die Freude ist das Leben, genau dann geschieht alles. Ohne das ist es sehr schwer. Anscheinend ist es so.

Bei der Fortsetzung unseres Gespräches ist es nun Zeit Bilanz und die notwendigen Schlüsse zu ziehen. Sie sind nicht schwer und wie früher bereits gesagt, liegen sie an der Oberfläche. Für manche werden diese Themen interessant sein, für manche nicht, für manche wird alles klar sein und für manche, egal an welcher Stelle des Buches, wird alles wie ein Rätsel sein. Ich habe nicht einfach so angefangen, ausgerechnet darüber zu sprechen. Vielleicht haben Sie noch nie darüber nachgedacht, es gibt sehr viele Bücher, aber jedes hat seinen Sinn, wir werden nicht davon sprechen, wovon sie handeln, wir sprechen über ihren Sinn. Es gibt ihn sogar dort, wo wir glauben, dass es keinen gibt. Überall dort, wo der Gedanke die Worte des Menschen berührt hat, überall gibt es eine gewisse Energie, die auf das Motiv und die Aufgaben hinweist sowie auch auf die Ziele jeder beliebigen Arbeit. Es gibt viele Wege im Leben, viele Menschen, jeder wählt einen Weg seinen Bedürfnissen entsprechend, nach seiner seelischen Entwicklung und dem Potential. Es ist Zeit die einfachsten Worte im Leben zu sagen. Wir fangen bei einem bestimmten Weg an, bei dem wir uns von der Seite betrachten. Kommen Sie.

Die Vergangenheit des Menschen, in der er gesund und froh ist – ist das eine, abwechslungsreiche Ereignisse, in die der Mensch selbst eintritt oder die er selbst erschafft – ist etwas ganz anderes. Diese Ereignisse können nicht so gut sein, wenn der Mensch mit seiner inneren Energie in die Gegenwart und die Zukunft eintritt und sich immer in der Gegenwart befindet, zieht der Mensch in ihnen gedanklich den Raum durch das Falten vieler informativer Ereignisse in gewisse Punkte, dabei zerdrückt er die Zeit und die Ereignisse selbst, die er nicht durchlebt hat. Er ist einfach an ihnen vorbei gegangen und hat sie nicht beachtet. So ist es oft, es gibt immer Hinweise, aber man muss sie auch beachten. Hinter dem Mensch liegt nun eine riesige Informationswelle, in dessen Innerem sich die notwendige Information für den Menschen befindet, sowie auch Treffen unterschiedlicher Natur mit verschiedenen Menschen, die aus unterschiedlichen Gründen nicht stattgefunden haben. Der Mensch ist nicht reicher geworden durch die Kommunikation und das Wissen mit den Menschen und hat es nicht einmal verstanden. Mit anderen Worten hat der Mensch riesige Mengen von innerer Energie verbraucht oder verloren, die er braucht. Anscheinend muss ein Beispiel zur Verdeutlichung gebracht werden.

Ein uns sehr gut bekanntes Beispiel. Nahe Verwandte haben sich zerstritten. Sie haben noch etwas miteinander zu tun, aber sie sind sich nicht mehr so nahe, wie es in der Kindheit war, als sie nichts geteilt haben, aber jetzt teilen sie. Das ist meine Familie, und das ist meine. Meins ist besser, nein meins, du weißt es nicht, du hast Probleme, ich habe keine usw. Wie kann man diese Welle überwinden? Denn der Verlust von Energie ist Verlust der Gesundheit. Und für diese Welle war eine riesige Menge von Energie nötig. Wie kann man in seinem Inneren zu sich selbst kommen, damit ein notwendiger Dialog entsteht, sowohl ein äußerer als auch ein innerer, damit diese Welle absinkt und der Mensch seine Energie wiedererlangt? Wohin gehen wir? Nach rechts. Das ist eine Behandlung, Medizin, der Körper, das ist natürlich Gesundheit. Kann es uns bei einem Problem helfen, das bei einem Menschen entstanden ist, denn er hat eine innere Disbalance der Gedanken und der Energie, dann ist es auf den Körper übergegangen, ist es so? Was soll man machen? Vielleicht soll man sich erinnern, wie man in der Jugend war, gesund war in seinem Bewusstsein, dann kommt die Erleichterung und damit auch die Gesundheit? Es kann auch so sein: der Mensch wird sich in seinem Bewusstsein an sich selbst erinnern, in seinem Gedächtnis, und das Gedächtnis – ist auch ein Raum, in dem es die notwendige Energie gibt, und er wird gesund. Obwohl grundsätzlich wird es in so einem Fall nur für eine gewisse Zeit sein. Aber das ist auch eine Möglichkeit. Vielleicht sollten wir nach links gehen? Das ist natürlich alles bedingt, links, rechts — ich denke, Sie verstehen. Und was ist dort? Dort ist die Rettung, denn das sind Technologien, die unter anderem lehren und heilen. Das ist toll, jetzt kann man alles analysieren und gesund werden. So geht es natürlich. Und natürlich kann man gesund werden. Für das Studium der Technologien verbraucht der Mensch oft so viel Energie, dass es den Verlust der Energie während der Krankheit übersteigt. Ich hätte gern, dass jeder von Ihnen über diese Worte nachdenkt. Je näher am Zuhause des Menschen, umso einfacher und klarer. Die Menschen verbrauchen oft riesige Mengen ihrer Energie und Zeit bei dem Studium der Technologien. Offensichtlich ist das richtig. Dafür treffe ich, der Forscher des Lebens, mich mit Ihnen, um Ihnen einen sehr einfachen Schlüssel zu geben, den Schlüssel zur Tür des Verständnisses. Lassen Sie uns diese Tür zusammen öffnen. Es ist nichts Besonderes dabei. Wir öffnen, okay? In diesem Zimmer gibt es gewöhnliche und ungewöhnliche Technologien des Lebens des Menschen, man braucht für sie nicht viel Energie zu verbrauchen, da sie für die Hilfe der Menschen erschaffen wurden, damit der Mensch bewusst analysieren und sehen kann, sowie auch fühlen, die Richtung und den Raum drum herum, in dem er lebt und wohin er geht, und am wichtigsten, wie er lebt. Noch mal für Ihr und mein Verständnis. Eine Krankheit – ist der Verlust von Lebensenergie, und das Leben – ist Freude. Das heißt am Anfang steht der Verlust der Lebensfreude. Danach kommt die Krankheit von selbst, niemand hat sie gerufen, da im Inneren des Menschen Platz frei geworden ist, weil die Freude weg ist. Das andere ist an diese Stelle getreten und will aus irgendeinem Grund nicht weg gehen, anscheinend hat der Mensch keine Freude im Leben. Bei dem Studium der Technologien, wie sie auch sein mögen, unter anderem die Technologien der Rettung des Menschen selbst, ohne den Schlüssel des Verständnisses zu haben und kolossale Energie bei dem Studium zu verbrauchen, wovon unterscheidet es sich von einer Krankheit? Dabei ist der Verlust der Zeit kolossal. Vielleicht stimmt etwas nicht? Vielleicht ist alles in der Nähe, Sie haben die vorgeschlagenen Technologien im Leben der Menschen verstanden und Ihre Energie in Ihr Leben und das von anderen investiert, und haben alle zusammen Freude erworben? Und die Lebensfreude - ist die Energie im Inneren des Menschen. Im Leben bekommen wir oft sehr gute und angeblich profitable Möglichkeiten geboten, und sie alle sind für uns Menschen. Aber schlussendlich erfreut sich kaum jemand an ihnen. Warum geschieht so etwas? Vielleicht fressen diese tollen, ihnen gebotenen Möglichkeiten unsere innere Energie auf und wir sehen es einfach nicht mit unseren Augen und hören es nicht – wir sind gewohnt zu vertrauen. Wenn wir die Technologien in unserem Leben benutzen, die wir für das Verständnis von dem allen brauchen, was um uns herum und in unserem Raum ist, benutzen wir unsere Energie nach der Bestimmung, wie wir es brauchen. Die entstandene Welle sinkt auf null ab, die Ereignisse wenden sich, die Energie kommt zu uns, die wir brauchen, wir verstehen das Leben und führen unseren Dialog und Kommunikation mit allen nur aus der Position des Lebens, treffen uns mit jedem, der mit uns über die Entwicklung des Lebens sprechen möchte. Es entsteht echtes Interesse zu den Menschen, der Welt, zu Gott, zum Leben und den Energien, die es in der Welt und in der Seele des Menschen gibt. Ein sehr einfacher Schlüssel, mit dem so eine komplizierte Tür geöffnet wurde, unser Weg des Verstehens dieser schweren Technologien ist aufgezeigt, wie uns schien, manchmal sogar unzugänglichen für unser Bewusstsein, aber sobald wir anfingen, sie zu verstehen, hat sich alles geöffnet. Sind nicht hineingegangen mit der inneren Energie, indem sie in die Technologien selbst gesteckt wurde, ohne selbst zu wissen wofür, wurden selbst in dieser Zeit lahmgelegt, danach gehofft, dass diese Technologien uns unbedingt ohne unsere Beteiligung helfen. Und wir werden warten, wenn sie selbst anfangen zu arbeiten. Und wenn wir nicht warten, dann arbeiten sie nicht und helfen uns nicht. Wie sollen sie dem Menschen helfen, wenn er nichts Gescheites gemacht hat? Blick von der Seite. Hat seine Energie ins Innere der Technologien der Hilfe für Menschen gegeben, die ihre eigene heilende Energie haben, und wartet: wann kommt denn endlich das Ergebnis? Welches Ergebnis, der Wiederkehr Ihrer Energie aus den Technologien, wo Sie immer noch nicht verstanden haben, wofür Sie sie brauchen?

Die Wechselwirkung der Energie des Menschen und der Energie der Technologie der Rettung führt zu einem Ergebnis mit dem Zeichen «Plus». Und das ist das wichtigste. Sie wollen ja zusammen das Ergebnis erreichen oder nur für sich allein ein Ergebnis? Man muss vieles aufdröseln und verstehen, wozu Sie das alles im Leben brauchen. Für mich zum Beispiel sind unsere Treffen und offenbarte Technologien der Hilfe eine Erfüllung und Orientierung von kolossalem Wissen. Und Wissen ist für mich – geistiges Wachstum des Menschen, Wachstum der Persönlichkeit. Deshalb, wenn wir das Wissen eröffnen, unter anderem durch Technologien der Hilfe für Menschen, bekomme ich positive Energie durch mein geistiges Wachstum. Dadurch lebe ich, darin liegt meine Freude, Freude für die Gesundheit und das Wissen anderer Menschen. Damit eröffnet sich meine Liebe zum Menschen, und Liebe – ist die direkte Verbindung zu Gott – dem Schöpfer. Derjenige, der Menschen liebt, befindet sich im Raum von Gott selbst, in dem Gott ständig geistig wächst, indem er für alle das Wissen der Entwicklung der Welt eröffnet.

Vielen Dank für unsere Unterhaltung. Bis zum nächsten Mal.

16.11.2012

Erzählung des Philosophen

Bei dem heutigen Treffen fahren wir fort mit der Kommunikation mit dem Forscher des Lebens des Menschen. Anscheinend wird genau er uns nach Hause führen, zu dem Ort, zu dem inneren Bild, von dem viele sich in ihrem Leben entfernt haben und immer noch durch die Welt irren in der Hoffnung sich zu finden. Zu Beginn unseres Gespräches eröffne ich Ihnen einen Code der Ereignisse, die nicht ich führe, sondern der Forscher, und überall wohin Sie schauen bin ich – der Philosoph, aber den Schlüssel zum Verständnis des Weges zum Zuhause des Menschen hat der Forscher. Und er erzählt, gibt verschiedene Beispiele, damit wir losgehen und uns uns selbst nähern, unserer inneren Welt. Der Forscher leistet kolossale Arbeit, die wir noch nicht in vollem Maße wertschätzen können. So passiert es im Leben mit jedem von uns oft. Ich sage Ihnen das, damit Sie selbst den Sinn des Lebens vom einleitenden Wort unterscheiden können. Die, die im Leben wirklich erschaffen und aufbauen, erzählen vieles nicht, sie erfreuen sich in ihrem Inneren dadurch, dass sie ein Ergebnis bekommen haben, indem sie anderen geholfen haben. Und die, die das nicht tun können, so zu erschaffen, oder sie wollen es nicht, die reden sehr viel darüber. Das gibt es, dass das Interesse zu denen größer ist, die viel darüber reden, aber es selbst nicht tun. Viele beten sie an. Und anscheinend sollte es so sein, wie soll man sonst alles lernen, bevor man nicht verstanden hat, dass es alles nicht so ist. Viele sind auch nicht bereit, das Gesagte zu hören. Als Fortsetzung meiner Worte übergebe ich deshalb das Wort an den Forscher. Wir hören ihm zu und ziehen bestimmte Schlüsse, aus meiner Sicht eröffnet er alles sehr interessant über das Leben, er ruft zu nichts auf und zwingt, über sein eigenes Leben nachzudenken. Nun das Wort an den Forscher.

Der Forscher. Bei der Fortsetzung unseres Gesprächs über den Weg des Menschen sind wir schon nah an dem Zuhause, das viele von Ihnen noch in der Kindheit verlassen haben und immer noch nicht wissen, wie man dorthin zurück kehrt. Wenn man die Kommunikation von Kindern und Erwachsenen betrachtet, ertappt man sich bei einem Gedanken: Kinder bitten Erwachsene immer darum, auf ihr Leben aufmerksam zu werden, auf die Natur, die Tiere, einfach zusammen zu sein, zu reden, zu spielen und spazieren zu gehen. Die Erwachsenen lehnen ihre Bitten und Anfragen oft ab, weil sie wohl wichtigere Sachen zu tun haben. In Wirklichkeit denken viele gar nicht über die Worte der Kinder nach. Was kann wichtiger sein als Kinder oder Kommunikation, Welt, Freundschaft, Natur und Tiere? Denn das alles umgibt uns, erfüllt uns, war und ist immer da, das ist das, was wir alle brauchen. Wir deklarieren es manchmal selbst, um damit zu beginnen. Aber man braucht eine logische Brücke – ein Argument. Aber es kommt einfach nicht und das heißt, es gibt auch keinen Übergang. Kinder brauchen ihn gar nicht, sie leben einfach darin, denn das ist die Welt und das Leben des Menschen. Erwachsene grenzen sich ab von Kindern, oft ohne es zu verstehen, auch von der Welt und dem Leben, ohne zu verstehen, dass sie damit ihrer inneren Welt und ihrer Logik widersprechen. Also was soll man tun? Anscheinend muss man in Harmonie mit der Welt und seiner Seele leben.

Was ist die Gesundheit des Menschen? Das ist kein Komplex des ein oder anderen, das ist keine Einstellung und keine Norm von etwas, das ist die Harmonie der Seele, des Körpers und der Welt des Menschen. Ein Mensch, der in Harmonie mit der Natur lebt, - ist ein gesunder Mensch. Ist das denn so schwer zu verstehen? Das ist das Einfachste. Die Gesundheit — ist die Fülle der menschlichen Beziehungen mit seiner umgebenden Welt. Je enger er mit der Natur um ihn herum verbunden ist, desto weiter ist sein innerer Blick auf die Welt, desto klarer und umfangreicher ist sein Leben.

Wozu braucht der Mensch seine Gesundheit? Um durch die Freude der Kommunikation mit der Natur selbst die Welt Gottes zu erfahren, in der der Mensch lebt.

Was ist die Freude im und um den Menschen herum? Das ist die direkte Verbindung mit Gott.

Was kann die Freude des Menschen ersetzen, die feste Verbindung zu Gott in eine effektivere? Nichts. Es gibt nichts, was Gott ersetzen könnte. Die Menschen selbst können das Verständnis der Verbindung des Menschen mit Gott in ein anderes ersetzen. Sie können die Natur und die Welt nicht ändern, aber das Verständnis austauschen, manchmal geschieht das auch. Der Mensch kann sich einem solchen Einfluss hingeben und eine Abhängigkeit entwickeln, Schmerz, Leiden, Depressionen und die für ihn wichtige Verbindung in seinem Inneren verlieren, für eine gewisse Zeit. Menschen können nicht in Lüge und Täuschung leben, sie werden versuchen davon wegzukommen, um in ihrem Inneren auf ihren Weg zurück zu kehren, der zu Gott führt.

Was ist für den Menschen Gott, die Welt und die Natur drum herum? Seine inneren Gefühle und Orientierung auf dem Weg der Entwicklung des Lebens und der Schöpfung.

Und was ist die Schöpfung? Das ist die Kreativität für alle Menschen, ja für Menschen. Kreativität sind in erster Linie - Bilder. Und der, der in Bildern denkt, geistig, psychologisch und physisch, hat schon direkt über Gott die Fähigkeit erlangt zu denken, zu schöpfen und die Menschen zu vereinen. Was tun einige Menschen? Sie grenzen die Kreativität der Menschen ein, versuchen aus ganzer Kraft die bildhafte Vorstellung und Denkvermögen des Menschen zu vernichten. Anscheinend brauchen sie es für etwas. Darum sind die meisten Menschen in der Welt, falls Sie es schon mal bemerkt haben, gegen bestimmte Entscheidungen und Gesetze, die auch von Menschen getroffen werden. Obwohl es so merkwürdige Entscheidungen gibt, dass es unmöglich ist, sie in den Kopf zu kriegen, man fragt sich sogar, ob die Menschen sie wirklich getroffen haben. Offensichtlich wird die Zeit alle an seinen rechten Platz rücken, alles, da auf der Welt so viel gemacht und geschrieben ist und aufbewahrt wird, dass es Zeit ist für die Menschen – das alles zu sehen und zu wissen, dass es vieles gibt von dem, was über den Rahmen des gewohnten Lebens hinausgeht. Dann wird verständlich sein, was viele Entscheidungen bedeuten, die von Minderheiten getroffen werden. Das Leben lehrt uns alle, die Fächer sind unterschiedlich, aber der Sinn und die Prüfungen sind bei allen gleich. Deshalb leben wir – und werden sehen.

Schränken Sie sich nicht ein, interessieren Sie sich für das Leben, und in Ihrem Leben für die Natur des Menschen.

Bis zu neuen Treffen.

02.01.2013

Erzählung des Philosophen

Bei dem heutigen Treffen setzen wir unser Gespräch fort darüber, wie wir alle zusammen zu unserem Zuhause kommen werden, dem Zuhause des Menschen, aus dem wir fortgegangen sind, vieles gesehen haben, viel gelernt haben und vieles von dem, was wir brauchen, wie es sich gezeigt hat, verlernt haben. Jetzt erinnern wir uns an vieles und wundern uns, das haben wir irgendwo schon gesehen und gewusst, dass es ein Ausweg aus der Situation ist, die es jetzt gibt, denn es ist alles so einfach. Das alles versteht man, wenn im Leben eine für den Menschen notwendige Zeit auftaucht. Wir sind fast neben dem Zuhause, und wenn unsere Kommunikation weiter geht, dann bin ich mir sicher, dass sie ganz anders sein wird, wird in einem anderen Format dargelegt und erzählt, gezeigt und gesehen, wird für uns alle anders eröffnet sein.

Um uns herum gibt es ein sehr starkes und festes Informationsfeld, in dem es alles gibt, d.h. es gibt alles und über alle. Die Quelle dieses Feldes sind die Menschen selbst, sie produzieren in ihrem Inneren Energie, eine gedankliche, in ihrer Kraft kolossale Energie. Und das Feld wächst und vergrößert sich ständig. Jeder Nutzer dieser inneren Information sucht für sich Hinweise, Hilfe oder Antworten in seinem Leben. Der Mensch, der die Quelle ist, eröffnet für sich eine riesige, globale Welt der Information. Er wundert und erfreut sich dem, was sich im Inneren seiner Welt eröffnet. Freut sich über die bekommenen Antworten und hofft, diesen Kontakt immer zu haben. Je mehr Energie der Mensch in seinem Inneren produziert, desto mehr Möglichkeiten hat er, die notwendige und umfassende Information über die Welt des Menschen zu eröffnen, desto breiter ist sein Gedankenraum, das, womit er in seinem Leben lebt. Wenn der Mensch seine Gedanken für eine Sekunde abschaltet, dringende Dinge verschiebt, wird er die für ihn notwendige Energie der Welt um ihn herum und in seinem Inneren spüren, die ihn von außen erfüllt. Mal erfüllt der Mensch selbst die Welt um ihn herum, mal erfüllt die ganze Welt den Körper und Raum des Menschen. Die Entwicklung des Menschen spielt manchmal ein sehr interessantes Spiel mit ihm. Um etwas zu haben, muss man von seiner inneren Energie mehr geben, unter der Bedingung, dass diese Energie von höchster Qualität sein wird. Dann verwirklichst du deinen Traum. Und wenn die Energie nicht so stark ist, wie sie sein sollte, erfüllt sich der Traum auch nur zur Hälfte. Hier kommt die Frage auf: wie soll man leben? Man soll in Frieden und Harmonie mit allen Menschen leben. Die Harmonie eröffnet einen Weg der Hilfe für Menschen, wofür die Menschen dem Menschen danken, schenken ihm seine innere Energie, was wiederum die Möglichkeit gibt, dass der Mensch selbst die inneren Pläne zur Erschließung des notwendigen Wissens realisieren kann. Die Welt des Menschen gibt unter allen Menschen die Möglichkeit, mit diesem Wissen des Lebens mit den Menschen weiterzugehen und eine neue und riesige Welt zu eröffnen.

Die Möglichkeiten des Menschen sind unbegrenzt, solange er selbst oder seine Vertrauten ihm diese nicht begrenzt haben, nicht nur mit Worten, sondern auch mit ihren Handlungen. Manchmal helfen die Menschen selbst damit, dass sie den Mensch nicht daran hindern, sich weiterhin zu irren, in der Illusion zu leben und sich selbst weiter in die Ecke zu drängen. Es gibt wirklich nicht sehr einfache Situationen, wenn der Mensch von seiner Illusion weg geht und die verlorene Zeit aufholen möchte und will das durch den Menschen tun, der ihm geholfen hat, sich von seiner Illusion zu entfernen. Das Prinzip des Pendels, d.h. alles war gut, aber nichts hat sich geändert, und jetzt hat er verstanden, dass nicht alles so gut und rosig ist und, dass man beschleunigen muss. Anfangs, als man es hätte machen müssen, aber nicht gemacht hat, und wenn man es machen muss, läuft man sehr schnell weg, vergisst, das Verständliche wahrzumachen. So ein Weg ist sehr gefährlich, ein Mittelweg – jeden Tag ein bisschen zu machen – wählen nicht alle aus. Das ist gleich alles viel verlockender. Obwohl bei diesem Ansatz es unmöglich ist, alle Etappen der Entwicklung zu sehen, und ohne sie wird der Wunsch oder Traum des Menschen nicht wahr werden. Es hat sich als unmöglich herausgestellt, etwas zu kaufen, ohne Geld verdient zu haben, und man kann und soll es durch Arbeit verdienen. In unserer Zeit denken viele aus irgendeinem Grund, dass dies in sehr kurzer Zeit möglich ist, ohne viel Zeit für Arbeit aufzuwenden. So etwas gibt es nicht und wenn doch, dann ist dies eine parallele Illusion unseres Raums an unser Bewusstsein – eine Belohnung für die aufgewendete Zeit und eine enorme Freisetzung innerer Energie. Aber da es in keiner Weise bewiesen ist, fängt das alles nach einiger Zeit an zu verschwinden wie ein Traum, dem es nicht bestimmt ist, wahr zu werden. Und schließlich reflektiert und verstärkt unser dichter Raum unsere Gedanken um ein Vielfaches. Deshalb, denken Sie positiv – das ist der einfachste und effektivste Schlüssel zum Zuhause des Menschen. Und da es so einen Schlüssel gibt, wird auch bald unsere Tür des Zuhauses der Menschen in Erscheinung treten. Offensichtlich sind wir auf dem richtigen Weg. Bis zum nächsten Mal.

Jemand hat nach den Krankheiten gefragt, wo sie herkommen. Es gibt und gab viele Versionen. Aber da jeder von Ihnen nun einen Schlüssel von seinem Zuhause hat, heißt es, dass die Antwort kommen wird oder schon da ist, woher sie kommen, warum sie den Menschen nicht verlassen, warum sie sich verstärken und vermehren, warum sie den Menschen erschrecken und ob sie ihn wirklich quälen oder nicht. Der Schlüssel in Ihren Händen ist sehr wertvoll, verlieren Sie ihn nicht. Unser Bewusstsein ist in diesem Fall ein ungewöhnlicher Verstärker dessen, was wir für uns oder andere Menschen wollen. Es verstärkt sich und kehrt zu uns zurück, sammelt sich an und wartet auf seine Stunde. Und wenn diese kommt, dann zeigt es sich dem Menschen und lernt ihn sehr eng kennen, verbringt sehr viel Zeit mit dem Menschen und manchmal auch das ganze Leben. Entweder lässt der Mensch sich nicht los oder es lässt den Menschen selbst nicht los. Manchmal ist es für den Menschen sehr schwer damit zu leben, was in ihm drin ist, worüber er so lange nachgedacht hat, und das, was nach seinen Gedanken und Überlegungen gekommen ist und sich mit ihm eingelebt hat, und mit sich alle restlichen Menschen ersetzt hat, vor allem die engsten, die aus irgendeinem Grund für den Menschen nun am fremdesten geworden sind. Darum, wie es sich herausgestellt hat, gibt es im Leben alles, und auch für so etwas gibt es im Leben des Menschen einen Platz, und das alles hat sich der Mensch selbst ausgesucht. Wir werden jetzt nicht über die Gründe sprechen, wenn es Zeit ist – kommen wir auch zu ihnen.

Bis zum nächsten Mal.

05.02.2013

Geschichte des Forschers des Lebens des Menschen

Bei dem heutigen Treffen setze ich meine Geschichte fort über mein inneres Streben und Bewegung zum Zuhause des Menschen. Das Zuhause des Menschen und der Mensch selbst sind auf eine gewisse Weise eine bestimmte innere Struktur, man kann sie als Spiegel bezeichnen, da die Welt des Menschen – sein Zuhause ist, ein bestimmter Gang des Lebens, der für den Menschen gewohnt ist, - stellt die Spiegelung der Gedanken dar. Und was sind die Gedanken des Menschen in diesem Fall? Das ist eine bestimmte Energie, die die ganze Welt reflektiert und in ihr Inneres lässt, sowie alle Ereignisse, alle Menschen oder selektiv empfangende Energie oder umgekehrt, lässt bestimmte Momente im Leben des Menschen nicht in sich hinein. Also was wird die Einstellung des Menschen darstellen, wenn man es mit einfachen Worten sagt? Die innere Einstellung – sind die Veränderungen des inneren Spiegels. Das, was sich im Inneren des Menschen spiegelt, gefällt dem Menschen selbst, es interessiert ihn und der Mensch erlaubt diesem nicht nur zu sein, sondern unterstützt auch dessen Erscheinen in seinem Leben. Deshalb ist der Traum des Menschen, der sich noch nicht erfüllt hat – der innere Weg des menschlichen «ich» zum Spiegel im Inneren, d.h. der Weg des Menschen, der sinnvolle Weg zu seiner inneren, ungewöhnlichen Energie.

Ich habe Ihnen schon von dem Spiegel am Rande des gewissen Abgrundes erzählt, hinter dem gewissen Weg der Menschen. Sie verstehen nur nicht, dass dieser Spiegel das Negative ist. Das ist gar nicht so. Denn der beschriebene Spiegel hat dem Menschen geholfen, einiges zu sehen und zu verstehen, die richtige Entscheidung zu treffen und neue Kräfte zu schöpfen und ungewöhnliche Energie zu tanken, einen riesigen inneren Weg zu gehen, um vieles zu erkennen und zu sich selbst zu finden, zu seinem Zuhause. Denn, wie schon erwähnt, das sind auch Spiegel in Ihrem Leben. Vieles vergessen wir, vieles wissen wir nicht und sehen wir nicht. Aber unabhängig von dem allem, es ist so, wie es schon war.

Das Buch und unsere Treffen sind auch bestimmte Spiegel dessen, was und wie wir in unserem Leben klären können. Wir sind alle so verschieden, aber wir alle haben Berührungspunkte durch welche wir etwas für uns klären wollen, wenn wir mit diesen in Berührungen kommen, so wie die anderen Menschen auch. Und wir klären es auch, was wunderlich ist. Es ist unklar, woher neue und starke Energie kommt, die uns soweit erfüllt, dass wir den weiteren Weg sehen können und noch wichtiger ist, wir können diesem folgen und tun es auch. Wer auch immer was sagen möge, aber es ist sehr schwer das innere Gefühl irgendwie zu stören.

Der Spiegel im Buch ist nicht nur ein Wort, sondern auch der Sinn darin, und wie und durch wen es geöffnet wird. Die Spiegel sind sowohl der Philosoph, wie auch der Forscher des Lebens des Menschen, durch sie und mit ihrer Hilfe strömt ein enormer Datenfluss des Wissens. So kommt es, dass die Veränderung der Parameter des Raums zu bestimmten Ergebnissen führt.

Beispiele. An mich als Forscher hat sich eine Frau gewandt mit einer schlechten Gesundheit. Sie hat gesagt: «In meinem Körper ist nicht alles gut, ich bin krank, und ich spüre es irgendwie, ich weiß, wann es wehtun wird und sogar womit es zusammenhängt. Sie können mir irgendwie helfen, da ich meine Gesundung irgendwie mit dem Kontakt zu Ihnen verbinde». Die Antwort des Forschers des Lebens: «Ja, natürlich, ich versuche, Ihren Zustand während unseres Gespräches oder danach in Ordnung zu bringen». Nach einiger Zeit ist der Mensch komplett gesund geworden. Schema des Gesprächs: «Mein innerer Spiegel bekommt keine äußere Energie, bitte richten sie ihn wenigstens etwas mehr in meine Richtung. Ich fühle mich gerade sehr schlecht. Ich werde behandelt, aber nichts passiert». Antwort: «Ich bin bereit Ihnen zu helfen und den äußeren Spiegel in Ihre Richtung zu drehen, und ich sehe, dass Ihre Energie sehr verbraucht ist».

Wir kommen ständig mit der Lebensenergie des Menschen in Berührung. Und dessen Verlust oder Verringerung führen zu unvorhersehbaren Resultaten. Der Mensch wird nicht krank – eine Energie, die Einstellung und der Mensch selbst. Und wenn er doch krank wird, egal womit – ist es ein anderer Mensch, eine andere Energie und andere Einstellung. Wir kommen mit Ihnen bereits zu der Frage, dass wenn Sie heilen, dann womit, und wie es Ihnen gelingt. Und zu einer anderen Frage. Wenn es eine riesige Energie gäbe, genauer gesagt, der Zugang um sich mit ihr zu verbinden, die Grenzen unseres Bewusstseins und Welt drum herum würden sich stark vergrößern und es gibt keinen Zweifel daran. Man braucht eine riesige Energiequelle, eine davon – der innere Spiegel des Menschen, der über enorme Kraft verfügt. Wasser, Meer, Fluss, Ozean – eine kolossale Energiequelle, die die Prozesse im Weltraum widerspiegelt und in der ganzen Welt. Das ist eine riesige spiegel-energetische Einrichtung. Das Informationsfeld um uns herum – ist ein Hohlspiegel, der über kolossale Energie verfügt. Warum ist er hohl? Weil die Geschwindigkeit der Gewinnung und Weitergabe der Information unterschiedlich ist. D.h. man kann die Zukunft, Gegenwart und Vergangenheit unterschiedlich sehen und mit unterschiedlichen prozentualen Verhältnissen. Die Materialien und die Erde selbst – sind ein riesiger Spiegel mit eigenem Bewusstsein und eigener Energie. Vielleicht ist es deshalb für verschiedene Menschen an unterschiedlichen Orten komfortabel.

Die Theorie darüber, dass das Leben an einem Ort entstanden ist, hält keiner Kritik stand, da die Menschen innerlich und äußerlich verschieden sind. Ihre Gene, und ich denke, dass dies noch weiterhin erschlossen wird, werden uns erzählen, dass es Völker gibt, die nur im Süden leben und welche, die nur im Norden leben. Ist eine Umsiedlung möglich? Ja, aber es wird sehr schädlich für ihre Gesundheit sein, sowie für ihre Psyche, Körper, Zellen und Nachkommen. Und wenn es so ist, dann ist die Frage über jetzige Kriege immer offen. Ländern bekriegen sich untereinander, wir werden keine Gründe nennen, auch nicht die gewichtigen. Wir reden über den Kernpunkt – es gibt die stärksten Waffen, aber niemandem ist es gelungen, sich etwas Fremdes für immer unter den Nagel zu reißen. Die Zeit vergeht und alles geht wieder an seinen Platz. Was ist der Grund? Etwa die innere Welt des Menschen, seinem Kern und seinen Genen, seiner Veranlagung? Es wird für einen südlichen Menschen nicht schön sein, im Norden zu leben bei Minusgraden, mit dicker Kleidung und ganz anderer Nahrung. Alle diese inneren Spiegel, Zellen, Gene können bei richtiger Betrachtung uns vieles verraten darüber, dass es sehr unpraktisch ist, einen Krieg anzufangen. Man kann also noch über den Sinn dieser Spiegel sprechen, da die Geschichten darüber sehr interessant sind. Bis zum nächsten Mal.
09.02.2013

Geschichte des Forschers des Lebens des Menschen

Liebe Freunde, wir kommen immer näher zum Zuhause des Menschen, unserem Zuhause.

Was wollen wir darin sehen? Wahrscheinlich all das, was in uns selbst ist, da das, was im Inneren jedes Menschen ist, das Zuhause von allen und jedem ist, das Zuhause, in dem wir alle leben, das Zuhause, aus dem viele von uns weggehen und den Weg nach Hause das ganze Leben lang gehen, davon träumen dorthin zurückzukehren, viele kehren zurück, und viele gehen immer noch umher, ohne sich und die Menschen zu kennen und zu verstehen und ihr Zuhause zu sehen – das Zuhause des Menschen. Äußerlich lebt man unterschiedlich, angeblich sehr gut oder sehr schlecht oder reich, aber in Wahrheit unglücklich, da es keine Ruhe und Wärme der vertrauten inneren Welt gibt – des Zuhauses des Menschen.

Vorher haben wir über die Gene des Menschen gesprochen, haben gesagt, dass Vieles in letzter Zeit durch wissenschaftlichen Fortschritt eröffnet wird, durch instrumentale Methoden und Forschungen. Aber unsere Sichtweise ist doch eine ganz andere – die Sicht des Forschers und Philosophen auf das Leben des Menschen. Und wenn es so ist, und es ist genau so, und unsere Sicht auf viele Dinge ist philosophisch, dann können wir sagen, dass Gene bestimmte Schichten darstellen und jede dieser Schichten kann viel erzählen. Eine der Schichten – ist die Karte der Welt, der Ort, an dem der Mensch geboren wurde mit einem vollständigen Satz von Bindungen zu den Bedingungen der Natur des Menschen selbst. Im Inneren des Menschen gibt es eine bestimmte Energie und sogar Kraft, die sich nur an dem Ort öffnen kann, wo der Mensch innerlich geboren wurde, woher seine ganzen Vorfahren entspringen. Gewohnheiten, Charakter, Sichtweisen auf das Leben von Beginn an, schon lange vor der Geburt des Kindes, werden eingelegt und aufgezeichnet, erfüllen den Menschen mit dem Geist von oben, der Zugehörigkeit zu dieser Erde, Natur, Luft und der Schönheit drum herum. Wo auch immer der Mensch sein möge, wo er auch immer wohnen möge, wohin ihn das Leben führen möge, der Mensch wird innerlich zu den Orten hingezogen, wo sein innerer Platz ist, dahin, wo es für ihn komfortabel und gut ist. Wer auch immer was tun möge, wie auch immer den Menschen überreden möge und anziehende Bedingungen schaffen möge, wird der Mensch trotzdem zu sich nach Hause streben, zu seinem Land, obwohl er vieles noch nicht gleich verstanden hat. Deshalb nimmt in den Genen des Menschen, in seinen Chromosomen einen wichtigen und großen Teil der Information die Karte ein, wenn man so sagen kann, die Karte der Welt des Menschen, der Ort seiner inneren Zugehörigkeit, und erst dann – die Besonderheit, seine physischen Parameter.

Natürlich kam einiges dazu bei der Vermischung der Völker und Rassen, man kann sagen es hat sich verzweigt im Körper und im inneren Teil des Menschen. Aber die Grundlage seiner Geburt – seine Erde, Natur, Klima, eingelegte Besonderheiten, die gerade Linie - bleibt dieselbe, obwohl sie damit kämpft, was in sie hineingebracht wurde. Gerade der innere Kampf schwächt den Körper des Menschen, nicht die äußeren Bedingungen, sondern der innere Kampf. Deshalb muss man allem gegenüber vorsichtig und aufmerksam sein. Die Facetten der Persönlichkeit, der Charakter, Besonderheiten und die Veranlagung können diese Facetten psychologisch beeinflussen, ihre Höhen schwächen oder sogar auslöschen.

Lassen Sie uns unsere Seele betrachten, denn das ist das Licht. Was kann noch einfacher und verständlicher sein?! Aber wenn man dieses Licht nicht sieht und nicht fühlt, ist es sehr schwer nach Hause zu gehen, sehr schwer und unklar, wohin und mit wem zu gehen, mit wem man seinen Weg teilen kann. Anscheinend ist die Aufgabe des Menschen – sein Licht zu finden und sich vollständig damit zu vereinen. Wir haben mal über den Spiegel im Inneren des Menschen gesprochen, betrachten Sie das Ganze von einer anderen Seite und richten Sie das Licht auf diese Spiegel. Sie werden sich und andere Menschen immer sehen. Die Spiegel hüten das Licht Ihrer Seele und tragen dazu bei, dass Sie immer jung und gesund bleiben. Sie werden die ganze innere Welt sehen können und das Licht in Ihrem Inneren besitzen. Sie werden in der Lage sein, das Licht auf Ihre Gene zu richten und zu sehen, wer Sie sind, wozu Sie hier sind und mit wem. Die Hauptsache ist – Sie werden in der Lage sein. Wenn Sie in die andere Richtung des Zuhauses und des Lichts gehen, werden Sie verlieren und Ihr physisches Leben verkürzen, verschiedene Verfinsterungen werden Probleme in der Gesundheit und den Ereignissen verursachen und nichts anderes. Sie haben ja auch selbst gemerkt, dass dort wo bei Ihnen eine Verfinsterung auftritt, dort tut es auch weh, dort wird durch die Methode der instrumentalen Diagnostik die Ursache festgestellt, die für Ihre Schmerzen sorgt.

Meine Freunde, das alles ist Philosophie, nicht mehr. Natürlich gibt es in ihr ein Wissenskorn, das aber nicht sehr groß ist, und jeder hat sein eigenes Korn, aus dem bei Richtigem Verständnis eine sehr interessante und nützliche Ernte kommen kann – das Ergebnis. Ich denke, dass jeder selbst sein Wissenskorn und seinen weiteren Entwicklungsweg festlegt. Deshalb gehen Sie allen Büchern philosophisch entgegen, ruhig und vernünftig, man braucht niemandem etwas zu beweisen, bei unseren Treffen gibt es für jeden genug von den Wissenskörnern, Hauptsache der Mensch selbst verändert sich nicht und verleugnet nicht sich selbst sowie die offensichtlichen Dinge. Bei dieser positiven Welle würde ich gern Schluss machen. Wir haben keinerlei Ausbildung mit Ihnen, da Sie und ich, wie schon früher erwähnt, gleichzeitig lernen, wir treffen uns und eröffnen das für unsere Seelen notwendige Wissen.

Bis zum nächsten Mal.

24.02.2013

Geschichte des Forschers des Lebens des Menschen

Bei dem heutigen Treffen setzen wir unser Gespräch fort über den Weg des Menschen zu seinem Zuhause.

Das ist nur eine von Tausend Richtungen zum Zuhause des Menschen, ich selbst kenne viele praktische Wege zur Findung dieses Weges, seiner Folgung, Bestimmung und des Lebens des Menschen in Harmonie mit seiner Seele. Ich habe den ausgesucht, von dem ich Ihnen erzähle. Dieser Weg ist nicht sehr einfach, aber er hat mir sehr gefallen, ich selbst gehe ihn zum ersten Mal während meiner ganzen Lebenszeit. Ich gehe natürlich zusammen mit Ihnen, und ich finde es sehr interessant mit Ihnen allen. Danke Ihnen, dass Sie einverstanden waren, vor allem, dass Sie mit sich selbst einverstanden waren, zu sich nach Hause zu gehen. Während unseres Weges sind viele interessante, ungewöhnliche und gewöhnliche Fragen aufgekommen. Wir haben diese zusammen besprochen und haben, sowohl für uns als auch generell für die Zukunft, einfache Lösungen und Antworten gefunden. Ihnen folgt auch jeder von uns in seinem Leben. Manchmal gibt es im Leben viele verschiedene und wichtige Fragen im Leben. Und es gibt auch viele verschiedene Antwortmöglichkeiten. Manchmal muss man lange warten – das ist normal. Da nach einiger, üblicherweise langer Zeit so eine Situation aufkommt, die dem Menschen das Verständnis gibt, dass die Stunde gekommen ist und er zu seiner vorher betrachteten Idee zurückkehren muss, die er bis dahin nicht ins Leben rufen konnte. Zu dieser Zeit sind auch andere Sichtweisen auf dieselbe Idee entstanden, aber von vollkommen verschiedenen Seiten, die es erlauben, das Gedachte und Gewünschte zu verwirklichen.

Das Zuhause des Menschen — ist nicht abstrakt, es ist unser innerer Zustand, unsere Seele, wir selbst, das ist das, was in unserem Inneren ist.

Das Zuhause des Menschen — ist auch unser Einfluss auf die äußeren Ereignisse, und dies ist abhängig von unserer inneren Sichtweise und dem Verständnis des Lebens. Dieses Buch, wie im Prinzip des Buches der Menschen allgemein, — ist auch das Zuhause des Menschen, das mit seinem inneren Zustand der Seele gefüllt ist. Die Handlungen des Menschen – sind auch die Seele, bloß der Mensch versteht oft nicht und kann das nicht entschlüsseln, was in seinem Inneren ist, was er von sich selbst erwartet, und überträgt sein Unverständnis auf andere Menschen, oft auf Verwandte und Nahestehende und verlangt von ihnen etwas. Die Forderungen sind oft nicht fair, sie führen den Menschen in eine Abhängigkeit, und das ist eine Sackgasse. Das gefällt nicht allen.

Das Zuhause des Menschen — ist ein durch den Menschen bestimmter Einklang der Seele und der Welt, man kann sagen, dass dieser Einklang Gott in der Seele des Menschen ist. Da das Verständnis des Menschen von der Welt in seiner Seele das Verständnis von Gott ist, da Gott auch dieser Einklang ist. Wir zeigen uns Gott auf unterschiedliche Arten, wie auch Gott selbst, wie wir sehen können, sich uns überall zeigt. Wichtig ist, dass wir selbst keiner Illusion verfallen.

Im Buch z.B. sprechen wir viel über die unterschiedlichen Ereignisse der Menschen, über Ursachen, Folgen, Gesundheit, sprechen über uns und unser Verständnis vom Leben, sprechen über die Hilfe für Menschen. Es ist wichtig zu verstehen, dass im Inneren des Menschen der Wunsch und die Möglichkeit vorhanden sein muss, sich und den Menschen reell zu helfen. Und die Möglichkeit - ist die Energie des Menschen, sie ist auch die Energie der Hilfe. Und dafür muss der Mensch vieles im Leben verstehen und sich wünschen, die Welt der Menschen zu verstehen. Man muss verstehen, dass es einen Wunsch geben kann, aber wenig energetische Möglichkeiten dazu.

Die Worte des Menschen müssen mit der Energie der Welt erfüllt sein. Mit anderen Worten können nicht alle und nicht immer wirklich helfen. Ich möchte auf keinen Fall jemanden eingrenzen, auf keinen Fall. Das einfache Verständnis, die offene Seele haben die energetische Möglichkeit, dem Menschen zu helfen. Der Mensch muss auch wollen dies zu besitzen und die Möglichkeit, wirklich zu helfen. Wovon hängt es ab? Vom Menschen selbst, von seinem Wunsch und ich sage es noch mal – von seinen Möglichkeiten. Ich komme wieder zu unseren früheren Gesprächen: es hängt nicht vom Geld ab. Geld spielt hier gar keine Rolle, wenn Sie mich verstehen. Sagen wir es anders, ohne über etwas Konkretes zu sprechen, nennen wir es den gewissen Schlüssel zu der Lösung der Aufgaben des Menschen. Um die Aufgabe des Menschen zu lösen, z.B. bei einem Unwetter in einem warmen Haus unterzukommen, ist es für den Menschen notwendig, ein warmes Zuhause und den Schlüssel dazu zu haben. Gespräche über den gewissen Schlüssel des Menschen, der anderen hilft, den es nicht gibt und nie gab, es gibt offensichtlich eine Täuschung und eine gewisse Hoffnung auf etwas ist bisher nicht realisierbar. Denn es gibt weder Haus noch Schlüssel. Welchen Sinn hat es darüber zu sprechen? Der Sinn, bei den Menschen die Schlüssel einzusammeln, solange sie nichts ahnen, und was dann, denn es sich ja Schlüssel von fremden Häusern. Es hilft nicht einmal sich selbst, es ist eine Belastung im Leben, von der man nicht weiß, wie man sie loswerden soll. Und was macht es schon, dass manche Menschen viele verschiedene Schlüssel haben, viele verschiedene Technologien der Hilfe, aber sie haben ja nur ein Zuhause, wie alle anderen auch. Und der Mensch kann nur sich nach Hause einladen. Und ob es dort gemütlich sein wird oder nicht, hängt von der Gastfreundlichkeit ab. Deshalb kann man viele Dinge mit Humor betrachten, was übrigens auch geschieht. Ernst betrachtet eröffnen die innere Aufgabe und das Verständnis des Menschen den Kernpunkt der Beziehungen der Menschen, wie und womit du den Menschen helfen kannst, und ob deine Worte nicht der Realität widersprechen, in der du wirklich lebst. Und noch: der Mensch eröffnet seine Möglichkeiten immer breiter, wenn er selbst nicht in seinem Bewusstsein versunken ist durch unnötige Sorgen, die ihn der Möglichkeit berauben zu helfen und den zu hören, der in der Nähe ist, ganz zu schweigen von denen, die tausende von Kilometern weg sind.

Der Mensch zeigt in seinem Zuhause, in seiner Seele das, was wie er glaubt im Leben so viel helfen wird, wie er selbst für nötig hält. Von der Seite ist es immer leichter zu sehen, was und wie viel der Mensch hat, ob er sich darüber freut oder nicht. Das Gesehene ist manchmal viel wertvoller als das Gesagte. Die Freude des Menschen — liegt in der Harmonie, und nicht in manchen Pflichten, die niemand braucht, die die Menschen in die Sackgasse führen, dorthin, wo angeblich alles gut ist für den Menschen, aber er ist immer allein. Man soll nicht über das Schlechte nachdenken, man muss über die Schlussfolgerungen von allem Gesagten nachdenken und wissen, dass im eigenen Verständnis schon alles gut ist.

Bis zu neuen Treffen.

03.03.2013

Geschichte des Forschers des Lebens des Menschen

Liebe Freunde, nun sind wir am Zuhause des Menschen angekommen. Wir haben Ihnen nicht alles erzählt und gezeigt, aber einiges konnten wir Ihnen doch erzählen, zeigen und eröffnen. Wir konnten auch vielen Menschen helfen, obwohl mehr Hilfe erwartet als gegeben wurde. Das hängt damit zusammen, dass die Menschen im Grunde in ihrem Inneren, insbesondere äußerlich, eine positive Einstellung erzeugt haben. Obwohl die Einstellung an sich innerlich ist – ist es sehr gut, aber ohne Ziel im Inneren des Menschen ist es ein Nichts, das nicht rettet und hilft so wie es der Mensch gern hätte. Deshalb hab es sehr viele Fälle, wo dem Menschen geholfen wurde, aber die Hilfe ihn aus einem einfachen Grund nicht erreicht hat: Der Mensch hatte außer der Einstellung kein inneres Ziel. Ausgehend davon hat sich diese Hilfe in Form von reiner und starker Energie aufgelöst, wie um den Menschen herum so auch um andere Menschen herum. Jemand hat etwas gefühlt, als ob etwas in der Luft schwirrte, es sollte jeden Moment geschehen und es ist unklar, warum es plötzlich aufgehört hat, es ist verschwunden, ohne sein Ziel erreicht zu haben. Wenn Sie in Ihrem Inneren feststellen oder besser gesagt selbst verstehen und Ihre Aufgabe im Leben verstehen, fängt bei Ihnen alles an zu passieren. Ein Mensch mit einem Ziel und einer Aufgabe im Inneren – ist ein Mensch mit innerem Kern, ein Mensch ohne Ziel und Aufgabe im Leben – ist ohne diesen grundlegenden Kern.

Das Zuhause des Menschen — ist der Kern seines Lebens, das muss nicht unbedingt ein physisches Haus sein, obwohl es sehr schön wäre, wenn jeder von Ihnen eines hätte. Ein Haus — ist ein Haus, die Erde, die Menschen drum herum, die Welt und die Natur, die Sie umgibt und Ihnen innerlich hilft sich mit Freude und Leben zu erfüllen.

Das Haus – ist Gott im Inneren, der mit Ihnen spricht.

Das Haus — sind Sie selbst, mit der Fähigkeit mit Gott offen und herzlich zu reden.

Das Haus — ist die Seele, die Ihnen von Gott gegeben wurde.

Das Haus – ist der Ort, wo sie sowohl sich erholen und Kraft tanken können, als auch sich kreativ entfalten können.

Das Haus ist dort, wo Sie sind. Und wo sind Sie? Im Leben. Sie sind dort, wo es Ihnen gut geht, und es geht Ihnen gut in Ihrer Seele, und die Seele – das sind Sie selbst. Genau die Seele erschafft das Zuhause, in dem Sie als Mensch leben. Wenn der Mensch sein Zuhause erschafft, lädt er Menschen darin ein und hilft Ihnen im Leben.

Meine Geschichte – ist das Gespräch mit Ihnen allen über das Zuhause, in dem ich lebe. Ich habe Sie eingeladen, damit Sie mal bei mir gewesen sind, und ich bei Ihnen, und wir uns näher kennenlernen. Damit Sie mehr über sich selbst erfahren, über andere Menschen und damit die Welt um sich herum verstehen. Damit Sie die Natur um Sie herum und in Ihrem Inneren verstehen, und endlich verstehen, dass die Natur unserer

Seele und um uns alle herum – ein gegebenes Ganzes ist. Deshalb ist das, was zum Trotz unserer Seele getan wird, auch zum Trotz der Natur um uns herum getan wird. Und das heißt, wenn es Sorgen der Natur drum herum gibt, gibt es sie und gab es schon immer im Inneren des Menschen. Viele Menschen sprechen davon, aber man hört sie nicht, obwohl die Natur an die Tür des Hauses des Menschen klopft, ihn vor der Gefahr warnt ohne Ziel und Aufgaben in seinem Inneren zu leben.

Wir müssen die einheitliche Welt der Natur und des Menschen schätzen. Natürlich gibt es nur einen Gott in dieser Welt für uns alle und er kann durch nichts und niemanden geteilt werden. Die Menschen teilen sich und Gott, teilen sich und die Völker, das ist verständlich, denn sie teilen die Welt, erzählen und zeigen und merken und wissen anscheinend selbst nicht, dass sie eine andere Lebenswelt haben, einen anderen Gott und eine andere Natur des Seins. So wird es lange weitergehen, aber nicht immer. So kann es nicht immer sein. In der Welt der Natur der Menschen wird alles früher oder später seinen Platz einnehmen. Es wird so sein, wie es in der Seele des Menschen ist, und um irgendwelche Ergebnisse zu erreichen, wird jeder sich bewusst machen müssen, dass man sich bemühen muss und noch eine Stufe höher zur Natur der Seele Gottes hinaufsteigen muss und sein Ziel und Aufgabe verstehen und bewusst wahrnehmen muss. Genau in diesem Fall werden das Ziel und die Aufgabe des Menschen sowohl Speicher als auch ein Generator von Ideen sein, d.h. auch innerer Speicher mächtiger menschlicher Energie. Und die positive Einstellung – ohne diese ist es natürlich schwer im Leben – ist ein Zerstäuber für diese Energie. Offenbar ist für Sie in diesen Worten nicht alles klar, wie ich sehe. Sie lesen viel und wissen, dass das wichtigste im Leben – eine positive Einstellung ist. Die Praktiken der Welt erzählen davon, dass man sich auf etwas Bestimmtes einstellen muss und man bekommt es auch.

Ohne das Ziel des Menschen wird es vielleicht das geben, was Sie sich von Ihrer Einstellung erhoffen, aber es wird an Ihrem Haus vorbeiziehen, weil Sie es innerlich nicht brauchen. Und Ihre ganze Einstellung baut auf der inneren Energie Ihrer Ziele und Aufgaben auf. So verständlich?

Ich würde gern viel über die verschiedenen Richtungen des Lebens des Menschen erzählen, über seine Interessen, unterschiedliche Menschen, ihre Beispiele und Ereignisse. Aber das Ziel ist es – zu sich nach Hause zu gelangen, wo man sich selbst als Mensch findet. Einen großen Dank an alle, die uns im Leben helfen und geholfen haben. Wir haben auf diesem Weg auch so schon viel gesehen und erfahren, aber wir haben nicht vergessen, wozu wir hier sind – wir gehen in unser Haus, um uns als Mensch zu verstehen und das bedeutet, die Menschen und die Welt um uns zu erfahren. Wie wäre es ohne das Verständnis von sich selbst und der Menschen, ohne sein inneres Zuhause zu finden, seine Seele, in einem so wunderschönen Haus zu leben? Ohne mit Gott zu sprechen, wie soll man sich mit Freude und Glück erfüllen und vor Unglück schützen, was wir im Leben nicht brauchen, nicht brauchen, wenn wir anfangen, das um uns Geschehende zu verstehen, anscheinend brauchen wir sie, wenn wir denken, dass das alles uns im Leben nicht berühren wird?! Komischerweise berührt es den, der nicht weiß. Und derjenige der weiß, lässt Veränderungen der inneren Natur des Menschen nicht zu, die damit verbunden sind, dass der Mensch sich selbst nicht erkennt und degradiert.

Das Zuhause des Menschen ist riesig, es gibt viele Wege zu ihm, wir sind diesen Weg mit Ihnen bloß auf einem von Millionen möglichen Wegen gegangen. Es gibt auch andere, sehr interessante und zugänglichere Wege als diese, aber diese muss man erst finden und verstehen, dass Sie es brauchen, dass es wirklich Ihres ist. Vor Ihnen ist die Tür zu der faszinierenden Welt des Lebens des Menschen, öffnen Sie die Welt von allen Seiten und erfahren Sie das, was für Sie im Leben notwendig ist.
Ich danke Ihnen. Bis zum nächsten Mal.
13.03.2013

Geschichte des Forschers des Lebens des Menschen

Liebe Freunde, wir sind beim Zuhause des Menschen angekommen. Unsere ganze Reise war der Rückkehr zu seinem Zuhause gewidmet. Der Weg war über so eine lange Zeit nicht einfach, wir haben viel gesehen und erfahren, wir haben sehr interessante Menschen auf unserem Weg getroffen, haben abwechslungsreiche Lebensgeschichten gehört, haben uns von der Seite betrachtet, und das hat sich als am wichtigsten in unserem Leben erwiesen. Wir konnten nicht nur uns selbst sehen, sondern auch unsere innere Welt, und das ist in Wirklichkeit das Zuhause des Menschen. In diesem Haus muss es immer Freude geben, Freude, die die Welt und das Leben der Menschen mit Glück erfüllt, Freude, die einem ermöglicht, sich von einer anderen Seite zu eröffnen, die Menschen zu sehen, die Welt, Natur, Beziehungen, und natürlich Gott in unserem Inneren, der sich in unserer Erkenntnis der Liebe befindet.

Es ist nicht einfach, dieses Gleichgewicht zu erreichen. Es ist nicht einfach zu verstehen, dass vieles was wir tun und schätzen im Leben, nichts anderes als Leere ist, und die wertvollen Dinge – in unserem Inneren und wir selbst sind. Es ist nicht einfach, nicht vom Weg abzukommen, es ist auch nicht einfach ein freudvolles Leben zu Leben und den Raum in seinem Inneren durch die Erkenntnis der Welt und des Menschen zu vergrößern. Und wie einfach und klar ist es, sich an der Welt und den Menschen zu erfreuen, wenn man das alles erstmal verstanden hat, man findet die Freude in seinem Inneren. Das Leben wird einem so klar, der Druck der Menschen gegenseitig aufeinander wird deutlich, man sieht, dass die Menschen es selbst nicht merken. Es wird interessant sein, wenn in Zukunft z.B. Mobiltelefone erfunden werden, die den Blick des Menschen und seine Energie steuern. Ob die Menschen dann wohl über ihre Energie nachdenken werden und darüber, welchen Einfluss sie aufeinander haben? Was für eine enorme Kraft ist das in uns, und wofür vergeuden wir diese und warum haben wir schlussendlich keine mehr? Wir werden schwächer, krank und schimpfen alle um uns herum, nur nicht uns selbst. Was noch müssen wir in unserem Leben verstehen, um uns selbst zu verstehen?

Wir stehen neben dem Haus des Menschen, jetzt gehen wir hinein und wir selbst und unsere Bücher und unsere Treffen – alles wird sich komplett und kardinal verändern. Ja in Wirklichkeit hat sich schon alles verändert, man musste nur das tun, was früher angefangen und angedacht war. Man musste diesen Weg gehen und sich selbst und anderen erzählen, was in deinem Inneren und um dich herum ist. Wer das alles wie aufgenommen hat, wird die Zeit dem Menschen zeigen. Wichtig ist, dass jeder selbst entscheiden wird, wohin er gehen soll – ins Haus des Menschen oder wieder auf den großen Weg, vielleicht zum Abgrund, die Menschen dabei überholend und zur Schau stellend, dass nur er das Schicksal herausfordern kann.

Liebe Freunde, hat das Schicksal auf diese Weise über den Weg und das Leben des Menschen bestimmt? Vielleicht hat der Mensch selbst diesen Weg gewählt? Vielleicht liegt es genau in der Kraft des Menschen alles zu ändern und sich selbst die Wahrheit zu sagen darüber, wie es wirklich ist? Im Leben kommt immer der Moment, wo man in sein Antlitz blicken sollte und muss, und alles sagen muss und die durch den Menschen bestimmte - Wahrheit annehmen muss, womit man seinen Vektor und den weiteren Weg gewählt hat. Dann muss man ihm folgen. So einen Moment hat jeder Mensch, nicht nur einmal, da bin ich sicher. Wie ich auch sicher bin, dass jeder, egal wie sehr er mit etwas beschäftigt ist, darüber Bescheid weiß.

Ich blickte auf und habe mich von der Seite gesehen, ich weiß vieles noch nicht, aber ich sah, wohin ich gehen soll, und ich habe es für mich verstanden. Es war mir sehr wichtig, mich von der Seite zu sehen. Es ist sehr gut, dass wir uns in der Nähe des inneren Hauses des Menschen befinden, und ich bin bereit hineinzugehen, um mich mit Lebensfreude aufzufüllen. Mir ist klar geworden, dass vieles im Leben nicht einfach ist, mir ist klar geworden, dass ich es verstehe, dadurch hat etwas nicht einfaches in meinem Inneren begonnen kleiner zu werden, bis zu einer Größe, die ich erfüllen kann, die man bewältigen kann. Und es geschieht und das ist das Wichtigste.

Mir ist klar geworden, dass im Inneren des Menschen alle Grundlagen der Welt des Lebens des Menschen vorhanden sind, die er in seinem Inneren bei der Kommunikation mit Menschen eröffnet.

Mir ist klar geworden, dass jeder die Welt der Menschen öffnet und vergrößert, indem er den Sinn des Lebens in das innere Haus einbringt.

Mir ist klar geworden, dass Kommunikation uns einander näher bringt.

Mir ist klar geworden, dass wir alle zusammen eine Kraft sind, die es uns ermöglicht zu schaffen und Gutes zu tun. Ich weiß jetzt, was uns alle vereint – das Streben ein Mensch zu sein, der zuverlässig ist und gebraucht wird, der bereit ist zu helfen und so viel Zeit zu geben, wie nötig.

Mir ist klar geworden, dass jeder Frieden in seiner Seele finden wird, wenn er das Haus des Menschen betreten hat.

Mir ist klar geworden, dass man Gott nicht bitten soll, sondern ihm danken soll dafür, dass es uns gibt und für das, was um uns herum und in unserem Inneren ist.

Mir ist klar geworden, dass das Leben des Menschen, seine Seele – ich selbst bin, wir alle sind, jeder von uns ist.

Mir ist klar geworden, dass die Seele – unser Körper ist, unsere Welt, die Kommunikation, Begeisterung, Sorgen und Freude.

Die Seele – ist der, der jetzt seine Gedanken äußert.

Unsere Gespräche sind philosophisch und ich als der Forscher des Lebens des Menschen habe mir erlaubt, ein wenig mit Ihnen zu philosophieren über das Thema des Weges des Menschen zu seiner inneren Welt. Ich danke Ihnen dafür, dass sie zugestimmt haben, mit mir den ganzen Weg zu gehen. Ich übergebe das Wort an den Philosophen.

Der Philosoph. Freunde, zögern Sie nicht das Haus zu betreten, Ihre Seele, denn es ist Ihr Haus, Ihre Seele. Genug vom Leiden und sich selbst bemitleiden, Leben zu spielen, gehen Sie hinein und leben Sie so, wie Ihre Seele es Ihnen sagt und Sie selbst. Entlasten Sie sich von unnötigen Einschränkungen, sie nerven nicht nur nach so einer langen Zeit, sondern sind auch veraltet, sie haben Sie als Menschen stark unterdrückt. Atmen Sie tief durch und betrachten Sie das Leben mit offenen Augen und einem klaren Kopf. Denn es ist Ihr Leben, ja Sie haben richtig gehört, das ist Ihr Leben, bringen Sie sich innerlich in Harmonie, ordnen Sie Ihre Gedanken dort, wo Sie sind.

Ich danke Ihnen für Ihren Weg und sehr interessante Erfahrungen. Wir werden uns wahrscheinlich noch mal treffen, aber wir werden dann ganz anders sein – glücklich und froh darüber, dass wir zusammen sind. Finden Sie in Ihrem Inneren die richtigen Worte und sagen Sie sie denen, die in der Nähe sind, sie warten schon lange darauf. Verändern Sie sich wenigstens ein wenig, werden Sie besser und leichter und es wird Ihnen selbst gefallen. Und für andere wird es so einfach und angenehm mit Ihnen sein. Alles Gute, Freunde. Bis zu neuen Treffen!

25.03.2013

Nachwort

Die im Buch aufgeführten Themen und Erläuterungen, Beispiele und Technologien – sind nur ein kleiner Teil dessen, was der Mensch in seiner Seele eröffnen kann mit dem Glauben an Gott. Da es ohne den Glauben des Menschen es keine Eröffnung des Geistes in der Seele des Menschen gibt, so gibt es auch keinen Fortschritt in der Welt zum Nutzen eines jeden, in dem es das Licht des Weges des Menschen gibt.

Technologien zur Rettung des Menschen – sind der Raum seiner Gedanken, in dem der Mensch Eins mit Gott ist. Wenn man denkt, dass Technologien der Rettung – nur die Heilung von Menschen sind, kann man die ganze Welt seiner Seele vielleicht nicht sehen und erfahren, der Seele, in der Gott ist. Wenn Sie Ihren Gott nicht kennen, den Gott Ihrer Erde, werden Sie sich selbst und Ihre Nahen nicht kennen, werden die nicht sehen, die in Ihrer Nähe sind, nicht wissen, warum Sie auf dieser Erde leben.

Der Raum der Gedanken des Menschen ist sehr tief im Verständnis, es ist nicht einfach, gleich den Sinn zu sehen und zu verstehen, aber möglich. Wenn Sie Ihre Orientiere im Leben kennen, Ihr Zuhause, werden Sie alles mit Ihren Augen sehen können, mit Ihrem Blick der Seele, Ihrem geistigen Blick. Der, der das versteht, hat es deshalb gut auf seiner Erde, an seinen Orten, der wird auch den Kern meiner ganzen Geschichte verstehen.

Denken und schauen Sie in den Raum der Bilder und Gedanken, und vieles, was früher geheimnisvoll und außerweltlich erschien, tritt hervor und nimmt seinen Platz ein. Und Sie selbst werden vieles verstehen.

Das Materielle, das durch den Menschen erschaffen wurde und mit dem Inhalt seiner inneren Welt aufgefüllt ist, wird anderen Menschen helfen, sich selbst geistig zu öffnen, und das heißt, den anderen Menschen und der Gesellschaft zu nützen.

Was ist das Leben? Das Leben – sind sinnvolle Handlungen des Menschen, bei denen alles nicht chaotisch geschieht, sondern harmonisch. Deshalb, wenn wir das Leben schätzen, den Raum um uns herum, die Welt im Inneren der Menschen, sehen und verstehen wir Gott selbst.

Viel Glück Ihnen, danke für das Treffen und vergessen Sie nicht die Kraft und den Sinn jedes beliebigen Wortes, denn wenn Sie richtig denken und sprechen sowie handeln, bekommen Sie Energie, und wenn Sie die Gedanken, das Wort und das Leben verzerren, verlieren Sie Ihre Energie. Sie haben die Wahl, wie Sie zu leben und zu sein haben.

Danke.

www.ingramcontent.com/pod-product-compliance
Lightning Source LLC
Chambersburg PA
CBHW080243030426
42334CB00023BA/2686